Günther/Krüger (Hrsg.)
Praxishandbuch zur Personalausstattung Psychiatrie und Psychosomatik-Richtlinie (PPP-RL)

Praxishandbuch zur Personalausstattung Psychiatrie und Psychosomatik-Richtlinie (PPP-RL)

Rahmenbedingungen, Erfahrungen und Umsetzungshilfen

herausgegeben von

Stefan Günther
Ramon Krüger

Mit Beiträgen von

Reinhard Belling
Rene Berton
Paul Bomke
Dr. Margitta Borrmann-Hassenbach
Prof. Dr. Peter Brieger
Prof. Dr. Arno Deister
Kerstin Erbrich
Prof. Dr. Peter Falkai
Prof. Dr. Andreas J. Fallgatter
Stefan Günther
Holger Höhmann
Werner Holtmann
Dr. Mate Ivančić
Dirk Kisker
Dr. Marianne Klein
PD Dr. Peter Kreuzer
Ramon Krüger
Prof. Dr. Heinrich Kunze
Prof. Dr. Michael Landgrebe
Prof. Dr. Berthold Langguth
Silke Ludowisy-Dehl

Stefanie Mendritzki
Susanne Menzel
Olaf Neubert
Gisela Neunhöffer
Prof. Dr. Alexandra Philipsen
Prof. Dr. Thomas Pollmächer
Daniel Roschanksi
Bernadette Rümmelin
Prof. Dr. Rainer Rupprecht
Judith Scherr
Silvia Schiekofer
Katharina Schmidt
Prof. Dr. Monika Sommer
Hermann Stemmler
Stefan Thewes
Dr. Hanns-Diethard Voigt
Konrad Wagner
Dr. Ute Watermann
Celia Wenk-Wolff
Christian Zechert
Dr. Michael Ziereis

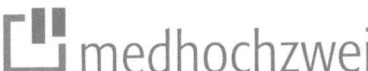

Bibliografische Informationen der Deutschen Nationalbibliothek

Die Deutsche Nationalbibliothek verzeichnet diese Publikation in der Deutschen Nationalbibliografie; detaillierte bibliografische Daten sind im Internet über http://dnb.d-nb.de abrufbar.

Bei der Herstellung des Werkes haben wir uns zukunftsbewusst für umweltverträgliche und wiederverwertbare Materialien entschieden.
Der Inhalt ist auf elementar chlorfreiem Papier gedruckt.

Aus Gründen der besseren Lesbarkeit wird im Folgenden auf die gleichzeitige Verwendung weiblicher und männlicher Sprachformen verzichtet und das generische Maskulinum verwendet. Sämtliche Personenbezeichnungen gelten gleichermaßen für beide Geschlechter.

978-3-86216-796-8

© 2021 medhochzwei Verlag GmbH, Heidelberg
www.medhochzwei-verlag.de

Dieses Werk, einschließlich aller seiner Teile, ist urheberrechtlich geschützt. Jede Verwertung außerhalb der engen Grenzen des Urheberrechtsgesetzes ist ohne Zustimmung des Verlages unzulässig und strafbar. Dies gilt insbesondere für Vervielfältigungen, Übersetzungen, Mikroverfilmungen und die Einspeicherung und Verarbeitung in elektronischen Systemen.

Satz: Reemers Publishing Services GmbH, Krefeld
Druck: mediaprint solutions GmbH, Paderborn
Umschlaggestaltung: Wachter Kommunikationsdesign, St. Martin
Titelbild: #266539436, Micolas/Shutterstock.com; #1715030563, Lightspring/Shutterstock.com

Vorwort der Herausgeber

Liebe Kolleginnen und Kollegen,

sehr geehrte Leserinnen und Leser,

die Personalausstattung Psychiatrie und Psychosomatik-Richtlinie (PPP-RL) bewegt uns alle sehr – ob in den Einrichtungen, bei den Kostenträgern, in der Selbstverwaltung, in den verantwortlichen Institutionen, als Betroffene oder deren Angehörige. Seit Inkrafttreten zum 1.1.2020 setzen wir uns in der Praxis mit dem Regelwerk auseinander und begleiten gespannt den Prozess der Weiterentwicklung. Inzwischen scheint die Zeit allerdings vorüber, in der wir uns mit der theoretischen Vorbereitung beschäftigen konnten. Spätestens mit der Weiterentwicklung vom 15.10.2020 wurde ungeachtet der Erschwernisse durch die Corona-Pandemie klargestellt: Bereits das Datenjahr 2020 ist nachweispflichtig.

Abseits der kontroversen Diskussion über Vor- und Nachteile der Richtlinie sowie Sinn und Unsinn ihrer einzelnen Vorgaben stellt sie uns in der Praxis vor größte Herausforderungen. Einrichtungen müssen gewohnte Strukturen und Abläufe verlassen, um sich auf völlig neue Planungs- und Steuerungsnotwendigkeiten einzustellen. Das umfangreiche Nachweisverfahren scheint – wie im Gesundheitswesen zuletzt leider oftmals üblich – von einem hohen Misstrauensaufwand geprägt zu sein und schafft kleinteilige Dokumentationspflichten für die Praxis. Daten müssen dabei innerhalb kürzester Fristen zur Verfügung stehen, ihnen liegen aufwändigste Berechnungen zugrunde. Die Ergebnisse werden retrospektiv für die Nachweise benötigt, aber auch prospektiv zur Personaleinsatz- und Belegungsplanung und deren laufender hochaufwändiger Steuerung. Obwohl die PPP-RL in wesentlichen Teilen auf der Psych-PV basiert, stellt die Vorbereitung auf die Umsetzung keine Nebensächlichkeit dar – ein umfassender klinischer und administrativer Veränderungsprozess ist dringend einzuleiten.

Wichtige Erkenntnisse müssen auch für die kommenden Budgetverhandlungen gewonnen werden, damit innerhalb der Budgets eine PPP-RL-konforme Besetzung überhaupt ermöglicht werden kann. Leistungserbringer wie Kostenträger werden feststellen müssen, dass die neue Systematik der Richtlinie ganz erhebliche Auswirkung auf das einzusetzende und damit zu finanzierende Personal haben wird. Gleichzeitig müssen sich alle Beteiligten die Risiken vergegenwärtigen, die mit den Mindestvorgaben entstehen. Sanktionen für Verstöße gegen die Mindestvorgaben, aber auch für Verstöße gegen die Mitwirkungspflichten, können über den Fortbestand von Einrichtungen oder Standorten entscheiden. Für Ungewissheit sorgt zudem die Qualitätskontroll-Richtlinie des G-BA als weiteres Prüfinstrument, welches das Risiko der Sanktionierung noch weit nach dem Erfüllungszeitraum aufrechterhalten wird.

Wir sind beide in verschiedenen Arbeitsgruppen sehr intensiv mit der Richtlinie befasst und sehen uns gleichzeitig im beruflichen Kontext in unseren Einrichtungen mit den beschriebenen Herausforderungen konfrontiert. In fachlichen Diskussionen und im Austausch mit Kolleginnen und Kollegen ist uns bewusst geworden, dass viele – genau wie wir – große Schwierigkeiten haben, die komplexen Inhalte, die aufwändige Nachweisführung und die verschiedenen Wirkungsebenen sowie die damit verbundenen Risiken vollständig zu überblicken. Das haben wir zum Anlass genommen, ein Praxishandbuch herauszubringen, welches Ihnen die Regelungen der PPP-RL aus praktischer Perspektive näherbringen und einen umfassenden Überblick über die Richtlinie und deren Anwendung geben soll – sowohl aus Sicht der therapeutischen Berufsgruppen, der Fachbereiche als auch aus dem Blickwinkel der Gesundheitsökonomie. Hierbei schildern Praktiker, wie sich das neue Regelwerk auf den verschiedenen Ebenen in die klinischen Abläufe integrieren lässt. Dabei gehen sie auch auf wichtige Veränderungen ein, wie z. B. den praktischen Einsatz der Genesungsbegleiter im Krankenhaus. Das Buch bietet zudem konkrete Hilfestellung zur Implementierung eines Steuerungs-, Planungs- und Nachweissystems und veranschaulicht die Ansätze am Beispiel einer Excel-basierten Lösung. Auch der Einfluss der PPP-RL auf die derzeitige psychiatrische Versorgungslandschaft und ihre Besonderheiten (Modellvorhaben, Pflichtversorgung etc.) wird näher untersucht. Uns war es zudem ein Anliegen, Ihnen über die praktischen Aspekte hinaus die verschiedenen versorgungspolitischen Sichtweisen auf die Richtlinie zur eigenen Meinungsbildung anbieten zu können. Hierbei geben Ihnen bekannte und anerkannte Experten einen Überblick über die Entstehung der Richtlinie und zu den zukünftigen Herausforderungen. Im Einzelnen schildern Ihnen Vertreter der Selbsthilfe, Betroffenen- und Angehörigenverbände, verschiedene Krankenhausverbände, der Spitzenverband Bund der Krankenkassen (GKV-SV), die kommunalen Spitzenverbände und das Bundesministerium für Gesundheit jeweils ihre eigene Sicht auf die Richtlinie.

Es freut uns dabei besonders, dass wir so viele Autoren dafür gewinnen konnten, sich mit einem Beitrag an dem Buch zu beteiligen. Das bestätigt unsere Einschätzung, wie wichtig die Richtlinie für die Entwicklung in unseren Fachgebieten ist und wie viel Einfluss sie auf die Versorgungslandschaft haben wird. Umso relevanter erscheint es, eine breite Diskussion über mögliche Probleme und Fehlentwicklungen zu führen, um mit den nächsten Weiterentwicklungsschritten der Richtlinie tatsächliche Verbesserungen für die psychiatrische und psychosomatische Versorgung zu erreichen.

Wir möchten uns an dieser Stelle für die hervorragende Zusammenarbeit mit allen Autoren herzlich bedanken. Ohne die breite Expertise und den produktiven Austausch wäre dieses Buch in seiner thematischen Vielfalt nicht möglich gewesen. Insbesondere möchten wir uns bei Herrn Prof. Rupprecht, Herrn Höhmann und Herrn Dr. Voigt für ihre breite Unterstützung in Rat und Tat bedanken. Wir danken auch besonders Herrn Prof. Kunze, der uns an seiner Erfahrung zum Herausgeberwerk zur Psych-PV hat teilhaben lassen. Einen wesentlichen Beitrag zum Gelingen des Buchs leistete auch die Aktion Psychisch Kranke, die unseren Blick für das Wesentliche geschärft hat. Darüber hinaus gilt unser Dank auch Frau Jäckel und Frau Röske von der Deutschen Krankenhausgesellschaft (DKG) für wertvolle Hinweise und Erläuterungen. Auch bei Frau Dr. Watermann und Herrn Neubert vom GKV-SV möchten wir uns bedanken. Ihre Durchsicht sowie der abschließende Austausch mit ihnen waren für das Gelingen des Projekts sehr hilfreich.

Nun möchten wir Ihnen, auch wenn es sich bei unserem Praxishandbuch primär um eine Arbeitshilfe handelt, viel Freude beim Lesen wünschen und hoffen, Ihnen mit Rat und Tat zur Seite stehen zu können.

Regensburg und Köln, im Februar 2021

Stefan Günther und
Ramon Krüger

E-Mail: Praxishandbuch-PPP-RL@outlook.de

Inhaltsverzeichnis

Vorwort der Herausgeber	V
Abbildungsverzeichnis	XIII
Tabellenverzeichnis	XVII
Abkürzungsverzeichnis	XIX

Teil I	**Zusammenfassende Kommentierung der Regelungsinhalte**	1
Teil II	**Praktischer Umgang mit der Richtlinie aus Sicht der therapeutischen Berufsgruppen und Fachbereiche**	11

1 Therapeutische Berufsgruppen 13
   1.1 Ärzte und Psychologen 13
   1.2 Pflege und Spezialtherapeuten 28
   1.3 Genesungsbegleiter – Fürsprecher und Dolmetscher: der patientenorientierte Beitrag von Genesungsbegleiterinnen und -begleitern zur Bewältigung seelischer Krisen 39

2 Patienteneinstufung (Behandlungsbereiche) 51
   2.1 Verfahren und Bedeutung der Einstufung 51
   2.2 Behandlungsbereiche und Einstufungsempfehlungen 53
   2.3 Minutenwerte und strategische Fragestellungen der Patienteneinstufung 61

3 Fachbereiche 65
   3.1 Erwachsenenpsychiatrie 65
   3.2 Kinder- und Jugendpsychiatrie 68
   3.3 Psychosomatik 75

4 Planungs- und Steuerungsbedarf aus Praxisperspektive 83
   4.1 Planungsbedarf 83
   4.2 Planungs- und Steuerungsmaßnahmen aus Einrichtungsperspektive 87
   4.3 Gesamthafte Betrachtung der Steuerungselemente der PPP-RL .. 105

5 Ausnahmetatbestände ... 111
- 5.1 Krankheitsbedingte Personalausfälle ... 111
- 5.2 Erhöhte Patientenzahl in der Pflichtversorgung ... 113
- 5.3 Strukturelle oder organisatorische Veränderungen ... 115
- 5.4 Praktischer Umgang mit den Ausnahmetatbeständen ... 116

6 Anrechnungstatbestände ... 119
- 6.1 Pflegerische Co-Therapeuten in der Psychosomatik ... 123
- 6.2 Job-Crossover zwischen Pflegedienst und Spezialtherapie ... 126
- 6.3 Umgang mit Hilfs- und Assistenztätigkeiten ... 128

Teil III Praktischer Umgang mit der Richtlinie aus gesundheitsökonomischer Sicht ... 135

7 Bedeutung, Herausforderung und Risiken ... 137
- 7.1 Sanktionen ... 137
- 7.2 Qualitätskontrollrichtlinie ... 142
- 7.3 Strategische und wirtschaftliche Herausforderungen ... 147

8 Die Einbindung der PPP-RL in die Vereinbarungen auf Bundesebene gem. § 9 BPflV (AEB-Psych, PPNV und leistungsbezogener Vergleich) ... 155

9 Die PPP-RL in der Budgetverhandlung – Berücksichtigung des für die Behandlung erforderlichen therapeutischen Personals im Klinikbudget ... 165
- 9.1 Anspruchsgrundlage gem. § 3 BPflV ... 168
- 9.2 Ermittlung des Gesamtbetrages des für die Behandlung erforderlichen therapeutischen Personals ... 174
- 9.3 Umsetzung in der Übergangszeit 2020 bis 2023 ... 206
- 9.4 Auswirkungen des Psych-Personal-Nachweises ... 206
- 9.5 Auswirkungen des leistungsbezogenen Vergleichs nach § 4 BPflV ... 208
- 9.6 Finanzierungsfalle Mehrleistungen ... 209
- 9.7 Qualität und Wirtschaftlichkeit ... 211

10 Personalnachweise ... 215
- 10.1 Nachweisführung nach PPP-RL ... 215
- 10.2 Psych-Personalnachweis ... 225
- 10.3 Personalnachweis im § 21-Datensatz ... 234

Teil IV Praktische Implementierung eines Steuerungs-, Planungs- und Nachweissystems ... 237

11 Aufbau eines Steuerungs- und Nachweissystems ... 239
11.1 Strukturelle und organisatorische Stammdaten ... 239
11.2 Berechnung der Mindestpersonalvorgaben ... 242
11.3 Berechnung der tatsächlichen Personalausstattung ... 246
11.4 Datenanalysen ... 248
11.5 Servicedokumente ... 250

12 Umsetzung eines Planungs- und Steuerungssystems ... 259
12.1 Leistungsorientierte Personaleinsatzplanung ... 260
12.2 Leistungsplanung nach verfügbarem Personalkontingent ... 262
12.3 Kennzahlenbasiertes Monitoring zur laufenden Steuerung ... 263

Teil V Die psychiatrische Versorgungslandschaft, ihre Besonderheiten und Entwicklungsmöglichkeiten ... 267

13 Systemische Rahmenbedingungen – Führungsherausforderungen unter den Bedingungen der PPP-RL ... 269

14 Versorgungsperspektiven aus Sicht der Krankenhausträger ... 279
14.1 Kommunale und öffentlich-rechtliche Träger ... 282
14.2 Private Krankenhausträger ... 287
14.3 Universitätskliniken ... 293

15 Modellvorhaben nach § 64b SGB V ... 297

16 Regionale Pflichtversorgung ... 309

17 Versorgungssituation und -bedarf psychisch erkrankter Menschen ... 319
17.1 Versorgung in die Zukunft denken: bedarfsorientiert und strukturiert ... 319
17.2 Zusammenhang zwischen Krankenhauslandschaft und Versorgungslandschaft ... 324

18 Digitalisierungsstrategien ... 341

Teil VI Versorgungspolitische Sichtweisen ... 349

19 Historische Entwicklung und versorgungspolitische Einordnung ... 351

Inhaltsverzeichnis

20 Versorgung psychisch erkrankter Menschen durch Krankenhäuser . 365
    20.1 Welche Auswirkungen hat die PPP-RL auf die Gemeindepsychiatrie? 365
    20.2 Perspektive der Betroffenen, Angehörigen und der Selbsthilfe . . . 370

21 Perspektive der Mitarbeitervertretungen – ver.di 379

22 Perspektive der Pflegenden sowie des Pflegemanagements 387

23 Perspektive der Krankenhauspraxis 393
    23.1 Politische Rahmenbedingungen und Entstehung der Richtlinie . . 393
    23.2 Bewertung der Richtlinie und Weiterentwicklungsmöglichkeiten 399
    23.3 Alternative Konzepte 409

24 Spitzenverband der Gesetzlichen Krankenkassen 417

25 Perspektive der kommunalen Verbände 425

26 Perspektive des Bundesgesundheitsministeriums 431

Teil VII Ausblick 433

Anhang
Richtlinie des Gemeinsamen Bundesausschusses über die Ausstattung der stationären Einrichtungen der Psychiatrie und Psychosomatik mit dem für die Behandlung erforderlichen therapeutischen Personal gemäß § 136a Absatz 2 Satz 1 des Fünften Buches Sozialgesetzbuch (SGB V) (Personalausstattung Psychiatrie und Psychosomatik-Richtlinie/PPP-RL) 439

Literaturverzeichnis 457

Stichwortverzeichnis 467

Herausgeber- und Autorenverzeichnis 471

Abbildungsverzeichnis

Abb. 1:	Behandlungsbereiche nach § 3 PPP-RL (neue Bereiche hervorgehoben)	5
Abb. 2:	Beispiel für EDV-technische Kontroll- und Freigabemöglichkeit (Station)	52
Abb. 3:	Wirkung der 2,5 Prozent-Ausnahmeregel (Simulation)	84
Abb. 4:	Stellenplan vs. tatsächliche unterjährige Verfügbarkeit von Personal	85
Abb. 5:	Leistungsentwicklung im Quartalsvergleich	90
Abb. 6:	Beispielbericht für dynamisches Leistungscontrolling	94
Abb. 7:	Bestandteile der Ausfallzeiten des Pflegedienstes im Quartalsvergleich	104
Abb. 8:	Aufgabenkatalog zu den Regelaufgaben aus Anlage 4	120
Abb. 9:	Aufgabenkatalog für Fach- und Hilfskräfte im Ärztlichen Dienst	131
Abb. 10:	Aufgabenkatalog für Hilfskräfte im Pflegedienst	132
Abb. 11:	Aufgabenkatalog für Hilfskräfte im spezialtherapeutischen Bereich	133
Abb. 12:	Beispielhafte Berechnung zum Sanktionsmodell nach § 13	139
Abb. 13:	Budgetverhandlung bis 2019	165
Abb. 14:	Ablauf der Budgetverhandlung ab 2020	167
Abb. 15:	Die Ermittlung des krankenhausindividuellen Basisentgeltwertes nach § 3 BPflV ab dem Jahr 2020	169
Abb. 16:	Regelungsinhalt der PPP-RL	171
Abb. 17:	Beispiel Vorjahresbezug	179
Abb. 18:	Berechnung des Mindestpersonalbedarfs nach PPP-RL	185
Abb. 19:	Berechnung Bereitschaftsdienst/Rufbereitschaft	194
Abb. 20:	Beispiel Mehrerlösausgleich	210
Abb. 21:	Kompensation fehlender Vereinbarungen	212
Abb. 22:	Nachweis der tatsächlichen Stellenbesetzung	229
Abb. 23:	Nachweis von Anrechnungstatbeständen und zur Pflegeausbildung	230
Abb. 24:	Rückmeldung des InEK zur Datenübermittlung 2019	232
Abb. 25:	Datenermittlung zum Psych-Personalnachweis	233
Abb. 26:	Erfassung der Belegung in Formular E1.1 und E1.2	242
Abb. 27:	Erfassung der Patienteneinstufung in Formular E2 und E3	242
Abb. 28:	Durchschnittliche Patienteneinstufung je Behandlungsbereiche	243
Abb. 29:	Durchschnittliche Verteilung der Berechnungstage auf die Bereiche	243
Abb. 30:	Berechnung der Behandlungswochen	243

Abbildungsverzeichnis

Abb. 31:	Berechnung der VKS-Mindestwerte	244
Abb. 32:	Abweichungsanalyse nach § 6 Abs. 4 PPP-RL	244
Abb. 33:	Ermittlung der gültigen VKS-Mindestwerte	245
Abb. 34:	Ermittlung der monatsbezogenen VKS-Mindestwerte	246
Abb. 35:	Erfassung der tatsächlichen Personalausstattung für Ärzte	247
Abb. 36:	Erfassung von Anrechnungstatbeständen	247
Abb. 37:	Absolute Abweichung zwischen VKS-Mind und VKS-Ist	248
Abb. 38:	Einrichtungs- und berufsgruppenbezogener Erfüllungsgrad	249
Abb. 39:	Rechenbeispiel für den gewichteten Gesamterfüllungsgrad	249
Abb. 40:	Angabe zu Unterbringungsfällen	250
Abb. 41:	Formular A2.1	251
Abb. 42:	Formular A2.2	251
Abb. 43:	Formular A3.1	251
Abb. 44:	Formular A3.2	252
Abb. 45:	Formular A3.3	252
Abb. 46:	Formular A4	252
Abb. 47:	Formular A5.2	253
Abb. 48:	Formular A5.1	253
Abb. 49:	Auszug aus Formular A5.3 des Servicedokuments	253
Abb. 50:	Formular A6 (2020)	254
Abb. 51:	Formular A6 (2021) – A6.1 (kurzfristiger krankheitsbedingter Ausfall)	255
Abb. 52:	Formular A6 (2021) – A6.2 (kurzfristig stark erhöhte Patientenzahl)	255
Abb. 53:	Formular A6 (2021) – A6.3 (gravierende Veränderung)	255
Abb. 54:	Formular A6 (2021) – A6.4 (nicht-quartalsbezogene Zeiträume)	256
Abb. 55:	Formular B4	257
Abb. 56:	Formular B5	257
Abb. 57:	Ausweis und Umrechnung der Belegungsziele	260
Abb. 58:	Berechnung der tatsächlichen Ausfallzeiten aus den Nachweisdaten	261
Abb. 59:	Abweichungsanalyse zwischen aktueller und Soll-Besetzung	262
Abb. 60:	Planerisch verfügbare Personaleinsatzzeiten aus VK berechnet	263
Abb. 61:	Planung der maximalen Belegung auf Basis der verfügbaren VK je Berufsgruppe	263
Abb. 62:	kbo-Versorgungsgebiet	284
Abb. 63:	Regionale Versorgungsstrukturen nach Aufnahmezeit	315
Abb. 64:	Kongruenzanalyse des Diagnosespektrums	316
Abb. 65:	Prinzip der verwendeten Projektion mit Darstellung des Referenzpunktes (Kreis), der schematisierten Längengrade (gestrichelte Linien) und des generierten Gitternetzes (durchgezogene Linien)	326

Abb. 66:	Stark vergrößerte Darstellung eines visualisierten Matrixausschnittes	327
Abb. 67:	Dreidimensionale Darstellung einer Versorgungslandschaft mit Daten aus 4 bayerischen Krankenhausstandorten	329
Abb. 68:	Startphase des Modells nach dem ersten Iterationsschritt	330
Abb. 69:	Verteilungsphase des Modells nach 77 Schritten	331
Abb. 70:	Späte Verteilungsphase des Modells nach 200 Schritten	332
Abb. 71:	Exemplarischer Verlauf der durch das Iterationsmodell für den Standort B erreichten Varianzaufklärung R^2 im Verlauf von 200 Iterationsschritten	333
Abb. 72:	Gegenüberstellung des „natürlichen" Versorgungsberges (ungleichmäßige Säulenstruktur, zusätzliche Farbcodierung) mit der modellierten Versorgungsverteilung nach 77 Iterationsschritten (gleichmäßige Gitterstruktur) am Standort B	334
Abb. 73:	Optimierte Modellausprägung für den Standort A mit automatischer Berücksichtigung der Landesgrenze während der Verteilungsphase (rechts außen wird das Streuungsmuster unterbrochen)	336
Abb. 74:	3D-Darstellung der Erreichbarkeit der durch die Krankenhausstandorte A, B, C und D versorgten Region in PKW-Fahrminuten.	338
Abb. 75:	Standortverteilung der medbo in der Oberpfalz	342
Abb. 76:	Mindestpersonalvorgaben für eine KJP-Tagesklinik mit 12 Plätzen (je Quartal)	344
Abb. 77:	Buchungsübersicht aus dem zentralen Therapieplan	346
Abb. 78:	Das Strukturprinzip des Plattformmodells	413
Abb. 79:	Psych-PV Personalnachweise 2017 bis 2019	417
Abb. 80:	Personalvorgaben von der Psych-PV zur PPP-RL	422
Abb. 81:	Weiterentwicklungsschritte	423

Tabellenverzeichnis

Tab. 1:	Fallbeispiel 1a	21
Tab. 2:	Fallbeispiel 1b	22
Tab. 3:	Fallbeispiel 1c	23
Tab. 4:	Fallbeispiel 2	24
Tab. 5:	Fallbeispiel 3	26
Tab. 6:	Mögliche Regelaufgaben der Genesungsbegleiter	44
Tab. 7:	Besonderer Personalbedarf nach PPP-RL an dezentralen Standorten	86
Tab. 8:	Klassisches Ausfallzeitenschema – Jahr 2019	98
Tab. 9:	Vergleich zwischen möglicher Arbeitsleistung und Nachweisverpflichtung	100
Tab. 10:	Zusammensetzung der Ausfallzeiten für den Pflegedienst	102
Tab. 11:	Bestandteile der Ausfallzeiten des Pflegedienstes im Quartalsvergleich	104
Tab. 12:	Anrechnungsmöglichkeiten	119
Tab. 13:	Beispiel Wochenplan StäB-Konzeption	182
Tab. 14:	Nachweis Teil A	216
Tab. 15:	Nachweis Teil B	216
Tab. 16:	Nachweisinhalte	217
Tab. 17:	Qualifikationsstufen für Nachweis B4	221
Tab. 18:	Gegenüberstellung der Nachweispflichten	225
Tab. 19:	Datensatzbeschreibung der Datei „Pflegepersonal"	234
Tab. 20:	Stammdaten zur Nachweisführung	240
Tab. 21:	Fallzahlentwicklung 2018–2019	281
Tab. 22:	Entwicklung von Auslastung und Verweildauer 2016–2017	281
Tab. 23:	Klassifikationsmatrix der Regionalen Pflichtversorgung	313
Tab. 24:	Kennwerte des Modells zu den untersuchten sechs Standorten	335
Tab. 25:	Veränderungen von 1991 (= 100 Prozent) bis 2004 für die stationären Fälle	359
Tab. 26:	Mögliche Regelaufgaben der Genesungsbegleiter	372
Tab. 27:	Psychiatrie/Standorte und Bettenzahl in Nervenkrankenhäusern in Bayern nach Bezirk (1969)	427
Tab. 28:	Psychiatrie/Kinder- und Jugendpsychiatrie/Psychosomatik Standorte und Anzahl voll- und teilstationärer Plätze gem. bay. Krankenhausplan (Stand: 1.1.2020)	427

Abkürzungsverzeichnis

a. F.	alte Fassung
Abb.	Abbildung
ABM	Arbeitsbeschaffungsmaßnahmen
Abs.	Absatz
ACT	Assertive Community Treatment
ADHS	Aufmerksamkeitsdefizit-Hyperaktivitätsstörung
AEB-Psych-Vereinbarung	Vereinbarung zur Weiterentwicklung der Aufstellung der Entgelte und Budgetermittlung gemäß § 9 Abs. 1 Nr. 6 der Bundespflegesatzverordnung
AG PPP	Arbeitsgruppe zur PPP-RL
AK PIA	Arbeitskreis Psychiatrische Institutsambulanz
akt.	aktualisierte
APK	Aktion Psychisch Kranke e. V.
Art.	Artikel
Aufl.	Auflage
AU-Tage	Arbeitsunfähigkeitstage
AWMF	Arbeitsgemeinschaft der Wissenschaftlich Medizinischen Fachgesellschaften e. V.
Az.	Aktenzeichen
BAG KJPP	Bundesarbeitsgemeinschaft der Leitenden Klinikärzte für Kinder- und Jugendpsychiatrie, Psychosomatik und Psychotherapie e. V.
BAG Psychiatrie	Bundesarbeitsgemeinschaft der Träger Psychiatrischer Krankenhäuser
BAnz AT	Bundesanzeiger Amtlicher Teil
BAT	Bundes-Angestelltentarifvertrag
BDK	Bundesdirektorenkonferenz
Beschl.	Beschluss
BezO	Bezirksordnung für den Freistaat Bayern (Bezirksordnung – BezO)
BMA	Bundesministerium für Arbeit und Sozialordnung
BMBF	Bundesministerium für Bildung und Forschung
BMG	Bundesministerium für Gesundheit
BPE	Bundesverband der Psychiatrieerfahrenen
BPflV	Verordnung zur Regelung der Krankenhauspflegesätze (Bundespflegesatzverordnung – BPflV)
BSI	Brief Symptom Inventory
bspw.	beispielsweise
Bst.	Buchstabe
BT	Berechnungstag
BT-Drs.	Bundestags-Drucksache
BTHG	Gesetz zur Stärkung der Teilhabe und Selbstbestimmung von Menschen mit Behinderungen (Bundesteilhabegesetz – BTHG)
BV	Beschäftigungsverhältnis
BWR	Bewertungsrelation
bzgl.	bezüglich
bzw.	beziehungsweise

Abkürzungsverzeichnis

ca.	circa
CIRS	Critical Incident Reporting System
d. h.	das heißt
DBT-A	Dialektisch Behaviorale Therapie für Adoleszente
DFG	Deutsche Forschungsgemeinschaft
DFPP	Deutsche Fachgesellschaft Psychiatrische Pflege
DGPM	Deutsche Gesellschaft für Psychosomatische Medizin und Ärztliche Psychotherapie
DGPPN	Deutsche Gesellschaft für Psychiatrie und Psychotherapie, Psychosomatik und Nervenheilkunde e. V.
DIMDI	Deutsches Institut für Medizinische Dokumentation und Information
DKG	Deutsche Krankenhausgesellschaft e. V.
DMI	Daymix-Index
DPR	Deutscher Pflegerat e. V.
DRG	Diagnosis Related Groups
EMDR	Eye Movement Desensitization and Reprocessing
engl.	englisch
EPPIK	Projekt Überprüfung der Eignung des „Plattformmodells" als Instrument zur Personalbemessung in psychiatrischen und psychosomatischen Kliniken
erw.	erweiterte
etc.	et cetera
EU	Europäische Union
EUR	Euro
evtl.	eventuell
FACT	Flexbile Assertive Community Treatment
G-BA	Gemeinsamer Bundesausschuss
gem.	gemäß
ggf.	gegebenenfalls
GIV	gesetzliche Interessenvertretungen
GKV-SV	Spitzenverband Bund der Krankenkassen
GPV	Gemeindepsychiatrische Verbundsysteme
GSI	Global Severity Index
GVWG	Gesetz zur Weiterentwicklung der Gesundheitsversorgung (Gesundheitsversorgungsweiterentwicklungsgesetz – GVWG)
HoNoS	Health of the Nations Outcome Scales
HR	Human Resources
i. A.	in Ausbildung
i. d. F.	in der Fassung
i. d. R.	in der Regel
i. H. v.	in Höhe von
i. S. d.	im Sinne der/s
i. V. m.	in Verbindung mit
IK	Institutionskennzeichen
InEK	Institut für das Entgeltsystem im Krankenhaus
insb.	insbesondere
IQTIG	Institut für Qualitätssicherung und Transparenz im Gesundheitswesen
IV	Integrierte Versorgung
IVPM	Institut für Verhaltenstherapie und Psychosomatische Medizin
Kap.	Kapitel
kbo	Kliniken des Bezirks Oberbayern
KHEntgG	Gesetz über die Entgelte für voll- und teilstationäre Krankenhausleistungen (Krankenhausentgeltgesetz – KHEntgG)

KHG	Gesetz zur wirtschaftlichen Sicherung der Krankenhäuser und zur Regelung der Krankenhauspflegesätze (Krankenhausfinanzierungsgesetz – KHG)
KHRG	Gesetz zum ordnungspolitischen Rahmen der Krankenhausfinanzierung ab dem Jahr 2009 (Krankenhausfinanzierungsreformgesetz – KHRG)
KHZG	Gesetz für ein Zukunftsprogramm Krankenhäuser (Krankenhauszukunftsgesetz – KHZG)
KIS	Krankenhausinformationssystem
KJP	Kinder- und Jugendpsychiatrie
KJPP	Kinder- und Jugendpsychiatrie und -psychotherapie
KV	Kassenärztliche Vereinigung
LKA	Leistungs- und Kalkulationsaufstellung
LVR	Landschaftsverband Rheinland
MD	Medizinischer Dienst
MDK	Medizinischer Dienst der Krankenversicherung
MD-QK-RL	Richtlinie des Gemeinsamen Bundesausschusses nach § 137 Absatz 3 SGB V zu Kontrollen des Medizinischen Dienstes nach § 275a SGB V (MD-Qualitätskontroll-Richtlinie, MD-QK-RL)
medbo	Medizinische Einrichtungen des Bezirks Oberpfalz
mind.	mindestens
Mio.	Millionen
MPI	Max-Planck-Institut
MRE	Multiresistente Erreger
MVZ	Medizinisches Versorgungszentrum
Nr.	Nummer
NtPR	Nurse-to-Patient-Ratio
NWIF	Vermeidung nosokomialer Infektionen: Postoperative Wundinfektionen (fallbezogen)
o. ä.	oder ähnliche/s
o. g.	oben genannten
OPS	Operationen- und Prozedurenschlüssel
PEPP	Pauschalierende Entgeltsystem Psychiatrie/Psychosomatik
PEPPV	Vereinbarung zum pauschalierenden Entgeltsystem für psychiatrische und psychosomatische Einrichtungen (Vereinbarung über die pauschalierenden Entgelte für die Psychiatrie und Psychosomatik – PEPPV)
PiA	Psychotherapeuten in Ausbildung
PIA	Psychiatrische Institutsambulanz
PPP-RL	Richtlinie des Gemeinsamen Bundesausschusses über die Ausstattung der stationären Einrichtungen der Psychiatrie und Psychosomatik mit dem für die Behandlung erforderlichen therapeutischen Personal gemäß § 136a Absatz 2 Satz 1 des Fünften Buches Sozialgesetzbuch (SGB V) (Personalausstattung Psychiatrie und Psychosomatik-Richtlinie – PPP-RL)
PpUGV	Verordnung zur Festlegung von Pflegepersonaluntergrenzen in pflegesensitiven Bereichen in Krankenhäusern (Pflegepersonaluntergrenzen-Verordnung – PpUGV)
PR	Public Relations
PSO	Psychosomatik
PSY	Erwachsenenpsychiatrie
PsychEntG	Gesetz zur Einführung eines pauschalierenden Entgeltsystems für psychiatrische und psychosomatische Einrichtungen (Psych-Entgeltgesetz – PsychEntG)
Psych-Personalnachweis-Vereinbarung	Vereinbarung nach § 9 Abs. 1 Nr. 8 BPflV zur Ausgestaltung des Nachweises nach § 18 Abs. 2 Satz 3 BPflV (Psych-Personalnachweis-Vereinbarung)

Psych-PV	Verordnung über Maßstäbe und Grundsätze für den Personalbedarf in der stationären Psychiatrie (Psychiatrie-Personalverordnung – Psych-PV)
PsychVVG	Gesetz zur Weiterentwicklung der Versorgung und der Vergütung für psychiatrische und psychosomatische Leistungen
PTBS	Posttraumatische Belastungsstörung
rd.	rund
RPK	Rehabilitationseinrichtungen für psychisch kranke Menschen
S.	Satz; Seite
s. o.	siehe oben
s. u.	siehe unten
SGB II	Sozialgesetzbuch (SGB) Zweites Buch (II) – Grundsicherung für Arbeitsuchende
SGB III	Sozialgesetzbuch (SGB) Drittes Buch (III) – Arbeitsförderung
SGB IX	Sozialgesetzbuch Neuntes Buch – Rehabilitation und Teilhabe von Menschen mit Behinderungen
SGB V	Sozialgesetzbuch (SGB) Fünftes Buch (V) – Gesetzliche Krankenversicherung
SGB VIII	Sozialgesetzbuch (SGB) – Achtes Buch (VIII) – Kinder- und Jugendhilfe
SGB XII	Sozialgesetzbuch (SGB) Zwölftes Buch (XII) – Sozialhilfe
sog.	sogenannte/r/s
StäB	Stationsäquivalente (psychiatrische) Behandlung
Std.	Stunde/n
SVR	Sachverständigenrat zur Begutachtung der Entwicklung im Gesundheitswesen
Tab.	Tabelle
TEUR	tausend Euro
TrG	Tragende Gründe
tst.	teilstationär
TVöD	Tarifvertrag für den öffentlichen Dienst
u.	und
u. a.	unter anderem; und andere/s
u. ä.	und ähnliche/s
UK	Universitätsklinikum
UN-BRK	UN-Behindertenrechtskonvention
Urt.	Urteil
usw.	und so weiter
v.	von; vom
v. a.	vor allem
ver.di	Vereinte Dienstleistungsgewerkschaft
vgl.	vergleiche
VK	Vollkräfte; Vollkraftäquivalente
VKD	Verband der Krankenhausdirektoren Deutschlands e. V.
VKS	Vollkraftstunden
VKS-Ist	Tatsächliche Vollkraftstunden
VKS-Mind	Mindestvorgaben für Vollkraftstunden
vs.	versus
vst.	vollstationär
WRAP	Wellness Recovery Action Planning
WStd.	Wochenstunden
z. B.	zum Beispiel
ZfP	Zentrum für Psychiatrie

Teil I Zusammenfassende Kommentierung der Regelungsinhalte

Zusammenfassende Kommentierung der Regelungsinhalte

Ramon Krüger

Mit Beschluss des Gemeinsamen Bundesausschuss (G-BA) vom 19.9.2019 ist die Personalausstattung Psychiatrie und Psychosomatik-Richtlinie (PPP-RL) zum 1.1.2020 in Kraft getreten. Gleichzeitig verliert die Psychiatrie-Personalverordnung (Psych-PV), die seit 1991 die Grundsätze für den Personalbedarf in der psychiatrischen Krankenhausbehandlung regelt, ihre Gültigkeit. Bereits im ersten Anwendungsjahr wurde die erste Weiterentwicklung der PPP-RL beschlossen[1], welche die Richtlinie verändert und in zentralen Inhalten ergänzt. Dieses Kapitel gibt einen zusammenfassenden Überblick über die Regelungsinhalte der PPP-RL in der ab 1.1.2021 gültigen Fassung. Dabei orientiert sich der Teil am systematischen Aufbau der Richtlinie, deren Volltext im Anhang abgedruckt ist.

§ 1 Zweck, Ziele und Anwendungsbereich

In § 1 wird die Zielsetzung der PPP-RL festgelegt. Anders als in der Psych-PV, die den Personalbedarf für ausreichende, zweckmäßige und wirtschaftliche Krankenhausbehandlung in psychiatrischen Einrichtungen definieren sollte, besteht das Regelungsziel der PPP-RL in der **Sicherung von Qualität in der psychiatrischen und psychosomatischen Versorgung**. Als vorrangiges Mittel dafür wird nach § 136a SGB V die Regelung von verbindlichen Mindestvorgaben zur Personalausstattung in den stationären Einrichtungen festgelegt.

Die Zielsetzung hat eine zentrale Bedeutung für die Auslegung, die Anwendung und den Geltungsbereich der Richtlinie. Eine wesentliche Abgrenzung erfolgt direkt in § 1 Abs. 1: So sollen die Mindestvorgaben zwar einen Beitrag zur leitliniengerechten Behandlung leisten, aus ihnen lässt sich jedoch die dafür notwendige Personalausstattung nicht ableiten. Die PPP-RL stellt damit weder eine direkte Anspruchsgrundlage zur Personalkostenrefinanzierung dar noch erhebt sie einen Anspruch auf vollständige Abbildung des notwendigen therapeutischen Personals. Vielmehr definiert sie für bestimmte Bereiche (Regeldienst im direkten Behandlungsbezug) ein verbindliches Mindestmaß, das nicht unterschritten werden darf. Über § 3 Abs. 3 S. 4 Nr. 5 BPflV werden die Vertragsparteien auf Ortsebene allerdings dazu verpflichtet, die für die Erfüllung dieses Mindestmaßes sowie für den darüber hinausgehenden Personalbedarf notwendigen Budgetmittel zu vereinbaren.

In § 1 verpflichtet sich der Gemeinsame Bundesausschuss zudem zur kontinuierlichen **Weiterentwicklung** der Richtlinie. Bis zum Jahr 2025 ist ein zukunftsorientiertes Modell zu entwickeln. Die Richtlinie etabliert insofern Personalmindestvorgaben, die aber einem künftigen Anpassungsprozess unterliegen und einen Übergang zur Etablierung von dauerhaften Personalmindestvorgaben darstellen.

---

1 Beschl. v. 15.10.2020, BAnz AT 22.12.2020 B3.

Zusammenfassende Kommentierung der Regelungsinhalte

§ 2 Grundsätze

5 § 2 Abs. 2 verdeutlicht die uneingeschränkte Geltung der Richtlinie und verleiht ihr einen verbindlichen Rechtscharakter. Krankenhausbehandlung in den von der Richtlinie umfassten Behandlungsbereichen ist grundsätzlich nur zulässig, wenn die Mindestvorgaben erfüllt sind. Diese Regelung ist nicht unumstritten, sehen doch einige in ihr ein **Behandlungsverbot**, sollte es zu einer Nichterfüllung kommen. Landes- oder bundesrechtliche Aufnahme- und Behandlungsverpflichtungen können durch diese Regelung wohl nicht außer Kraft gesetzt werden, allerdings könnte planbare Behandlung bei Nichterfüllung der Qualitätsvorgaben unzulässig werden. In erster Linie entfaltet diese Regelung Wirkung über die Sanktionsregelungen (Kap. 7.1), die am sozialrechtlichen Vergütungsanspruch von Krankenhausbehandlung ansetzen.

6 In Abgrenzung zu Anspruchs- oder Bemessungsgrundlagen stellt § 2 Abs. 1 klar, dass es allein der Verantwortung der Krankenhäuser obliegt, jederzeit das zur leitliniengerechten Behandlung erforderliche Personal – auch über die Mindestvorgaben hinaus – vorzuhalten. Gleichzeitig wird der Anwendungsbereich der PPP-RL zunächst auf den Regeldienst am Tag begrenzt. Davon ausdrücklich ausgenommen sind Ruf- und Bereitschaftsdienste, Konsiliardienste und Nachtdienste (§ 2 Abs. 3). In Absatz 10 werden weitere Inhalte abgegrenzt, die in den quantitativen Vorgaben der PPP-RL nicht enthalten sind. Dazu zählen Ausfallzeiten, die neben den originären Abwesenheiten (Urlaub, Krankheit, Feiertage) auch alle Dienstzeiten umfassen, die nicht im unmittelbaren oder mittelbaren Bezug zur Behandlung der Patienten stehen (z. B. Weiterbildung, Beauftragtenwesen, Betriebsrat). Auch Leitungskräfte werden nicht berücksichtigt sowie personelle Besonderheiten, die aus strukturellen oder organisatorischen Besonderheiten entstehen (z. B. Wegezeiten). Zusätzlich begrenzt Absatz 8 den Geltungsbereich auf die „auf einer Station jeweils tatsächlich tätigen Fachkräfte". Relevant ist diese Abgrenzung zur zusätzlichen Berücksichtigung in der Budgetvereinbarung (Kap. 8 und 9) und für die Unterscheidung der (nachzuweisenden) Mindestvorgabe von der tatsächlichen Personalausstattung eines Bereichs.

7 Schließlich bestimmen die Absätze 4 bis 9 die Grundsystematik der Mindestvorgaben sowie ihres Nachweises: Patienten werden **Behandlungsbereichen** (§ 3) zugeordnet. Für diese werden **Minutenwerte** je Patient und je Woche für alle **Berufsgruppen** (§ 5) definiert, die die quartalsdurchschnittlich auf Einrichtungsebene einzuhaltenden Mindestpersonalvorgaben ergeben. Der Erfüllungsnachweis ist in zwei getrennten Nachweisteilen quartals- und einrichtungsbezogen sowie stations- und monatsbezogen zu erbringen (Kap. 10). Für die Nachweisführung ist die Definition der Einrichtung zu beachten. Jeder Fachbereich (Erwachsenenpsychiatrie, Kinder- und Jugendpsychiatrie, Psychosomatik) an jedem Standort stellt eine einzeln nachweispflichtige Einrichtung dar.

§ 3 Behandlungsbereiche

Patienten werden nach Art und Schwere der Krankheit sowie nach den Behandlungszielen und -mitteln einem von aktuell 30 Behandlungsbereichen zugeordnet. Untergliedert sind die Behandlungsbereiche (analog der Psych-PV-Systematik) in Allgemeine Psychiatrie, Abhängigkeitskranke, Gerontopsychiatrie, Psychosomatik und Kinder- und Jugendpsychiatrie. Im Vergleich zur Psych-PV sind neun Kategorien hinzugekommen (Psychosomatik, stationsäquivalente Behandlung, psychotherapeutische Komplexbehandlung) und die Kategorien der rehabilitativen Behandlung weggefallen.

A	Allgemeine Psychiatrie			
A1	Regelbehandlung			
A2	Intensivbehandlung			
A4	Langdauernde Behandlung Schwer- und Mehrfachkranker			
A5	Psychotherapie			
A6	Tagesklinische Behandlung			
A7	Psychosomatisch-psychotherapeutische und psychotherapeutische Komplexbehandlung			
A9	Stationsäquivalente Behandlung			
S	Abhängigkeitskranke		P	Psychosomatik
S1	Regelbehandlung		P1	Psychotherapie
S2	Intensivbehandlung		P2	Psychosomatisch-psychotherapeutische Komplexbehandlung
S4	Langdauernde Behandlung Schwer- und Mehrfachkranker		P3	Psychotherapie teilstationär
S5	Psychotherapie		P4	Psychosomatisch-psychotherapeutische Komplexbehandlung teilstationär
S6	Tagesklinische Behandlung			
S9	Stationsäquivalente Behandlung		KJ	Kinder- und Jugendpsychiatrie
G	Gerontopsychiatrie		KJ1	Kinderpsychiatrische Regel- und Intensivbehandlung
G1	Regelbehandlung		KJ2	Jugendpsychiatrische Regelbehandlung
G2	Intensivbehandlung		KJ3	Jugendpsychiatrische Intensivbehandlung
G4	Langdauernde Behandlung Schwer- und Mehrfachkranker		KJ5	Langdauernde Behandlung Schwer- und Mehrfachkranker
G5	Psychotherapie		KJ6	Eltern-Kind-Behandlung
G6	Tagesklinische Behandlung		KJ7	Tagesklinische Behandlung
G9	Stationsäquivalente Behandlung		KJ9	Stationsäquivalente Behandlung

Abb. 1: Behandlungsbereiche nach § 3 PPP-RL (neue Bereiche hervorgehoben)
Quelle: Eigene Darstellung.

Die Einstufung erfolgt unter Berücksichtigung der **Eingruppierungsempfehlungen** in Anlage 2, die erkrankungsbezogene Voraussetzungen sowie umfasste Behandlungsziele und -mittel definieren und ergänzende Erläuterungen sowie Fallbeispiele geben (Kap. 2).

§ 4 Definition der Tätigkeiten sowie der Tag- und Nachtdienste

§ 4 verweist auf die in Anlage 4 aufgelisteten Regelaufgaben der einzelnen Berufsgruppen. Dieser Tätigkeitenkatalog hat eine zentrale Bedeutung in der Frage der Anrechnung zwischen Berufsgruppen bzw. von anderen Berufsgruppen (Kap. 6).

Zusätzlich liefert er Anhaltspunkte dafür, welche Tätigkeiten nicht von den Mindestpersonalvorgaben umfasst sind und damit zusätzlich vorzuhalten und zu finanzieren sind. Weiter werden in den Absätzen 3 und 4 die pflegerischen Tagdienste stationär mit 14 Stunden zuzüglich einer halben Stunde Übergabe und teilstationär mit 8 Stunden quantifiziert. Die Nachtdienste umfassen zehn Stunden inklusive Übergabezeit. Die Festlegungen sind insbesondere relevant für die Berücksichtigung im Nachweis sowie für die Abgrenzung des zusätzlich zu finanzierenden Personals. Auch zur Bewertung der eigenen Schichtmodelle ist der Umfang von Bedeutung (Kap. 1.2).

§ 5 Berufsgruppen

11 Die Berufsgruppen nach PPP-RL entsprechen im Wesentlichen denen der Psych-PV. Die Bezeichnungen haben sich an einigen Stellen geringfügig verändert bzw. wurden modernisiert, ohne dass sich dadurch die Zuordnung verschiebt. § 5 definiert für **Erwachsenenpsychiatrie und Psychosomatik** die folgenden Berufsgruppen:

   a) Ärztinnen und Ärzte
   b) Pflegefachpersonen (*ausführliche Aufzählung in Richtlinie: Nur dreijährige Examina*)
   c) Psychologinnen und Psychologen (*Diplom/Master-Psychologen oder Psychotherapeuten*)
   d) Spezialtherapeutinnen und Spezialtherapeuten (*z. B. Ergotherapie/künstlerische Therapie*)
   e) Bewegungstherapeutinnen und Bewegungstherapeuten, Physiotherapeutinnen und Physiotherapeuten
   f) Sozialarbeiterinnen und Sozialarbeiter, Sozialpädagoginnen und Sozialpädagogen

12 Für die **Kinder- und Jugendpsychiatrie** sieht die PPP-RL in § 5 Abs. 2 dieselben Berufsgruppen vor. In Berufsgruppe b) wird der Pflege auch noch der Erziehungsdienst mit einigen Grundausbildungen als Kernberufsgruppe zugewiesen. Zusätzlich werden hier definiert:

   g) Sprachheiltherapeutinnen und Sprachheiltherapeuten, Logopädinnen und Logopäden

13 Für die Pflege haben sich die Qualifikationserfordernisse präzisiert, so können etwa ein- oder zweijährig ausgebildete Fachkräfte oder Pflegehilfskräfte mit kürzerer bzw. ohne Ausbildung nicht mehr direkt der Berufsgruppe zugeordnet werden. Die Definition entscheidet, ob Personaleinsatzzeiten der Berufsgruppe direkt oder nur über einen Anrechnungstatbestand nach § 8 zugeordnet werden. Die zugeordneten „Buchstaben" sind für den Nachweis relevant.

§ 6 Ermittlung der Mindestvorgaben für die Personalausstattung

Den in § 3 definierten Behandlungsbereichen sind in Anlage 1 für jede Berufsgruppe Minutenwerte je Patient und Woche zugeordnet. Sie stellen die Grundlage für die Ermittlung der Mindestpersonalvorgaben anhand der in § 6 definierten Berechnungsgrundsätze dar (siehe Kap. 11.2).

14

§ 7 Ermittlung der tatsächlichen Personalausstattung und Umsetzungsgrad

Als Vergleichswert wird die tatsächliche Personalausstattung in **Vollkraftstunden (VKS-Ist)** je Berufsgruppe ermittelt. Dafür sind die Anwesenheitsstunden der Berufsgruppen nach den in § 2 benannten Grundsätzen auszuweisen und die Anrechnungsmöglichkeiten nach § 8 zu ergänzen. Der Quotient zwischen VKS-Ist und VKS-Mind stellt den Umsetzungsgrad innerhalb einer Berufsgruppe dar. Der Umsetzungsgrad der Einrichtung ergibt sich anschließend aus dem gewichteten Durchschnitt der Umsetzungsgrade. Für eine Erfüllung der Mindestpersonalvorgaben genügt es allerdings nicht, dass der Umsetzungsgrad der Einrichtung mindestens 100 Prozent beträgt. Gleichzeitig darf der Umsetzungsgrad bei keiner Berufsgruppe unter 100 Prozent liegen. Überschreitungen in anderen Berufsgruppen sind an dieser Stelle unerheblich (siehe Kap. 11.3). Zusätzlich ist die tatsächliche Besetzung des Nachtdienstes je Station zu ermitteln.

15

§ 8 Anrechnungen von Berufsgruppen

Bei der Anrechnung von Berufsgruppen werden in § 8 drei Anrechnungstatbestände unterschieden. Die Anwendung dieser Tatbestände ist jeweils gesondert im Nachweis auszuweisen und zu begründen. Zentrale Bedeutung kommt hierbei den für die Berufsgruppen definierten Tätigkeiten (Anlage 4) zu, für die jeweils eine Übernahmemöglichkeit bestehen muss.

16

Die Anrechnung zwischen den PPP-RL-Berufsgruppen (§ 8 Abs. 3) ist nur zwischen Ärzten und Psychologen als Anrechnungsgruppe sowie zwischen den verbleibenden Berufsgruppen als weiterer Anrechnungsgruppe möglich. Innerhalb dieser Gruppe ist die Anrechnung grundsätzlich unbegrenzt möglich, solange die Fachkräfte Regelaufgaben der zuzurechnenden Berufsgruppe erbringen (Vorbehaltsaufhaben sind zu beachten). Die **Anrechnung von Fachkräften der PPP-RL-Berufsgruppen ohne direktes Beschäftigungsverhältnis (§ 8 Abs. 4)** ist ebenfalls unbegrenzt möglich, solange die entsprechenden Regelaufgaben erbracht werden. Nur begrenzt angerechnet werden können **Fach- und Hilfskräfte aus anderen „Nicht-PPP-RL"-Berufsgruppen (§ 8 Abs. 5)**, solange eine Qualifikation zur Erfüllung der Regelaufgaben vorliegt. Für die Berufsgruppe der Ärzte ist diese Anrechnungsmöglichkeit ausgeschlossen. Ab dem 1.1.2023 gelten für die Anrechnung auf die Berufsgruppen prozentuale Höchstgrenzen. Auszubildende in der Pflege können zusätzlich im Verhältnis nach § 27 Abs. 2 Pflegeberufegesetz angerechnet werden (aktuell: 1 zu 9,5), Psychotherapeuten in Ausbildung im

17

Umfang ihres vergüteten Arbeitsverhältnisses, sofern sie eine Vergütung entsprechend ihres Grundberufes erhalten (nicht: Praktikumsanteil).

§ 9 Weitere Qualitätsempfehlungen

18 In § 9 werden Empfehlungen zur Strukturqualität gegeben. Absatz 1 empfiehlt, **Stationsgrößen** von 18 Behandlungsplätzen in der Erwachsenenpsychiatrie und 12 Behandlungsplätzen in der Kinder- und Jugendpsychiatrie nicht zu überschreiten. Die Empfehlung erzeugt keine Verbindlichkeit für Krankenhäuser, allerdings gibt sie erstens Aufschluss über die Qualitätserwartungen der Richtlinie und zweitens lagen diese Werte auch teilweise der Kalkulation der Minutenwerte zugrunde. So sind diese Stationsgrößen bei der Verteilung der festen Sockelminuten der Psych-PV (5.000 Minuten Pflege pro Einheit) auf die pflegerischen Minutenwerte der PPP-RL berücksichtigt worden. Diese Verteilung schafft für größere Einheiten höhere Nachweisverpflichtungen. Im Bereich der Budgetfindung könnte diese aber auch Personalzugewinne bedeuten.

19 Absatz 2 erzeugt als Soll-Regelung eine höhere Verbindlichkeit in der Forderung, zusätzlich zu den in § 5 genannten Berufsgruppen auch **Genesungsbegleiter** auf den Stationen einzusetzen. Damit folgt die Richtlinie den Leitlinien, die dem Einsatz von Peers (Experten aus Erfahrung) den Empfehlungsgrad B zusprechen (Soll-Empfehlung).[2] Auch wenn bislang keine konkreten quantitativen (Minutenwerte) oder qualitativen (Tätigkeiten) Vorgaben definiert wurden – beides ist zunächst der Konzeption der Krankenhäuser bzw. der Entscheidung der örtlichen Vertragspartner (Kap. 1.3) überlassen.

§ 10 Ausnahmetatbestände

20 In § 10 werden drei Ausnahmetatbestände eröffnet, bei deren Vorliegen Krankenhäuser von den Mindestpersonalvorgaben abweichen können. Abweichen können sie erstens bei **krankheitsbedingten Ausfällen**, die über das übliche Maß (mehr als 15 Prozent) hinausgehen. Auch Personalausfälle bei anrechnungsfähigem Personal (§ 8) sind zu berücksichtigen. Zweitens ist ein Ausnahmetatbestand erfüllt bei **stark erhöhter Anzahl von Behandlungstagen** durch Fälle mit gesetzlicher Unterbringung oder landesrechtlicher Verpflichtung zur Aufnahme (mehr als 110 Prozent des Vorjahresumfangs). Neben der betreuungs- und landesrechtlichen Unterbringung ist hiervon auch die Aufnahmeverpflichtung bei freiwilliger notfallmäßiger Behandlung (Eigen- oder Fremdgefährdung) umfasst. Drittens sind auch gravierende **strukturelle oder organisatorische Veränderungen** von den Ausnahmetatbeständen umfasst, die eine erhebliche Veränderung oder Schließung von einer oder mehreren Stationen darstellen muss. Die genauen Definitionen und Berechnungsschritte zu den drei Ausnahmetatbeständen werden – soweit die Richtlinie hierzu Einzelheiten nennt – in Kapitel 5 ausgeführt.

---

2 DGPPN: S3-Leitlinie Psychosoziale Therapien bei schweren psychischen Erkrankungen. 2. Aufl. 2018, S. 37.

§ 11 Nachweisverfahren

Das Verfahren, die Adressaten sowie die Fristen der Nachweisführung werden in § 11 geregelt. Unterschieden wird zwischen einem Nachweis Teil A, der quartals- und einrichtungsbezogen zu erbringen ist, und einem monats- und stationsbezogenen Nachweis Teil B. Die Einzelheiten zum Nachweisverfahren werden in Kapitel 10.1 besprochen.

§ 12 Veröffentlichungspflichten für Krankenhäuser

Die Veröffentlichungspflicht im strukturierten Qualitätsbericht erzeugt eine verbindliche Außenwahrnehmung der berufsgruppenbezogenen Personalausstattung sowie der Erfüllungsgrade der Mindestvorgaben. Insbesondere die Übergangsjahre erhalten dadurch trotz Sanktionsfreiheit eine hohe Bedeutung für die veröffentlichungspflichtigen Krankenhäuser.

§ 13 Folgen bei Nichteinhaltung der Mindestvorgaben

§ 13 regelt zunächst das Verfahren und die beteiligten Stellen bei der Feststellung von Nichteinhaltung der Mindestvorgaben. Gleichzeitig wird mit Wirkung ab dem 1.1.2020 als Folge der Nichteinhaltung der Wegfall des Vergütungsanspruchs des Krankenhauses festgelegt. Für die Krankenhäuser stellt die Ausgestaltung der Durchsetzungsmaßnahmen ein enorm hohes betriebswirtschaftliches Risiko dar. Die Berechnung der Höhe, sowie die konkrete Umsetzung des Wegfalls des Vergütungsanspruchs werden in Kapitel 7.1 dargestellt.

§ 14 Anpassung der Richtlinie

Die nächsten Anpassungsschritte der Richtlinie werden in § 14 festgelegt. Dabei rücken verschiedene Bereiche in den Fokus: Die Regelungen zur Psychosomatik müssen geprüft und angepasst werden, die Minutenwerte aller Behandlungsbereiche sind zu überarbeiten, der Anteil regionaler Pflichtversorgung an den Minutenwerten ist zu definieren, die Besetzung der Nachtdienste und die Ausstattung mit psychologischen Psychotherapeuten sind zu regeln. Zusätzlich sieht die Richtlinie vor, besonders sensible Versorgungsbereiche sowie die Dokumentationslast im Sinne der Qualitätssicherungszwecke weiter zu überprüfen.

§ 15 Evaluation der Richtlinie

Langfristiger wirkt die in § 15 geregelte Evaluation der Richtlinie, die bis Ende 2024 die Erreichung der Ziele nach § 1 untersuchen und auch unerwünschte Auswirkungen und Umsetzungshindernisse darstellen soll.

§ 16 Übergangsregelungen

Nach § 16 müssen die Mindestvorgaben erst ab dem Jahr 2024 vollumfänglich erfüllt werden. Das bis dahin gestufte Übergangsverfahren sieht für die Jahre 2020

Zusammenfassende Kommentierung der Regelungsinhalte

und 2021 eine 85-prozentige Erfüllungsverpflichtung vor, die allerdings in beiden Jahren noch nicht sanktioniert wird. In den Jahren 2022 und 2023 müssen die Mindestvorgaben zu 90 Prozent erfüllt werden. Zusätzlich galten insbesondere für das Einstiegsjahr 2020 abweichende Nachweisvorgaben. Aufgrund der COVID-19-Pandemie wurden die unterjährigen Lieferpflichten bei Nichterfüllung der Mindestvorgaben im Jahr 2020 ausgesetzt und die Daten sind erst Anfang 2021 ganzjährig zu übermitteln. Zudem beziehen sich die Nachweiseverpflichtungen des Jahres 2021 als Basis- oder Vergleichsjahr nicht auf 2020, sondern auf die Daten aus 2019.

Teil II Praktischer Umgang mit der Richtlinie aus Sicht der therapeutischen Berufsgruppen und Fachbereiche

1 Therapeutische Berufsgruppen
1.1 Ärzte und Psychologen

PD Dr. Peter Kreuzer, Prof. Dr. Berthold Langguth,
Prof. Dr. Michael Landgrebe, Prof. Dr. Monika Sommer

Die Richtlinie zur Personalausstattung Psychiatrie und Psychosomatik[3] soll im folgenden Kapitel nicht hinsichtlich ihrer Sinnhaftigkeit bewertet werden. Ob es zielführend ist, für eine zeitgemäße Behandlung psychischer Erkrankungen eine mehr als drei Jahrzehnte alte Personalbemessungsgrundlage schlichtweg fortzuschreiben, soll und wird an anderer Stelle sicherlich noch Gegenstand vielfältiger Diskussionen sein und sich hoffentlich in der zum 30.9.2021 in der PPP-RL angekündigten Weiterentwicklung der Richtlinie niederschlagen (§ 1 Abs. 3). Vielmehr möchten sich die Autoren darauf fokussieren, die PPP-RL als Fixum anzusehen, und sich darauf konzentrieren, die Auswirkungen dieser auf die praktische Disposition personeller Ressourcen und ihre Anwendung auf therapeutische Belange näher zu betrachten. Die folgenden Anmerkungen sollen einige Aspekte der Umsetzung der PPP-RL im Klinikalltag aus Sicht ärztlicher und psychologischer Führungskräfte beleuchten, ohne den Anspruch auf Vollständigkeit zu implizieren. Die Autoren sind sich der Tatsache bewusst, dass viele der geschilderten organisatorischen Belange in hohem Maße abhängig sind von den jeweiligen organisatorischen Rahmenbedingungen vor Ort und nicht ohne Weiteres auf die jeweilige Situation adaptierbar sein werden. Nichtsdestotrotz sind einige der Auswirkungen der PPP-RL universeller Natur und weisen das Potenzial auf, bereits bestehende Praxisprobleme der Klinikorganisation (weiter) zu verschärfen bzw. ärztliche/psychologische Führungskräfte vor gänzlich neue Herausforderungen zu stellen.

1.1.1 Praktische Implikationen
1.1.1.1 Austauschbarkeit der Leistungen im Sinne der PPP-RL

Die PPP-RL ist so konzipiert, dass zur Erfüllung der Personalausstattungsvorgaben ärztliche und psychologische Leistungen ausgetauscht werden können. Dieses Prinzip erscheint auf den ersten Blick nachvollziehbar, denn an sich liegt es nahe, in Zeiten zunehmender Verknappung ärztlicher Ressourcen die Tätigkeitsfelder für psychologische Mitarbeiter in der stationären Versorgung psychisch kranker Menschen zu öffnen. Das Konzept erscheint umso plausibler, da der Stellenwert psychotherapeutischer Angebote bei der Behandlung von Menschen mit psychischen Störungen in den letzten Jahren enorm zugenommen hat, was sich auch in den Behandlungsleitlinien (beispielsweise den S3-Leitlinien für Depression und Schizophrenie) widerspiegelt, und psychothera-

---

3 Die Autoren beziehen sich in diesem Kapitel auf die Version der PPP-RL vom 27.3.2020.

peutische Leistungen sowohl von Ärzten als auch von Psychologen angeboten werden können.

29 Jedoch greift das generelle Konstrukt der äquivalenten „Austauschbarkeit" ärztlicher und psychologischer Personalressourcen zu kurz. Die psychiatrische (Regel-)Versorgungslandschaft benötigt sowohl die psychiatrisch-medizinische wie auch die psychotherapeutische Expertise, um psychisch kranke Menschen im stationären Kontext adäquat behandeln zu können. In gewissen Bereichen (zum Beispiel bei der Behandlung schwer kranker Patienten mit differenzialdiagnostisch unklaren Zustandsbildern, Intoxikationen, Mehrfacherkrankungen oder potenziellen Medikamentenwechselwirkungen) ist jedoch somatisch-medizinisches Fachwissen zur Patientenversorgung essenziell. Rund um die Uhr müssen zumindest diejenigen Kliniken, welche an der regionalen Pflichtversorgung teilnehmen, somatische, psychopharmakologische und notfallmedizinische Behandlungsoptionen vorhalten. Gleichzeitig wird psychotherapeutisches Fachwissen benötigt, um Eskalationen vorzubeugen, Zwangsmaßnahmen zu vermeiden und psychisches Leiden zu vermindern.

30 Im Kontext der stationären Akutversorgung ist die Austauschbarkeit der beiden Berufsgruppen kritisch zu sehen und trägt nicht zur Sicherung einer adäquaten Versorgung bei. Weder sollte die „Arbeitsteilung" von Ärzten und Psychologen dazu führen, dass sich das Tätigkeitsfeld der Ärzte darauf beschränkt, „am Fließband" körperliche Untersuchungen, EKG- und Laborbefunde abzuwickeln, Medikation zu verordnen und die Rund-um-die-Uhr-Versorgung aufrechtzuerhalten, noch dazu, dass sich Psychologen immer mehr aus der stationären Versorgung zurückziehen, da eine adäquate psychotherapeutische Versorgung nicht mehr möglich ist und sie nur noch zu reinen „Feuerlöschern" in Krisensituationen werden.

Umgang mit Regelaufgaben

31 Psychologische und ärztliche Mitarbeiter bringen einen jeweils für sich wertvollen, aber unterschiedlichen und eben nicht im Maßstab 1:1 austauschbaren Blickwinkel auf Behandlungsprozesse ein. Die psychiatrische und psychosomatische Behandlung hat seit jeher (und möglicherweise mehr als andere medizinische Fächer) von diesem interdisziplinär ergänzenden Perspektivenspektrum profitiert. Selbst die in Anlage 4 der PPP-RL aufgeführten Regelaufgaben divergieren nennenswert. Dies gilt insbesondere, was die ärztlich zugeordneten Punkte „körperliche Untersuchung", „Therapieplan", „Dokumentation der Erstaufnahme" und „Fremdanamnese" sowie „Abklärung medizinischer, juristischer und anderer Fragen mit Stellen außerhalb des Krankenhauses, Rehabilitations- und Nachsorgeplanung" sowie „Maßnahmen im Zusammenhang mit Unterbringungsverfahren einschließlich gutachterlicher Stellungnahmen" betrifft. Psychologische Kernkompetenzen werden von der PPP-RL in Anlage 4 vorrangig bei „Mitwirkung bei Anamnese und Befunderhebung (insbesondere Testdiagnostik und handlungs-

orientierte Diagnostik) sowie „Einzelpsychotherapie einschließlich spezieller Trainingsprogramme" gesehen, wobei in der gegenwärtigen Form vom Beruf des Psychologen, nicht dem des Psychologischen Psychotherapeuten ausgegangen wird.

Weitere Delegationsfähigkeit von Regelaufgaben

Die in Anlage 4 der PPP-RL aufgeführten Regelaufgaben für ärztliches und psychologisches Personal sind in der Praxis wenig delegationsfähig, insbesondere eine Einbindung externer und interner Dienstleister bzw. die Einbeziehung anderer Berufsgruppen wird allenfalls punktuell umsetzbar sein. Leitungsaufgaben analog oberärztlicher Versorgung werden in den Regelaufgaben der Anlage 4 für psychologische Mitarbeiter explizit nicht aufgeführt. Ob dies flächendeckend die Versorgungsrealität abbildet oder ob auch einzelne (vorrangig psychotherapeutisch geprägte) Organisationseinheiten unter psychologische Leitung gestellt werden können, bleibt im Sinne der PPP-RL damit offen. Insbesondere vor dem Hintergrund der Entwicklung von „Psychotherapie-Studiengängen" stellt § 14 der PPP-RL eine Anpassung der Regelaufgaben der psychologischen Psychotherapeuten mit Beschluss zum 30.9.2021 in Aussicht.

Fazit für die Praxis:
Auch wenn die PPP-RL die Möglichkeit des Austausches von ärztlichem und psychologischem Personal vorsieht, besteht in der Praxis in den meisten Kliniken hier nur in relativ geringem Umfang Spielraum. In Anbetracht der Arbeitsmarktlage ist in manchen Kliniken dennoch mit Lücken im ärztlichen Bereich zu rechnen. Trotzdem ist es notwendig, dass die Bedeutung beider Berufsgruppen anerkannt wird und diese nicht gegeneinander „ausgespielt" werden, denn nur so kann eine adäquate Versorgung der Patienten gewährleistet werden. Auch darf es mittelfristig weder zur Eingrenzung des ärztlichen Tätigkeitsspektrums auf eine reine somatische Versorgung kommen, die mutmaßlich zulasten der Attraktivität des Berufsbildes des Psychiaters ginge, noch zu einem Rückzug von Psychologen aus dem stationären Versorgungsbereich, da adäquate Psychotherapie nicht mehr möglich ist und sich die Tätigkeit auf stützende Gespräche reduziert.

1.1.1.2 Planung des Personaleinsatzes

Stationsgröße

Die Empfehlung des § 9 der PPP-RL, aus welcher hervorgeht, dass erwachsenenpsychiatrische Organisationseinheiten eine Stationsgröße von 18 Behandlungsplätzen (in der kinder- und jugendpsychiatrischen Versorgung sogar nur 12 Behandlungsplätze) nicht überschreiten sollen, ist unter praktischen Gesichtspunkten unter der Vorgabe der derzeitigen Minutenwerte kritisch zu hinterfragen. Die unter therapeutischen Gesichtspunkten prima vista sinnvolle Vorgabe würde u. a. in der Praxis dazu führen, dass viele Stationseinheiten nicht mehr mit zwei vollzeittätigen Assistenzärzten besetzt werden können, was die Vertretung bei Abwesenheiten aufgrund von Fort- und Weiterbildung sowie (Nacht-)Dienstbeteiligung erheblich erschweren dürfte. Um die Stationen nach wie vor adäquat besetzen zu können, wäre ein erheblicher personeller Mehrbedarf gegeben, der deutlich über die Erfüllung der Mindestvorgaben hinausgehen würde. Ob und wie weit sich dies bei den örtlichen Budgetverhandlungen umsetzen lassen wird, bleibt derzeit offen.

Flexibilität des Personaleinsatzes

35 Bei der Planung des Personaleinsatzes ist zu berücksichtigen, dass die Richtlinie auf die tatsächlich erbrachten Minutenwerte und damit auf die tatsächliche Anwesenheit von Mitarbeitern abzielt. Demzufolge ist insbesondere in Zeiten höherer Abwesenheitsquoten (z. B. „Grippewelle" oder „Urlaubszeit") besonders akribisch auf die Einhaltung der Personaluntergrenzen zu achten. Nach § 10 dürfen die Mindestpersonalbesetzungen zwar bei kurzzeitig krankheitsbedingten Personalausfällen (in erheblichem Ausmaß bei Ausfall von mindestens 15 Prozent der Beschäftigten) unterschritten werden, jedoch erst, nachdem interne Personalverteilungen einrichtungsweit nicht mehr ausreichend sind, für die Einhaltung des vorgesehenen Dienstbetriebs unter den Rahmenbedingungen der PPP-RL zu sorgen.

36 Das stellt insbesondere die Führungskräfte vor große organisatorische Herausforderungen. Zum einen müssen sie in Echtzeit einen Überblick über die aktuelle Stations- und Klinikbelegung erhalten und diese für die Zukunft planen. Insbesondere für Krankenhäuser mit Pflichtversorgungsauftrag und einem hohen Anteil an unangemeldeten/ungeplanten Patientenaufnahmen in akuten Krisensituationen stellt dies seit jeher eine Herausforderung dar, welche sich durch die Vorgaben der PPP-RL eher noch weiter verschärfen dürfte. Zum anderen müssen die Führungskräfte einen Überblick über das verfügbare Personal erhalten, dieses ebenfalls vorausschauend in die Zukunft extrapolieren und auf die organisatorischen Bereiche der Klinik verteilen.

37 Dies kann Maßnahmen notwendig machen, die auch bei den Mitarbeitern auf wenig Verständnis stoßen werden und arbeitsrechtlich problematisch sein könnten. Eine vorübergehende Personalreduktion, z. B. aufgrund vermehrter Krankheitsausfälle, könnte es erforderlich machen, dass zur Kompensation bereits genehmigte Urlaube, Fort- und Weiterbildungen oder anderweitige Zeitausgleiche nicht angetreten werden können, um Sanktionen zu vermeiden. Gerade in Zeiten des Fachkräftemangels können es sich Krankenhäuser aber nicht leisten, gute, motivierte Mitarbeiter durch unnötiges Mikromanagement vor den Kopf zu stoßen und letztlich deren Kündigung zu riskieren. Die Richtlinie trägt nicht dazu bei, dass die Arbeitsbedingungen attraktiver gemacht werden können oder Spielraum für neue Behandlungsmethoden und -konzepte entsteht. Vielmehr schränkt sie gerade diese Freiräume drastisch ein.

Dienstplanung und Ausfallmanagement

Die Frage, auf welche Weise es Kliniken in der Zukunft gelingen wird, personelle Ressourcen örtlich und zeitlich zu distribuieren, wird mittelfristig sowohl über den wirtschaftlichen Erfolg wie auch das Fortbestehen von ganzen Krankenhäusern entscheiden. Im Sinne der Richtlinie ist sicherzustellen, dass zu jedem Zeitpunkt ausreichende Personalkapazitäten vorgehalten werden. Seit jeher stellte es bereits eine Herausforderung dar, Tag- und Nachtdienste so einzuteilen, dass eine adäquate Patientenversorgung ohne Überlastung des diensthabenden Personals ermöglicht werden kann. Insbesondere die Empfehlung zu kleinteiligen Organisationseinheiten aus § 9 stellt die mit der Personalallokation betrauten Kollegen vor Herausforderungen, da Vertretungsregelungen auf Stationsebene bei Fehlen von Mitarbeitern, z. B. nach Nachtdiensten, damit schwerer zu realisieren sein werden. 38

Die Frage, wie ein effizientes Ausfallmanagement der Diensthabenden praktisch umzusetzen wäre, lässt die PPP-RL unbeantwortet und formuliert lediglich in § 2, dass die Krankenhäuser im Rahmen der Personalplanung sicherzustellen haben, dass über die vorgegebenen Minutenwerte der Mindestbesetzung auch Personal zur Abdeckung von Ausfall- sowie Fort- und Weiterbildungszeiten vorgehalten wird. Arbeitsrechtlich ist aber das „Holen aus dem Frei" nicht unbedenklich und es führt darüber hinaus zu erheblichem Unverständnis auf Seite der Beschäftigten, wenn fest geplante Erholungszeiten nicht verlässlich zur Erholung genutzt werden könnten. Zudem sind die Rahmenbedingungen des Arbeitszeitschutzgesetzes bei Überschreiten der maximal zulässigen täglichen und wöchentlichen Stundenkontingente zu beachten. Die meisten Kliniken sind demzufolge insbesondere zur Pufferung kurzfristiger Ausfälle auf Anreizsysteme oft ökonomischer Natur angewiesen, welche in der PPP-RL (als Qualitätsrichtlinie) nicht thematisiert werden (dürfen). Diese Schwierigkeiten werden explizit nicht von der PPP-RL verursacht, sondern sind vielmehr bereits jetzt in vielen Kliniken an der Tagesordnung. Dennoch trägt die Umsetzung der PPP-RL nicht zu einer Lösung dieser Problematik bei, sondern erschwert die Umsetzung aufgrund des Detailreichtums der Mindestpersonalvorgaben noch weiter. 39

Modelle für ein Personal-Ausfallmanagement-System sind je nach Standort, personeller Verfügbarkeit, Klinikgröße und Einbettung (Betrieb als eigenständige psychiatrisch/psychosomatische Klinik vs. Abteilungspsychiatrie) vielgestaltig. Die bisherige Praxis größerer Kliniken beinhaltet beispielsweise das Führen einer „Ausfall-Liste", bei kleineren Krankenhäusern werden häufig smartphonebasierte Dienstausfallsysteme auf freiwilliger Basis gepflegt. 40

Die meisten Ausfallmanagement-Systeme funktionieren in der Praxis vorrangig deswegen, weil ein prinzipielles Verständnis der Kollegen dafür vorhanden ist, dass einerseits eine Beteiligung am Dienst für das Aufrechterhalten der Funktion einer Klinik essenziell ist und andererseits ein Aufruf zum Einspringen beinhaltet, dass ein Kollege unerwartet erkrankt ist oder aus anderen dringenden Gründen unfähig ist, den ursprünglich vorgesehenen Dienst wahrzunehmen. Ob die 41

Akzeptanz dieser Ausfallmanagement-Systeme weiterhin erhalten bleibt, wenn es nicht vorrangig um ein kollegiales Miteinander bei einem drohenden Versorgungsengpass geht, sondern die Notwendigkeit einer außerplanmäßigen Dienstübernahme aus der Einhaltung der Personaluntergrenzen der PPP-RL abgeleitet wird, bleibt dahingestellt.

42 *Fazit für die Praxis:*
Durch die PPP-RL ergeben sich präzise, oftmals kleinteilige Vorgaben für die Mindestpersonalausstattung, die sich auf die tatsächliche Personalpräsenz beziehen. Diese Vorgaben sind sehr detailliert nachzuweisen und im Fall der Nichterfüllung mit erheblichen Sanktionen behaftet. Daraus ergibt sich die Notwendigkeit einer präzisen Planung des Personaleinsatzes sowie der unmittelbaren Korrektur bei unerwarteten Abweichungen. Diese Regularien der PPP-RL zur Personalmindestausstattung begünstigen – entgegen des Wunsches der Patienten-/Betroffenenvertreter zur regionalen, wohnortnahen Versorgung in kleinen Behandlungseinheiten und entgegen des Wortlautes der Richtlinie – indirekt größere Organisationseinheiten und erfordern ein gut funktionierendes Belegungs- und Personalcontrolling sowie ein hohes Maß an Flexibilität.

1.1.1.3 Allokationsfragen

Diagnosespezifische vs. sektorisierte Versorgung

43 Generell stellt sich die Frage, wie ärztliche und psychologische Personalressourcen möglichst effizient zur Verbesserung der Versorgung psychisch kranker Menschen eingesetzt werden können. Der generelle Trend, welcher durch die Fortschritte der Psychotherapieforschung der letzten Jahre getrieben wurde, favorisiert – auch im Sinne der PPP-RL – eher kleinteilige und hochgradig spezialisierte therapeutische Organisationseinheiten. Dies stellt aber gerade kleinere Kliniken oft vor erhebliche Schwierigkeiten bei der Umsetzung. Zusätzlich kann die Umsetzung eines hohen therapeutischen Spezialisierungsgrades teilweise mit dem Primat der regionalen Pflichtversorgung und auch ethischen Maßgaben kollidieren. Auch (und gerade) den Patienten, deren individuelle Symptomatik sich nicht ohne Weiteres in vorab definierte, kleinteilige therapeutische Programme einordnen lässt, soll zeitnah eine zielgerichtete Akutversorgung angeboten werden können. Die PPP-RL selbst nimmt hierzu nicht gesondert Stellung, jedoch ist die Umsetzung der Mindestvorgaben in kleinen Einheiten (u. a. aufgrund des Ausfallmanagements) ungleich schwieriger zu bewerkstelligen.

Übergreifende vs. spezialisierte therapeutische Angebote

44 Stationsübergreifende therapeutische Angebote bieten insbesondere in den Bereichen der Sport-, Kunst-, Ergo- und Arbeitstherapie die Chance einer hohen Diversifikation, welche es den Therapeuten ermöglicht, für die Patienten individuell aus einem breiten Angebotsspektrum gezielt spezifische Angebote oder

Module auszuwählen, welche den individuell festgelegten Therapiezielen sowie den persönlichen Interessen und Vorlieben am ehesten entsprechen. Das zentrale Argument für „stationseigene" therapeutische Angebote stellt dagegen die niederschwellige Möglichkeit zur Inanspruchnahme, die Förderung des Gemeinschaftsgefühls der Patienten sowie die Möglichkeit einer intensiven Einbindung des Spezialtherapeuten in das gesamte Stationsteam und damit eine passgenaue Adaption auf krankheitsspezifische Anforderungen und die verbesserte Einpassung in diagnose-relevante Zusammenhänge dar. Letzten Endes wird sich in den meisten Kliniken am ehesten eine Mischform beider Varianten als zielführend erweisen. Die Herausforderung besteht in der Hauptsache darin, eine zeitgemäße individualisierte Therapieplanung mit krankheitsspezifischen (und evidenzbasiert evaluierten) therapeutischen Ansätzen zu verknüpfen.

Die PPP-RL selbst nimmt auch hierzu nicht gesondert Stellung, aber eine große Herausforderung ergibt sich in diesem Zusammenhang bei zentralen, spezialisierten Angeboten mit deren korrekter Berücksichtigung im Rahmen der Nachweisführung. Zudem gibt es spezielle Anforderungen an die Personaleinsatzplanung: Zum einen steht den Stationen ein größerer Mitarbeiterpool zur Verfügung, wodurch sich das Ausfallmanagement optimieren lassen kann. Zum anderen erschwert ein zentraler Mitarbeiterpool aber die Übersicht über das verfügbare Personal und die Planung für die Patienten der Stationen. Um diesen Konflikt auflösen zu können, benötigen die Krankenhäuser gute Software-Lösungen, die eine derart feingliedrige Therapieplanung direkt im Krankenhausinformationssystem (KIS) ermöglichen und einen Abgleich zum Dienstplanungs- oder Zeitwirtschaftssystem herstellen. Den Autoren ist zum aktuellen Zeitpunkt noch keine entsprechende Software-Lösung bekannt, die diese Vorgaben vollumfänglich erfüllen würde. Daher überlässt die PPP-RL bedauerlicherweise auch diese organisatorische Herausforderung alleine den Krankenhäusern.

Neuartige Entwicklungen im Bereich der Psychotherapie

In den letzten Jahren wurden vermehrt innovative Formen von Psychotherapie sowohl im Sinne von „remote treatment"/„Videobehandlung" wie auch im Sinne von ausschließlich digitalen Modulen entwickelt und zur Anwendung gebracht. Die SARS-CoV-2-Pandemie hat im Jahr 2020 diesen Entwicklungen an vielen Kliniken noch einmal erheblich Vorschub geleistet. Diese digitalen bzw. digitalgestützten psychotherapeutischen Formate haben sich nach Ansicht der Autoren in vielen Fällen als praktikabel und therapeutisch wertvoll erwiesen.

Die PPP-RL nimmt auf diese Entwicklungen keinen unmittelbaren Bezug. Sofern es sich aber um tatsächlich erbrachte Therapieleistungen handelt, ist davon auszugehen, dass die erbrachten Minutenleistungen vollumfänglich gewertet werden. Dies ist allerdings nicht der Fall für vorab aufgezeichnete digitale Angebote (z. B. im Sinne von vordefinierten Modulen bei Psychoedukationsprogrammen o. ä.) und einer fehlenden direkten persönlichen Interaktionsmöglichkeit. Aus der PPP-RL ergibt sich daher keinerlei Anreiz für den Einsatz dieser Kategorie digitaler Gesundheitsanwendungen im stationären Kontext, obwohl sie sicherlich auch positive Auswirkungen auf das Ausfallmanagement und die Versorgung kleinerer Standorte haben könnten (siehe dazu auch Kap. 18, Digitalisierungsstrategien).

„Klassische Einteilung" der klinikinternen Versorgungslandschaft

48   Typischerweise differenziert sich die Psychiatrie in Allgemeinpsychiatrie, Gerontopsychiatrie und Suchtmedizin, was in einzelnen psychiatrischen Krankenhäusern oder Abteilungspsychiatrien unterschiedlich gehandhabt werden kann. In größeren Kliniken bestehen für diese Bereiche oft eigenständige Organisationseinheiten.

49   Diese Einteilung bietet Vor- und Nachteile gleichermaßen: So ist zwar eine zielgerichtete Therapieplanung und die Versorgung von relevanten Patientengruppen in Teams mit entsprechendem Know-how und entsprechender Infrastruktur (Pflege-Intensität, Monitoring-Möglichkeiten, Expertise bzgl. spezifischer Testverfahren, …) durch die angegebene Struktur gut steuerbar und kann den besonderen Bedürfnissen der spezialisierten Patientenversorgung mit entsprechender Personalausstattung Rechnung tragen. Gleichzeitig ergeben sich interne Schnittstellen, die für die optimale Versorgung im Einzelfall hinderlich sein können, insbesondere bei einer zu rigiden Anwendung von Trennkriterien (z. B. Alter) oder bei der Zuordnung von Patienten mit Doppeldiagnosen.

50   Eine weitere klassische Unterteilung erfolgt in den meisten psychiatrischen Kliniken in geschlossene/beschützende bzw. offen geführte Organisationseinheiten. Dies deckt sich in vielen Fällen mit der entsprechenden Patienteneinstufung (Regelbehandlung A/S/G1 vs. Intensivbehandlung A/S/G2[4]), jedoch wird die therapeutische Kontinuität, eine individuelle Abstimmung der Therapieplanung und die Entwicklung innovativerer Versorgungsformen (optional beschützende Bereiche o. ä.) hierdurch erschwert, wenn nicht sogar behindert.

51   Ergänzend soll bzgl. der Kategorisierung Erwähnung finden, dass in erwachsenenpsychiatrischen Kliniken neben den geläufigeren Kategorien A1/A2 auch Kategorie A7 (Psychosomatisch-psychotherapeutische und psychotherapeutische Komplexbehandlung) sowie Kategorie A5 (Psychotherapie bei Kranken mit schweren Neurosen oder Persönlichkeitsstörungen, die in psychiatrischen Einrichtungen für Erwachsene stationär psychotherapeutisch behandelt werden müssen) anwendbar sind. Eine psychopharmakologische Mitbehandlung ist dabei explizit nicht ausgeschlossen und kein Hinderungsgrund für eine Einstufung in die Kategorie A5 und A7.

---

4   Im weiteren Verlauf wird im Sinne der verbesserten Lesbarkeit lediglich die Ziffer A verwendet, wenngleich analog auch gerontopsychiatrische („G") oder abhängigkeitserkrankte („S") Patientengruppen inkludiert sind.

Fazit für die Praxis:
Die PPP-RL ermöglicht die differenzierte Ausgestaltung einer störungsspezifischen Therapie durch Allokation von Mitarbeitern mit spezifischen Qualifikationen.

1.1.2 Fallbeispiele

Einige Fallbeispiele sollen im Folgenden einen praktischen Eindruck der PPP-RL-basierten Ressourcenplanung vermitteln und den Lesern ermöglichen, selbst einen unmittelbaren Eindruck von der Realitätsnähe des für die jeweiligen Berufsgruppen berechneten Personalaufwands zu gewinnen.

1.1.2.1 Emotional-instabile Persönlichkeitsstörung

Fall 1a: Ein 24-jähriger Patient mit der Hauptdiagnose einer emotional-instabilen Persönlichkeitsstörung vom Borderline-Typ (ICD-10: F60.31), komorbider posttraumatischer Belastungsstörung (ICD-10: F43.1) sowie Intelligenzminderung (IQ 60) mit entsprechender Verhaltensstörung (ICD-10: F70.1) wird in Polizeibegleitung zur Aufnahme gebracht. Es bestehen vorrangig dissoziative Episoden, pathologisches Lügen sowie eine vielschichtige sozialpsychiatrische Problematik (Jobverlust, Partnerschaftsproblematik, unklare Versorgungssituation). Eine gesetzliche Betreuung besteht bereits zum Aufnahmezeitpunkt.

Tab. 1: Fallbeispiel 1a

PEPP	Hauptdiagnose	Verweildauer	BWR	BWR/Tag	Einstufung
PA14A	F60.31	36 Tage	37,1016	1,0306	A1

Personalbedarf laut PPP-RL in Stunden für den Aufenthalt

Ärzte	Pflege	Psychologen	Spezialtherapie	Bewegung/Physio	Sozialarbeit	Summe
18	73	4	10	2	7	115

Erlös ca. 11.000 €   Erlös pro Tag ca. 310 €
Quelle: Eigene Darstellung.

Fall 1b: Wiederholte stationär psychiatrische Aufnahme einer 18-jährigen schwangeren Patientin, die sich mit bekannter emotional-instabiler Persönlichkeitsstörung vom Borderline Typ (ICD-10: F60.31), sowie rezidivierender depressiver Störung (ICD-10: F33.1) vorstellt. Kernbeschwerden der Patientin umfassen eine stark schwankende Stimmung, Ein- und Durchschlafstörung sowie reduzierten Antrieb. Es bestehen Suizidwünsche ohne akuten Handlungsdruck und konkrete Gefährdung. Die Patientin verneint Selbstverletzungsdruck und zeigt sich für den stationären Kontext gut absprachefähig. Anamnestisch ist zu erfahren, sie habe sich zuletzt vor über einem Monat oberflächlich am Oberschenkel verletzt. Vor zwei Wochen habe sie von einer bestehenden Schwangerschaft Kenntnis erlangt.

Therapeutische Berufsgruppen

Tab. 2: Fallbeispiel 1b

PEPP	Hauptdiagnose	Verweildauer	BWR	BWR/Tag	Einstufung
PA14B	F60.31	39 Tage	36,4143	0,9337	A1

Personalbedarf laut PPP-RL in Stunden für den Aufenthalt

Ärzte	Pflege	Psychologen	Spezialtherapie	Bewegung/Physio	Sozialarbeit	Summe
19	79	5	11	3	7	124

Erlös ca. 11.000 €   Erlös pro Tag ca. 280 €
Quelle: Eigene Darstellung.

Bewertung und Vergleich

56 Trotz gleicher Einstufung in den Behandlungsbereich A1 weist die PEPP-Einstufung von Fall 1a (PA14A) im Vergleich zu Fall 1b (PA14B) sowie die damit zusammenhängende Bewertungsrelationssumme auf eine deutlich höhere Krankheitsintensität des Patienten 1a hin. Die Verweildauer ist annähernd vergleichbar, die Erlöse pro Tag divergieren um etwa 10 Prozent. Bei Patient 1a handelt es sich um eine Erstaufnahme in der Klinik mit initial erheblicher diagnostischer Unschärfe und enormem sozialpsychiatrischen Handlungs- und Unterstützungsbedarf sowie der Notwendigkeit intensiver Beziehungs- und Motivationsarbeit. Bei Patientin 1b handelt es sich hingegen um eine im stationären Umfeld bereits gut bekannte Patientin mit klassischen Beschwerden einer emotional-instabilen Persönlichkeitsstörung, welche jedoch im therapeutischen Kontext gut einzuordnen und zu behandeln waren. Beachtenswert ist jedoch, dass sich die Mindestpersonalbemessung entsprechend der PPP-RL-Einstufungskriterien, bezogen auf die korrigierte Verweildauer (36 vs. 39 Tage), kaum unterscheidet. Dies ist auch insofern von Interesse, da das InEK bei den jährlichen Kalkulationen zum PEPP-System einen unterschiedlichen Ressourceneinsatz für die beiden Fallkonstellationen ermitteln konnte, woraus die divergierende PEPP-Klassifikation der Fälle hinweist.

57 *Fall 1c: Wiederholte stationär-psychiatrische Aufnahme einer 28-jährigen Patientin mit emotional-instabiler Persönlichkeitsstörung vom Borderline-Typ (ICD-10: F60.31), welche nach Suizidversuch mittels Tablettenintoxikation nach intensivmedizinischer Versorgung aus einem somatischen Krankenhaus verlegt wurde. Die stationäre Aufnahme der Patientin erfolgte bei initial massiv bagatellisierenden Tendenzen auf eine beschützende Station. Bereits in der Nacht der Aufnahme erfolgten weitere oberflächliche Schnittverletzungen, die Patientin konnte sich nicht an getroffene Absprachen halten. Am Folgetag stimmte die Patientin zwar zunächst einer freiwilligen Behandlung auf beschützender Station zu, die Situation eskalierte jedoch wenig später, sodass eine mechanische Fixierung zur Gefahrenabwehr unumgänglich wurde. Somit wurde der Antrag auf BGB-rechtliche Unterbringung und unterbringungsähnliche Maßnahmen gestellt. Im Kontaktverhalten zeigte sich die*

Patientin mit deutlich reduzierter Frustrationstoleranz und niederschwelligem aggressiv-impulsiven Verhalten. Im weiteren Verlauf präsentierte sich die Patientin stark wechselhaft im Affekt und wies immer wieder impulsive eigengefährdende Handlungen mit Selbstverletzungen sowie Strangulationsversuchen auf, weswegen wiederholt eine mechanische Fixierung mit entsprechender Überwachung notwendig wurde. Im Verlauf gewannen auch fremdaggressive Durchbrüche (Sachaggression sowie gegenüber Personal) an Dynamik. Die im Vorfeld der Aufnahme eingenommene Medikation wurde von der Patientin verweigert, allenfalls intermittierend wurde Bedarfsmedikation mit Benzodiazepinen akzeptiert. Die Patientin zeigte sich hinsichtlich therapeutischer Angebote über weite Teile des Aufenthalts ablehnend und abwertend in der Kontaktgestaltung. Trotz Schwierigkeiten, ihre Ressourcen im stationären Rahmen zu finden, konnte zu Ende der Behandlung eine leichte Affektstabilisierung beobachtet werden. Die lebensgefährlichen Impulsdurchbrüche, welche initial zur Aufnahme geführt hatten, zeigten sich im Verlauf nicht mehr und so konnte die Patientin in Absprache mit ihrem gesetzlichen Betreuer wieder zurück in das häusliche Umfeld entlassen werden.

Tab. 3: Fallbeispiel 1c

PEPP	Haupt-diagnose	Verweildauer	BWR	BWR/Tag	Einstufung
P003B	F60.31	43 Tage	60,3376	1,4032	A2

Personalbedarf laut PPP-RL in Stunden für den Aufenthalt

Ärzte	Pflege	Psychologen	Spezialtherapie	Bewegung/Physio	Sozialarbeit	Summe
26	157	4	12	3	8	210

Erlös ca. 18.000 €   Erlös pro Tag ca. 420 €
Quelle: Eigene Darstellung.

Bewertung

Bei dieser schwerkranken und durchgängig auf einer beschützenden Station befindlichen Patientin erfolgte die Einstufung als Intensivbehandlung in A2. Die PEPP-Einstufung in einer Prä-PEPP weist auf eine überdurchschnittliche Krankheitsintensität hin. Der Daymix-Index (DMI) von 1,4 bildet zudem einen hohen Ressourceneinsatz für die Behandlung ab. Trotz ähnlicher Verweildauer von 43 Tagen wie bei Fallvignette 1a und 1b führt die PPP-RL-basierte Berechnung zu einem fast doppelt so hohen kumulativen Personaleinsatz wie bei den vorherigen beiden Fallbeschreibungen, wobei diese enorme Steigerung vorrangig auf den hohen Aufwand der pflegerischen Berufsgruppe im Sinne von 1:1-Betreuung und langfristigen Überwachungssituationen zurückzuführen ist. Dies schlägt sich nieder in einer im Vergleich zu den vorherigen Fällen um den Faktor 1,5 erhöhten täglichen Erlös-Steigerung.

1.1.2.2 Affektive Störung

59 *Fall 2: Es handelt sich um die wiederholte Aufnahme einer im Haus gut bekannten Ende 50-jährigen Patientin mit vorbeschriebener rezidivierender depressiver Störung (ICD-10: F33.2) und komorbider Zwangsstörung (ICD-10: F42.2 Zwangsgedanken und -handlungen, gemischt) sowie einer Aktivitäts- und Aufmerksamkeitsstörung (ICD-10: F90.0). Die Patientin stellte sich aufgrund zunehmender Ängste und Einschränkung der Alltagsfähigkeit aufgrund der bekannten ausgeprägten Zwangsgedanken und -handlungen in der Zentralen Notaufnahme der Klinik vor. Die Patientin berichtete, sie sei praktisch ganztägig mit der Bewältigung ihrer Zwänge beschäftigt, vermeide bereits viele Tätigkeiten, da diese zu teils aufwendigen Zwangshandlungen (Reinigung von Gegenständen etc.) führen würden und durch den damit verbundenen Leidensdruck zur Entwicklung einer depressiven Episode geführt hätten. Psychopathologisch zeigte sich die Patientin bei Aufnahme und in den ersten Tagen der stationären Behandlung affektiv schwer belastet durch die im häuslichen Umfeld außer Kontrolle geratenen Zwangsgedanken und -handlungen. Wie es im Allgemeinem bei Zwangsstörungen häufig zu beobachten ist, waren die Zwänge auf Station weniger ausgeprägt bzw. erfuhr die Patientin durch die Aufnahme eine deutliche Entlastung, vermutlich da „Verantwortung" und „Kontrolle" abgegeben werden konnten. Medikamentös wurde das therapeutische Regime fortgeführt und lediglich eine leichte Dosisanpassung eines Medikaments vorgenommen. In den psychotherapeutischen Einzelgesprächen zeigte sich, dass direkte Zusammenhänge zwischen dem Zwangsverhalten und dem elterlichen Erziehungsstil zu finden sind, wobei auch die ADHS-Problematik und eine in früher Kindheit entstandene Beziehungsstörung mit Selbstwertdefiziten mitwirken. Unter Fortführung und Adaption der medikamentösen Therapie und im Rahmen des multimodalen sowie multiprofessionellen Stationsprogramms aus täglichen ärztlichen Visiten, regelmäßigen ärztlichen und psychologischen Einzelgesprächen sowie dem Angebot an der Teilnahme an psychologischen Gruppeninterventionen (Depressionsbewältigungsgruppe, psychodynamische Gesprächsgruppe, soziales Interaktionstraining) und dem komplementären Therapieprogramm (u. a. Bewegungs-, Beschäftigungs-, Musik-, Licht-, Entspannungstherapie) kam es zu einer Stabilisierung der bei Aufnahme bestehenden Symptomatik und der Entlassung der Patientin ins häusliche Umfeld.*

Tab. 4: Fallbeispiel 2

PEPP	Hauptdiagnose	Verweildauer	BWR	BWR/Tag	Einstufung
PA04B	F33.2	49 Tage	46,9028	0,9572	A1

Personalbedarf laut PPP-RL in Stunden für den Aufenthalt						
Ärzte	Pflege	Psychologen	Spezialtherapie	Bewegung/Physio	Sozialarbeit	Summe
24	100	6	14	3	9	156

Erlös	ca. 14.000 €	Erlös pro Tag	ca. 285 €

Quelle: Eigene Darstellung.

Bewertung

Die Kategorisierung des Aufenthalts der Patientin als A1 und ein Blick auf den Daymix-Index (DMI) von 0,95 zeigt einen vergleichbaren benötigten Ressourceneinsatz wie bei Fallvignette 1b. Bei der beschriebenen Patientin kam es lediglich zu einer diskreten Dosisanpassung der bereits vorab etablierten psychopharmakologischen Behandlung. Der Hauptteil der Therapie im stationären Rahmen fußte auf intensiver psychotherapeutischer Bearbeitung der Zwangshandlungen/Zwangsgedanken, welche die affektive Symptomatik im Vorfeld getriggert hatten. Hier erscheint es verwunderlich, dass lediglich 24 Ärzte-Stunden und 6 Psychologen-Stunden im Verlauf des Aufenthalts nach PPP-RL-Vorgaben anzuwenden wären: es kann gemutmaßt werden, dass in der Praxis deutlich mehr zeitliche Ressourcen dieser Berufsgruppen für die beschriebene Behandlung notwendig waren und aufgewandt wurden.

1.1.2.3 Schizophrenie

Fall 3: Der etwa 40-jährige unter paranoider Schizophrenie leidende Patient wird von der Polizei und dem Rettungsdienst zur Aufnahme gebracht. In der letzten Zeit habe er wiederholt Sachbeschädigungen in seinem Haus, in welchem mehrere Parteien leben, vorgenommen und beispielsweise am Aufnahmetag sämtliche Strom-, Telefon- und Heizungskabel im Keller durchtrennt, damit er „nicht aufgespürt werden" könne. Den Wagen der Elektroinstallateure habe er beschädigt und die Reifen zerstochen. Wiederholt habe er auch bei der Polizei angerufen und Verschwörungstheorien verbreitet. Der Patient wurde bei schweren formalen und inhaltlichen Denkstörungen mit Verfolgungs- und Beobachtungswahn initial freiwillig auf die beschützend geführte Station aufgenommen. Letzten Endes wurde aufgrund mangelnder Wirksamkeit einer antipsychotischen Monotherapie schließlich eine Kombinationsbehandlung mit Olanzapin und Risperidon etabliert. Wunschgemäß und nach Rücksprache mit seinem Betreuer wurde der Patient im Verlauf zur Stabilisierung auf eine psychose spezifische offen geführte Station weiterverlegt, hier kam es immer wieder zu Schwankungen des psychischen Zustands, wobei der Patient weiterhin über paranoide Ideen sowie Stimmenhören berichtete. Im Verlauf wurde nach eingehender Aufklärung die Entscheidung getroffen, die orale Medikation mit Risperidon auf eine Depotmedikation umzustellen. Auf Wunsch des Patienten wurde ein betreutes Einzelwohnen organisiert. In der zweiten Hälfte des stationären Aufenthalts konnte sich der Patient zunehmend in den Stationsalltag integrieren und nahm an psychotherapeutischen Einzelgesprächen sowie an Gruppentherapien teil. Die Teilnahme am sonstigen multimodalen Therapieprogramm (Ergotherapie, Sporttherapie, pflegerisch angeleitete Gesprächsgruppe) verlief komplikationslos und trug im Verlauf zur Tagesstrukturierung und weiteren Stabilisierung maßgeblich bei.

Tab. 5: Fallbeispiel 3

PEPP	Hauptdiagnose	Verweildauer	BWR	BWR/Tag	Einstufung
PA03B	F20.0	58 Tage	56,0976	0,9672	A1

Personalbedarf laut PPP-RL in Stunden für den Aufenthalt

Ärzte	Pflege	Psychologen	Spezialtherapie	Bewegung/Physio	Sozialarbeit	Summe
29	118	7	17	4	10	185

Erlös ca. 17.000 €   Erlös pro Tag ca. 290 €

Quelle: Eigene Darstellung.

Bewertung

62 Der Schweregrad auf Basis der PEPP-Einstufung verweist mit 0,967 BWR/Tag im Mittel auf einen ähnlichen Ressourceneinsatz wie in Fallvignette 2 (affektive Störung). Die Einstufung erfolgte in Kategorie A1, da keine 1:1-Betreuung im Sinne einer „Intensivbehandlung" notwendig wurde. Nach PPP-RL-Vorgaben sind im 58-tägigen Aufenthalt dieses Patienten 10 Stunden der Berufsgruppe „Sozialarbeit" vorgegeben, welche sicherlich für die Organisation einer betreuten Wohnform angesichts des erschwerten und durch paranoide Ideen beeinflussten Beziehungsaufbaus sowie aufgrund der durch die schwere formale Denkstörung verkomplizierten Patientenkommunikation schnell ausgeschöpft worden sein dürften.

63 *Fazit für die Praxis:*
Die dargestellten Fallkonstellationen zeigen auf, dass die Unterscheidung zwischen Regel- (A1) und Intensivbehandlung (A2) den notwendigen höheren Personaleinsatz bei sehr schwierigen Fallkonstellationen grundsätzlich korrekt abbildet. Aber innerhalb der als Regelbehandlung eingestuften Fälle gibt es offenkundige Unterschiede. Diese wurden bei der Kalkulation des PEPP-Katalogs erkannt und führten zu unterschiedlichen durchschnittlichen DMI-Werten. Allerdings lassen sich die unterschiedlichen Personalbedarfe durch die zur Verfügung stehenden Einstufungsmöglichkeiten nicht adäquat abbilden oder entsprechend ausdifferenzieren. Bei den anstehenden Weiterentwicklungsschritten der Richtlinie sollten die Behandlungsbereiche deshalb dringend hinterfragt und wissenschaftlich begleitet überarbeitet werden, um der Versorgungsrealität im Sinne einer adäquaten Behandlungsqualität Rechnung zu tragen.

1.1.3 Zusammenfassung und Ausblick

64 Im Grundsatz möchten die Autoren betonen, dass sie es für begrüßenswert erachten, dass in der stationären Versorgung verbindliche Personalmindestvorgaben gesetzt werden. So wird in § 1 Abs. 1 explizit formuliert, dass die Richtlinie mit Bezug auf die gesetzliche Grundlage des SGB V „geeignete Maßnahmen zur

Sicherung der Qualität in der psychiatrischen, kinder- und jugendpsychiatrischen und psychosomatischen Versorgung" festlegen solle. Dazu werden „insbesondere verbindliche Mindestvorgaben für die Ausstattung der stationären Einrichtungen mit dem für die Behandlung erforderlichen Personal für die psychiatrische und psychosomatische Versorgung bestimmt". Die Mindestvorgaben sollen damit laut G-BA einen Beitrag zu einer leitliniengerechten Behandlung leisten. Die dezidierte Formulierung des § 1 lässt keinen Zweifel daran, dass die flächendeckende Bereitstellung adäquater Ressourcen für die Behandlung von Menschen mit psychischen Erkrankungen das vorrangige Ziel der Richtlinie darstellen sollte.

Dieser Impuls zur Sicherstellung einer qualitativ wertvollen Versorgung, Unterstützung und Behandlung von Menschen mit psychischen Erkrankungen ist so lobenswert wie notwendig. Allerdings ist mit Blick auf die praktischen Auswirkungen nach Meinung der Autoren zu verdeutlichen, dass bei der Betrachtung der Versorgungslandschaft psychiatrischer und psychosomatischer Kliniken hinsichtlich der jeweiligen Versorgungsorganisation und dem klinischen Versorgungsauftrag (Stichwort regionale Pflichtversorgung) wesentliche Aspekte nicht konsequent zu Ende gedacht wurden. Insbesondere die Vorgabe, dass der verpflichtende Charakter der PPP-RL die Kliniken zu einer zeitnahen Umsetzung zwingt, andererseits aber die angekündigte Weiterentwicklung datengetrieben und *auf Basis* dieses neuen Regelzustands erfolgen soll, wird von den Autoren als Hemmnis einer innovativen Entwicklung im mittelfristigen Verlauf angesehen. Im Sinne der tautologischen Argumentation der PPP-RL-Umsetzung (zugespitzt formuliert: „Macht das, was die PPP-RL vorgibt" – „Seht her, es funktioniert doch in der Praxis, deswegen besteht kein nennenswerter Änderungsbedarf") werden kreative Lösungsansätze, wie etwa digitalisierte psychotherapeutische Angebote zur Verbesserung der flächendeckenden Versorgung von Kliniken an mehreren Standorten oder für eine bessere Vernetzung stationärer und ambulanter Sektoren, effektiv ausgebremst.

Zudem werden die Ursachen für etwaige Unterschreitungen von Mindestvorgaben durch die Richtlinie nicht weiter hinterfragt und können somit nicht in die Weiterentwicklung einfließen. Dabei stellt es aber in der Praxis einen großen Unterschied dar, ob ein Krankenhaus offene Stellen aus wirtschaftlichem Kalkül nicht besetzt oder ob sich keine geeigneten Mitarbeiter finden lassen. Offen bleibt in diesem Kontext auch, wo das qualifizierte Personal für die Erfüllung der Mindestvorgaben der PPP-RL herkommen soll. Bereits jetzt stellt die Personalgewinnung für die Kliniken – gerade in strukturschwachen Regionen – eine enorme Herausforderung dar. Mit der PPP-RL erhöht sich die Diskrepanz zwischen Personalbedarf und -angebot (weiter). Die sanktionierten Vorgaben zur Personalausstattung im stationären Bereich werden unmittelbare Konsequenzen auf die Personalausstattung der psychiatrischen Institutsambulanzen haben, da die Kliniken dazu tendieren werden, Personalengpässe im stationären Bereich durch eine Personalverschiebung aus den Ambulanzen zu kompensieren. Dadurch wiederum werden sich erhebliche Versorgungslücken in der ambulanten Versorgung ergeben, was die Versorgungsqualität für die Patienten tendenziell schwächt.

67 Weiter ist zu bemerken, dass die PPP-RL zwar eine Personalausstattung mit qualifiziertem Personal sicherstellt, dies aber nicht zwangsläufig auch Einfluss auf den maßgeblichen Zielparameter, nämlich die Behandlungsqualität hat. Letztlich stellt die notwendige Personalausstattung nur Strukturqualität sicher, eignet sich aber nicht als Indikator für die Ergebnisqualität. Eine hinreichende Personalausstattung in sowohl qualitativer wie quantitativer Hinsicht stellt zwar eine Voraussetzung, aber keineswegs eine Garantie für eine entsprechende Behandlungsqualität dar. Natürlich ist es leichter, die Strukturqualität in dieser Art zu erfassen, als echte Indikatoren für die Ergebnisqualität zu entwickeln. Dieses Ziel sollte jedoch nicht durch einen alleinigen Fokus auf die Strukturqualität aus den Augen verloren werden.

1.2 Pflege und Spezialtherapeuten

Silvia Schiekofer, Konrad Wagner

68 Die nächsten Jahre bringen sowohl für die Mitarbeiter des Krankenhausbetriebs als auch für die Führungskräfte der Psychiatrie und Psychosomatik flächendeckend in ganz Deutschland große Veränderungen und Herausforderungen in der Aufbau- und Ablauforganisation mit sich. Die psychiatrischen und psychosomatischen Kliniken müssen zukünftig bei der personellen Besetzung, differenziert nach den einzelnen Berufsgruppen und Fachrichtungen ihrer Stationen, verbindliche Vorgaben erfüllen. Die neue Richtlinie zur Personalausstattung Psychiatrie und Psychosomatik[5] (PPP-RL) des G-BA schreibt Mindestvorgaben für die Ausstattung der stationären Einrichtungen mit dem für die Behandlung der einzelnen psychiatrischen Krankheitsbilder erforderlichen pflegerischen- und therapeutischen Personals vor. Die Mindestvorgaben sollen einen Beitrag zu einer leitliniengerechten Behandlung leisten. Wenn zu einer solchen Behandlung mehr Personal notwendig sein sollte, kann dieses Mehrpersonal bei den örtlichen Verhandlungen entsprechend vereinbart werden. Eine Behandlung der Patienten ist nach der Richtlinie nur zulässig, wenn die verbindlichen Mindestvorgaben angemessen erfüllt werden. Diese Vorgaben sind quartalsdurchschnittlich auf Einrichtungsebene einzuhalten. Verstöße werden monetär sanktioniert. Der Nachweis gemäß § 11 ist monats- und stationsbezogen zu führen. Bei einer Nichterfüllung der Vorgaben entfällt der Vergütungsanspruch des Krankenhauses. Die Mindestvorgaben müssen ab dem Jahr 2021 zu 85 Prozent, ab dem 1.1.2022 zu 90 Prozent und ab dem Jahr 2024 zu 100 Prozent erfüllt sein. Die Richtlinie zur Mindestpersonalausstattung ist aber keine Personalverordnung. Sie regelt nicht die tatsächliche Personalbesetzung in der stationären psychiatrischen Versorgung, sondern legt nur die Mindestanforderungen fest, die eingehalten werden müssen, um sanktionsfrei zu bleiben. Diese Personalanforderung ist

---

[5] Die beiden Autoren beziehen sich in diesem Kapitel auf die Version der PPP-RL vom 27.3.2020.

quartalsweise im Durchschnitt auf Klinikebene, nicht auf den einzelnen Stationen des jeweiligen Krankenhauses nachzuweisen.

In den nächsten Kapiteln sollen Wege für eine mögliche praktische Umsetzung der Richtlinie aufgezeigt werden. In der Praxis gibt es jedoch noch viele offene Fragen. Welche gravierenden strukturellen und/oder organisatorischen Veränderungen, wie Stationsschließungen, Veränderungen bei der Urlaubsplanung oder der Personaleinsatzplanung, bringt die neue Richtlinie mit sich? Welche Herausforderungen stellt sie an unsere Führungskräfte? Mit welchen Umstellungen müssen die Mitarbeiter rechnen?

1.2.1 Handlungsempfehlungen

1. Personalbedarf und -einsatzplanung

Die neue Richtlinie legt Mindestvorgaben für die Personalbesetzung in den Krankenhäusern fest. Die Psychiatrie-Personalverordnung (Psych-PV) hingegen hatte bislang als Personalbemessungsinstrument fungiert und vorgegeben, wie viele Vollzeitstellen der einzelnen Berufsgruppen ein Krankenhaus besetzen und von den Krankenkassen finanziert bekommen muss. Die Einteilung erfolgte hier nach einer quartalsweise erhobenen Einstufung des Schweregrads der Erkrankung des einzelnen Patienten. Die Verbindlichkeit der Regelungen war jedoch weniger hoch, als es nun bei der PPP-RL der Fall ist. Hier gilt: Das jeweilige Personal ist direkt auf der entsprechenden Station bzw. im Fachbereich einzusetzen und nachzuweisen.

Die Berechnung der vorzuhaltenden Mindestbesetzung basiert prinzipiell ebenfalls auf den Minutenwerten der Psych-PV, allerdings wurde der pflegerische Sockelwert abgeschafft und es kam zu vereinzelten prozentualen Anhebungen. Die Minutenwerte der PPP-RL sind auf sieben Tage die Woche ausgelegt. Hierbei wird kein Unterschied zwischen Werktagen und Wochenenden bzw. Feiertagen gemacht. Daraus lässt sich folgern, dass die Berufsgruppen auch an allen Wochentagen in ausreichender Menge vor Ort sein sollten, um die Behandlung und Therapie der Patienten zu gewährleisten. Die PPP-RL stellt somit die Bedürfnisse des Patienten sehr präsent in den Fokus der Ausarbeitung, weshalb es an manchen Stellen bisher etablierte Organisationsabläufe neu zu durchdenken gilt.

Derzeit finden Belastungserprobungen meist am Wochenende statt, d. h. die Patienten bleiben für eine Nacht zu Hause. Durch die damit geringere Belegung an diesen beiden Tagen wird die Personalstruktur angepasst und reduziert, was das Angebot der Therapien für die verbleibenden Patienten eingeschränkt. Dieser Ablauf entspricht in Zukunft nicht mehr den Anforderungen der PPP-RL, da diese die Minutenwerte auf alle sieben Tage der Woche verteilt auslegt. Auch wenn bei der Berechnung die Abwesenheiten zu berücksichtigen sind, ist zu überlegen, wann und wie oft zukünftig die Belastungserprobungen stattfinden und wie das Therapieangebot an Wochenenden und Feiertagen ausgestaltet sein sollte. Die Umsetzung der Richtlinie wird einen hohen Mehraufwand in der Organisation der Kliniken bedeuten. Bestehende Arbeitsverträge verschiedener Berufsgruppen müssen aufgrund der neuen zusätzlichen Tätigkeit am Wochenende angepasst werden, die bereits bestehenden Therapiepläne und standardisierte Ausschreibungen für Berufsgruppen, die bislang nur unter der Woche eingesetzt waren, sind zu überarbeiten – was auch einen umfassenden Austausch mit der Personalvertretung notwendig macht. Für einige Berufsgruppen würde sich zudem durch die Arbeit an Wochenenden ihre Work-Life-Balance verändern. Gerade in Zeiten des Fachkräftemangels können Stellen dadurch unweigerlich unattraktiv werden und Bewerber abschrecken.

73 Bereits mit Bekanntgabe des Richtlinien-Entwurfs Ende 2019 kamen erste Berechnungen zu der Erkenntnis, dass zur Erfüllung der Richtlinie im Pflegedienst ein hoher Nachholbedarf in der personellen Ausstattung bestehen wird und zudem Korrekturbedarfe bei den spezialtherapeutischen Berufsgruppen vorhanden sein werden. Dies ist zum einen der pauschalen Anpassung der Minutenwerte geschuldet. Zum anderen resultiert der Nachholdbedarf aber auch aus dem Wegfall des Stationssockels und der Umlage der Minutenwerte auf die einzelnen Patientengruppen. In der Psych-PV war der Stationssockel als wirtschaftlicher Anreiz zur Bildung kleinerer Stationen gedacht, da jede eigenständige Station einen bestimmten „Sockelwert" für den Personaleinsatz zugestanden bekommen hat. Dieser Ansatz war aus therapeutischer Sicht sinnvoll, da gerade im Pflege- und Erziehungsdienst eine der Hauptaufgaben in der Beziehungsgestaltung liegt und diese in kleineren Einheiten besser durchzuführen ist. Zudem wird in der Literatur immer wieder beschrieben, dass Übergriffe und Aggressionen in größeren Bereichen deutlich zunehmen. Durch den Wegfall des Stationssockels wird in der neuen Personalrichtlinie aber ein wirtschaftlicher Anreiz für größere Stationen geschaffen, da der Personalbedarf nunmehr linear mit der Anzahl der Patienten steigt. Zudem ist bei größeren Stationen und damit zusammenhängend größeren Teams ein Personalausfall schneller und deutlich einfacher zu kompensieren. Daran ändern auch die unverbindlichen Empfehlungen der Richtlinie zu Stationsgrößen nichts. Vor allem auch deshalb, weil eine bauliche Umsetzung in vielen Fällen nicht oder erst sehr viel später möglich sein wird – sofern die Bundesländer ihre Rahmenbauprogramme überhaupt an die unverbindlichen Empfehlungen des G-BA anpassen und diese Einheiten förderfähig umsetzen lassen.

74 Gerade in der Behandlung von Kindern und Jugendlichen sind große Stationen überhaupt nicht vorstellbar. Die Kinder und Jugendlichen befinden sich noch im Entwicklungsprozess und benötigen, gerade weil sie psychisch krank sind, sowohl eine intensive personelle Betreuung als auch ein gutes therapeutisch-pädagogisches Milieu. Die Station muss in familienähnlicher Atmosphäre gestaltet sein, damit eine Beziehungsaufnahme und -gestaltung über Spiele, Gespräche und Aktivitäten stattfinden kann. Die stationäre Behandlung von Kindern und Jugendlichen muss eine Mischung aus Therapie und Pädagogik sein, um als zeitgemäß und effektiv zu gelten, und kann deshalb nicht auf einer großen „anonymen" Station stattfinden.

Zur Deckung des zukünftig höheren Personalbedarfs bei den Pflegefachkräften, Spezialtherapeuten, Sozialpädagogen und Physiotherapeuten sollte so schnell wie möglich damit begonnen werden, ausreichend Fachkräfte zu rekrutieren. Dazu ist ein guter Austausch zwischen Klinik und Verwaltung notwendig. Um Stellen sinnvoll besetzen zu können, muss vorher der neue Bedarf konkret berechnet und mit dem vorhandenen Personal abgeglichen werden, wobei nun auch konkrete Ausfallzeitberechnungen zu hinterlegen sind. Die Möglichkeit zur Anrechnung von weiteren Berufsgruppen muss dabei ebenfalls überprüft und berücksichtigt werden. Darüber hinaus müssen die Abläufe und Prozesse in der Klinik, z. B. die Dienst- und Urlaubsplanung, künftig noch besser aufeinander abgestimmt werden. Hierbei ist anzumerken, dass auch eventuell bestehende Dienstvereinbarungen angepasst werden müssen. Bislang war es meist üblich, dass jede Berufsgruppe ihren eigenen Dienst- bzw. Urlaubsplan organisiert. Um die Vorgaben der PPP-RL zu erfüllen, wäre es aber organisatorisch sicher einfacher, wenn alle Berufsgruppen (ausgenommen Ärzte und Psychologen) einen gemeinsamen Dienst- bzw. Urlaubsplan hätten. Dadurch erhöht sich der Überblick der Führungskräfte über das tatsächlich eingeteilte und anwesende Personal und die Nachweispflicht der Minutenwerte und die Flexibilität des Einsatzes der einzelnen Berufsgruppen wäre für das Controlling leichter zu dokumentieren. Sowohl für die Führungskräfte der einzelnen Stationen als auch für die Mitarbeiter der einzelnen Berufsgruppen werden diese Planungen in den ersten Jahren eine neue Erfahrung sein. In der Vergangenheit zeigte die Praxis doch hin und wieder, dass gerade die Urlaubsplanung unter dem Fokus der Wünsche der Mitarbeiter stattgefunden hat. Die PPP-RL gibt den Führungskräften aber ganz klar vor, dass jetzt eine gute Balance gefunden werden muss zwischen den Vorgaben im Sinne der Patienten und der bisher gängigen Praxis, um den Wünschen der Mitarbeiter entgegen kommen zu können. Gerade die Urlaubsplanung sollte daher gut abgestimmt werden.

Generell kann der Mitarbeiter entscheiden, wie er seinen Urlaub über das ganze Jahr verteilen möchte. Eine solche Urlaubsplanung ist zu gewähren, denn der Urlaubswunsch des Arbeitnehmers hat tarifrechtlich zunächst Vorrang. Die Führungskräfte sind aber auch dazu verpflichtet, einen reibungslos funktionierenden Betriebsablauf zu gewährleisten. Deshalb wird der Arbeitgeber bei manchen Anträgen von seinem Weisungsrecht Gebrauch machen und den einen oder anderen Urlaubszyklus verschieben müssen. Da die Vorgaben der PPP-RL für alle Kalendertage gleichermaßen gelten, muss das Therapieangebot auch in Urlaubszeiten garantiert werden können – soweit in diesen Zeiten die Belegung (und damit auch die personellen Mindestvorgaben) nicht ebenfalls nach unten angepasst werden kann. Urlaubsbedingte Abwesenheiten müssen bei konstanter Belegung durch die verbliebenen Mitarbeiter aller Berufsgruppen kompensiert werden, da ein Ausgleich alleine innerhalb einer kleineren spezialtherapeutischen Berufsgruppe im Stationsalltag sicherlich nicht möglich wäre. Die Austauschbarkeit der verschiedenen Berufsgruppen und der daraus entstehenden komplementären Therapieangebote trägt somit auch zur Absicherung von Urlaubszeiten und kurzfristigen, z. B. krankheitsbedingten, Ausfällen bei.

77 Gerade die Monate zwischen Januar und April müssen genauso besetzt werden wie der Rest des Jahres, ansonsten besteht gegen Ende des Jahres die Gefahr, dass die Belegung auf den Stationen zwar hoch ist, die einzelnen Mitarbeiter aber noch einen großen Anteil an Urlaub haben und die notwendige Mindestbesetzung nicht eingehalten werden kann. Kollegen, die während des Jahres neu hinzukommen (Einstellung oder Umsetzung), können zwar anfangs noch gar nicht mitgeplant werden, haben aber dennoch Anspruch auf Urlaub. Um einen Überblick zu behalten, ist es hier sicher notwendig, dass der Urlaub im Kalenderjahr (möglichst) vollständig abgebaut wird. Die Führungskräfte werden weiterhin versuchen, den Wünschen der Mitarbeiter so weit wie möglich zu entsprechen. Doch in Zukunft wird das in der Praxis durch den tarifbedingten Anstieg der Urlaubstage und durch die Aufstockung der Mitarbeiteranzahl auch gleichzeitig immer schwieriger werden. Die Leitungen werden hier immer wieder auch unattraktive Entscheidungen treffen müssen, wann und wie viele Kollegen gleichzeitig abwesend sein können. Für einige Berufsgruppen wird das zukünftig sicher eine große Umstellung werden, da sie sich bis dato nur mit direkten Kollegen absprechen mussten und keine gesamte Jahresplanung kennen.

2. Mitarbeiterrekrutierung

78 Wie in den vorangegangenen Kapiteln schon erwähnt, müssen die Mindestvorgaben ab dem

- 1.1.2020 zu 85 Prozent
- 1.1.2022 zu 90 Prozent
- 1.1.2024 zu 100 Prozent

erfüllt sein. Das bedeutet für die Kliniken, so schnell wie möglich und so viel wie nötig zusätzliche Fachkräfte zu rekrutieren. Allerdings hat sich bei der Rekrutierung Grundlegendes geändert. Während die wesentliche Herausforderung bei der Einstellung von Fachkräften vor einigen Jahren vor allem darin bestand, aus einer Vielzahl von Bewerbungen die besten Mitarbeiter auszuwählen, so besteht sie heute im gesamten Gesundheitswesen vor allem darin, überhaupt qualifizierte Bewerbungen zu erhalten. Ein modernes, zeitgemäßes Personalmarketing ist unabdingbar (siehe Exkurs am Ende des Beitrags). Doch bevor freie Stellen besetzt werden können, müssen von den Führungskräften, der Personalwirtschaft und dem Marketing einige wichtige Punkte geklärt werden. Einer der ersten Schritte sollte dabei weiterhin die Festlegung der Qualifikationen und Kompetenzen der gesuchten Mitarbeiter sein, auch wenn sich aufgrund des Fachkräftemangels vielleicht nicht sofort der 100-prozentige Wunschkandidat finden lässt. Die Kenntnisse, Fähigkeiten und Voraussetzungen der gewünschten Kandidaten müssen in Form der beiden Führungsinstrumente **Stellenbeschreibung** und **Anforderungsprofil** festgelegt werden. Die vom Stelleninhaber erwarteten Ziele und Aufgaben sind hier genau definiert. Derzeit sind Einsätze am Wochenende oder das Arbeiten im Schichtdienst bei Spezialtherapeuten oder Sozialpädagogen in aller Regel nicht vorgesehen. Da die PPP-RL jedoch zwischen Wochentagen und Wochenenden oder Feiertagen keinen Unterschied in der personellen Ausstattung vorsieht, sollte dieser Aspekt in Zukunft unbedingt beachtet werden. Soweit es therapeutisch sinnvoll ist, sollte es den Berufsgruppen der Spezialtherapien, außerhalb des Pflegedienstes, ebenfalls ermöglicht werden, während der Schichtzeiten, vor allem an den Wochenenden, den Patienten für therapeutische Angebote zur Verfügung zu stehen. So ist es durchaus auch in der Psychiatrie sinnvoll, dass ein kunsttherapeutisches Angebot auf einer Station an einem Feiertag stattfindet oder sonntags der Sozialdienst für Angehörigengespräche zur Verfügung steht. Solche Veränderungen sind nicht nur intensiv mit den Mitarbeitern zu besprechen, sondern auch mit der Personalvertretung zu diskutieren. Liegen Dienstvereinbarungen dazu vor, müssen diese vermutlich verändert und entsprechend modifiziert werden. Auch ist es unabdingbar, dass die Arbeitsverträge überprüft und nötigenfalls angepasst werden. Neben den notwendigerweise zu beachtenden arbeitsrechtlichen Belangen setzen diese Punkte vor allem gegenseitiges Einvernehmen voraus, was in erster Linie auf eine gute Kommunikation zwischen Führungskräften und Mitarbeitern zurückzuführen ist.

Im Anschluss sollten die entsprechenden Führungskräfte, Personalwirtschaft und Controlling festlegen, wie viele Stellen, zu welchem Zeitpunkt an welchem Ort eingesetzt werden. Konkret bedeutet das, es muss für jede Berufsgruppe festgelegt werden, welches Stellenkontingent notwendig ist und welche Mitarbeiter sich aufgrund ihrer Qualifikation auch in diversen Regelaufgaben substituieren können. Mitarbeiter mit speziellen Zusatzqualifikationen, wie Musik, Kunst oder Sport, könnten eingesetzt werden, um therapeutische Angebote in diesen Spezialgebieten zu machen. Dadurch könnten bei einem Fachkräftemangel Lücken im Behandlungsangebot geschlossen werden. Je nach Bewerberlage ist auch zu entscheiden, ob Stellen durch Mitarbeiter zentral oder dezentral in der Klinik besetzt werden. Das ist ein wichtiger Aspekt in Bezug auf die vorhandenen Räumlichkeiten der Klinik. Durch die Aufstockung des Personals in allen Bereichen kann es schnell zu Schwierigkeiten bei der Raumbelegung kommen. Für die Krankenhäuser würde das heißen, dass sie zwar genug Personal haben, diesem aber keinen Raum zur Arbeit mit den Patienten bieten können. Die Führungskräfte der Kliniken müssen sich hierzu Lösungen überlegen. Hier könnte z. B. ein Raummanagement implementiert werden, welches sich darum kümmert, die Mitarbeiter auf die vorhandenen Räume zu verteilen. Dabei müssen Therapieräume und Büros besonders beachtet werden. Die Arbeitszeiten müssen hier ebenfalls berücksichtigt und abgestimmt werden, so dass sich Mitarbeiter in Teilzeit auch Räume teilen können („Schichtbesetzung"). Homeoffice-Lösungen sind zwar im therapeutischen Bereich schwierig umzusetzen, könnten aber mittelfristig dennoch dafür sorgen, dass wieder mehr Räumlichkeiten für die therapeutischen Berufsgruppen frei werden. Wenn Personal der klinischen Infrastruktur (z. B. Kodierfachkräfte, Dokumentationsassistenten etc.) teilweise durch mobiles Arbeiten zu Hause bleiben, werden Räume in den Krankenhäusern frei, die ebenfalls therapeutisch genutzt werden können. Da vermutlich nur die wenigsten Mitarbeiter vollständig im Homeoffice arbeiten werden, wären auch diese Zeiten der Abwesenheit im Raummanagement zu berücksichtigen, damit die Räume bei Abwesenheit für die Therapie der Patienten genutzt werden können.

80 Mit den genannten Einstellungsmaßnahmen sollte hingegen nicht zu lange gewartet werden. Der Fachkräftemangel ist längst nicht mehr nur in der Pflege zu spüren. Aufgrund der immer größeren Anforderungen wird es auch immer schwieriger, Spezialtherapeuten, Sozialpädagogen oder Physiotherapeuten zu rekrutieren. Die Mitarbeiterbindung bekommt daher einen immer wichtigeren Stellenwert im Personalmanagement der Kliniken. „Der Mangel an ausreichend qualifiziertem Personal wird nach und nach jede Branche und jedes Unternehmen erfassen, [...]. Die derzeitigen Schwierigkeiten bei der Personalgewinnung sind keinesfalls eine Phase, die demnächst wieder vorübergehen wird."[6] Die Krankenhäuser müssen sich also darauf einstellen, dass eine Entspannung der Lage vorerst nicht in Sicht ist.

3. Austauschbarkeit der Leistungen

81 In der PPP-RL wird zwischen zwei „Berufsgruppen-Gruppierungen" unterschieden. Innerhalb der Gruppierung sind die einzelnen Berufsgruppen – sofern die Regelaufgaben der Richtlinie übernommen werden und es sich nicht um Vorbehaltsaufgaben handelt – vollständig austauschbar. Das heißt, ein Austausch von Mitarbeitern im Nachweis ist zwischen den Ärzten und Psychologen sowie zwischen den restlichen Berufsgruppen im pflegerischen und therapeutischen Bereich grundsätzlich möglich. Die Erfüllung dieser Tätigkeiten ist auch entsprechend nachzuweisen. Aufgrund der Pandemie im Jahr 2020 wurde die Sanktionspflicht um ein Jahr verschoben und bietet sowohl den Kliniken als auch den Führungskräften vor Ort eine zusätzliche Zeit zur praktischen Erprobung. Die Regelaufgaben im Anhang der Richtlinie sind in normale Regelaufgaben und Vorbehaltsaufgaben zu unterscheiden. Bei ersteren gibt es Anrechnungsmöglichkeiten innerhalb der beiden Berufsgruppen. So kann beispielsweise der Pflegedienst auch Aufgaben des Sozialdienstes übernehmen, wenn diese Aufgabenteilung besser zur Organisation der Klinik passt. Natürlich lässt sich diese Anrechnung auch umgekehrt umsetzen. Bei Durchsicht der Regelaufgaben fällt auf, dass Erzieher, Heilpädagogen, Pflegefachkräfte (inklusive Heilerziehungspfleger) oder Sozialarbeiter häufig – spätestens nach einer Zusatzqualifikation – in der Lage sind, diese untereinander zu übernehmen. Einige Tätigkeiten sind übernahmefähige Aufgaben und können sogar ohne Zusatzqualifikation untereinander übernommen werden. Es gibt allerdings auch Berufsgruppen, wie die Bewegungs- und Physiotherapeuten, bei denen die in der PPP-RL aufgezeigten Regelaufgaben nicht so einfach von anderen Berufsgruppen übernom-

---

6 Wolf: Mitarbeiterbindung. 2013, S. 16.

men werden können. In den übrigen Berufen hat in der Psychiatrie bereits in den letzten Jahren ein gegenseitiges Unterstützen im Sinne der Arbeit als gemeinsames Behandlungsteam begonnen. Gerade bei den einzelfallbezogenen Behandlungen (z. B. soziales Kompetenztraining) wird dies seit Längerem in vielen Krankenhäusern praktiziert. Aber auch bei gruppenbezogenen Behandlungen (z. B. lebenspraktisch orientierte Therapie) ist dies in der Praxis schon sehr häufig der Fall.

Fachkräfte anderer Berufsgruppen im Gesundheitswesen können nur angerechnet werden, sofern Regelaufgaben einer genannten Berufsgruppe übernommen werden. Dabei ist jedoch immer mindestens die Qualifikation aufzuweisen, die zur Erfüllung der Regelaufgaben notwendig ist. Es muss sichergestellt sein, dass mindestens eine vergleichbare pflegerische oder therapeutische Behandlung erfolgen kann. Die Gewährleistung der Einhaltung der Mindestvorgaben für die verschiedenen Berufsgruppen bedarf vielfältiger struktureller und organisatorischer Veränderungen im allgemeinen Krankenhausbetrieb sowie auf den Stationen vor Ort. Würden z. B. anstelle eines Physiotherapeuten weitere Ergotherapeuten eingestellt, müssten die Ergotherapeuten somit auch Regelaufgaben eines Physiotherapeuten übernehmen können. Ansonsten darf die zusätzlich besetzte Stelle eines Ergotherapeuten nicht im Austausch bei den Physiotherapeuten angerechnet werden. **82**

Sollte aufgrund mangelnder Bewerberlage also eine andere Berufsgruppe gewählt und eingestellt werden, hört sich das im ersten Moment für die Praxis sehr vielversprechend an, steht doch damit ein zusätzlicher Mitarbeiter zur Verfügung und die unbesetzte Stelle ist schneller aufgefüllt, die vorgegebenen Arbeitsstunden können erfüllt werden. Allerdings kann das langfristig in der Patientenbehandlung bzw. bei der Therapieplanung zu einseitiger Behandlung führen. Denn auch wenn innerhalb einer Gruppierung die Regelaufgaben der anderen Berufsgruppen übernommen werden müssen, wird der Fokus der therapeutischen Interventionen trotzdem immer näher an den Tätigkeiten des originären eigenen Berufsbilds des Behandlers liegen. Es ist daher bei allen möglichen Anrechnungen darauf zu achten, dass der Behandlungserfolg nicht darunter leidet. Dieses Beispiel kann auf alle Berufsgruppen übertragen werden. Ein Austausch ist zwar möglich, aber es muss gut überlegt sein, welche Therapien angeboten werden sollen, damit bestimmte Qualifikationen im Krankenhaus nicht langsam untergehen. **83**

An dieser Stelle ist es wichtig anzumerken, dass interdisziplinäre Behandlungspläne und Klinik- bzw. Stationskonzepte vorliegen sollten und ein ständiger Austausch im interdisziplinären Team unabdingbar ist. Ratsam ist die regelmäßige Besprechung im berufsübergreifenden Team, sowie die gemeinsame Erarbeitung und Umsetzung eines interdisziplinären Therapieplans. Nur wenn die Gesamtheit aller Maßnahmen und Ziele unter Vorgabe der übergeordneten Klinikziele mit allen Berufsgruppen abgestimmt ist und auch tatsächlich Berücksichtigung findet, kann sich ein optimales Behandlungsergebnis einstellen. Dass die einzelnen Berufsgruppen innerhalb der beiden Gruppierungen untereinander austauschbar sind, ist für die Führungskräfte vor Ort bei Planung und Umsetzung ein sehr wichtiges, aber auch ein sehr sensibles **84**

Thema. Es sollte eine Kultur geschaffen werden, in der sich die verschiedenen Berufsbilder als ein gemeinsames Krankenhaus- bzw. Stationsteam betrachten. Trotz der Möglichkeit, die einzelnen Berufsgruppen untereinander auszutauschen, darf hier nicht der Fehler gemacht werden, dass sich einzelne Berufsgruppen im interdisziplinären Team überflüssig vorkommen. Keine Berufsgruppe sollte sich vernachlässigt oder gar ausgegrenzt fühlen. Jede einzelne Fachkraft trägt ihren Beitrag zu einer ganzheitlichen Behandlung der Patienten bei und kann nur bedingt durch eine andere Berufsgruppe kompensiert werden. Jedes einzelne Therapieangebot ist wichtig und verdient Wertschätzung. An dieser Stelle ist noch einmal zu unterstreichen, dass eine erfolgreiche Behandlung nur funktionieren kann, wenn sich die einzelnen Berufsgruppen als gemeinsames Behandlungsteam sehen, sich gegenseitig wertschätzen und gemeinsame Ziele und Maßnahmen verfolgen. Die Führungskräfte müssen hier als Vorbild fungieren.

4. Dienstplanung und Ausfallsmanagement

85   Zur weiteren Komplikation trägt auch die veränderte Berechnungsgröße der Richtlinie bei. Anders als in der Psych-PV verlangt die PPP-RL den Nachweis konkret erbrachter Vollkraftstunden. Hat es in der Psych-PV ausgereicht, einen Stellenplan aufzustellen und diese Stellen zu besetzen, ist das nun anders. Die Besetzung einer Stelle alleine reicht nicht länger aus. Die Stelle muss nun auch verbindlich ausgefüllt und der Mitarbeiter vor Ort sein. So positiv das für die Patienten ist, so sehr stellt es die Führungskräfte neben den beschriebenen Veränderungen vor tagtägliche Herausforderungen. Gilt es doch nun auch (kurzfristige) Ausfälle, die bisher einfach durch das vorhandene Personal kompensiert wurden, so abzufedern, dass sowohl die Versorgung sichergestellt werden kann als auch die erforderlichen Mindeststunden geleistet werden. Hinzu kommt, dass der Stationsleiter des Pflege- und Erziehungsdienstes oftmals nicht die Führungskraft aller therapeutischen Berufsgruppen (außerhalb des ärztlichen und psychologischen Dienstes) ist und somit keinen Einfluss auf die Dienst- und Urlaubsplanung dieser Mitarbeiter hat. Dennoch wird die zentrale Steuerung bei der Stationsleitung und dem jeweiligen Oberarzt der Station liegen. Eine weitere Schwierigkeit besteht darin, dass die spezialtherapeutischen Angebote, wie Sport- oder Musiktherapie, in aller Regel zentral für mehrere Stationen bzw. Fachbereiche angeboten werden. Eine Dokumentation und Verteilung der Arbeitsstunden von zentralen Therapien auf die einzelnen Dienstpläne der Stationen scheint ohne geeignete Controlling-Instrumente kaum umsetzbar zu sein. Diese manuelle Nachweis- und Dokumentationspflicht müsste in der Praxis auch bei den Stationsleitern angesiedelt werden, da nur sie die Übersicht über die tatsächlichen Therapiezeiten haben. Dadurch würde jedoch ein hoher zusätzlicher bürokratischer Aufwand, sowohl für die Führungskräfte als auch für die therapeutischen Berufsgruppen, hinzukommen, was unmittelbar zulasten der Therapiezeit der Patienten gehen würde. Die Richtlinie fordert aber eigentlich das Gegenteil, nämlich, dass die Verfügbarkeit der therapeutischen Berufsgruppen sichergestellt bzw. verbessert wird. An dieser Stelle ist zu überlegen, ob nicht nur

die Mitarbeiter aus dem Pflege- und Erziehungsdienst, sondern auch alle anderen Berufsgruppen, wie Spezialtherapeuten, Sozialpädagogen und Physiotherapeuten, auf einem gemeinsamen Dienstplan geführt werden. Die Arbeits- und Urlaubszeiten der Mitarbeiter würden sich dann nach den im Dienstplan hinterlegten Schichten richten. Eine Zeiterfassung entfällt bei Arbeit nach einem Dienstplan und ist idealerweise zugleich noch besser stationsbezogen abbildbar. Diese Arbeitszeitregelung würde dann idealerweise für alle Mitarbeiter im Stationsteam gelten.

Um diese Herausforderungen in der Praxis umzusetzen, ist ein hohes Maß an Organisationstalent bei den Führungskräften, aber auch Engagement und Flexibilität bei den Mitarbeitern erforderlich. Allerdings ist dafür – wie schon beschrieben – eine offene Kommunikationsatmosphäre nötig. Nur wenn alle Mitarbeiter den gleichen Kenntnisstand haben und nachvollziehen können, warum es wichtig ist, die Organisation zu modifizieren und zu optimieren, kann die Umstellung auch gelingen. Das sanktionsfreie Jahr 2021 sollte deshalb dazu genutzt werden, die notwendigen Veränderungen einzuleiten bzw. umzusetzen und in der Praxis zu lernen. Passieren dabei Fehler, müssen diese offen angesprochen werden. Die Devise ist **Learning by doing – im Auftrag unserer Patienten**.

1.2.2 Gesellschaftliche Veränderungen wirken sich auch im Gesundheitswesen aus

Auch wenn sich in Zukunft das Gesundheitswesen und vor allem die Arbeit in der Psychiatrie und Psychosomatik drastisch verändern werden, muss der Patient für alle beteiligten Akteure immer im Mittelpunkt stehen. In der Welt der Digitalisierung und künstlichen Intelligenz kann es möglich sein, dass viele Berufe im Gesundheitswesen verloren gehen, durch andere Berufsgruppen oder sogar durch Roboter ersetzt werden. Die Betreuung und Therapie von Menschen in ihrer Einzigartigkeit und mit ihren individuellen Bedürfnissen kann aber auch in Zukunft nur durch Menschenhand erfolgen. Die ganze technologische Weiterentwicklung wird daran nichts ändern – Fachpersonal, egal welcher Berufsgruppe, wird in Zukunft gefragter sein denn je. Die Digitalisierung wird allerdings in den nächsten Jahren dazu beitragen, den Arbeitsalltag zu verändern – sei es durch hybride Therapiemodelle oder die Entlastung bei Dokumentations- und Organisationsaufgaben. Für zeitgemäße und zukunftsorientierte Versorgungs- und Behandlungskonzepte muss der Patient auch weiterhin für alle am Prozess Beteiligten im Mittelpunkt unseres Handelns stehen. Nur durch neue Ansätze, die sowohl die Patientenversorgung verbessern als auch die Arbeitsbedingungen für die Mitarbeiter in den Kliniken attraktiver gestalten, kann es gelingen, auch zukünftig engagiertes Personal für die herausfordernde Arbeit zu gewinnen und wirksame Maßnahmen gegen den Nachwuchs- und Fachkräftemangel einzusetzen.

Vor allem die PPP-RL zwingt die Kliniken, ihre Prozesse zu überdenken und sich neu zu strukturieren. An mancher Stelle wird dies sicher eine Chance sein, neue

Wege zu bestreiten. Aber Veränderungen brauchen Zeit, die an vielen Stellen bereits nicht mehr zur Verfügung steht. Die Besetzung der Stellen und die Überarbeitung der bisherigen Behandlungskonzepte muss daher unmittelbar beginnen. Die Führungskräfte stehen dadurch unter großem Druck und vor noch größeren Herausforderungen, dies alles zu managen und in der Praxis umzusetzen – neben dem Stationsalltag und der Versorgung der Patienten. Nicht zu vergessen, dass der Fachkräftemangel und der demografische Wandel im Gesundheitswesen sich in den nächsten Jahren weiter verschärfen werden. Die Kliniken sind aber nach der neuen Richtlinie dazu aufgefordert, alle Stellen zu besetzen, da eine Behandlung der Patienten nur zulässig ist, wenn die verbindlichen Mindestvorgaben erfüllt werden. Gelingt die Besetzung nicht mit qualifizierten Kräften, muss auch der Einsatz von geeigneten Hilfskräften – zur Übernahme geeigneter Aufgaben und zur Unterstützung des übrigen Stationsteams – in Betracht gezogen werden. Die Zusammenarbeit zwischen den einzelnen Berufsgruppen auf den Stationen und der reibungslose Austausch im Bereich Klinik, Personalabteilung, Controlling und Marketing werden in Zukunft wichtiger denn je sein. Die PPP-RL sollte trotz aller geschilderten Probleme als Chance zur Verbesserung der Patientenversorgung gesehen werden. Wenn auch das Ziel der Qualitätssteigerung von allen Beteiligten unterstützt wird, stellen die Vorgaben in der Praxis dennoch sehr große Herausforderungen dar, die es in den kommenden Jahren als Team und im Sinne der Patientenversorgung zu bewältigen gilt.

Exkurs zum Personalmarketing

Kerstin Erbrich

89 Der Fachkräftemangel in den Pflegeberufen ist ein hinreichend bekanntes Thema. Doch was können Krankenhäuser tun, um diesem positiv entgegenzuwirken? Diesen Aufgaben stellt sich das Personalmarketing in Kliniken. Hier wird zwischen internen und externen Maßnahmen unterschieden. Interne Maßnahmen richten sich an die Mitarbeitenden eines Unternehmens. Sie beschreiben alle Aktivitäten rund um den Arbeitsplatz und das Betriebsklima. Zu diesen Maßnahmen gehören alle Themen rund um die Öffentlichkeitsarbeit des Unternehmens, Serviceleistungen des Unternehmens bezüglich der Gesundheit und die Vereinbarkeit von Beruf und Privatleben bis hin zum Medienauftritt in unterschiedlichen Kanälen und natürlich die Darstellung auf der eigenen Unternehmenshomepage. Das externe Personalmarketing richtet sich an potenzielle Mitarbeiter. Es beinhaltet alle direkten und indirekten Maßnahmen der Personalgewinnung. Hierzu gehören Angebote wie Praktika, Werksstudententätigkeiten, Ausbildungsmöglichkeiten, Kooperationen, Traineeprogramme und unterschiedliche Karrieremöglichkeiten sowie der öffentliche Auftritt von Unternehmen in unterschiedlichen Kanälen. Der persönliche Auftritt von Vertretern des Unternehmens auf Messen, Vorträgen, Reden etc. ist deshalb nicht zu unterschätzen. All diese Aktivitäten können den Ruf eines Unternehmens sowohl positiv als auch negativ beeinflussen.

Die „Ressource Mensch" kann jedoch nicht einheitlich beschrieben werden, jede Generation hat andere Interessensschwerpunkte. Während Fachkräfte der „Babyboomer"-Generation eher durch eine Stellenanzeige in der regionalen Zeitung angesprochen werden können, hält sich ein künftiger Azubi vermutlich öfter auf sozialen Plattformen wie Facebook oder Instagram auf. Für Unternehmen ist es daher wichtig, alle potenziellen Kanäle im Blick zu haben und auf diesen zielgruppengerecht zu kommunizieren. Als erfolgreiche Kanäle erweisen sich somit Social Media, Radio- und TV-Werbung – aber in bestimmten Fällen greift auch nach wie vor die Werbung in Printmedien. Über allen Maßnahmen und Kanälen steht jedoch eine nachhaltige und strategische Planung. Es geht folglich im Personalmarketing nicht nur darum, Mitarbeiter zu gewinnen, sondern vor allem darum, diese auch nachhaltig an das Unternehmen zu binden. Einen Mitarbeiter neu einzustellen, einzuarbeiten und im Unternehmen zu integrieren ist ein teurer Prozess. Jedes Unternehmen sollte daher den Fokus des Personalmarketings nicht nur auf die „Gewinnung" legen, sondern vor allem etwas für das „Halten" tun. Gelingt es, die gut qualifizierten, motivierten Mitarbeiter im Unternehmen zu halten, hat sich die eingangs zu tätigende Investition in das Personalmarketing schnell ausbezahlt. Deshalb ist der erste Schritt immer die Definition der Zielgruppe: Wer ist die Zielgruppe? Wie „tickt" diese? Gibt es relevante Unterschiede (z. B. Generationenfrage) oder kann der Fokus auf eine Gruppe gelegt werden?

Eine Frage, die sich alle Krankenhäuser sicher gerade in Zeiten des Fachkräftemangels schon oft gestellt haben, trifft auch für das Personalmarketing ganz zentral zu: Wo finde ich die Zielgruppe? Gelingt es den Krankenhäusern, attraktive Arbeitsplätze zur Verfügung zu stellen und Antworten auf drängende Fragen zu finden (z. B. Work-Life-Balance, Fort- und Weiterbildung), lohnt sich die Investition in das Personalmarketing. Die Kosten werden sich mittel- bis langfristig ohne Weiteres durch Mitarbeiterzufriedenheit und eine niedrigere Fluktuationsquote amortisieren.

1.3 Genesungsbegleiter – Fürsprecher und Dolmetscher: der patientenorientierte Beitrag von Genesungsbegleiterinnen und -begleitern zur Bewältigung seelischer Krisen

Christian Zechert, Hermann Stemmler, Werner Holtmann

Mit Inkrafttreten der Richtlinie zur Personalausstattung in Psychiatrie und Psychosomatik (PPP-RL) des Gemeinsamen Bundesauschusses (G-BA) am 1.1.2020 wurden nicht nur verbindliche Mindestvorgaben für die „Ausstattung mit dem für die Behandlung erforderlichen therapeutischen Personal" festgelegt, benannt wurden auch „Indikatoren für die einrichtungs- und sektorenübergreifende Qualitätssicherung in der Psychiatrie und Psychosomatik". Hierzu gehört gemäß § 9 Abs. 2 PPP-RL auch die folgende Empfehlung:

(2) In der Erwachsenenpsychiatrie und Psychosomatik sollen zusätzlich zu den in § 5 genannten Berufsgruppen Genesungsbegleiterinnen oder Genesungsbegleiter auf den Stationen eingesetzt werden.

93 Erstmalig wurde damit die Berufsgruppe der Genesungsbegleiter und Peers (Expertinnen und Experten aus Erfahrung) in klinischen Behandlungseinrichtungen der Erwachsenenpsychiatrie und Psychosomatik durch den G-BA bundesweit anerkannt und deren Einsatz als Regelleistung im Sinne des Sozialrechts formalisiert. Mit Ausnahme der Kinder- und Jugendpsychiatrie und -psychosomatik sind jetzt ihre Personalkosten als Teil des zu verhandelnden Krankenhausbudgets gegenüber den gesetzlichen und privaten Krankenkassen abrechenbar. Diese fachliche Anerkennung darf man in ihrer Bedeutung nicht unterschätzen. Sie basiert gemäß Auftrag des G-BA darauf, dass die Wirksamkeit der Genesungsbegleitung zum Wohle der Patienten im Sinne der sog. „Evidenzbasierten Behandlung" nachgewiesen wurde. Deshalb hat neben der praktischen, über 20 Jahre alten Entwicklung der EX-IN Qualifikation, die hierauf bezogene Versorgungs- und Wirksamkeitsforschung[7] erhebliche Bedeutung, da sie deren positive Wirkung nachweisen konnte. Hierzu ist auch auf die neue Empfehlung 9 der S3-Leitlinie Psychosoziale Therapien hinzuweisen:

„[...] Menschen mit schweren psychischen Erkrankungen sollte Peer-Support unter Berücksichtigung ihrer Wünsche und Bedarfe zur Stärkung des Recovery-Prozesses und zur Förderung der Beteiligung an der Behandlung angeboten werden. Empfehlungsgrad: B, Evidenzebene: Ib, Ergebnis der Abstimmung: Konsens (März/April 2018)."[8]

94 In den „Tragenden Gründen" zu § 9 Abs. 2 PPP-RL heißt es ebenfalls:

„Zusätzlich zu den in § 6 genannten Berufsgruppen sollen auf den Stationen der Erwachsenenpsychiatrie und Psychosomatik Genesungsbegleiterinnen und Genesungsbegleiter eingesetzt werden. Dies war ein Ergebnis der Befragungen von Fachexpertinnen und -experten durch den G-BA (Evidenzklasse IV)"[9]

95 Dies dokumentiert, dass auch die befürwortenden Stellungnahmen der Verbände hilfreich waren und hinsichtlich des G-BA-Beschlusses Wirkung gezeigt haben.

---

7 Mahlke u. a.: Bedeutung und Wirksamkeit von Peer-Arbeit in der psychiatrischen Versorgung. Übersicht des internationalen Forschungsstandes. In: Nervenheilkunde 34/2015, S. 235–239; Mahle u. a.: Effectiveness of one to-one peer support for patients with severe mental illness – a randomised controlled trial. In: European Psychiatry 42/2017, S. 103–110.
8 DGPPN: S3-Leitlinie Psychosoziale Therapien bei schweren psychischen Erkrankungen. 2. Aufl. 2018, S. 37.
9 Tragende Gründe zum Beschluss des Gemeinsamen Bundesausschusses über eine Personalausstattung Psychiatrie und Psychosomatik-Richtlinie: Erstfassung v. 19.9.2019, S. 21. Online: https://www.g-ba.de/downloads/40-268-6078/2019-09-19_PPP-RL_Erstfassung_TrG.pdf [abgerufen am 23.12.2020].

Allerdings stellt der Einsatz der Genesungsbegleiter derzeit lediglich eine Option dar, weil damit keine Verpflichtung der Krankenhäuser einhergeht, die Berufsgruppe tatsächlich zu beschäftigen. Hintergrund ist, dass sie in der Logik der PPP-RL bislang weder den verbindlichen Personalmindestvorgaben unterliegen, so wie sie für die anderen Berufsgruppen gelten, noch Minutenwerte hinsichtlich des Mindestumfangs ihres zeitlichen Einsatzes verhandelt wurden und auch keine Regelaufgaben ihrer Tätigkeit definiert sind. Formell gehören sie damit nicht zum „therapeutischen Personal" im Sinne der Richtlinie, gleichwohl sie auf den Stationen in der direkten persönlichen Arbeit mit Patienten tätig sind. Immerhin wurde festgelegt, dass die Genesungsbegleiter stets als zusätzliche Kräfte zu beschäftigen sind. So soll verhindert werden, sie als „Lückenbüßer" einzusetzen, wenn es z. B. in der Pflege an Personal mangelt. Dort, wo sie eingesetzt und finanziert werden, muss künftig das Krankenhaus den Umfang ihrer Tätigkeiten in den Strukturabfragen und in den Qualitätsberichten belegen. Die PPP-RL regelt aber nicht die Höhe der Eingruppierung und die Art des Arbeitsvertrages. Dies ist, so wie bei allen anderen Berufsgruppen, Sache der Arbeitgeber und Arbeitnehmer bzw. der Tarifparteien.

1.3.1 Tatsächliche und künftige Personalausstattung

Zwar wurde in der PPP-RL keine personelle Mindestausstattung mit Genesungsbegleitern festgelegt, aber Verbände wie die Aktion Psychisch Kranke[10] und auch der Bundesverband der Psychiatrieerfahrenen[11] hatten in ihren Stellungnahmen zur PPP-RL entsprechende Empfehlungen ausgesprochen, die für Einrichtungen zur Orientierung dienen können. Aus Sicht der APK sollen Genesungsbegleiter so wie alle anderen Berufsgruppen in die Personalbemessung aufgenommen werden. Geeignet erscheint eine halbe Stelle je Station, entsprechend 18,3 Std./Woche[12] – eine Forderung, die zuvor auch die Patientenvertretung in der AG PPP erhoben hatte. Praktische Erfahrungen von EX-IN Deutschland zeigen, dass es sinnvoll ist, mindestens zwei Stellen pro Einrichtung einzurichten. Der Austausch untereinan-

---

10 APK: Stellungnahme zum Beschlussentwurf des Gemeinsamen Bundesausschusses über die Richtlinie „Personalausstattung Psychiatrie und Psychosomatik" vom 8.5.2019. In: Tragende Gründe zum Beschluss des Gemeinsamen Bundesausschusses über eine Personalausstattung Psychiatrie und Psychosomatik-Richtlinie: Erstfassung vom 19.9.2019, S. 334 ff. Online: www.g-ba.de/downloads/40-268-6078/2019-09-19_PPP-RL_Erstfassung_TrG.pdf [abgerufen am 23.12.2020].
11 BPE: BPE-Stellungnahme Beschluss Entwurf Richtlinie PPP. In: In: Tragende Gründe zum Beschluss des Gemeinsamen Bundesausschusses über eine Personalausstattung Psychiatrie und Psychosomatik-Richtlinie: Erstfassung vom 19.9.2019, S. 209 f. Online: www.g-ba.de/downloads/40-268-6078/2019-09-19_PPP-RL_Erstfassung_TrG.pdf [abgerufen am 23.12.2020].
12 APK: Stellungnahme zum Beschlussentwurf des Gemeinsamen Bundesausschusses über die Richtlinie „Personalausstattung Psychiatrie und Psychosomatik" vom 8.5.2019. In: Tragende Gründe zum Beschluss des Gemeinsamen Bundesausschusses über eine Personalausstattung Psychiatrie und Psychosomatik-Richtlinie: Erstfassung vom 19.9.2019, S. 340. Online: www.g-ba.de/downloads/40-268-6078/2019-09-19_PPP-RL_Erstfassung_TrG.pdf [abgerufen am 23.12.2020].

der verkürzt in der Regel die Implementierung in der jeweiligen Einrichtung und stärkt die Position der Genesungsbegleiter.

97 Bereits lange vor dem Jahr 2020 hatten manche, aber keineswegs alle psychiatrischen Kliniken und Abteilungen Genesungsbegleiter beschäftigt. Dies geschah in sehr unterschiedlichem Umfang – von wenigen Stunden die Woche durch eine Person bis hin zu mehr als zehn Beschäftigten für eine Einrichtung. Bundesweit liegen stark divergierende Entlohnungen und sehr unterschiedliche Vertragsformen der Beschäftigung vor. Die derzeitige Situation der Arbeitsverhältnisse spiegelt eine „wildwüchsige", vom jeweiligen Engagement der Chefärzte, kaufmännischen Direktoren und ihren Teams abhängige Entwicklung wider. Die Personalausgaben für die Genesungsbegleitung waren vor 2020 zu 100 Prozent aus Eigenmitteln der Kliniken oder Krankenhausträger zu tragen. Umso höher ist es zu bewerten, dass trotz fehlender Gegenfinanzierung durch die Krankenkassen zahlreiche Stationsteams, Chefärzte, Klinikdirektoren und auch Krankenhausträger davon überzeugt waren, dass sich der Einsatz der Genesungsbegleitung für Patienten lohne. So forderte z. B. auch die Deutsche Fachgesellschaft Psychiatrische Pflege (DFPP) bei ihrer Anhörung im G-BA, dass bis zu 0,5 Stellen Genesungsbegleitung pro 18-Bettenstation finanziert werden sollen.[13] Vorbildlich im Sinne der Einbeziehung von Genesungsbegleitung sind zum Beispiel das Klinikum Bremerhaven[14] und das Universitätsklinikum Eppendorf in Hamburg (UKE), welches darüber hinaus die Angehörigen-Peer-Beratung einbezieht. Auf der 4. Bundeskonferenz der forensisch-psychiatrischen Pflege am 17./18.6.2019 hatte man sich unter dem Titel „recover me" auch mit dem Einsatz von Genesungsbegleitern im Maßregelvollzug auseinandergesetzt und deren Beschäftigung als umsetzbar bewertet. Der Vortrag „Genesungsbegleiter als stellvertretende Hoffnungsträger im Maßregelvollzug" von Stefan Selzer und Christel Nolan wurde aus der Perspektive der Genesungsbegleitung und Pflege gemeinsam gehalten.[15] Auch der Arbeitskreis Psychiatrische Institutsambulanz der Bundesdirektorenkonferenz (BDK) verweist in seinem Bericht vom 26.9.2019 darauf, dass

„[d]er Einsatz und die Rolle von Genesungsbegleiter*innen in PIAs [...] perspektivisch fokussiert werden [soll]. Bisher sind sie eher in stationären Settings und häufig als geringfügig Beschäftigte eingesetzt. Evidenzen sprechen dafür, dass gerade die

---

13 Vgl. Tragende Gründe zum Beschluss des Gemeinsamen Bundesausschusses über eine Personalausstattung Psychiatrie und Psychosomatik-Richtlinie: Erstfassung v. 19.9.2019, S. 690. Online: https://www.g-ba.de/downloads/40-268-6078/2019-09-19_PPP-RL_Erstfassung_TrG.pdf [abgerufen am 17.3.2021].
14 Lacroix/Eikmeier: Genesungsbegleiter als neue Berufsgruppe in der Psychiatrie – Bedeutung und Chancen für die stationäre Psychiatrie und darüber hinaus. In: Gesundheitswesen 78/2016, S. 246; Eikmeier u. a.: Umstrukturierung einer psychiatrischen Abteilung nach Recovery-Grundsätzen: eine Pilot-Studie mit „mixed-methods-design". In: Zeitschrift für Evidenz, Fortbildung und Qualität im Gesundheitswesen 120/2017, S. 16–20.
15 Landschaftsverband Westfalen Lippe: recover me. 4. Bundeskonferenz der forensisch-psychiatrischen Pflege 17./18. Juni 2019. Online: www.lwl.org/pressemitteilungen/daten/anlagen/014000/14605.pdf [abgerufen am 23.12.2020].

längerfristige Unterstützung im ambulanten Rahmen Rezidiv-prophylaktisch wirksam sein kann. Damit wären PIAs als struktureller Rahmen geeignet."[16]

Neben den fachlichen Einschätzungen finden sich auch in verschiedenen Psychiatrieplänen der Bundesländer Hinweise auf die Förderung des Einsatzes von Genesungsbegleitern. So wie im niedersächsischen Landespsychiatrieplan von 2016:

„[...] deshalb wird empfohlen, ausgebildete Genesungsbegleitung verstärkt in die Teams ambulanter, teil- und vollstationärer Behandlungs- und Betreuungseinrichtungen der psychiatrischen Versorgung zu integrieren sowie Peer-Beratung zu fördern. Die EX-IN Ausbildung soll (auch finanziell durch SGB II) unterstützt werden."[17]

Es wird deutlich, dass Genesungsbegleitung „hoffähig" geworden ist – und mehr noch – deren Einsatz dringend angezeigt ist. Die Thematik ist sowohl in der Versorgungsstruktur als auch in der Bundes- und Landespolitik angekommen und verstanden worden.

1.3.2 Die Interessensvertretung – EX-IN Deutschland

Der Verein *EX-IN Deutschland* ist seit 9 Jahren als Dachverband der Recovery-Bewegung auf unterschiedlichen sozialrechtlichen Ebenen tätig. Getragen wird er zugleich von den EX-IN-Landesverbänden, die in zahlreichen Städten und Kreisen die Arbeit „vor Ort" leisten. Hierbei haben die Landesverbände und ihr Dachverband zahlreiche Erfahrungen im Versorgungssystem sammeln können. Es ist ihnen gelungen, den Begriff des Peer-Supports in Deutschland bekannt zu machen, eine einheitliche Qualifizierung von Peers in zahlreichen Kursen zu organisieren und Peers in den unterschiedlichsten Bereichen beruflich zu integrieren. In Deutschland wird inzwischen an 36 Standorten regelmäßig die EX-IN-Qualifikation mit in der Regel einem Kurs pro Jahr für jeweils 15 bis 23 Personen angeboten. Ein Kurs dauert mindestens ein Jahr und umfasst ca. 400 Ausbildungsstunden, bestehend aus 12 Modulen und zwei Praktika. Die Trainerteams sind immer paritätisch mit mindestens einem EX-IN-Genesungsbegleiter und mindestens einer Person mit einer Fachausbildung und Erfahrungen als Mitarbeiter im Bereich Psychiatrie besetzt. Beide haben den EX-IN-Trainerkurs erfolgreich absolviert und geben gemeinsam den Kurs. Die Teilnehmer eines EX-IN-Kurses finden folgende Aspekte besonders relevant für ihre spätere Tätigkeit (Auszug): „Die Fähigkeit, Klienten in Bewegung zu halten", „Jemanden nicht in der Schublade

---

16 Arbeitskreis Psychiatrische Institutsambulanz (AK PIA) der Bundesdirektorenkonferenz (BDK): Bericht aus dem Arbeitskreis Psychiatrische Institutsambulanzen (AK PIA) 2019 v. 29.6.2019. Online: www.bdk-deutschland.de/arbeitskreise/ak-pia/ak-pia-aktuelles [abgerufen am 23.12.2020].

17 Niedersächsisches Ministerium für Soziales, Gesundheit und Gleichstellung: Landespsychiatrieplan Niedersachsen – Zusammenfassung –. 2016, S. 12. Online: www.ms.niedersachsen.de/download/107617/Landespsychiatrieplan_Niedersachsen_Zusammenfassung_.pdf [abgerufen am 23.12.2020].

wahrnehmen", „Mitgefühl im Gegensatz zu Mitleid", "Ganzheitliche Wahrnehmung", „Teilhaben und Teilhabenlassen", „Rolle als Schnittstelle, Brücke, Bindeglied", „Mehr Zeit zur Verfügung haben", „Augenmerke auf die Stärken des Klienten" u. a. Der Begriff der EX-IN-Genesungsbegleitung als qualifizierte Peer-Begleitung wurde erfolgreich etabliert und ist inzwischen ein anerkanntes Qualitätssiegel für fachliche Begleitung durch Experten aus Erfahrung. Dieser Begriff steht damit für die Beteiligung von Erfahrenen in der praktischen Tätigkeit, der Mitarbeit in Gremien sowie in der Weiterbildung. Damit wurde vielfach auch die Diskussion über eine notwendige neue Haltung aller professionellen Berufsgruppen angeregt. Beim Dachverband EX-IN Deutschland bestehen zur Umsetzung dieser Ziele u. a. folgende Arbeitsgruppen: „AG Qualität", „AG Curriculum", „AG Materialsammlung", „AG Internationale Kooperationen", „AG Forschung" und derzeit im Entstehen die „AG Corona", die sich fortlaufend mit der Weiterentwicklung der Inhalte, der Methoden sowie der Grundidee auseinandersetzen.

1.3.3 „Regelaufgaben" der Genesungsbegleiter

101 Auch wenn in der Anlage 4 der PPP-RL eine Darstellung der Regelaufgaben der Genesungsbegleiter fehlt, sollte so früh wie möglich ein erster Entwurf dafür vorgelegt werden. Soll deren Einsatz zukunftsfähig, flächendeckend und qualitativ nachweisbar sein, bedarf es einer gemeinsamen Grundlage, an der sich alle Akteure orientieren können. Dabei genügt eine rein förmliche Darstellung nicht, sondern die spezifischen Eigenschaften der EX-IN-Qualifikation müssen ebenfalls deutlich werden.

102 Gleichzeitig sollen mit einer (nicht abschließenden) Auflistung der Regelaufgaben die Einrichtungen dazu befähigt werden, Stellen für Genesungsbegleiter in der Praxis zu beschreiben – und möglicherweise auch zu bewerten. Nachfolgendes Muster dient dazu als Arbeits- und Diskussionsgrundlage, ist aber nicht als abschließend anzusehen. Sie ist analog zu den Darstellungen der anderen PPP-RL-Berufsgruppen gehalten. Im klinischen Alltag wird es Abweichungen geben. Auch wird sich das Tätigkeitsprofil unterscheiden, je nachdem, ob es sich um eine Klinik oder Abteilung, Tagesklinik, eine Psychiatrische Ambulanz oder um StäB handelt. Die besonderen Aspekte der Tätigkeit bei Zwangsmaßnahmen, bei Konflikten mit der Hausordnung oder bei Beratung zur Medikation wurden hierbei ausgespart.

Tab. 6: Mögliche Regelaufgaben der Genesungsbegleiter

Grundversorgung
• Mitwirkung bei der psychosozialen Anamnese und Befunderhebung durch Einbringung der Patientenperspektive
• ggf. Fremdanamnese durch Kontakte zu Angehörigen oder Bezugspersonen unter Beachtung der informationellen Selbstbestimmung des Patienten
• Mitwirkung am Therapieplan durch Einbringen der subjektiven Sichtweise des Patienten
• Beteiligung an Visiten je nach örtlicher Situation

- eigene Dokumentation der Tätigkeiten/Beteiligung an der ggf. elektronischen Aktenführung
- Teilnahme an täglichen Verlaufsbesprechungen im Team
- Teilnahme an Oberarztvisite/Kurvenvisite wie alle beteiligten Berufsgruppen

Feste Zuordnung zu einer, maximal zwei Stationen. Möglichst kein übergeordneter Fachdienst

Einzelfallbezogene Behandlung
- Mitwirkung an der Behandlungsplanung mit Methoden der Selbsthilfe: WRAP (Wellness Recovery Action Planning), Recovery Star, Krisen- und Genesungsplan
- Einzelgespräche mit den Methoden der Genesungsbegleitung
- Unterstützung der professionellen Behandler bei der Deeskalation von Krisensituationen
- Familien-/Bezugspersonengespräche in Abstimmung mit dem Patienten
- Kontaktaufnahme zur Lebenswelt des Patienten in Abstimmung mit dem Patienten
- Recovery-Planung und Vermittlung zur Selbsthilfe als Teil des Entlassmanagements
- Unterstützung in Unterbringungsverfahren bzw. bei deren Vermeidung
- Information und Beratung zur Behandlungsvereinbarung

Gruppentherapie
- Teilnahme an themenspezifischen Gruppen
- Initiierung und Führung einer Selbsthilfegruppe
- Begleitung einer internen oder externen Angehörigengruppe
- Teilnahme an Stationsversammlungen

Mittelbare patientenbezogene Tätigkeiten
- Teilnahme an den Ärzte-/Psychologenkonferenzen
- Teilnahme an den Therapiekonferenzen
- Konzeptbesprechungen im Team
- Teilnahme an hausinternen Maßnahmen zur Fort- und Weiterbildung
- Supervision, Balintgruppen
- Teilnahme an Außenkontakten zu ambulanten und komplementären Diensten
- Kontakte zu externen Selbsthilfe- und Angehörigengruppen
- Teilnahme an EX-IN-Netzwerkarbeit
- Vorträge und Außendarstellung
- Mitwirkung beim Qualitäts- und Beschwerde-Management
- Mitwirkung bei der Erstellung des Qualitätssicherungsberichtes anhand eigener Daten zur geleisteten Arbeit

Quelle: Eigene Darstellung.

Diese Auflistung stellt einen Rahmen dar, der je nach Einrichtung, Station oder Schwerpunkt anzupassen ist. Sinnvoll bei der Implementierung ist es, gemeinsam mit den Genesungsbegleitern die Planung der konkreten Aufgaben vor Ort zu entwickeln. Der zeitliche Rahmen, der sich aus dem Stellenumfang ergibt, muss die Möglichkeit bieten, die zahlreichen Aufgaben auch umzusetzen. Die unterschiedlich zu tragende Verantwortung der Genesungsbegleiter bezüglich der umsetzbaren Aufgaben sollte sich auch in einer differenzierten Bezahlung niederschlagen. Denkbar wäre hier eine Zuordnung im Rahmen des TVöD, der eine solche Differenzierung nach Verantwortung vorsieht.

104 Auch das Rollenverständnis und die Position werden nicht überall gleich sein. In dem Bremer Projektbericht „Sicherstellung einer gelingenden Implementierung des Genesungsbegleiteransatzes bei den psychiatrischen Organisationen, die (neu) mit Genesungsbegleiter*innen arbeiten" wird dies so zusammengefasst:

„Die Unterschiede haben gravierende Auswirkungen auf das Selbstverständnis.

- *Aus den Beschreibungen der Rolle der Genesungsbegleiter*innen lassen sich zwei unterschiedliche Modelle der Ausübung der Rolle der Genesungsbegleiter*innen beschreiben:*
  1. *Im ersten Modell haben die Genesungsbegleiter*innen die Hauptaufgabe, die Interessen der Nutzer*innen zu vertreten. Anwaltschaft (advocay), Unabhängigkeit und Parteilichkeit sind die Hauptmerkmale der Peer-Arbeit, die sich nicht im Rahmen der Zusammenarbeit im Behandlungsteam, sondern sich zusammen mit den anderen Genesungsbegleiter*innen entwickelt. […]*
     - *‚[…] unsere Aufgabe ist, die Vertretung des Patienten, ich begleite die [Patienten], und das kann auch bedeuten, dass ich mich mit allen Profis überwerfe.' […]"[18]*

105 Im zweiten Modell führen die Genesungsbegleiter spezifische Kompetenzen in die multidisziplinären Teams ein, die Veränderungen für die Zusammenarbeit mit sich bringen und die Qualität der Behandlung/Betreuung verbessern:

„‚[…] sehe ich mich auch so als Ergänzung eben in meinem Berufsfeld, bisschen Luxus auch, weil andere Berufsgruppen die Struktur hier herstellen und aufrechterhalten ohne geht's ja auch nicht, ginge es ja auch nicht und ich oder wir können uns da drin auch bewegen […]'."[19]

1.3.4 Angehörige als Zielgruppe und als „Peer to Peer"

106 Zu den Regelaufgaben der PPP-RL-Berufsgruppen gehören Einzelgespräche und Gruppenangebote für Patienten, aber auch für deren Angehörige. In der Kinder-

---

18 Degano Kieser/Petersen: Projektbericht. Evaluation und Projektbericht über das Projekt: Sicherstellung einer gelingenden Implementierung des Genesungsbegleiteransatzes bei den psychiatrischen Organisationen, die (neu) mit Genesungsbegleiter*innen arbeiten. 2018, S. 21. Online: https://ex-in.info/wp/wp-content/uploads/2020/06/Evaluation-Impl-bericht-2017-4-9-2018.pdf [abgerufen am 23.12.2020].

19 Degano Kieser/Petersen: Projektbericht. Evaluation und Projektbericht über das Projekt: Sicherstellung einer gelingenden Implementierung des Genesungsbegleiteransatzes bei den psychiatrischen Organisationen, die (neu) mit Genesungsbegleiter*innen arbeiten. 2018, S. 22. Online: https://ex-in.info/wp/wp-content/uploads/2020/06/Evaluation-Impl-bericht-2017-4-9-2018.pdf [abgerufen am 23.12.2020].

und Jugendpsychiatrie und auch in der Erwachsenpsychiatrie ist dies Teil der Basisarbeit. Angehörige weisen zu Recht darauf hin, dass sie den Betroffenen am besten und am längsten kennen. Trotzdem fühlen sie sich teilweise von der Behandlung innerhalb der Einrichtungen ausgeschlossen oder erhalten nur dürftige Informationen.[20] Der Patient wird von seinen Behandlern oftmals nicht gefragt, ob ein gemeinsames Gespräch mit allen Beteiligten gewünscht ist. Die PPP-RL des G-BA stellt aber klar: Angehörige sind mit Angehörigengesprächen und Angehörigengruppen regelhaft durch die Berufsgruppen der Stationsärzte, Oberärztinnen und der psychiatrischen Pflege einzubeziehen (Anlage 4 PPP-RL). Der Einbezug erfolgt selbstverständlich unter Wahrung des Selbstbestimmungsrechts der Patienten und des Datenschutzes. Auf diese Regelaufgaben sollten sich Angehörige beziehen, denen gesagt wird, die Kosten für die Arbeit mit den Angehörigen ließen sich gegenüber der Krankenkasse nicht abrechnen – was schlicht nicht stimmt. Auch das Argument, der Datenschutz stehe dem entgegen, wird in der Praxis fälschlicherweise vorgebracht. Wenn Patienten ihre Zustimmung erteilen, gibt es auch keine Datenschutzprobleme. Die PPP-RL unterstützt ausdrücklich und verbindlich die Einbeziehung der Angehörigen bzw. der nahestehenden Bezugspersonen – daran müssen sich die Einrichtungen im Sinne der verbindlichen Qualitätsvorgaben auch in der Praxis halten.

Angehörige haben – genauso wie Psychiatrieerfahrene – ihre eigenen, individuellen Erfahrungen mit Krisen und Erkrankungen im häuslichen Bereich, mit ambulanten Behandlern und Krankenhäusern gemacht, wenn es um das erkrankte Familienmitglied geht. Sie haben aber auch ihre eigenen Sorgen sowie ihre Erfahrungen in der Bewältigung dieser Belastungen. All dies können die Absolventen der EX-IN-Kurse Psychiatrieerfahrener als „Peer to Peer" an andere Angehörige weitergeben. Engagierte und geschulte Angehörige sind eine wichtige Ressource. So berichten Heumann et al., dass im Kontext eines Hamburger Peer-Projekts an zehn Standorten in allen Hamburger Kliniken geschulte Angehörigen-Peerbegleiter eingesetzt waren, um die Situation der Angehörigen psychisch langfristig Erkrankter im Hinblick auf Belastung und Lebensqualität zu verbessern. Im Zeitraum 2011 bis 2015 wurden von 242 Angehörigen, welche die Peer-Begleitung in Anspruch genommen haben, 165 Angehörige untersucht. 93 Prozent der Teilnehmer waren zufrieden mit der Peer-Begleitung. Im Vergleich zum Prä-Zeitpunkt war im Anschluss an die Begleitung deren Belastung signifikant reduziert und die Lebensqualität verbessert.[21]

---

20 Berg-Peer: Einbeziehung von Angehörigen in die Therapie – ein frommer Wunsch? In: Aktion Psychisch Kranke/Weiß/Heinz (Hrsg.): Qualität therapeutischer Beziehung. Tagungsdokumentation. Berlin, 24./25. September 2014. 2015, S. 253.
21 Heumann u. a.: Auswirkungen von Peer-Begleitung für Angehörige auf Belastung und Lebensqualität. Eine Pilotstudie. In: Zeitschrift für Psychiatrie, Psychologie und Psychotherapie 64/2016, S. 45–53. Online: https://doi.org/10.1024/1661-4747/a000259 [abgerufen am 23.12.2020]; s. hierzu auch Bolkan/Lamparter: „Angehörige als Peerbegleiterinnen – unsere Erfahrungen. Über ein Schulungsangebot für Angehörige. In: Nervenheilkunde 4/

108 Über ein Schulungsangebot für Angehörige verfügt zum Beispiel auch der Landesverband der Angehörigen psychisch erkrankter Menschen Berlin (ApK Berlin e. V.). Ziel der Schulung mit insgesamt 156 Stunden ist es, ein Bewusstsein des eigenen Denkens, Fühlens und Verhaltens der Angehörigen zu entwickeln, um die Teilnehmenden in die Lage zu versetzen, andere Angehörige qualifiziert zu beraten. Gefühle der Macht- und Hilflosigkeit sollen überwunden und Gestaltungsspielräume besser wahrgenommen werden. Was also spricht dagegen, dass auch ein geschulter Angehöriger als Genesungsbegleiter in einem Team von 6 bis 8 Genesungsbegleitern mitarbeitet? EX-IN Deutschland ist dieser Entwicklung, insbesondere unter Berücksichtigung notwendiger trialogischer Arbeitsansätze, bereits durch ein auf Angehörige zugeschnittenes Curriculum entgegengekommen. Die Qualifizierung zum EX-IN-Angehörigenberater oder -beraterin wurde schon in Hamburg erfolgreich umgesetzt.

1.3.5 Methodik: Die subjektive Perspektive vertreten

109 Die Erschließung dieses individuellen Lebensfeldes gelingt nur oder leichter, wenn der Betroffene eine adäquate Unterstützung erfährt: Angehörige, Freunde, Bezugs- und Vertrauenspersonen können eine wertvolle Hilfe sein. Jedoch geht mit der psychischen Erkrankung häufig eine Symptomatik der sozialen Kontaktschwierigkeiten einher, die bis zu einer völligen Isolierung des betroffenen Menschen führen können. Selbsterfahrene Hilfe ist notwendig, um diese Barriere zu umgehen oder aufzulösen. Genesungsbegleitern im Team der klinischen Versorgung fällt die wichtige Aufgabe zu, für und mit dem betroffenen Patienten ein soziales Umfeld in der Gemeinde zu erschließen. Sie dienen als „Brückenbauer" in die Selbsthilfe oder sind sogar selbst Teil einer Gruppe Psychiatrieerfahrener. Die Akzeptanz gegenüber selbsterfahrenen Peers durch Betroffene ist häufig hoch – der Kontakt wird als niedrigschwellig und barrierearm empfunden. Dieser Erfahrungsweg vom Ich (allein) zum Wir (gemeinsam) kann insbesondere für Menschen mit einem komplexen Hilfebedarf der Schlüssel zu einem resilienten Leben in ihrer persönlichen inklusiven Zukunftsgesellschaft sein. Das so entstehende Vertrauen in die Selbstwirksamkeit des eigenen Handelns fördert diese Entwicklung.

110 Die **subjektive Perspektive** zu vertreten, meint keine angelernte Methode, kein Behandlungsprogramm und keine psychotherapeutische Schule, sondern eine Haltung, die sich darin ausdrückt, sich auf Augenhöhe der Patienten sowie Angehörigen begeben zu können. Es bedeutet auch, Zeit zu haben und sich Zeit zu nehmen, und zwar so, dass mein Gegenüber merkt: hier nimmt mich jemand ernst und ist geduldig. Mein Gegenüber soll auch spüren, dass dieser Kontakt von „absichtsloser Absicht" geprägt ist. Ich will nicht, dass mein Gegenüber irgendetwas tut oder unterlässt, weil es für ihn gut wäre. Viel wichtiger ist, dass mein

---

2015, S. 263–267. Online: www.ex-in-owl.de/download_2015/nhk_2015-34-4_24179(1).pdf [abgerufen am 23.12.2020].

Gegenüber spürt, verstanden worden zu sein – in seinen Ängsten, seiner Trauer, der Verwirrung, den Bedrohungen, der Einsamkeit, den Abhängigkeiten oder der Verzweiflung. Das heißt, ich muss auch offen dafür sein, zum richtigen Zeitpunkt über meine eigenen Phasen der Trauer, der Einsamkeit, Verzweiflung oder Abhängigkeit zu sprechen. Das wichtigste Arbeitsmittel der Genesungsbegleitung ist stets die eigene Authentizität, die ich jedoch nicht aufdrängen darf. Gelingt es, diese empathisch-verstehende Haltung zu vermitteln, dann können die nächsten Schritte der Dialog, die Hinwendung zu einer Recovery-Orientierung sein. Zu sagen; auch Du kannst jemand werden, der seine Erfahrung mit einer psychischen Erkrankung und der Behandlung hat, ohne sich dafür schämen zu müssen. Jemand, der diese Krise meistert, der in der Lage ist, seine Krise für sich positiv zu reflektieren und dieses Wissen angemessen nutzt.

In den Tragenden Gründen der PPP-RL wurde das Ziel des Einsatzes von Genesungsbegleitern wie folgt festgehalten:

„Genesungsbegleiter sollen Menschen in tiefen und akuten seelischen Krisen schneller und nachhaltiger einen entlastenden Zugang zu Menschen mit eigener Krankheitserfahrung ermöglichen. Ziel der Genesungsbegleitung ist es, die Qualität und das Behandlungsergebnis für psychisch erkrankte Patientinnen und Patienten positiv zu beeinflussen. […] Sie vertreten die subjektive Perspektive der Patientin oder des Patienten, arbeiten Recovery-orientiert und begleiten diese bei relevanten Entscheidungen. Ihre Arbeit wirkt sich qualitativ positiv auf den Behandlungserfolg aus und erfüllt die Qualitätsvorgaben der PPP-RL."[22]

In genauer Betrachtung der Passage fällt auf, dass hier nicht von „Therapie" oder bestimmten Behandlungsverfahren oder von einem objektiv messbaren Behandlungserfolg die Rede ist, sondern von „positiver Beeinflussung der Behandlungsqualität". Die „subjektive Perspektive zu vertreten" bedeutet „Recovery-orientiert" zu arbeiten und Fürsprecher und Dolmetscher im Sinne des Trialogs zwischen Patienten, Behandlern und Angehörigen zu sein.

---

22 Tragende Gründe zum Beschluss des Gemeinsamen Bundesausschusses über eine Personalausstattung Psychiatrie und Psychosomatik-Richtlinie: Erstfassung v. 19.9.2019, S. 21 f. Online: https://www.g-ba.de/downloads/40-268-6078/2019-09-19_PPP-RL_Erstfassung_TrG.pdf [abgerufen am 23.12.2020].

2 Patienteneinstufung (Behandlungsbereiche)

Ramon Krüger

Die PPP-RL unterscheidet in ihren Mindestpersonalvorgaben nach Behandlungsbereichen, denen Patienten nach Art und Schwere sowie nach den Behandlungszielen und -mitteln zugeordnet werden. Die Zuordnung der Patienten wird in der Praxis auch als Einstufung bezeichnet und ähnelt damit anderen Systemen, in denen Behandlungsepisoden klassifiziert werden. Dieses Kapitel beschreibt das Verfahren der Einstufung und dessen Bedeutung für die Nachweishöhe. Für die Behandlungsbereiche werden die Einstufungsvoraussetzungen besprochen und anhand der berufsgruppenbezogen zugeordneten Minutenwerte auch strategische Fragestellungen diskutiert.

2.1 Verfahren und Bedeutung der Einstufung

In der Methodik der Einstufung wird zwischen laufender (episodischer) Einstufung und stichtagsbezogener Einstufung unterschieden. Die PPP-RL sieht eine Zuordnung über Stichtagserhebungen vor. Zu festgelegten Zeitpunkten werden dabei alle in Behandlung befindlichen Patienten den Behandlungsbereichen nach PPP-RL zugeordnet. Laufende Einstufungen, wie sie zu Abrechnungszwecken etwa nach dem Operationen- und Prozedurenschlüssel (OPS) vorgenommen werden, zeigen stattdessen den Beginn und Wechsel einer Einstufung an. Die PPP-RL sieht hingegen keine laufende Einstufung vor. Die Pseudo-OPS-Kodes, über die bis 2019 die Psych-PV-Einstufungen ergänzend fallbezogen an die Krankenkassen übermittelt wurden, sind nicht mehr zu verwenden.[23] Die laufenden Einstufungen nach OPS sind deswegen sowohl inhaltlich als auch in den Verfahren abzugrenzen. Neben den inhaltlichen und methodischen Unterschieden sind vor allem die Adressaten zu unterscheiden. Die Einstufungen nach OPS werden einzelfallbezogen zu Abrechnungszwecken an die jeweilige Krankenkasse übermittelt, wohingegen Stichtagserhebungen nach PPP-RL zunächst ohne Patientenbezug an die mit der Qualitätssicherung beauftragen Stellen (IQTIG, Landesverbände der Krankenkassen etc.) übermittelt werden. Die Übermittlungsgründe und Hintergründe einer möglichen Überprüfung sind adressaten- und zweckbezogen zu unterscheiden.

Das Verfahren hat sich mit der PPP-RL dahingehend verändert, dass nun statt an vier Stichtagen pro Jahr (Psych-PV) **alle zwei Wochen Stichtagserhebungen** durchgeführt werden müssen. An jedem Mittwoch einer ungeraden Kalenderwoche werden alle Patienten aktiv einem Behandlungsbereich nach PPP-RL zugeordnet. Fällt dieser Tag auf einen gesetzlichen Feiertag, findet die Einstufung am nächsten Werktag statt. Der zu betrachtende Zeitpunkt ist jeweils um 14:00 Uhr –

---

23 DIMDI: Klarstellung DIMDI zu Kodierfragen (Eintrag: OPS-9009). Online: https://www.dimdi.de/dynamic/de/klassifikationen/ops/kodierfragen/ [abgerufen am 20.3.2021].

Patienteneinstufung (Behandlungsbereiche)

berücksichtigt werden alle Patienten, die zu dieser Zeit anwesend sind. Die Anwesenheit der Patienten kann im Sinne der Regelungssystematik in Abgrenzung zur Beurlaubung interpretiert werden und erfordert nicht zwingend die physische Anwesenheit in den Räumlichkeiten der Station. Der Zeitpunkt ist so gewählt, dass auch teilstationär Behandelte noch vor Ort sein sollten.

116 Durch das veränderte Verfahren der Stichtagserhebung entsteht in den Einrichtungen ein hoher Dokumentationsaufwand. In der Regel müssen zu mindestens 26 Stichtagserhebungen im Jahr alle Patienten multiprofessionell besprochen, aktiv eingestuft, die Erhebung kontrolliert und übermittelt werden. Für die Therapeuten sollte der Aufwand des einzelnen Stichtags möglichst gering gehalten werden. Einstufungsempfehlungen durch die Kodier- oder Dokumentationsassistenz können den Prozess erleichtern. Die stichtagsbezogen einzustufenden Patienten lassen sich aus den EDV-Systemen ausleiten. Zur Orientierung sollten die vorherigen Stichtage als Vergleich bereitstehen. Aufgrund der hohen Bedeutung der Einstufungen für die Mindestpersonalvorgaben bietet es sich an, Überprüfungen durch die Leitungsebene oder das (Medizin-)Controlling vorzunehmen. Über eine Freigabefunktion sollte die Kontrolle sichergestellt und eine rückwirkende Veränderung erfasster Stichtage verhindert werden.

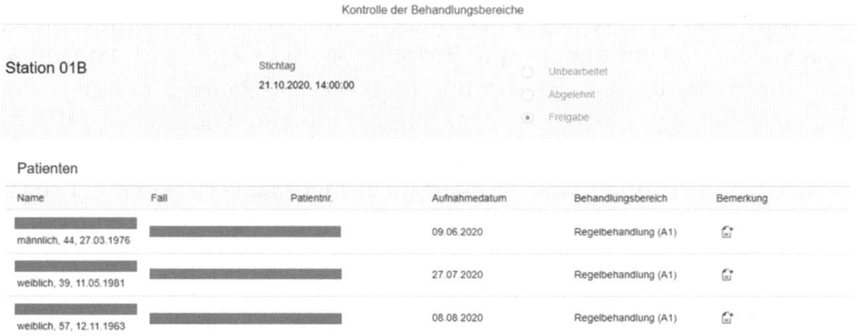

Abb. 2: Beispiel für EDV-technische Kontroll- und Freigabemöglichkeit (Station)
Quelle: Eigene Darstellung.

117 Die Ergebnisse der Stichtagserhebungen bestimmen die **Verteilung der Behandlungstage auf die Behandlungsbereiche**. Der prozentuale Anteil eines Behandlungsbereiches, der sich aus der Summe aller Stichtagserhebungen eines Zeitraums ergibt, bestimmt die aus der Gesamtanzahl zugeordneten Behandlungstage. So haben die Stichtage zwar keinen Einfluss auf die Gesamtmenge der Behandlungstage, aber auf deren Verteilung und Gewichtung. Falls sich die Verteilung zwischen den Behandlungsbereichen verändert, kann das sensible Auswirkungen auf die berufsgruppenbezogene Höhe der Nachweisverpflichtung haben.

118 Die Stichtage haben zudem wesentlichen Einfluss auf die Frage, auf welcher Grundlage die Personalmindestvorgaben ermittelt werden. Die Ermittlung

anhand der Belegung und Einstufung desselben Quartals im Vorjahr erfolgt nur, wenn die Behandlungstage des aktuellen Quartals in keinem Behandlungsbereich um mehr als 2,5 Prozent abweichen. Selbst wenn die Gesamttage innerhalb dieses Veränderungskorridors bleiben, können schon kleinste Veränderungen in den Einstufungen an den Stichtagen die (prozentuale) Verteilung derart verändern, dass in einem oder mehreren Behandlungsbereichen die Abweichung höher ausfällt. In diesem Fall sind die Mindestpersonalvorgaben abweichend auf Basis der Daten des aktuellen Quartals zu bestimmen. Die Veränderung in den prozentualen Verteilungen der Stichtagseinstufungen ist deswegen ständig nachzuhalten, um Veränderungen in der Nachweishöhe frühzeitig zu erkennen.

Zusammengefasst sollte das Einstufungsverfahren zu den Stichtagen, getrennt von den abrechnungsbezogenen Einstufungssystemen, möglichst aufwandsarm gestaltet werden. Gleichzeitig ist die Vollständigkeit und Richtigkeit der Einstufungen durch Kontrollinstanzen sicherzustellen und die (prozentuale) Entwicklung im Sinne der Nachweispflichten nachzuhalten.

2.2 Behandlungsbereiche und Einstufungsempfehlungen

Seit dem Weiterentwicklungsbeschluss, der zum 1.1.2021 in Kraft getreten ist, unterscheidet die PPP-RL insgesamt **30 Behandlungsbereiche**. Die Behandlungsbereiche gliedern sich zunächst nach den Fachgebieten (Erwachsenenpsychiatrie, Kinder- und Jugendpsychiatrie (**KJ**) und Psychosomatik (**P**)) und sind innerhalb der Erwachsenenpsychiatrie noch weiter untergliedert nach Allgemeine Psychiatrie (**A**), Abhängigkeitskranke (**S**) und Gerontopsychiatrie (**G**). Die Grundsystematik der Behandlungsbereiche wurde damit, mit Ausnahme der Psychosomatik, aus der Psych-PV übernommen. Im Vergleich zur Psych-PV sind in der PPP-RL neun Behandlungsbereiche hinzugekommen. Die *Rehabilitative Behandlung* (A3, S3, G3 und KJ4) wurde in keinem Bereich in die PPP-RL übernommen.

Die Behandlungsbereiche unterscheiden sich nach unterschiedlichen Kriterien, die sich in drei Gruppen zusammenfassen lassen. Zunächst entscheidet das **Behandlungssetting** über die Zuordnung zu Behandlungskategorien. Die Richtlinie grenzt die vollstationäre Behandlung, die jeweils weiter differenziert wird, von teilstationärer Behandlung und stationsäquivalenter Behandlung (StäB) ab. Weiter wird in der vollstationären Behandlung nach **Behandlungsintensität** unterschieden. So differenziert die PPP-RL zwischen regulärer Behandlung, besonders intensiver Behandlung, außergewöhnlich langandauernder oder rein psychotherapeutischer Behandlung. Erstmals geregelt sind auch Behandlungsbereiche, die sich über besondere **Behandlungsschwerpunkte** definieren und auch qualitative und quantitative Mindestvoraussetzungen setzen.

Die Behandlungsbereiche werden in § 3 benannt und untergliedert. Anlage 2 der Richtlinie gibt Eingruppierungsempfehlungen, definiert die Zuordnungskriterien und umfasst Hinweise zur Einstufung. Untergliedert nach den Fachbereichen werden nachfolgend die Behandlungsbereiche und deren Einstufungsvoraussetzungen beschrieben.

2.2.1 Erwachsenenpsychiatrie

123 Das Fachgebiet Erwachsenenpsychiatrie teilt sich in die zuvor benannten Spezialbereiche auf. Der **Allgemeinen Psychiatrie** (A) sind alle Patienten zuzuordnen, die sich nicht den beiden verbleibenden Kategorien zuordnen lassen.

124 Der Bereich **Abhängigkeitskranke** (S) wird über die Art der Erkrankung (Alkohol-, Medikamenten- oder Drogenabhängigkeit) und über die vorrangigen Behandlungsziele (Erkennen der Abhängigkeit, Entgiftung, Befähigung zur Entwöhnung, soziale Stabilisierung etc.) definiert. Unstrittig erscheint die Zuordnung bei reiner (qualifizierter) Entzugsbehandlung. Schwieriger wird die Unterscheidung, wenn mit der Entzugsbehandlung auch noch psychiatrische Komorbiditäten oder Grunderkrankungen behandelt werden. Hier kann im Laufe der Behandlung ein Wechsel zwischen den Bereichen (insb. A und S) stattfinden, entscheidend für die Einstufung sind die (zum Stichtag) im Vordergrund stehenden Behandlungsziele sowie die überwiegenden Behandlungsmittel.

125 Weniger fließend, aber ebenfalls nicht ganz eindeutig abgegrenzt ist der Bereich **Gerontopsychiatrie** (G). Die Eingruppierungsempfehlungen sehen vorrangig ein hohes Lebensalter der Erkrankten vor, knüpfen dieses allerdings an eine zu erwartende Multimorbidität (psychische Erkrankung und relevante somatische Erkrankung). Es sind keine festen Altersgrenzen definiert, jedoch wird der Richtwert häufig bei der Alterserwerbsgrenze gesehen. Ungeachtet dessen können ältere Patienten in A (oder S) eingruppiert werden, insbesondere wenn die Besonderheiten des höheren Lebensalters (somatische Erkrankung, altersspezifische psychische Leiden etc.) für sie noch keine Rolle spielen. Andersherum sieht die Richtlinie auch vor, dass multimorbide jüngere Patienten, die an alterstypischen Erkrankungen (insb. demenzielle Erkrankungen) leiden, in G eingruppiert werden. Undefiniert bleibt die Zuordnung der Behandlung von Abhängigkeitserkrankten im hohen Lebensalter. Aus der Systematik und den Beispielen lässt sich aber eine Zuordnung zum Bereich G vermuten, insbesondere, wenn erwartungsgemäß auch somatische Komorbiditäten bestehen. Einen Anhaltspunkt stellt hier auch die Spezialisierung der behandelnden Station dar.

126 Innerhalb der Bereiche sind die Abgrenzungen zwischen den einzelnen Behandlungsbereichen sehr ähnlich, weswegen sie im Folgenden zusammengefasst betrachtet werden.

Regelbehandlung (A1/S1/G1)

127 Die *Regelbehandlung* dient häufig als Differenzialzuordnung, wenn der vollstationär behandelte Patient die Voraussetzungen der anderen Behandlungsbereiche

(noch) nicht erfüllt. Gleichwohl werden aber auch Mindestanforderungen an Behandlungsintensität und -mittel formuliert. Patienten werden in den Eingruppierungsempfehlungen als „akut" psychisch erkrankt beschrieben. Entsprechend hoch sind auch die Erwartungen an den alltäglichen Behandlungs- und Pflegeaufwand. Die Beispiele der Anlage 2 im stationären Behandlungsalltag sehen durchaus engmaschige therapeutische Begleitung sowie Unterstützung bei der Versorgung und Tagesstrukturierung vor. Die *Regelbehandlung* ist damit nicht die Behandlungskategorie, der der geringste Personalaufwand zugeschrieben wird. Besonders der pflegerische Aufwand wird hier höher erwartet als etwa bei der schwerpunktmäßig psychotherapeutischen Behandlung.

Unterschiedlich interpretiert wird, ob *Regelbehandlung* auch in der teilstationären Behandlung verwendet werden kann. Nach Einschätzung des Verfassers schließt die PPP-RL das nicht aus. In den Eingruppierungsempfehlungen werden „stationär behandelte" Patienten benannt. Nach sonstiger Semantik der Richtlinie, die voll- und teilstationäre Behandlung, wenn nötig, genau differenziert, ist „stationär" hier als Überbegriff zu verstehen, der beide Settings umfasst (vgl. z. B. § 8 Abs. 5 PPP-RL, in dem der Begriff ebenfalls settingübergreifend verwendet wird). Begründbar ist die Einstufung bei Patienten, die direkt aus dem ambulanten Setting aufgenommen wurden. Diesen Patienten sprechen die Eingruppierungsempfehlungen zur *Tagesklinischen Behandlung* ausdrücklich einen höheren diagnostischen und therapeutischen Aufwand zu. Ebenfalls in Frage kommen Akuttageskliniken, die auch am Wochenende behandeln. Zu beachten sind budgetbezogene Vereinbarungen sowie die Nachweishöhe, die sich dann an sieben Behandlungstagen orientiert. Statt der A1-Einstufung in der Tagesklinik, die den Nachweis deutlich erschwert, scheint ein Hinweis in Richtung Budgetverhandlung vor Ort bzw. der Weiterentwicklung der PPP-RL angemessener, dass auch in der teilstationären Behandlung unterschiedliche Settings und Behandlungsintensitäten vorliegen.

Intensivbehandlung (A2/S2/G2)

Der Behandlungsbereich Intensivbehandlung ist bei akuter (Richtlinie: „manifester") Gefährdung einzustufen. Diese kann in Selbstgefährdung, Fremdgefährdung oder somatischer Vitalgefährdung bestehen. Anders als in der Praxis teils missverstanden, genügt kein besonders hoher pflegerischer oder therapeutischer Aufwand, solange keine Gefährdung erkennbar ist. Ob die Gefährdung als akut gilt, leiten die Eingruppierungsempfehlungen aus den umgesetzten Maßnahmen ab. So wird eine sehr engmaschige (pflegerische) Betreuung vorausgesetzt, genauso wie hoher ärztlicher Abstimmungsaufwand in Bezug auf die Gefährdungsaspekte. Diese vorübergehende Behandlungsphase erwartet eine einzelfallbezogene Behandlung. Beurlaubungen sowie unbegleitete Ausgänge stellen Ausschlusskriterien dar. Ein Unterbringungsbeschluss ist Indiz, aber keine zwingende Voraussetzung für die *Intensivbehandlung*. Bei freiwilliger Behandlung wäre aber eine Überprüfung der Unterbringungsvoraussetzungen bei Entlassungswunsch zu erwarten.

Patienteneinstufung (Behandlungsbereiche)

130 Im Bereich G2 wird in den Erläuterungen besonders auf eine Nicht-Absprachefähigkeit oder eine Unvorhersehbarkeit des Verhaltens abgestellt, aus der sich mittelbar eine akute Gefährdung der Patienten oder Dritter ergeben kann. Bei der Vitalgefährdung müssen die somatischen Erkrankungen so gravierend sein, dass sie eine kontinuierliche Vitalzeichenkontrolle notwendig machen. Ohne genauere Definition kann davon ausgegangen werden, dass eine einmal tägliche Vitalzeichenkontrolle dafür nicht ausreicht.

131 In den Behandlungsbereich S2 werden auch abseits von Gefährdungsaspekten Patienten eingestuft, bei denen eine Abhängigkeit von (illegalen) Drogen behandelt wird. Das gilt in Abgrenzung zur S1 nicht für Alkohol und Medikamente – der Beschaffungsweg ist an der Stelle unerheblich. Bei der Abhängigkeit sowohl von illegalen als auch von legalen Substanzen ist der aktuelle Behandlungsschwerpunkt maßgeblich.

132 Für den zeitlichen Bezug legen die Eingruppierungsempfehlungen fest, dass akute Gefährdungsmomente auch noch Wirkung für die folgenden Tage haben, in denen sich die Symptomatik zwar bessert, aber die Gefährdung noch nicht sicher abgeklungen ist. Bei der stichtagsbezogenen Einstufung sollte deswegen nicht nur der Tag selbst, sondern auch die vorherigen Tage in die Beurteilung einfließen.

Langdauernde Behandlung Schwer- und Mehrfachkranker (A4/S4/G4)

133 Beschrieben werden chronisch Erkrankte, die aufgrund anhaltend akuter Symptome oder wegen erheblicher sozialer Krankheitsfolgen besonders lange im Krankenhaus behandelt werden. Diese Behandlungsbereiche hatten schon in der Einstufung nach Psych-PV zuletzt keine große Relevanz. Die äußerst langen Verweildauern und die Behandlungsziele (z. B. „Lindern, Verhüten von Verschlimmerung") entsprechen nicht mehr den Konzepten stationärer psychiatrischer Behandlung. Insbesondere der Fokus auf die „sozialen Krankheitsfolgen" widerspricht einer stationären Behandlungsbedürftigkeit nach aktuellen Prüfmaßstäben. In der Praxis werden diese Behandlungsbereiche nur in Ausnahmefällen als relevant erachtet.

Psychotherapie (A5/S5/G5)

134 Dieser Behandlungsbereich wird in den Eingruppierungsempfehlungen als Anschlussphase an eine Akutbehandlung erwartet. Einzustufende Patienten sind so weit stabilisiert, dass sie (im Vergleich zur *Regelbehandlung*) weniger therapeutische Unterstützung in der Alltagsbewältigung benötigen. Die psychotherapeutische Behandlung stellt das überwiegende Behandlungsmittel dar. Die geringe Aufwandsintensität und die Beschränkung der notwendigen Behandlungsmittel könnten ebenfalls einer stationären Krankenhausbehandlung widersprechen. In diesem Behandlungsbereich erscheint schwer zu begründen, warum bei problemloser Alltagsbewältigung eine teilstationäre oder ambulante psychotherapeutische Behandlung nicht ausreicht. Um besondere Mittel der Krankenhausbehandlung

anzuzeigen, ist hier zu empfehlen, die Voraussetzungen der Komplexbehandlung (A7) zu prüfen.

Tagesklinische Behandlung (A6/S6/G6)

Der Behandlungsbereich wird nur über das Behandlungssetting, die teilstationäre Behandlung in den jeweiligen Spezialbereichen, zugeordnet. Er umfasst die Behandlung in Tageskliniken und die integrierte teilstationäre Behandlung auf Stationen.

Die Eingruppierungsempfehlungen deuten die tagesklinische Behandlung häufig als Anschlussbehandlung an. Das entspricht nicht mehr unbedingt den Realitäten. Wie in der Empfehlung gewürdigt, bereiten Direktaufnahmen in ein teilstationäres Setting einen hohen diagnostischen und therapeutischen Aufwand, der in den Behandlungsbereichen nicht vollständig berücksichtigt wird. Die Möglichkeit der akuten tagesklinischen Behandlung auch am Wochenende (7-Tage-Tagesklinik) wird in der Richtlinie nicht erwähnt. Für beide Fälle könnten die Voraussetzungen zur Einstufung in den Behandlungsbereich Regelbehandlung geprüft werden, was aber umstritten ist (siehe Diskussion zur *Regelbehandlung (A1/S1/G1)*).

Psychosomatisch-psychotherapeutische und psychotherapeutische Komplexbehandlung (A7)

In diesen Behandlungsbereich werden Patienten eingestuft, deren Behandlungsschwerpunkte und -ziele dem Behandlungsbereich *Psychotherapie* entsprechen. Zusätzlich werden Mindestvoraussetzungen aus den gleichnamigen Komplexprozeduren nach OPS definiert. Für die Erwachsenenpsychiatrie erscheint die Psychotherapeutische Komplexbehandlung (OPS 9-62) relevanter, die keine speziellen Anforderungen aus dem Fachgebiet Psychosomatik formuliert. Aus dem OPS ergibt sich ein wöchentliches Mindestmaß an ärztlicher oder psychologischer (Psycho-)Therapie. Pro Woche sind mindestens drei Therapieeinheiten durch Ärzte oder Psychologen zu erbringen. Dabei entsprechen (volle) 25 Minuten Einzeltherapie jeweils einer Therapieeinheit. Bei Gruppentherapien werden die Therapieeinheiten anteilig auf alle teilnehmenden Patienten verteilt, sodass sich hieraus oft nur Bruchteile von Therapieeinheiten ergeben. In der Praxis lässt sich diese Leistungsmenge nur in sehr strukturierten Behandlungsabläufen sicherstellen. In der Regel sollten 50 bis 75 Minuten ärztliche oder psychologische Einzeltherapie pro Woche eingeplant werden, zuzüglich eines ergänzenden Gruppenangebots. Entsprechend getaktete Wochenpläne sind häufig nur auf (Spezial-)Stationen mit Psychotherapieschwerpunkt umsetzbar, weniger auf Akut- oder Aufnahmestationen.

Nur das Erfüllen der Leistungsvoraussetzungen genügt aber nicht zur Einstufung in den Behandlungsbereich. Neben (in der Regel unkritischen) strukturellen und personellen Mindestanforderungen muss auch die fachärztlich gestellte Indikation zur intensiven psychotherapeutischen Behandlung vorliegen. Patienten mit Akutsymptomatik, die im Alltag noch viel (pflegerische) Unterstützung benötigen, sind –

trotz psychotherapeutischer Behandlung – eher in *Regel-* oder Intensivbehandlung einzustufen.

Stationsäquivalente Behandlung (A9/S9/G9)

139 Die Stationsäquivalente Behandlung wurde als neues Behandlungssetting in der psychiatrischen Krankenhausbehandlung eingeführt. Es sieht die aufsuchende Behandlung im Lebensumfeld vor und soll dort die Behandlungsintensität schaffen, die einem stationären Setting entspricht. In der PPP-RL wurden bisher noch keine personellen Mindestvorgaben (Minutenwerte) für dieses Behandlungssetting definiert. Patienten sind in die Behandlungsbereiche einzustufen, sobald sie in diesem Setting behandelt werden. Hierbei spielen weder die (abrechnungsrelevanten) Mindestvoraussetzungen nach OPS eine Rolle noch, ob der Stichtag einen Abrechnungstag im Sinne dieser Voraussetzung darstellt.

2.2.2 Psychosomatik

140 Die Psychosomatik war bislang in der Psych-PV nicht geregelt. Dementsprechend neu sind die Regelungen, die die PPP-RL für das Fachgebiet vorsieht. Für die Grundkategorie (P1) der Psychosomatik wurde der Behandlungsbereich *Psychotherapie* (A5) aus der Erwachsenenpsychiatrie übernommen. Darüber hinausgehende Vorgaben (P2) wurden aus der Literatur[24] abgeleitet und gleichzeitig an Mindestvoraussetzungen (Komplexleistungen) geknüpft. Mit der Weiterentwicklung zum 1.1.2021 wurden zwei Behandlungsbereiche für teilstationäre Behandlung (P3/P4) ergänzt. Bei ansonsten gleichen Voraussetzungen werden die Bereiche im Folgenden gemeinsam besprochen.

Psychotherapie (P1 (vollstationär)/P3 (teilstationär))

141 Werden die Voraussetzungen für die Komplexbehandlung nicht erfüllt, sind Patienten in den Behandlungsbereich *Psychotherapie* einzustufen. Der Behandlungsbereich bildet so primär ein geringeres Leistungsangebot ab. Auch hier könnte (bei dauerhafter Einstufung) je nach Behandlungskonzept hinterfragt werden, ob das den Anforderungen an stationäre Behandlung genügt. Werden vorübergehend die Mindestanforderungen für die Komplexbehandlung nicht erfüllt, erscheint die Einstufung unkritisch und angesichts der Mindestvorgaben angezeigt.

Psychosomatisch-psychotherapeutische Komplexbehandlung (P2 (vst.)/P4 (tst.))

142 Wie im Behandlungsbereich A7 wird hier die psychosomatisch-psychotherapeutische Schwerpunktsetzung verknüpft mit Mindestvorgaben, die sich aus dem OPS ergeben. Der Kode 9-63 zielt spezifischer auf psychosomatische Behandlungsinhalte

---

24 Heuft u. a.: Normativ-empirische Bestimmung des Personalbedarfs in der Psychosomatischen Medizin und Psychotherapie. In: Zeitschrift für Psychosomatische Medizin und Psychotherapie 4/2015, S. 384–398.

und -konzepte ab. Dennoch sind grundsätzlich beide Kodes umfasst. Das Kernkriterium ist auch hier die Leistungsmenge, die wöchentlich mindestens drei ärztliche oder psychologische Therapieeinheiten umfassen muss (siehe Erläuterungen zu A7). Hierbei ist zu berücksichtigen, dass unvollständige Behandlungswochen (etwa Entlassungswoche) auch nur anteilig erbracht werden müssen. Das lässt sich formallogisch auch auf Wochen mit Feiertagen übertragen. Wird dennoch in einer Woche die Leistungsmenge nicht erfüllt, wäre abweichend in P1 bzw. P3 einzustufen. Fraglich ist der zeitliche Zusammenhang, bestimmt sich der OPS-Kode doch patientenindividuell nach abgeschlossener Behandlungswoche. Im Sinne der praktischen Umsetzbarkeit spricht vieles dafür, sich bei Stichtagen auf die letzte abgeschlossene Behandlungswoche zu beziehen, ansonsten könnten Einstufungen für den Stichtag unter Umständen erst eine Woche später erfolgen.

Der OPS-Kode 9-63 formuliert noch weitere Voraussetzungen. Neben einem Facharzt für psychosomatische Medizin und weiteren personellen und strukturellen Voraussetzungen werden Mindestanforderungen an die Behandlung formuliert (strukturierte Diagnostik, umfassende somatische Aufnahmeuntersuchung, methodische Anforderungen, Evaluation des Behandlungsprozesses, mind. eine fachärztliche Visite pro Woche). 143

2.2.3 Kinder- und Jugendpsychiatrie

Die Systematik der kinder- und jugendpsychiatrischen Behandlungsbereiche ähnelt der Erwachsenenpsychiatrie, mit dem Unterschied, dass das Alter in der Zuordnung zu den Behandlungsbereichen eine zentrale Rolle spielt. Primär wird unterschieden zwischen Kindern (bis einschließlich 13 Jahren) und Jugendlichen (ab 14 Jahren). Die Behandlung von Jugendlichen wird bis 18 Jahren, bei deutlichen Entwicklungsdefiziten auch bis 21 Jahren, als einstufungsfähig definiert. 144

Kinderpsychiatrische Regel- und Intensivbehandlung (KJ1)

Die Behandlung von Kindern (in Abgrenzung zu Jugendlichen) wird unabhängig von der Behandlungsintensität in den Behandlungsbereich KJ1 eingestuft. Diesem Behandlungsbereich wird grundsätzlich eine besonders intensive Betreuungs- und Behandlungsnotwendigkeit zugeschrieben. Darüber hinaus ließen sich bei Kindern nur die langandauernde Behandlung (KJ5) oder die Eltern-Kind-Behandlung einstufen, wobei hier kritisch zu prüfen ist, welche Behandlungsschwerpunkte hinsichtlich des personellen Aufwands im Vordergrund stehen (siehe Kap. 5.3). 145

Jugendpsychiatrische Regelbehandlung (KJ2)

Für Jugendliche ist die *Jugendpsychiatrische Regelbehandlung* insbesondere in Abgrenzung zur Intensivbehandlung einzustufen. Sie schließt (analog zur erwachsenenpsychiatrischen Regelbehandlung) durchaus auch akute, krisen- 146 interventionelle und aufwandsintensive Behandlung ein. Junge Erwachsene zwischen 18 und 21 Jahren, die in der Kinder- und Jugendpsychiatrie fortbehandelt werden (Transition), sollten in der Regel die (aufwandsbezogenen) Voraussetzungen erfüllen.

Jugendpsychiatrische Intensivbehandlung (KJ3)

147 Die Intensivbehandlung bei Jugendlichen definiert sich zunächst, vergleichbar mit der erwachsenenpsychiatrischen Intensivbehandlung, über das Vorliegen von akuten Gefährdungsaspekten (Selbst-, Fremd- oder Vitalgefährdung, siehe A2/S2/G2). Zusätzlich wird die hochgradige Erregung als intensivbehandlungsbedürftig definiert. Ausschlaggebend ist die Notwendigkeit intensiver Betreuung, die konkretisiert wird über „mehrmals tägliche ärztliche Interventionen" und einer pflegerischen Betreuung und Überwachung, die einzeln oder in der Kleinstgruppe erfolgt. Bei der Vitalgefährdung explizit eingeschlossen ist die Anorexia nervosa, solange eine somatische Gefährdung konkrete Überwachungs- und Kontrollmaßnahmen erforderlich macht. Die Akutbehandlung jugendlicher Suchterkrankter ist ebenfalls in KJ3 einzustufen.

Langdauernde Behandlung Schwer- und Mehrfachkranker (KJ5)

148 Auch in der stationären kinder- und jugendpsychiatrischen Behandlung spielt dieser Behandlungsbereich eine geringe Rolle. Behandlungs- und Versorgungskonzepte sehen bei Kindern- und Jugendlichen eine so langfristige stationäre Perspektive in der Regel nicht mehr vor. Behandlungsziele wie „Verhaltenskorrektur und Vermittlung grundlegender lebenspraktischer und sozialer Fertigkeiten" erscheinen nicht mehr zeitgemäß. Der institutionelle Bezug auf „Langzeitbehandlungsstationen" lässt sich in der Praxis nicht mehr finden. Die Hinweise auf aktuelle Prüfmaßstäbe sind auch hier zu beachten.

Eltern-Kind-Behandlung (KJ6)

149 Eltern-Kind-Behandlung spielt in der Kinder- und Jugendpsychiatrie naturgemäß eine große Rolle. Einige Einrichtungen führen (Spezial-)Stationen, die sich diesem Schwerpunkt widmen. Die (gestörte) Interaktion zwischen Kind und Bezugsperson(en) muss den zentralen Fokus in der Behandlung darstellen. Gleichzeitig liegt der Behandlungsfokus nach den Eingruppierungsempfehlungen allerdings weiter auf der Erkrankung des Kindes, zu deren Besserung die Mitaufnahme der Bezugsperson (im Sinne einer Begleitperson) indiziert ist. Vom Wortlaut nicht unbedingt umfasst zu sein scheint die gleichzeitige (stationäre) Behandlung von Kind und Elternteil, wie sie manche Behandlungskonzepte vorsehen. Dafür spricht auch der abgebildete Betreuungsaufwand, der deutlich geringer ausfällt, als er bei der unbegleiteten Behandlung von Kindern definiert wird (siehe dazu Kap. 5.3). Zulässig ist die Einstufung auch für Jugendliche mit tiefgreifenden Entwicklungsstörungen.

Tagesklinische Behandlung (KJ7)

Der Behandlungsbereich ist grundsätzlich bei allen teilstationären Behandlungen von Kindern und Jugendlichen einzustufen. Hierbei ist unerheblich, ob sie in der Tagesklinik oder integriert auf der Station stattfindet. Weitere Einstufungsvoraussetzungen sind nicht zu prüfen.

Fraglich ist, inwieweit der besondere Personalaufwand, den die Richtlinie für die Behandlung von Kindern einschätzt, im undifferenzierten teilstationären Behandlungsbereich abgebildet ist. Gleiches könnte auch, analog zu der Diskussion in der erwachsenenpsychiatrischen Tagesklinikbehandlung, für die Jugendlichen mit Direktaufnahme gelten.

Stationsäquivalente Behandlung (KJ9)

Für die stationsäquivalente Behandlung in der Kinder- und Jugendpsychiatrie wurde ebenfalls ein Behandlungsbereich definiert. Es wurden noch keine Mindestvorgaben und auch keine weiteren Einstufungsvoraussetzungen festgelegt (siehe A9/S9/G9).

2.3 Minutenwerte und strategische Fragestellungen der Patienteneinstufung

Die für die Behandlung festgelegten Minutenwerte gehen aus Anlage 1 der PPP-RL hervor. Sie definieren die Höhe der Mindestvorgaben in den Berufsgruppen. Die Einstufung in die Behandlungsbereiche hat damit entscheidenden Einfluss auf die (ab 2022 sanktionsbehaftete) Nachweisverpflichtung und Einhaltung der Mindestvorgaben. Gleichzeitig ergeben sich aus den nachzuweisenden Minutenwerten auch Anhaltspunkte für die notwendige Ausstattung mit therapeutischem Personal. In der vergleichenden Betrachtung der Minutenwerte muss der Einfluss auf die Nachweishöhe genauso berücksichtigt werden wie mögliche Budgetauswirkungen. Besondere Schwierigkeiten im Sinne dieser Abwägung entstehen bei Personalknappheit, bei der einerseits die Nachweishöhe zum Risiko werden könnte, andererseits aber auch Argumente zur Finanzierung von (Mehr-)Personal dringend benötigt werden. Auch für die Verteilung zwischen den Berufsgruppen sind die Einstufungen relevant. Es gibt Einstufungen, bei denen in Summe höhere Minutenwerte definiert sind (z. B. Intensivbehandlung). Andere Einstufungen sind in der Gesamthöhe der Minutenwerte vergleichbar, unterscheiden sich aber im Berufsgruppen-Mix teilweise erheblich.

Bei der Einstufung in die Behandlungsbereiche besteht teilweise Ermessensspielraum. Es empfiehlt sich, eine möglichst realistische Abbildung – im Sinne der Einstufungskriterien und des notwendigen Personaleinsatzes – zu verfolgen. Geht es um Interpretationsspielräume zwischen zwei oder mehreren Behandlungsbereichen, sind deswegen zwei Fragen zu bedenken: Wie viel Personal (bzw.

welchen Berufsgruppen-Mix) benötige ich zur Behandlung dieser Patienten? Wie viel Personal (bzw. welchen Berufsgruppen-Mix) kann ich nachweisen?

155 Insbesondere in der Übergangszeit, in der die Mindestpersonalvorgaben noch nicht vollumfänglich erfüllt werden müssen, ist im Rahmen des Ermessens von einer defensiven Einstufungsstrategie eher abzuraten. Wichtiger ist es, ein realistisches Bild der Nachweisverpflichtung und des eigenen Erfüllungsgrads zu erzeugen und dieses in Forderungen gegenüber den Krankenkassen umzusetzen. Das größere Risiko besteht zukünftig darin, die Nachweisverpflichtung unterschätzt zu haben. So kann eine defensivere Einstufung dazu führen, dass sich bei deren Überprüfung eine höhere Nachweisverpflichtung ergibt (siehe Kap. 11.2).

156 Mit diesen Überlegungen als Grundlage werden im Folgenden die Unterschiede zwischen den Minutenwerten der Behandlungsbereiche herausgestellt, um die Entscheidungsfindung innerhalb der Ermessensgrenzen zu unterstützen.

2.3.1 Erwachsenenpsychiatrie

157 Die Zuordnung zu den Bereichen ist nicht bei allen Patienten eindeutig. Die Minutenwerte unterscheiden sich zwischen Allgemeiner Psychiatrie (A) und Abhängigkeitskranken (S) in Summe nur unwesentlich. Ärztlich und psychologisch ergeben sich etwas höhere Minutenwerte im Bereich S. Größer sind die Unterschiede zwischen den Spezialtherapeuten, die in den A-Bereichen höhere Minutenwerte zugewiesen bekommen, und der Sozialarbeit, die in den S-Bereichen höher liegt. In der Gerontopsychiatrie (G) sind für die Pflege deutlich höhere Minutenwerte definiert. Etwas geringer liegen sie bei den Ärzten.

158 Innerhalb der Spezialbereiche ist die Unterscheidung zwischen *Regel-* und *Intensivbehandlung* hinsichtlich der Minutenwerte besonders relevant. Im ärztlichen Bereich sind erkennbar höhere Minutenwerte definiert, in der Pflege bedeutet die Unterscheidung (in A und S) fast eine Verdopplung der Minutenwerte. Bei den Spezialtherapeuten und Psychologen sind die Minutenwerte teilweise etwas geringer angesetzt, allerdings im Vergleich unwesentlich. Insbesondere die Frage des ärztlichen und pflegerischen Personalbedarfs wäre bei unklarer Einstufung ausschlaggebend.

159 Ermessensspielraum ergibt sich auch zwischen A1 (*Regelbehandlung*) und A7 (*Psychotherapeutische Komplexbehandlung*). Die Minutenwerte unterscheiden sich in Summe kaum, zwischen den Berufsgruppen allerdings deutlich. So liegen in der A7 die ärztlichen Minuten etwas höher und die der Psychologen deutlich höher. Die Vorgabe für die Pflege liegt deutlich unter den Vorgaben der A1. Es sollte folglich bei Erfüllen der (leistungsmäßigen) Mindestvorgaben der A7 über-

prüft werden, ob das Behandlungskonzept sowie die personelle Ausstattung zu dieser berufsgruppenbezogenen Verteilung passen.

In der Frage der Einstufung von Regelbehandlung in der Tagesklinik (Direktaufnahme oder Akuttagesklinik) sind die Minutenwerte unbedingt zu berücksichtigen. Höher liegen die Werte in der A1 in den Berufsgruppen der Ärzte und der Pflegekräfte. In der Pflege ergeben sich die großen Unterschiede auch aus den zugrundeliegenden Behandlungstagen. In regulären Tageskliniken ist kritisch zu überprüfen, ob die Vorgaben an fünf Behandlungstagen überhaupt erfüllbar sind. Es empfiehlt sich vor diesem Hintergrund, die Abwägung (A1 in der Tagesklinik) aus dem PPP-RL-Nachweis herauszuhalten und den Mehraufwand (z. B. für Direktaufnahmen in die Tagesklinik) isoliert in den Budgetverhandlungen zu thematisieren.

2.3.2 Psychosomatik

Die Minutenwerte der Behandlungsbereiche mit Komplexbehandlung (P2/P4) liegen in allen Berufsgruppen höher als in P1/P3. Besonders deutlich sind die Unterschiede bei den Ärzten und Psychologen. Einrichtungen sollten zunächst überprüfen, ob ihre Personalausstattung zum Nachweis der höheren Mindestvorgaben von P2 bzw. P4 ausreicht. Für die Psychosomatik gelten besondere Übergangsregelungen – für die Budgetverhandlung sollte sich daraus auch ein Anspruch auf Erhöhung der Personalausstattung ableiten lassen, sollten die Vorgaben nicht erfüllbar sein. Wenn kein struktureller Personalmangel besteht, scheint in der Übergangsphase die Komplexbehandlung strategisch vorteilhaft zu sein.

In den tagesklinischen Bereichen, in denen die Minutenwerte genau denen der vollstationären Bereiche entsprechen, ist zu beachten, dass bei weniger Behandlungstagen effektiv mehr (Pflege-)Personal nachzuweisen ist.

Bei der Steuerung und in Betrachtung der Minutenwerte in der Psychosomatik sollte nicht in Vergessenheit geraten, dass einige psychosomatische Einrichtungen keine Versorgungsverpflichtung haben und deswegen die nachzuweisenden Minutenwerte um 10 Prozent zu reduzieren sind (§ 6 Abs. 6)

2.3.3 Kinder- und Jugendpsychiatrie

In der Kinder- und Jugendpsychiatrie begrenzen die Altersvorgaben die Interpretationsspielräume bei der Einstufung. Bei der Behandlung von Kindern ist zu beachten, dass für die Eltern-Kind-Behandlung (KJ6) wesentlich weniger Minuten für den Pflege- und Erziehungsdienst definiert werden als für die Regelbehandlung. Inhaltlich scheint das in der Betreuung durch die mitaufgenommenen Bezugspersonen begründet zu liegen. Kritisch zu hinterfragen ist aber, ob sich das mit dem Personalbedarf in der Behandlungsrealität deckt.

Patienteneinstufung (Behandlungsbereiche)

165 In der Behandlung von Jugendlichen ergeben sich Unterschiede, analog zur Erwachsenenpsychiatrie, zwischen Regel- und Intensivbehandlung in den pflegerischen und ärztlichen Mindestvorgaben. Entsprechende Abwägungen mit besonderem Blick auf den Aufwand dieser beiden Berufsgruppen sind zu unternehmen – die grundsätzlichen strategischen Hinweise zur Patienteneinstufung dabei zu berücksichtigen.

3 Fachbereiche
3.1 Erwachsenenpsychiatrie

Prof. Dr. Arno Deister

Die Richtlinie des G-BA zur Personalbemessung wird auf die Einrichtungen der Erwachsenenpsychiatrie massiven Einfluss nehmen. Wie auch in den anderen Bereichen der psychiatrischen Fachgebiete machen auch hier die Personalkosten den mit Abstand größten Anteil an den Gesamtkosten aus. Veränderungen der Personalbemessung haben deshalb sehr direkte Auswirkungen auf strukturelle, ökonomische und organisatorische Aspekte. Auch fachliche Aspekte werden davon nicht unberührt bleiben.

3.1.1 Strukturelle Auswirkungen

Die Erwachsenenpsychiatrie leidet seit Langem zum einen an einer zu geringen Personalausstattung, zum anderen aber auch – insbesondere in den Bereichen der Pflege und bei den Ärzten – unter ausgeprägtem Fachkräftemangel. Gleichzeitig steigen die Anforderungen und Erwartungen der Patienten an die Versorgung. Die notwendige inhaltliche Weiterentwicklung der letzten 30 Jahre in der Psychiatrie und Psychotherapie führt ebenfalls zu einem massiv erhöhten Personalbedarf, der aufgrund der strukturellen Besonderheiten der Psych-PV nicht zu einer Anpassung der Personalbesetzung geführt hat. Dies gilt in besonderer Weise (aber nicht nur) für psychotherapeutische Leistungen.

Die Richtlinie des G-BA schreibt organisatorische Strukturen, die aus der Entstehungszeit der Psychiatrie-Personalverordnung vor 30 Jahren stammen, fort. Die prognostizierte Erhöhung der PPP-RL gegenüber der Psych-PV über alle Kategorien hinweg wird 5 Prozent nicht überschreiten. Dieser Veränderungsbetrag muss in Bezug dazu gesetzt werden, dass aufgrund der genannten strukturellen Besonderheiten der Psych-PV in den letzten 30 Jahren eine Angleichung der Budgets an die Veränderungen der Versorgung nur in äußerst geringem Maß erfolgt ist. Letztlich erfolgte lediglich ein Ausgleich bei Steigerungen der Fallzahlen. Die verkürzte Verweildauer und die veränderten Behandlungsansätze wurden dabei ebenso wenig wirksam wie Verschiebungen in der Personalstruktur. Auch das in Deutschland vorherrschende fragmentierte Versorgungssystem der Kostenträger und der Versorgungsanbieter wird durch die Richtlinie für die Psychiatrie nicht nur nicht überwunden, sondern langfristig zementiert. Die in der Richtlinie vorgesehenen Sanktionen können darüber hinaus die Existenz einzelner Institutionen, aber auch die Versorgung insgesamt massiv gefährden.

Die Einführung innovativer Versorgungsstrukturen mit einem bedarfsorientierten, sektoren- und settingübergreifenden Ansatz wird durch die strukturellen direkten und indirekten Vorgaben der Richtlinie im Ansatz erstickt. Die in diesen

Versorgungsformen üblichen veränderten Strukturen – insbesondere das Ersetzen klassischer diagnosebezogener Stationsstrukturen durch eine teambasierte Organisationsstruktur – lässt sich in der Richtlinie nicht sinnvoll abbilden. Das Risiko, rein rechnerisch Mindestbesetzungen zu unterschreiten, steigt in diesen modellhaften Versorgungsformen deutlich an. Hier zeigt sich in besonderer Weise, dass die beschriebene Mindestbesetzung nicht geeignet ist, eine ausreichende Qualität der Versorgung zu sichern.

3.1.2 Ökonomische Auswirkungen

170 Für die Einrichtungen der Erwachsenenpsychiatrie bestehen in der Folge der Richtlinie umfassende finanzielle Risiken, die die Versorgung massiv gefährden können. Maßgeblich für die Höhe der Jahresbudgets der einzelnen Institutionen bleibt weiterhin die Bundespflegesatzverordnung (BPflV) in der jeweils gültigen Version. Die Richtlinie des G-BA bildet hier nur einen – wenn auch wesentlichen – Aspekt, der bei den Verhandlungen über das jeweilige Budget berücksichtigt werden muss, ab. Gemäß § 3 Abs. 3 Satz 5 BPflV müssen die Anforderungen der Richtlinie zur Ausstattung mit dem für die Behandlung erforderlichen therapeutischen Personal sowie eine darüber hinausgehende erforderliche Ausstattung mit therapeutischem Personal berücksichtigt werden. Daneben stehen u. a. Veränderungen von Art und Menge der Leistungen des Krankenhauses, Veränderungen von Art und Menge der krankenhausindividuell zu vereinbarenden Leistungen (einschließlich regionaler oder struktureller Besonderheiten in der Leistungserbringung), Kostenentwicklungen sowie Verkürzungen von Verweildauern, Ergebnisse von Fehlbelegungsprüfungen und Leistungsverlagerungen (z. B. in die ambulante Versorgung) und die Ergebnisse des leistungsbezogenen Vergleichs.

171 Ganz grundsätzlich besteht für die Institutionen der Erwachsenenpsychiatrie ein relevantes Kosten- und Budgetrisiko darin, dass die Kliniken gesetzlich zur Sicherstellung einer leitliniengerechten Versorgung verpflichtet sind, in der Richtlinie jedoch lediglich eine Mindestbesetzung definiert wird, bei deren Unterschreitung die Sicherheit der Patienten gefährdet wäre. Die erforderliche Personalbemessung für eine leitliniengerechte Versorgung und die so definierte Mindestmenge unterscheiden sich definitionsgemäß signifikant voneinander. Die Finanzierung der Personalressourcen, die zusätzlich zu den Mindestmengen erforderlich sind, ist gesetzlich nicht eindeutig vorgegeben bzw. gesichert. Darüber hinaus gelten die Vorgaben der Richtlinie allein für das therapeutische Personal, das im stationären Bereich (voll- und teilstationär) eingesetzt ist – und hier auch nur für den Tagdienst. Bereitschaftsdienste, über den eigentlichen therapeutischen Bereich hinausgehende sowie ambulante Maßnahmen durch das Krankenhaus und im Krankenhaus sind nicht von der Richtlinie erfasst. Die für den ambulanten Bereich eingesetzten Personalressourcen müssen deshalb vor den für die Einhaltung der Mindestbesetzung maßgeblichen Berechnungen ausgegliedert werden. Dabei ergibt sich die grundlegende Gefahr, dass – zur Sicherstellung einer Ein-

haltung der Vorgaben für den stationären Bereich – die Personalbesetzung für den ambulanten Bereich zu niedrig eingeschätzt bzw. reduziert wird. Dies würde gleichzeitig zu einer Leistungsminderung in den ambulanten Bereichen und damit zu einer inhaltlichen Verschlechterung der Versorgung führen.

Die mit Abstand gravierendsten ökonomischen Auswirkungen werden sich durch die in der Richtlinie vorgegebenen Sanktionsmaßnahmen ergeben. Diese sind in der seit dem 1.1.2021 geltenden Version der Richtlinie aufgenommen. Dabei ist es von besonderer Bedeutung, dass die Sanktionsmaßnahmen rückwirkend für das jeweilige Quartal gelten. Damit ist eine Reaktion auf den dann eintretenden rückwirkenden Vergütungsausschluss nicht mehr sinnvoll möglich. Verschärft werden die Sanktions- und Durchsetzungsmaßnahmen dadurch, dass über eine Rückzahlung evtl. nicht oder nicht adäquat eingesetzter Budgetmittel hinaus Strafzahlungen erfolgen, die bis zum Dreifachen der jeweils nicht erbrachten Leistungen gehen können. Hintergrund ist die Tatsache, dass die Berechnung der Höhe der Sanktionsmaßnahmen auf der Basis der nicht erbrachten Leistungen erfolgt, die Sanktionszahlungen jedoch anteilig am gesamten Budget einer Einrichtung ausgerichtet sind.   **172**

3.1.3 Organisatorische Auswirkungen

Die tatsächliche personelle Besetzung in den einzelnen Organisations- und Leistungsbereichen bzw. Stationen wird zukünftig sehr viel stärker als bisher nicht von fachlich-inhaltlichen Aspekten, sondern in erster Linie von dem Blick auf die möglichst zuverlässige Einhaltung der quartalsbezogenen personellen Mindestbesetzung geprägt sein. Es wird in der Realität der klinischen Versorgung kaum möglich sein, frühzeitig abzuschätzen, ob am Ende des jeweiligen Quartals die erforderliche Mindestbesetzung eingehalten werden wird – oder eben nicht. Dies bedeutet, dass schon sehr früh in einem Quartal darauf geachtet werden muss, einen „Sicherheitsabstand" einzuhalten, um bei Veränderungen der Personalbesetzung, die vorher nur schwer abzuschätzen sind, kein Risiko einer Sanktionsmaßnahme einzugehen. Krankenhäuser werden damit in Zukunft wesentlich weniger organisatorischen (und strukturellen) Spielraum zur Sicherstellung der für die jeweilige Region notwendigen Versorgung haben.   **173**

Bei tatsächlicher oder drohender Nicht-Einhaltung der Mindestvorgaben wäre es eine der Möglichkeiten, Leistungen zu reduzieren, um damit die Berechnungsbasis für die Mindestbesetzungen ebenfalls zu reduzieren. Dies würde jedoch zu einer gravierenden Gefährdung der gemeindenahen Versorgung von Menschen mit psychischen Erkrankungen führen. Insbesondere den von einer schweren psychischen Erkrankung betroffenen Patienten wäre damit eine adäquate Versorgung in der Region versagt. Ein Wechsel in ein anderes, in der Nähe gelegenes psychiatrisches Krankenhaus wäre in vielen Fällen aus geografischen Gründen nicht möglich. Darüber hinaus würde ein Krankenhaus außerhalb der zuständigen   **174**

Region sich wohl kaum in der Lage sehen, zusätzliche Patienten aufzunehmen, da hierdurch das Risiko, die Mindestbesetzung nicht einzuhalten, ebenfalls erhöht würde. Es erscheint schon jetzt sicher, dass der Aufwand für die Dokumentation von erbrachten Leistungen und vor allem der jeweiligen (tages- und stationsbezogenen) Personalbesetzung deutlich zunehmen wird. Es besteht die Gefahr, dass das dafür erforderliche Personal der direkten Versorgung der Menschen mit psychischen Erkrankungen entzogen wird.

3.1.4 Fachliche Auswirkungen

175 Die hier beschriebenen strukturellen, ökonomischen und organisatorischen Auswirkungen werden direkte Folgen für den fachlichen Bereich haben. Die seit Jahrzehnten etablierten gemeindepsychiatrischen Versorgungsstrukturen, die Übernahme von therapeutischer und rehabilitativer Verantwortung für die Menschen mit psychischen Erkrankungen in der Region sowie die Möglichkeiten von Versorgungsformen, die nicht an den bestehenden Strukturen, sondern an dem jeweils konkreten Bedarf der Menschen ausgerichtet sind, werden mit großer Wahrscheinlichkeit durch die Bestimmungen der Richtlinie eingeschränkt werden. Dies ist umso problematischer, weil auch aktuelle gesundheitspolitische Entscheidungen nicht geeignet sind, zukunftsfähige Strukturen für die Psychiatrie und Psychotherapie zu sichern. Es wird deshalb dringend erforderlich sein, die Richtlinie dahingehend weiterzuentwickeln, dass eine Ausrichtung an den Bedürfnissen und dem Bedarf der Menschen mit psychischen Erkrankungen erfolgen kann. Konzepte dafür liegen vor – es wird eine politische Entscheidung sein, diese auch umzusetzen.

3.2 Kinder- und Jugendpsychiatrie

Dr. Marianne Klein

176 In Deutschland gibt es 162 (teil-)stationäre Einrichtungen der Kinder- und Jugendpsychiatrie und -psychotherapie (KJPP) mit 6.554 vollstationären und 3.375 tagesklinischen Plätzen.[25] Die stationsäquivalente (aufsuchende) Behandlung, die in ihrer Intensität vollstationärer Krankenhausbehandlung entspricht, ist als „junges" Angebot erst an wenigen KJPP-Kliniken realisiert (z. B. ZfP Südwürttemberg), auch wenn es zunehmend Länderinitiativen, wie z. B. in Baden-Württemberg, gibt, die die Etablierung dieser sehr patientenorientierten Behandlungsform fördern. Die Krankenhauslandschaft für KJPP ist sehr vielfältig – von Fachkliniken über Abteilungspsychiatrien bis hin zu Universitätskliniken. In der Regel ist einer Klinik für KJPP eine kinder- und jugendpsychiatrische Institutsambulanz angegliedert. Die

---

25 Statistisches Bundesamt: Grunddaten der Krankenhäuser 2018. Fachserie 12, Reihe 6.1.1. 2020. Online: https://www.destatis.de/DE/Themen/Gesellschaft-Umwelt/Gesundheit/Krankenhaeuser/Publikationen/Downloads-Krankenhaeuser/grunddaten-krankenhaeuser-2120611187004.pdf?__blob=publicationFile [abgerufen am 17.3.2021].

mittlere Klinikgröße liegt bei etwa 50 Betten, die mittlere Tagesklinikgröße bei 14 Plätzen.[26] Die Streuung ist breit – von 12 bis 388 Betten pro Klinik und 6 bis 44 Plätzen pro Tagesklinik. Im Vergleich zur Erwachsenenpsychiatrie sind die Stationsgrößen mit 10 bis 12 Betten kleiner, die Stationen werden je nach Konzept entweder altersdifferenziert (Kinder/Schulkinder/Jugendliche) oder altersgemischt geführt. Akutbehandlungen und Behandlungen gegen den Willen mit Unterbringungsbeschluss werden entweder inkludiert in offenen Regelstationen, in fakultativ geschlossenen Regelstationen (im Bedarfsfall wird entweder die gesamte Station oder ein Teilbereich der Station geschlossen) oder in Kriseninterventionsstationen durchgeführt, die im Ausnahmefall auch als dauerhaft geschlossene Stationen konzipiert sein können. Für die Behandlung von Kindern und Jugendlichen mit Intelligenzminderung und interventionsbedürftiger Verhaltensstörung und für junge Menschen mit Suchtmittelerkrankungen gibt es in einigen Einrichtungen der KJPP spezialisierte Stationen oder Tageskliniken. Diese Personengruppen werden darüber hinaus aber auch in den übrigen stationären Angeboten der KJPP versorgt. Vereinzelt gibt es auch andere spezialisierte Stationen, deren Ausrichtung diagnose- und/oder therapiemethodenspezifisch ist. Als Beispiele seien Stationen mit DBT-A-Behandlungssetting (Dialektisch Behaviourale Therapie für Adoleszente[27]), Eltern-Kind-Stationen oder Familientageskliniken genannt.

Seit Anfang der 1990er-Jahre hat sich die KJPP-Kliniklandschaft auch unter der personellen Maßgabe der Psych-PV[28] weiterentwickelt und wie oben beschrieben ausdifferenziert. Durch die Psych-PV wurde es in der KJPP möglich, psychotherapeutische, systemische, fachtherapeutische und pflegerisch-pädagogische Arbeit mit mehr Zeitkontingent und damit patientenorientierter abzubilden. Das multiprofessionelle Arbeiten wurde gefördert und für das synergetische Zusammenwirken der Berufsgruppen zum Wohle des Patienten war mehr Zeit vorhanden, was die Voraussetzung für höhere Behandlungsqualität schuf. Aufgrund verschiedener Ursachen ist jedoch die Schere zwischen refinanzierter Personalausstattung und der Notwendigkeit von Personal für die Deckung der Behandlungsbedarfe der Patienten über die letzten drei Jahrzehnte seit Einführung der Psych-PV aufgegangen. Beispielhaft seien hier genannt:

- **Fortschritte in der Behandlung**, wie z. B. vermehrtes Wissen über intensive Psychotherapie, stärkere Einbindung von Eltern in Therapiemaßnahmen z. B. bei Störung des Sozialverhaltens oder ADHS
- Gestiegene **Dokumentationspflichten** zur Kostensicherung und Qualitätssicherung

---

26 BAG KJPP: Erhebung zum bundesweiten anonymisierten Tagesklinikvergleich 2016. Verbandsinterne Statistik.
27 von Auer u. a.: Zehn Jahre Erfahrung mit der Dialektisch-Behavioralen Therapie für Adoleszente (DBT-A) unter stationären Bedingungen – die Station Wellenreiter. In: Zeitschrift für Kinder- und Jugendpsychiatrie und Psychotherapie 43/2015, S. 301–315.
28 Kunze/Kaltenbach: Psychiatrie-Personalverordnung: Textausgabe mit Materialien und Erläuterungen für die Praxis. 1992.

- Gestiegene **gesetzliche Anforderungen**, wie z. B. Sicherstellung der Patientenrechte, Veränderungen im Kindschaftsrecht mit doppelter Aufklärungs- und Beteiligungspflicht bei geschiedenen und gleichermaßen sorgeberechtigten Eltern
- **Arbeitsrechtliche oder tarifliche Veränderungen**, wie z. B. Anrecht auf Fort- und Weiterbildung in der Arbeitszeit

178 Die Einführung eines neuen Entgeltsystems für die Psychiatrie, Kinder- und Jugendpsychiatrie und Psychosomatik wurde durch die KJPP seit den ersten gesetzlichen Änderungsbestrebungen der Krankenhausfinanzierung im Bereich des § 17d KHG aktiv unterstützt. Hintergrund war, dass auch aus fachlicher Sicht durchaus die Notwendigkeit gesehen wurde, gute Behandlungskonzepte (die meist auf einer auch ausreichenden Personalausstattung fußen) finanziell besser zu vergüten, und so innovative Behandlungen in der KJPP auch zu befördern. Ziel einer Veränderung der bisherigen BPflV aus fachlicher Sicht musste also sein, die Personalbemessung für eine leitliniengerechte und qualitative Behandlung von psychisch kranken Kindern und Jugendlichen nachzusteuern und zu verbessern. Bereits die Entwicklung des PEPP-Systems hat aber gezeigt, dass auch für den Bereich der Psychiatrie der aus der Somatik bekannte Fehler begangen wurde, Einzelleistungen zu vergüten und damit generell Verweildauern zu verkürzen – was damals einer der universellen Lösungsvorschläge der Politik war. Nach massiven Protesten konnte diese Fehlentwicklung zwar gestoppt werden, jedoch hat der Aufschub, der auch in der PPP-RL mündete, nicht wirklich die von Fachleuten erhoffte Verbesserung erbracht. So ist es ein Euphemismus, dass die PPP-RL mit „verbindlichen Mindestvorgaben für die Ausstattung der stationären Einrichtungen mit dem für die Behandlung erforderlichen Personal" einen „Beitrag zu einer leitliniengerechten Behandlung" leistet (§ 1 Abs. 1). Die PPP-RL beschreibt Untergrenzen für berufsgruppenbezogene Personalmindestvorgaben auf Einrichtungsebene, die bei Unterschreitung sanktioniert werden, und ist somit in Wahrheit ein Sanktionierungsinstrument bei Unterschreitung von Mindestpersonalvorgaben. Die Intention der Modernisierung der Personalbemessung wurde bisher nicht erfüllt. Vorschläge zu einer neuen Personalbemessung wie durch das Plattformmodell[29] oder die Schussenrieder Tabellen 2020[30] sind bisher nicht berücksichtigt worden.

179 Die Systematik der PPP-RL kann folgendermaßen beschrieben werden: Für jedes Fachgebiet werden quartalsweise auf Einrichtungsebene mittels 14-tägig erhobener Einstufungen der Patienten in die Behandlungsbereiche (in KJPP KJ-Stufen) Mindestvorgaben für die einzelnen Berufsgruppen in Vollkraftstunden (VKS-

---

[29] Kölch u. a.: Individual and Needs-Based: The Platform-Model for Personnel Allocation in Child and Adolescent Psychiatry and Psychotherapy - A Feasibility Study. In: Zeitschrift für Kinder- und Jugendpsychiatrie und Psychotherapie. Vorabveröffentlichung v. 17.12.2020. Online: https://doi.org/10.1024/1422-4917/a000780 [abgerufen am 17.3.2021].

[30] Trüg u. a.: Schussenrieder Tabellen 2020. Online: https://www.psychiatrie-bw.de/zfp-gruppe/downloadbereich/ [abgerufen am 17.3.2021].

Mind) ermittelt. Wenn eine Klinik keine Versorgungsverpflichtung hat, also weder Notaufnahmeverpflichtung hat noch gesetzlich untergebrachte Patienten versorgt, so wird ein 10-prozentiger Abschlag an den VKS-Mind vorgenommen. Ein Aufschlag für pflichtversorgende Kliniken wäre sinnvoller, denn der erhöhte Therapie- und Betreuungsaufwand untergebrachter Patienten ist in den Minutenwerten der KJPP-Intensivkategorien KJ1 und KJ3 bei Weitem nicht mehr ausreichend abgebildet. Weiterhin wird pro Berufsgruppe die Personalausstattung im laufenden Quartal abzüglich Ausfallzeiten ermittelt und letztlich wird durch Abgleich mit den VKS-Mind der Umsetzungsgrad der Personalausstattung festgestellt. Es gilt auch zu beachten, dass in den Minutenwerten neben den klassischen Ausfallzeiten durch Urlaub, Krankheit etc. weder die Bereitschaftsdienste außerhalb der Regelarbeitszeit, Konsiliardienste, Leitungstätigkeiten (außer einige Leitungstätigkeiten der Oberärzte, s. Anlage 4 PPP-RL (Regelaufgaben)) noch Zeiten bedingt durch strukturelle und organisatorische Besonderheiten inkludiert sind. Für Letzteres sei als Beispiel genannt, dass bei einem Bewegungstherapeuten mit regelhaftem Einsatz an zwei getrennten Standorten die Fahrtzeit nicht zu den Minutenwerten der Regelaufgaben gerechnet werden darf. Die Vergütung der Ausfallzeiten und Zusatzaufwände sind in den Pflegesatzverhandlungen mit den Krankenkassen vor Ort zu verhandeln. Zu den umfassenden und detailreichen Nachweispflichten sowie zu den existenzbedrohenden Sanktionen bei Nichterfüllung der PPP-RL wird auf die Kapitel 7.1 und 10.1 verwiesen.

180 Die PPP-RL stützt sich sowohl bezüglich der Eingruppierungsempfehlungen in Behandlungsbereiche als auch bezüglich der Minutenwerte weitestgehend und bezüglich der Tätigkeitsbeschreibungen vollständig auf die Systematik und Inhalte der Psych-PV.

181 Bei den *KJ-Behandlungsbereichen* wurde KJ4 „rehabilitative Behandlung" gestrichen, eine Kategorie, die in der KJPP ohnehin kaum Verwendung fand. Für die stationsäquivalente Behandlung ist die Kategorie KJ9 neu eingeführt worden. In Anlage 2 sind die KJ-Behandlungsbereiche tabellarisch näher beschrieben und mit Beispielen hinterlegt. Lediglich die KJ9 ist nicht weiter ausformuliert und es bleibt daher in Hinsicht auf Eingruppierungsempfehlungen offen, welche Patientengruppen exemplarisch mit StäB behandelt werden können. Dies ist für die klinische Praxis günstig, da StäB als neues Angebot an den Kliniken einen Entwicklungsspielraum benötigt, um zu erproben, welche Patientengruppen in Bezug auf Störungsbild, Symptomkonstellation und Umfeldbedingungen von StäB profitieren.

182 Die *Tätigkeitsbeschreibungen* der Berufsgruppen sind fast unverändert von der Psych-PV übernommen worden. Es fehlen daher etliche Tätigkeiten, die bedingt durch Weiterentwicklung und Ausweitung der Behandlungsmethoden heutzutage täglich in der kinder- und jugendpsychiatrischen Behandlung durchgeführt werden (z. B. Skills-Training, EMDR, soziales Kompetenztraining in vielfältigen Trainingsprogrammen, Neurofeedback bei ADHS, mehr Beziehungsarbeit und

Haltgebung durch frühzeitige Intensivbetreuung als Deeskalationsmaßnahme zur Vermeidung von Zwang und Gewalt) und durch gesetzliche Neuerungen (z. B. Patientenrechtegesetz, Kinderschutz, Novellierung § 1631b BGB).

183   In der PPP-RL sind die *Minutenwerte* für die kinder- und jugendpsychiatrischen Berufsgruppen um je 5 Prozent erhöht worden. Dies ist zwar ein Zugeständnis an die veränderten Behandlungsaufwände, jedoch genügt dies bei Weitem nicht, um den oben beschriebenen Zuwachs an Tätigkeiten und Therapieaufwand zu decken. Der Stationssockel von 5.000 Minuten für Pflegefachpersonen ist aufgelöst und auf die KJ-Behandlungsbereiche der Berufsgruppe des Pflege- und Erziehungsdienstes umverteilt worden. Der Wegfall des Sockels hat den Vorteil, dass damit der Bezug auf eine reine kinder- und jugendpsychiatrische Station wegfällt und das Vergütungssystem für moderne Konzepte der KJPP offener wird. So kann eine von zwei Fachgebieten betriebene Station einfacher dargestellt werden, was für die Umsetzung moderner Konzepte wie Transitionsstationen (z. B. für Alter 16 bis 25 Jahre) oder Eltern-Kind-Stationen, in denen sowohl das Kind als auch der Elternteil psychiatrisch stationär behandelt werden (unter Anwendung des ab 2021 eingeführten OPS 9-64a: Psychiatrisch-psychotherapeutische Behandlung im besonderen kombinierten Eltern-Kind-Setting bei therapiebedürftigem Elternteil und therapiebedürftigem Kind), von erheblichem Vorteil ist. Beim Pflege- und Erziehungsdienst gelten die Minutenwerte in Tageskliniken für einen täglichen Betrieb von 10 Stunden in der 5-Tage-Woche, im vollstationären Bereich für einen 14,5-stündigen Tagdienst (inkl. 30 Minuten Übergabe mit Nachtdienst) in der 7-Tage-Woche. Der pflegerische Nachtdienst geht nicht in die Minutenwerte ein, er ist mit 10 Stunden pro Nacht (inkl. 30 Minuten Übergabe mit Tagdienst) hinterlegt. Zur Feststellung der nächtlichen Auslastung werden die durchschnittlichen Mitternachtsbestände der Stationen erfasst. Die Anfangs- und Endzeit der Tag- und Nachtdienste kann nach § 4 variieren. Es ist empfehlenswert, Anfangs- und Endzeiten für alle KJPP-Stationen möglichst einheitlich zu definieren, da ansonsten der flexible Personaleinsatz, der zur Vermeidung der Unterschreitung der Mindestvorgabe geboten ist, nicht realisiert werden kann. Im Behandlungsbereich KJ9 sind keine Minutenwerte hinterlegt, die stationsäquivalente Behandlung bleibt somit zunächst für die Ermittlung der VKS-Mind unberücksichtigt. Es ist lediglich ein Nachweis der VKS-Ist erforderlich. Da die OPS 9-801 als Strukturmerkmal Berufsgruppen differenziert aufführt und die StäB nur bei Erfüllung der Mindest- und Strukturmerkmale abrechenbar ist, sollten die Berufsgruppen nicht durch andere in der PPP-RL anrechenbare Berufsgruppen ersetzt werden (z. B. Pflegehelfer mit fünfjähriger Tätigkeit in stationärer KJPP-Krankenhausbehandlung).

184   Die für die Ermittlung der Mindestvorgabe definierten Berufsgruppen sind ebenfalls der Psych-PV entnommen (§ 5). Manche Besonderheiten sollten dabei beachtet werden. Bei den Ärzten sind die Oberärzte eingeschlossen. Da in den Regelaufgaben bei den Oberärzten auch Leitungsaufgaben beschrieben sind („Teilnahme an Leitungsbesprechungen, Bearbeitung von Anfragen und Beschwerden, Verwaltungsaufgaben"), sollte jede KJPP darüberhinausgehende Leitungsaufgaben listen

und mit Zeiten hinterlegen, damit die benötigten Vollkräfte gesondert mit den Kostenträgern verhandelt werden können. Als Beispiele für zusätzliche Leitungsaufgaben können Chefarztvertretung, Projektarbeit, Mitarbeiterführung (Mitarbeiterjahresgespräche, anlassbezogene Personalgespräche, Gespräche zur Personalentwicklung) sowie Dienst- und Einsatzplanung genannt werden. Die Gruppe der Psychologen besteht aus Diplom-Psychologen oder Master in Psychologie, Psychologischen Psychotherapeuten und Kinder- und Jugendlichenpsychotherapeuten. Der Bachelor in Psychologie ist nicht eingeschlossen und kann nach § 8 Abs. 5 nur bei entsprechender zusätzlicher Qualifikation (fünf Jahre stationäre Berufserfahrung in Psychiatrie) mit maximal 10 Prozent VKS-Mind (Begrenzung ab 2023) der Berufsgruppe Psychologe angerechnet werden. Psychotherapeuten in Ausbildung (i. A.) können nur berücksichtigt werden, wenn sie eine Vergütung ihres Grundberufs erhalten. In der KJPP wirft diese Definition Anwendungsfragen auf, denn die Grundberufe von Kinder- und Jugendlichenpsychotherapeuten i. A. variieren von Psychologie über Sozialpädagogik bis Pädagogik. Theoretisch müssten sie – dem Wortlaut folgend – bei der Anrechnung dem jeweiligen Grundberuf zugeordnet werden, was aber auch die Erfüllung von Regelaufgaben ihrer Grundberufe, die sie ja nicht leisten, zur Konsequenz hätte. In der Praxis müsste sich das darüber auflösen lassen, dass alle Kinder- und Jugendlichenpsychotherapeuten i. A. ungeachtet ihres Grundberufs wie Psychologen vergütet und so der zu ihren Regelaufgaben passenden Berufsgruppe zugeordnet würden. Bis zum Ablauf der Übergangsfrist der Psychotherapieausbildung, also bis 31.8.2032, wird es diese Abweichung des Grundberufs bei den Kinder- und Jugendlichenpsychotherapeuten noch geben.

185 Berufsgruppen nach § 5 können bei der Ermittlung der tatsächlichen Personalausstattung (VKS-Ist) gegenseitig angerechnet werden, wenn sie die Regelaufgaben der jeweils anderen Berufsgruppe erfüllen (zu den Voraussetzungen siehe Kap. 6). Aufgrund der Weiterentwicklung in den Behandlungskonzepten sind in den meisten Kliniken für KJPP keine Sprachheiltherapeuten/Logopäden mehr im Einsatz. Daher würde es auch keinen Sinn machen, eine andere Berufsgruppe nach § 5 deren Regelaufgaben übernehmen zu lassen, wenn das Behandlungskonzept der Klinik diese Regelaufgaben so gut wie nicht erforderlich macht. Von Neueinstellung, nur um die PPP-RL zu erfüllen, ist zunächst abzuraten. Bis dies in der Anpassung der Richtlinie zum 30.9.2021 oder nach der Evaluation zum 31.12.2024 nachgesteuert wird, sollte die KJPP in den sanktionsfreien Jahren den „Mut zur Lücke" haben und die Sprachheiltherapeuten bzw. Logopäden nur entsprechend des bewährten Behandlungskonzepts und damit der Versorgungsrealität der Klinik in Nachweis bringen. Zur Vermeidung von Sanktionspflichten könnten die Anrechnungsmöglichkeiten genutzt werden, um zu verdeutlichen, dass auch andere Berufsgruppen außerhalb spezieller Konzepte eine ausreichende sprachliche Unterstützung leisten können.

186 Es können Fachkräfte und Hilfskräfte außerhalb der in § 5 definierten Berufsgruppen bei der tatsächlichen Personalausstattung (VKS-Ist) in kleinen Anteilen angerechnet werden, wenn eine Qualifikation zur Erfüllung der Regelaufgaben der

Fachbereiche

Berufsgruppe vorliegt. Die Qualifikationserfordernisse können auch erfüllt sein, wenn eine mindestens fünfjährige praktische Tätigkeit in der stationären psychiatrischen oder psychosomatischen Krankenhausbehandlung nachgewiesen wird. Gerade in Zeiten des Fachkräftemangels ist dies eine hilfreiche Regelung, denn so können z. B. kompetente und langjährig erfahrene (Fach-)Pflegehelfer auch weiterhin in der stationären Patientenversorgung eingesetzt werden. Zur Sicherstellung einer fachlich hochwertigen Betreuung und Behandlung der psychisch zumeist schwer kranken Kinder und Jugendlichen und aus Gründen des Kinderschutzes muss jedoch konsequent darauf geachtet werden, Hilfskräfte nie allein ohne Begleitung durch eine Fachkraft einzusetzen.

187 Auch bei den Fachtherapeuten gibt es in der KJPP solche nicht den definierten Berufsgruppen zugehörige Beschäftigte, z. B. Tanztherapeuten, Fitness- oder Jugendsporttrainer oder Kunst- und Kreativitätstherapeuten für Kinder und Jugendliche. Einzig Ärzte dürfen nicht durch andere Berufsgruppen außer den in § 5 genannten Psychologen ersetzt werden. Es gibt (ab 2023) sinnvollerweise Höchstgrenzen, zu denen Fach- und Hilfskräfte aus anderen Berufsgruppen angerechnet werden können. Bei den Psychologen, dem Pflege- und Erziehungsdienst und den Ergotherapeuten/künstlerischen Therapeuten liegt diese bei 10 Prozent, bei den Bewegungstherapeuten/Physiotherapeuten, Sozialarbeitern/Sozialpädagogen/Heilpädagogen sowie Sprachheiltherapeuten/Logopäden bei 5 Prozent. Eine unterschiedliche Höchstgrenze zwischen den Berufsgruppen ist nicht nachvollziehbar, eine einheitliche Höchstgrenze von beispielsweise 10 Prozent wäre fachlich und für die Handhabbarkeit im Alltag sinnvoller.

188 Die vollstationäre und tagesklinische KJPP-Versorgungslandschaft besteht im Vergleich zur Erwachsenenpsychiatrie aus kleinen Kliniken mit zwei bis vier Stationen und häufig dezentralen Tageskliniken. Dies erfordert ohnehin schon eine hohe Flexibilität in der Organisation der Abläufe und des Personaleinsatzes. Die PPP-RL macht dies noch wichtiger. Als Voraussetzung für die Bewältigung der Nachweisanforderungen ist eine digitale Patientenakte „überlebensnotwendig". Ebenso sollte dringend die Telemedizin in Form von Videokonferenzen zwischen Klinikstandorten als Format für Fall-, Therapie- und Leitungsbesprechungen, aber auch für Facharztvisiten im Rahmen der Patientenversorgung auf- oder ausgebaut werden. Für diese Entwicklungen müsste sich auch die PPP-RL öffnen. Ohne die digitalen Krankenhausinformationssysteme, welche mit einem elektronischen Dienstplan zum Rechnen der Nachweise verknüpft sind, ist das „Dokumentationsmonster" der PPP-RL zumindest mittelfristig nicht zu bewältigen. Das heißt auch, dass eine enge Zusammenarbeit des klinischen Bereichs mit dem Verwaltungsbereich in Zukunft noch wichtiger wird – auf allen Ebenen: Die Nachweise müssen ressourcenschonend erbracht werden und Nachbesetzungen im Personalbereich müssen zeitnah erfolgen, um den Regelbetrieb aufrechterhalten können.

189 Die PPP-RL beschreibt lediglich Personalmindestanforderungen. Und dennoch ist zu befürchten, dass sie bei Budgetverhandlungen keineswegs als Untergrenze,

sondern als Soll-Grenze von den Kostenträgern verstanden wird. Daher ist die Einführung eines Personalbemessungsinstrumentes, welches die tatsächlich erforderlichen Behandlungsaufwände für eine leitliniengerechte Behandlung darstellt sowie die große Schnittmenge der Tätigkeiten, die von mehreren Berufsgruppen durchgeführt werden können, noch stärker berücksichtigt, aus Sicht der KJPP besonders dringlich und wichtig. Aus fachlicher Sicht ist es gut, wenn durch die PPP-RL „Geschäftsmodelle" von nicht entsprechend den Anforderungen ausgestatteten Psychiatrien sanktioniert werden. Aber in Zeiten des Fachkräftemangels wird eine leitliniengerechte Behandlung psychisch erkrankter Kinder und Jugendlicher nur möglich sein, wenn eine dynamische Multiprofessionalität mit vielen Tätigkeitsüberschneidungen im Behandlungsprozess angeboten und finanziert wird.

3.3 Psychosomatik

Daniel Roschanski, Stefan Günther

Eine psychosomatische Krankenhausbehandlung ist angezeigt, wenn ambulante Maßnahmen ausgeschöpft sind oder aufgrund der Schwere einer Störung nicht ausreichend wären. Dabei ist Psychotherapie heute bei vielen psychischen Störungen das Mittel der Wahl, entweder alleine (wie z. B. bei Essstörungen oder PTBS) oder in Kombination mit Pharmakotherapie (wie z. B. bei schweren Depressionen oder Zwangsstörungen). Psychotherapie wird dann auf Basis wissenschaftlicher Evidenz im Einzel- und Gruppensetting mit hoher Behandlungsdichte durchgeführt. Mit ihren viel intensiveren psychotherapeutischen Konzepten haben die psychosomatischen Kliniken damit effektivere und effizientere Behandlungen für diese Patientengruppen zu bieten als die Mehrzahl der psychiatrischen Regelversorger. Linderung oder Heilung der Krankheitssymptome bei schwer Erkrankten oder unter ambulanten Bedingungen therapieresistenten Patienten zu erreichen, erfordert während einer psychosomatischen Krankenhausbehandlung vor allem eine hohe Psychotherapiedosis und Behandlungsdichte.

Im Folgenden stellen wir dies exemplarisch aus kognitiv-verhaltenstherapeutischer Perspektive im Einzelnen dar: Neben eingehender Diagnostik mit Verhaltens- und Problemanalysen, Aufbau eines vertrauensvollen therapeutischen Bündnisses bei nicht selten erschwertem Beziehungsaufbau und einer ausführlichen Psychoedukation werden innerhalb weniger Wochen eine Vielzahl von Behandlungsschritten durchlaufen bzw. Therapieinhalte durchgearbeitet. Daraus lässt sich der, im Vergleich zur Psychiatrie, spürbar höhere Bedarf an Psychologen und/oder Psychotherapeuten ableiten. Individuelle Entstehungsbedingungen werden identifiziert und in ein funktionales Störungsmodell integriert, aus denen dann psychotherapeutische Interventionen abgleitet werden. Dazu gehören operante Verfahren mit Abbau symptomatischen Verhaltens sowie Aufbau alternativen Verhaltens. Dysfunktionale Denk- und Bewertungsmuster werden verändert bzw. entschärft. Expositionsübungen werden vorbereitet und therapeutenbegleitet durchgeführt bzw. nachbesprochen. Fähigkeiten der Emotionsregulation (z. B. Skills-Training, achtsamkeitsbasierte Interventionen) werden aufgebaut und systematisch angewendet. Interpersonelle Probleme, die zu psychischen Symptomen führen, werden durch Problemlösetraining und Training sozialer Kompetenzen bearbeitet. Verhaltensprotokolle und andere Hausaufgaben werden durchgehend ausgewertet. Psychotherapeutische Angehörigengespräche werden systematisch durchgeführt. Immer wieder müssen Widerstände aufgelöst und Krisen bewältigt werden, die im Rahmen intensiver psychotherapeutischer Prozesse eher Regel als Ausnahme sind. Vor Entlassung werden Maßnahmen zur Rückfallprophylaxe und zum Rückfallmanagement erarbeitet und der Abschieds- und Ablösungsprozess psychotherapeutisch begleitet.

192 Die Wirksamkeit der stationären psychosomatischen Krankenhausbehandlung ist bestens belegt. Dies liegt vor allem daran, dass die konsequente Messung von Behandlungsqualität durch etablierte Testdiagnostiken bei fast allen psychosomatischen Einrichtungen standardisierter Bestandteil des Behandlungspfades ist (und das bei jedem einzelnen Patienten). Diese Messungen werden zu Beginn, zum Ende und regelmäßig in einem poststationären Follow-Up durchgeführt und systematisch ausgewertet. Somit wäre im Übrigen bereits heute im Fachbereich der Psychosomatik ein gesetzlich verbindliches System zur direkten Bewertung der Ergebnisqualität möglich. Das heißt auch, dass es Vorgaben zur Strukturqualität, wie aktuell in der PPP-RL normiert, dem Grunde nach nicht bräuchte.

3.3.1 Berücksichtigung der PPP-RL

193 Während die Fachbereiche der Erwachsenenpsychiatrie (PSY) und Kinder- und Jugendpsychiatrie (KJP) bereits in der Psych-PV abgebildet waren und dementsprechend jahrelange Erfahrung im Umgang mit der Verordnung hatten, wurde die Psychosomatik (PSO) durch die Einführung der PPP-RL gänzlich neu in diese Systematik aufgenommen. Psychosomatische Fachkliniken und Abteilungen müssen ihre Patienten deshalb seit 1.1.2020 ebenfalls stichtagsbezogen in Behandlungsbereiche einstufen. Dafür wurden bis 1.1.2021 insgesamt vier neue Kategorien geschaffen:

- P1: Psychotherapie
- P2: Psychosomatisch-psychotherapeutische Komplexbehandlung
- P3: Psychotherapie teilstationär
- P4: Psychosomatisch-psychotherapeutische Komplexbehandlung teilstationär

3.3.2 Zu geringe Differenzierung im Fachbereich und fehlende Evidenz

194 Die vorgenommene Kategorisierung ist dabei nicht unumstritten. Zum einen ist die Differenzierung im Vergleich zu PSY (19 Bereiche) und KJP (7 Bereiche) sehr

überschaubar und wird der psychosomatischen Behandlungsvielfalt nicht gerecht. Eine differenziertere Einstufungsmöglichkeit für die psychosomatischen Patienten wäre daher – mindestens zur Steigerung der fachlichen Akzeptanz der Richtlinie – wünschenswert. Zum anderen sorgt die Zuordnung der Minutenwerte in Anlage 1 bei Experten für Unverständnis. Bei der Erstellung der Psych-PV wurden die Minutenwerte der Erwachsenenpsychiatrie und Kinder- und Jugendpsychiatrie durch Experten in einem umfangreichen Verfahren tätigkeitsbezogen ermittelt und daraus Regelaufgaben definiert. Diese Ausgangsbasis wurde für die PPP-RL genutzt und an verschiedenen Stellen angepasst. Auch wenn die Minutenwerte nicht mehr zeitgemäß sind, gab es aber immerhin zum Entwicklungszeitpunkt eine gewisse Evidenz und eine hohe fachliche Akzeptanz für die Festlegung der Minutenwerte. Für die Psychosomatik sieht es etwas anders aus: Während die Werte der Psychotherapie (P1) einfach von der entsprechenden psychiatrischen Eingruppierung (A5) abgeleitet wurden, stützen sich die Werte der Komplexbehandlung (P2) auf die Anhaltszahlen nach Heuft, wobei sie gekürzt wurden. Für 2020 gab es zudem auch noch keine Möglichkeit, teilstationäre Patienten einzugruppieren. Die entsprechenden Bereiche (P3, P4) wurden erst zum 1.1.2021 geschaffen. Die festgelegten Minutenwerte für P3 entsprechen dabei wiederum der psychiatrischen tagesklinischen Einstufung (A6). Für P4 – die tagesklinische Komplexbehandlung – wurden hingegen die gleichen Minutenwerte festgelegt, wie sie auch für die vollstationäre Komplexbehandlung gelten. Die Deutsche Gesellschaft für Psychosomatische Medizin und Ärztliche Psychotherapie (DGPM) hat in ihrer Stellungnahme zur Erstfassung der Richtlinie festgestellt, dass „die psychosomatische-psychotherapeutische Regelbehandlung [dadurch] nicht annähernd adäquat" abgebildet wird, da sich die Psych-PV immer auf die „klinisch-psychiatrische Behandlung" bezogen hat und deshalb keine geeignete Personalbemessung für psychosomatische Medizin darstellen kann. „Die Kategorie A5 stellt vielmehr den gescheiterten Versuch einer Versorgung des Patientenspektrums in der Allgemeinpsychiatrie dar, das heute überwiegend und besser in der Psychosomatik versorgt wird. Aus der Tatsache, dass in der Psychosomatik die Methode Psychotherapie ‚im Vordergrund steht', ist noch lange nicht die Einordnung der Psychosomatik in die Kategorie A5 abzuleiten [...]. Auch unter ‚Beimischung' der Kategorie A1 reicht die dadurch sichergestellte Therapiedosis für modernen leitliniengerechte, multimodale psychosomatisch-psychotherapeutische Komplexbehandlung" nicht aus.[31] Große Hoffnung liegt nun auf dem vom Innovationsfonds des G-BA geförderten Projekts zur „Überprüfung der Eignung des ‚Plattformmodells' als Instrument zur Personalbemessung in psychiatrischen und psychosomatischen Kliniken" (EPPIK), wobei im Teilprojekt psychosomatische Medizin vor allem auch moderne Behandlungscluster validiert werden sollen.

---

31 DGPM: Stellungnahme der Deutschen Gesellschaft für Psychosomatische Medizin und Ärztliche Psychotherapie (DGPM) zum Beschlussentwurf über eine Erstfassung der Personalausstattung Psychiatrie und Psychosomatik-Richtlinie (Stand 08.05.2019). 2019. Online: https://www.dgpm.de/fileadmin/Daten/Stellungnahmen_ab_2019/Stellungnahme_der_DGPM_PPP-RL_14062019.pdf [abgerufen am 14.1.2021].

Darüber hinaus wird die EPPIK-Studie eine Ist-Analyse der Personalausstattung vornehmen, prototypische Therapiepläne erstellen und damit eine Schätzung des Personalbedarfs durch Experten ermöglichen.[32]

3.3.3 Praktischer Umgang mit der Richtlinie

195 Patienten einer psychosomatischen Klinik erhalten einen differenzierten und auch intensiven Behandlungsplan, weswegen die Patienten in der Regel auch so viel Therapie erhalten, dass sie ohne Probleme in P2 (teilstationär P4) eingestuft werden können. Die Einstufung selbst hängt immer davon ab, ob die durchgeführten ärztlichen und/oder psychologischen Verfahren (z. B. Einzel- oder Gruppentherapie) mindestens drei Therapieeinheiten pro Woche umfassen und damit einer Komplexbehandlung im Sinne der OPS-Codes 9-62 oder 9-63 entsprechen. Bei weniger als drei Therapieeinheiten wird die Kategorie P1 (teilstationär P3) berechnet, was dem Code 9-607 für Regelbehandlung entspricht. Hierbei ist anzumerken, dass die Differenzierung zwischen der Einstufung in P1/3 und P2/4 alleine über die Menge der ärztlichen und psychologischen Leistung erfolgt. Der Umfang der pflegerischen Versorgung hat keinen Einfluss auf die Einstufung. Dennoch werden abhängig von der Eingruppierung auch unterschiedliche Vorgaben für die Pflege definiert.

196 Problematisch wird das Thema der Einstufung zudem dadurch, dass als Stichtag für die Aufteilung der anwesenden Patienten in die Behandlungskategorien der Stand am Mittwoch um 14:00 Uhr in ungeraden Kalenderwochen (abweichend Donnerstag, wenn der Mittwoch ein Feiertag sein sollte) verwendet werden muss. Die Auswertung hat dabei auf Ebene der jeweiligen Station zu erfolgen. Diese Daten werden anschließend zum Ausweis auf Einrichtungsebene aggregiert. Der in der Richtlinie festgelegte 14-tägige Analysezeitpunkt an einem Mittwoch führt jedoch zu einem Schiefstand im Ausweis der P-Gruppen. Psychosomatische Fachkliniken nehmen maßgeblich zur Mitte der Woche neue Patienten auf. Am Aufnahmetag um 14:00 Uhr sind nicht alle Therapiegespräche und -gruppen abgeschlossen, sodass hier seitens der Klinik keine realistische Chance besteht, die höherwertigen Kategorien (P2/4) einzustufen, da zu dem Zeitpunkt der Stichtagsbetrachtung lediglich P1/3 erfassbar ist. Der Schiefstand setzt sich – bei Betrachtung des laufenden Behandlungsabschnitts nach OPS – sukzessive zu allen weiteren Stichtagserhebungen fort, wenn Erhebungszeitpunkt und OPS-Periodizität (alle sieben Tage ab Aufnahme), wie beschrieben, zusammenfallen. Im Ergebnis werden regelhaft rund ein Drittel der Patienten in P1 eingestuft, obwohl deren Anteil im Vergleich zu den entlassenen Patienten bei nur knapp 20 Prozent liegt.[33]

---

32 G-BA: Geförderte Projekte des Innovationsausschusses zu den Förderbekanntmachungen Versorgungsforschung vom 12. Dezember 2019. 2019. Online: https://innovationsfonds.g-ba.de/downloads/media/231/Liste-gefoerderter-Projekte_VSF_FBK-2019-12-12.pdf [abgerufen am 14.1.2021].
33 Datenbasis der Schön Klinik Bad Arolsen.

Der Bezug auf die Therapie-OPS krankt offensichtlich. In der Praxis spricht vieles dafür – auch wenn die PPP-RL diese Öffnung offiziell nicht vorsieht –, Einstufungen rückwirkend vorzunehmen (z. B. in der ersten Behandlungswoche) oder auf den letzten abgeschlossenen Behandlungsabschnitt zu referenzieren. Der OPS-Katalog sieht zudem eine Öffnung für unvollständige Behandlungswochen vor, in denen die Leistungsvorgaben auch nur anteilig erbracht werden müssen. Dem Wortlaut nach betrifft das die Entlassungswoche, dem Sinn und Zweck zufolge müsste das allerdings auch für Wochen mit Feiertagen gelten. Gleichzeitig ist darauf hinzuweisen, dass die Komplexbehandlungen nach OPS auch noch weitere inhaltliche und personelle Mindestvoraussetzungen formulieren, die nicht unbedingt immer mit qualitativ-fachlichen Standards psychosomatischer Behandlung korrelieren. Die Einstufung in P1 bzw. P3 drückt damit nicht zwingend einen geringeren Leistungsumfang oder eine qualitativ schlechtere Behandlung aus.

3.3.4 Ungleichgewicht zwischen Berufsgruppen

Damit stehen den Patienten in Kategorie P2 pro Woche für die ärztliche und psychologische Versorgung in Summe 397 Minuten zu. Hinzu kommen 152 Minuten für spezialtherapeutische Angebote wie Ergo- oder Physiotherapie. Damit liegen die Mindestvorgaben für therapeutische Angebote im Tagdienst bei rund 9 Stunden pro Woche. Der Pflegeanteil beläuft sich hingegen auf 509 Minuten und ist damit fast genauso hoch wie der therapeutische Anteil. Dieses Missverhältnis ist insofern problematisch, da der pflegerische Aufwand in einer psychosomatischen Fachklinik zumeist deutlich niedriger ist als in einer psychiatrischen Einrichtung. Psychosomatische Patienten sind in der Regel wesentlich mobiler und können sich teilweise selbst versorgen. Zudem erfolgt die Medikamentenausgabe und die Speisenversorgung in psychosomatischen Fachkliniken zentralisiert ohne größere pflegerische Unterstützung.

197

Statt Pflege benötigen psychosomatische Patienten überwiegend Therapiestunden in Form von Einzel- und Gruppentherapie mit ihrem psychologischen Bezugstherapeuten. Sollten die Kostenträger eine Einhaltung der Mindestvorgaben verlangen, ohne gleichzeitig auf die besonderen Bedarfe des Fachbereichs einzugehen, hätte das weitreichende Konsequenzen. Zur Einhaltung der Minutenwerte müsste das therapeutische Personal abgebaut werden, um im Gegenzug pflegerische Mitarbeiter in großem Umfang aufzubauen. Neben der Auswirkung einer solchen Entscheidung auf die betroffenen Mitarbeiter wären auch die Patienten und mit ihnen die psychosomatische Grundversorgung in hohem Maße benachteiligt. In den Regelaufgaben der Pflegekräfte für die Psychosomatik normiert die PPP-RL unter anderem Aufnahmegespräche, Sozialanamnese, Familientherapie und Stationsorganisation. Dies ist nur ein Auszug dessen, was in psychosomatischen Einrichtungen nicht von der Pflege, sondern in der Regel von Psychologen abgedeckt wird. Sinnvoll wäre, hier v. a. eine Anrechenbarkeit zwischen den Berufsgruppen Pflege und Psychologen zu schaffen, die bislang aber in § 8 Abs. 3 explizit

198

ausgeschlossen ist. Die wichtigen Aufgaben, die Pflegefachkräfte auch in psychosomatischen Einrichtungen ausüben, sollen damit in ihrer Bedeutung nicht relativiert werden – der Umfang, in dem die Berufsgruppe nachgewiesen werden soll, ist allerdings weit von den Realitäten und den fachlichen Notwendigkeiten entfernt. Sollte es in 2021 keine umfassende Veränderung zur Abbildung der Versorgungsrealität in psychosomatischen Fachkliniken und Abteilungen geben, zeichnet sich ab, dass sich die Personaleinsatzplanung künftig vermehrt an den Mindestpersonalvorgaben und nicht mehr an bestehenden, nachweislich hochwirksamen Therapiekonzepten orientieren kann – um harte wirtschaftliche Sanktionen zu vermeiden. Eine Flexibilisierung der Anrechenbarkeit von Berufsgruppen und eine Überarbeitung der Minutenwerte und Regelaufgaben könnte dies leicht ändern. Gegenwärtig existieren die Minutenwerte für die psychosomatischen Fachkliniken lediglich als Richtvorgabe, ihre Nichteinhaltung wird bis 2022 nicht sanktioniert. Um die ermittelten Mindestvorgaben dennoch bei der individuellen Planung und Vorbereitung – und auch im Hinblick auf die Identifikation von Weiterentwicklungsbedarfen – verwenden zu können, ist der Auf- und Ausbau der Controllinginstrumente unbedingt notwendig. Sollte es keine Veränderungen geben und harte Sanktionen drohen, wäre ein Klinikbetreiber immerhin gezwungen, Konsequenzen zu ziehen: Um die Vorgaben zu erfüllen, müssten dann so viele Behandlungsplätze gestrichen werden, bis die Minutenwerte, inklusive der zulässigen Anrechenbarkeit innerhalb der Berufsgruppen, wieder als erfüllt gelten.

3.3.5 Absehbare Konsequenzen

199 Für die Schön Klinik Bad Arolsen würden sich nach dieser Analyse folgende Konsequenzen ergeben: Von den 290 Betten müssten bei überwiegender, realitätsnaher Einstufung der Patienten in P2 ungefähr 74 Behandlungsplätze gestrichen werden, um die Mindestvorgaben einhalten zu können. Das entspricht jedem vierten Behandlungsplatz. Bei einer Einstufung der Patienten in P1 verringert sich diese Anzahl auf 45 Behandlungsplätze. Wesentlich getrieben ist das Ergebnis dieser Analyse von der realitätsfernen, viel zu hohen Personalvorgabe für den Pflegedienst. Insgesamt würde sich durch die zwangsläufige Verknappung des Angebots die Problematik langer Wartezeiten auf Therapieplätze und unnötig verlängerter Behandlungsdauern – mit dem Risiko von empfindlichen Kürzungen nach Prüfung durch den Medizinischen Dienst (MD) – in unverantwortlicher Art und Weise verschärfen. Nicht zu unterschätzen ist zudem der Effekt auf die Berufsgruppen, die im Vergleich zur Mindestvorgabe deutlich übererfüllt werden. Dieser theoretische Überhang im Vergleich zur Richtlinie müsste zur leitliniengerechten Behandlung individuell mit den Kostenträgern vereinbart werden. So beschäftigt alleine die Schön Klinik Bad Arolsen gegenüber der PPP-RL mehr als 32 Vollkräfte an Psychologen und Psychotherapeuten „zu viel". Der Abbau von

Behandlungsplätzen führt aber zwangsläufig auch dazu, dass weniger Mitarbeiter dieser Berufsgruppen in den Kliniken beschäftigt werden könnten.

Umgekehrt würde der Versuch, die Anzahl an Behandlungsplätzen unverändert aufrecht erhalten zu können, dazu führen, dass die – im Vergleich zu den Mindestvorgaben der PPP-RL – zu gering ausgestatteten Berufsgruppen (teilweise deutlich) aufgebaut werden müssen. Sollte dies trotz Fachkräftemangel möglich sein, sind auch diese Kosten in den örtlichen Budgetverhandlungen einzubringen – mit vermutlich eher mäßiger Aussicht auf Erfolg aufgrund der deutlichen Überbesetzung anderer Berufsgruppen.   200

3.3.6 Berücksichtigung der Versorgungsrealität

Sinnvoller erscheinen daher Mindestvorgaben, die sich an der tatsächlichen Versorgungsrealität in psychosomatischen Einrichtungen orientieren und die bisher schon gute Behandlungsqualität garantiert haben. Der zentrale Baustein der Behandlung in einer psychosomatischen Fachklinik ist nun mal die hoch frequentierte, vielfältig und differenziert ausgestaltete Psychotherapie, erbracht in Einzel- und Gruppensitzungen. Sie umfasst weniger pflegerische Therapieangebote. Neben der Tatsache, dass die in der Richtlinie verwendeten Minutenwerte nicht die tatsächlichen Behandlungskonzepte der psychosomatischen Fachkliniken und Abteilungen abbilden, lassen die aktuellen Einstufungsmöglichkeiten zudem auch kaum Alternativen zu. Eine wesentliche Aufgabe bei der Weiterentwicklung wird deshalb darin bestehen, die Behandlungsrealität der Psychosomatik adäquater abzubilden – sowohl im Hinblick auf die Anzahl der Behandlungsbereiche als auch im Umfang der Minutenwerte.   201

4 Planungs- und Steuerungsbedarf aus Praxisperspektive

Dirk Kisker, Ramon Krüger

Die Mindestpersonalvorgaben nach PPP-RL bestimmen sich nach den tatsächlich je Behandlungsbereich erbrachten Behandlungstagen. Das einzusetzende Personal, um die Mindestvorgaben zu erfüllen, korreliert somit direkt mit der zu erbringenden Leistungsmenge. Die Planung beider Aspekte kann daher nicht mehr getrennt voneinander betrachtet werden. Gleichzeitig entsteht aus der wesentlich kleinteiligeren (und sanktionsbehafteten) Nachweisverpflichtung die dringende Notwendigkeit, Leistung und Personalbedarf prospektiv zu planen und aufeinander abzustimmen. Die Hintergründe und die besonders sensiblen Planungsbereiche werden im Folgenden herausgestellt. Dieses Kapitel gibt praktische Umsetzungshilfen für eine Personal- und Leistungsplanung im Sinne der Nachweise und ermöglicht gleichzeitig geeignete interne Zielvorgaben für ein PPP-RL-Controlling abzuleiten.

4.1 Planungsbedarf

Vor Inkrafttreten der PPP-RL war der Stellenplan das zentrale Planungsinstrument für den Personaleinsatz in psychiatrischen und psychosomatischen Einrichtungen. Mit den Kostenträgern vereinbart wurden Personalmittel, die sich aus der für ein Budgetjahr vereinbarten Leistungsmenge ergeben haben. Die zweckentsprechende Mittelverwendung musste über die in diesem Jahr realisierten Personalstellen in Vollkräfteäquivalenten (VK) nachgewiesen werden.

Natürlich standen die vereinbarten Vollkräfte auch dabei in Abhängigkeit zu der Leistungsmenge in Form von vereinbarten Berechnungstagen. Nach der Vereinbarung existierte jedoch auf der Nachweisebene für ein Kalenderjahr keine direkte Steuerungsabhängigkeit zwischen realisiertem Personalkontingent und erbrachten Berechnungstagen. Schwankungen von Personalbesetzung und Belegung konnten also im Jahresverlauf unabhängig voneinander auf die Zielgrößen hingesteuert werden. Erreichte Mehr- oder Minderleistungen hatten keinen Einfluss auf den Umfang des nachzuweisenden (und finanzierten) Personals. Die PPP-RL, als Instrument der Qualitätssicherung, erfordert in Abhängigkeit von den tatsächlich erbrachten Leistungen den Nachweis der real im Quartal eingesetzten Ist-Vollkraftstunden. Alles was hierzu im Vorfeld erwartet, geplant oder vereinbart wurde, hat für den Nachweis keinerlei Bedeutung, wenn die Quartalsrealität hiervon abweicht.

Der Planungshorizont – Nachweis auf Ebene des Quartals

Die Richtlinie sieht primär vor, dass sich die VKS-Mind (nachzuweisende Vollkräftestunden) aus den Behandlungstagen und Stichtagserhebungen desselben Quartals im Vorjahr ergeben. Konkret würden sich also die nachzuweisenden

Vollkraftstunden je Berufsgruppen für das 1.Quartal 2021 aus den Einstufungen und der Ist-Belegung des ersten Quartals 2020 ableiten – eine Planbarkeit der Mindestvorgaben würde demnach bestehen. Allerdings müssen abweichend davon die Werte des aktuellen Quartals verwendet werden, sobald in einem **Behandlungsbereich** die Tage um 2,5 Prozent abweichen. Das umfasst nicht nur die Abweichung der Berechnungstage in der Einrichtung oder eines jeweiligen Standorts. Der Bezug auf jeden Behandlungsbereich meint die Anzahl der aus der Stichtagsverteilung zugeordneten Behandlungstage jeder Einstufungskategorie (z. B. A1, A2, A6, A7) im Abgleich zwischen dem aktuellen Quartal und dem des Vorjahres.

206 Selbst wenn also die Gesamttage der Einrichtung (bzw. des Standortes) innerhalb dieses Korridors bleiben, können kleinste Veränderungen nur eines Behandlungsbereichs schon die „Ausnahmeregelung" auslösen. Wie in Abbildung 3 beispielhaft simuliert, bewirken nominell geringe Veränderungen in Behandlungsbereichen mit wenigen zugeordneten Tagen prozentual höhere Veränderungen. So reichen hier etwa schon zwei Tage Unterschied in der A6 (teilstationäre Behandlung auf Station am Standort ohne Tagesklinik), dass sich für die gesamte Einrichtung die Mindestvorgaben nach aktuellem Quartal ermitteln.

Simulation: Behandlungstage (PPP-RL) nach Behandlungsbereichen: Wirkung der 2,5 %-Ausnahmeregel								
	A1	A2	A4	A5	A6	A7	A9	Gesamt
2020/ 3. Q.	11.000	6.700	0	0	60	1.150	0	18.910
2021/ 3. Q.	11.200	6.600	0	0	58	1.200	0	19.058
Differenz (abs.)	200	−100	0	0	−2	50	0	148
Abweichung in %	1,79 %	−1,52 %	0,00 %	0,00 %	−3,45 %	4,17 %	0,00 %	0,78 %
Ergebnis	2,5 %-Ausnahmeregelung: Mindestvorgaben nach aktuellem Quartal							

Abb. 3: Wirkung der 2,5 Prozent-Ausnahmeregel (Simulation)
Quelle: Eigene Darstellung auf Basis fiktiver Werte.

207 Den Verfassern ist trotz aktiven Dialoges mit verschiedenen Einrichtungen unterschiedlicher Träger noch keine Einrichtung bekannt, in welcher der Vorjahresbezug eingetreten wäre. Der Ausnahmefall zeigt sich also in der praktischen Anwendung der PPP-RL in den Einrichtungen als Regelfall. Faktisch ist damit die Höhe der Nachweisverpflichtung erst nach Abschluss des nachzuweisenden Quartals bekannt. Die im laufenden Quartal zu erbringenden Behandlungstage bestimmen direkt das einzusetzende Personal. Eine vorausschauende und nachweissichere Planung kann also immer nur eng aufeinander abgestimmt erfolgen – Personalbedarf und Leistung sind gemeinsam zu planen und fortwährend zu überwachen.

208 Aus Einrichtungsperspektive muss „die 2,5 Prozent-Ausnahmeregel" als ernsthafter Webfehler der Richtlinie gekennzeichnet werden. Zur Entlastung der

Ersteller der PPP-RL sei angemerkt, dass dies ein vermutlich nicht beabsichtigter Effekt ist, zeigt er sich doch erst bei sehr genauer Betrachtung in der Praxis. Auch den Verfassern ist dies erst im konkreten Aufbau des Nachweises deutlich geworden. Insofern besteht die Hoffnung, dass eine diesbezügliche Korrektur oder Klarstellung der Richtlinie im Sinne der Weiterentwicklung erfolgen wird.

Der komplexe Planungsinhalt

Die Nachweisverpflichtung nach PPP-RL sieht in mehreren entscheidenden Größen bisher in der Planung unbekannte Bezugspunkte vor, die diese erschweren: 209

- Zeitlicher Bezug: **Quartal**
- Nachweis in **Vollkräftestunden (Anwesenheit)** statt in VK
- Veränderte Definition des **Einrichtungsbegriffs**
- Leistungsbezug: **Ist-Behandlungstage**

Der zeitliche Bezug auf das Quartal als Nachweisebene schafft Planungsnotwendigkeit insbesondere der An- und Abwesenheiten, aber auch der unterjährigen Verfügbarkeit von Personal. So werden Personalmittel weiter für ein Budgetjahr vereinbart. Selbst bei vollständiger Finanzierung und Umsetzung im Stellenplan bedeutet das allerdings nicht, dass für den Quartalsnachweis immer genügend Personal im Einsatz ist. 210

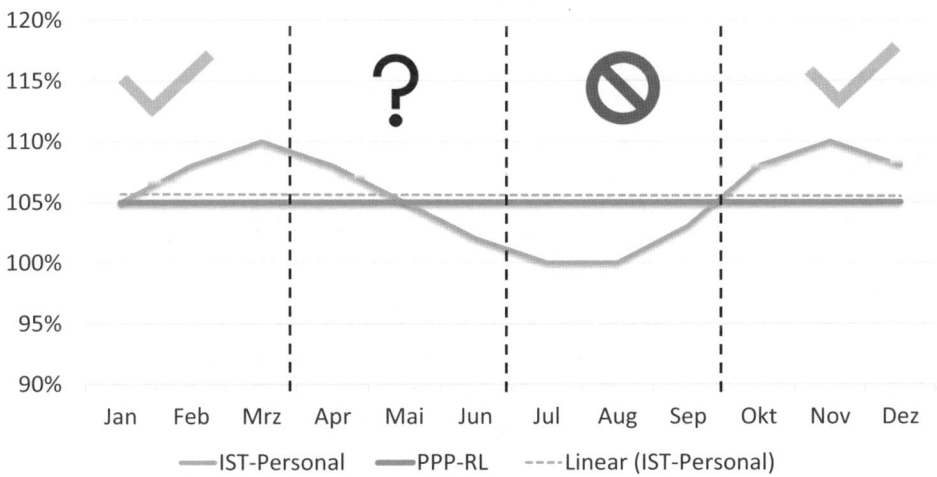

Abb. 4: Stellenplan vs. tatsächliche unterjährige Verfügbarkeit von Personal
Quelle: Eigene Darstellung.

211 Abbildung 4 vergleicht modellhaft die unterjährige Verfügbarkeit von Personal (Anwesenheit) mit dem vereinbarten Stellenkontingent, das hier eine vollumfängliche Finanzierung der in Stellen umgesetzten Minutenwerte nach PPP-RL abbildet. Damit veranschaulicht sie, wie natürliche unterjährige Veränderungen in der Verfügbarkeit den Nachweis auch bei jahresdurchschnittlicher Vorhaltung der Personalstellen fast unmöglich machen – denn das tatsächlich verfügbare Personal ist in keiner Einrichtung unterjährig gleichbleibend. Häufungen von Abwesenheiten ergeben sich z. B. in Urlaubs- oder Erkrankungszeiten, aber auch durch die ungleiche unterjährige Verteilung von Feiertagen und Heiligabend/Silvester. Zusätzlich ergeben sich auch natürliche Schwankungen im Personalbestand, besonders bei Einrichtungen, die selbst in festen Zyklen ausbilden (Krankenpflegeschule, Psychotherapieinstitut etc.). In den Planungsfokus rücken damit unterjährige Veränderungen, die verhindert oder kompensiert werden müssen. Dies ist **quartalsbezogen** zu planen.

212 Die nächste Besonderheit in der Planung betrifft kleinere (dezentrale) Einheiten mit eigenen Standorten. Der (sanktionsbehaftete) Nachweis ist für jede Einrichtung zu erbringen. Im Einrichtungsbegriff der Richtlinie sind sowohl die Fachgebiete zu unterscheiden als auch die verschiedenen **Standorte**, die ein Krankenhaus betreibt. In diesem Sinne sind Krankenhäuser nicht selten für eine Vielzahl an Einrichtungen nachweispflichtig. Je kleiner die Einheit, die sich hinter dem Einrichtungsbegriff verbirgt, desto schwieriger ist es, über Planung den Nachweis sicherzustellen, wie folgende Rechnung am Beispiel einer dezentralen Tagesklinik für Kinder- und Jugendpsychiatrie veranschaulicht:

Tab. 7: Besonderer Personalbedarf nach PPP-RL an dezentralen Standorten

Modellrechnung: Personalbedarf nach PPP-RL an dezentralen Standorten							
Beispiel: Tagesklinik Kinder- und Jugendpsychiatrie (16 Plätze)							
	ÄD	PED	Psy.	Spez.	Bew.	Soz.	Log.
Min/Woche (KJ7)	259	799	196	134	66	140	27
VKS-Mind. (Quartal)	897,9	2.769,9	679,5	464,5	228,8	485,3	93,6
Benötigte VK (theor.)	**2,2**	**6,9**	**1,7**	**1,2**	**0,6**	**1,2**	**0,2**
Vorzuhaltende VK (fiktiv)	*2,5*	*7*	*2*	*1,5*	*1*	*1,5*	*0,5*

Quelle: Eigene Darstellung und Berechnung auf Basis fiktiver Werte.

213 Aus den Personalmindestvorgaben für die alleinstehende Einheit ergibt sich in der Planung ein Personalbedarf, der in kleineren Berufsgruppen schwierig über Stellenzuordnung erfüllbar ist. Hier fiktiv dargestellt, würde die Zuordnung der tatsächlich verfügbaren Stellenanteile über dem eigentlichen Bedarf liegen. Zusätzlich ist bei Besetzungen, die teilweise nicht mal ein Stellenäquivalent umfassen, ungeplanter Personalausfall (z. B. längere Krankheit, Kündigung) nicht kompensierbar. Fällt in solchen Konstellationen eine Fachkraft über mehrere Wochen aus, gefährdet das unmittelbar den Nachweis. Grundsätzlich reagieren dezentrale Standorte sensibler auf unterjährige Veränderungen und sind deswegen in der

Planung großzügig zu berücksichtigen. Um Stellen allerdings nicht doppelt besetzen zu müssen (finanzierungstechnisch vermutlich nicht umsetzbar), gehört zu einer nachweissicheren Planung neben einem „Puffer" in der Personalbesetzung auch ein **Ausfallmanagement**, das spontane Kompensation ermöglicht. Dabei können auch die zunehmenden Digitalisierungsansätze hilfreich einbezogen werden (siehe Kap. 18).

Erschwerend kommt jedoch hinzu, dass bei der Planung in aller Regel die berufsgruppenbezogene Nachweishöhe noch gar nicht bekannt ist.

4.2 Planungs- und Steuerungsmaßnahmen aus Einrichtungsperspektive

Die wesentlichen Planungselemente zur Erfüllung der Anforderungen der PPP-RL sind:

- Planung und Steuerung der Stichtagseinstufungen
- Planung und Steuerung der Leistungsmenge im Quartalsbezug
- Planung und Steuerung der Personalkontingente
- Prognose und Kompensation von Ausfallzeiten

Es kann nicht genug betont werden, dass sich diese Planung in Komplexität und gegenseitiger Abhängigkeit der benannten Elemente elementar vom vertrauten System der Psych-PV unterscheidet. Aus der Perspektive einer Einrichtung ergeben sich hieraus folgende Leitsätze, die zunächst trivial erscheinen mögen, die jedoch die Planungs- und Steuerungsdynamik zentral kennzeichnen:

- Der Quartalsnachweis schafft vier scharf abgegrenzte Planungsabschnitte. Für jeden Planungsabschnitt ist ein homogenes Verhältnis zwischen Leistungsmenge und erbrachten Vollkraftstunden sicherzustellen. Fehlende Vollkraftstunden führen unmittelbar zur Nichterfüllung des Nachweises. Gegenüber der Nachweisgrenze zu viel geleistete Vollkraftstunden können nicht auf ein Folgequartal übertragen werden.
- Ein Planungsinstrument muss die Leistungs- und Personaleinsatzplanung zu einer Gesamtdarstellung zusammenführen, um den Wirkzusammenhang offenzulegen.
- Daneben muss das Reporting in der Lage sein, die Einzelelemente (Stichtage/Leistungen/Personalkontingent/Ausfallzeiten) so zu differenzieren, dass Prognosen und Kompensationsstrategien hierauf begründet werden können.
- Einrichtungen müssen unmittelbar auf Veränderungen der Leistungsmenge und/oder des am Standort real verfügbaren Personals reagieren. Hierzu ist eine klassische Monatsfrequenz des Berichtswesens nicht mehr ausreichend. Es bedarf eines laufenden Monitorings mit geringeren Berichtsintervallen.
- Je geringer der Puffer zwischen nachzuweisendem und verfügbarem Personalkontingent ist, desto flexibler muss der Personaleinsatz auf die realisierten

Leistungen reagieren können. Dies betrifft sowohl eine Über- als auch eine Unterdeckung der nachweisdeterminierenden Elemente. Entsprechend dynamisch sind Personaleinsatzsysteme zu gestalten.

4.2.1 Planung und Controlling der Stichtagseinstufungen

217 In den psychiatrischen sowie kinder- und jugendpsychiatrischen Einrichtungen existiert bereits ein umfangreiches Erfahrungswissen zu Stichtagseinstufungen. Die Implementierung der PPP-RL-Stichtagseinstufungen wurde wesentlich dadurch vereinfacht, dass die PPP-RL überwiegend auf Kategorien der Einstufung zurückgreift, die sich im Kontext der Psych-PV langjährig etabliert haben. Eine Planbarkeit der Stichtage setzt jedoch voraus, dass die bisherige Konstanz der Stichtagsergebnisse auch im Rahmen der PPP-RL erhalten bleibt. Selbst wenn die Einstufenden dieselben bleiben, erscheint das nicht selbstverständlich, da die PPP-RL eine erheblich höhere Frequenz, nämlich vierzehntägige Stichtage, vorsieht. Unumgänglich erscheint deswegen eine regelmäßige aktive Information zu den Wirkmechanismen der PPP-RL, um auf eine Einstufungskonstanz als wesentlicher Garant für eine Planbarkeit der Stichtagseinstufungen hinzuwirken. Darüber hinaus sind die Auffälligkeiten und Abweichungen jedes Stichtags auf der Stationsebene zu kennzeichnen. In jedem Quartal handelt es sich um sechs bis sieben Stichtage, in denen die Patientenstruktur das nachzuweisende Personal nicht unerheblich beeinflusst. Insbesondere bei einer deutlichen Dynamik in Richtung der aufwandsstärkeren Einstufungskategorien (A2/S2/G2) könnte eine Intervention darin bestehen, die Einstufung anhand der Dokumentation detailliert zu auditieren. Dies sollte jedoch im Rahmen eines mit den therapeutisch-pflegerischen Entscheidungsträgern im Vorfeld konsentierten Aktionsplanes erfolgen, der z. B. bei Erreichen einer definierten Abweichung die Audits festschreibt. Dies soll Missverständnissen vorbeugen und dazu beitragen, dass ein externes Audit nicht als Sanktion verstanden und folglich als Eingriff in die Entscheidungsautonomie abgewehrt wird.

4.2.2 Planung und Steuerung der Leistungsmenge im Quartalsbezug

218 Eine Planung der Behandlungstage nach PPP-RL, also der um den Beginn einer Beurlaubung bereinigten Berechnungstage, setzt zunächst voraus, dass sich die neue Zählweise sauber aus den EDV-Systemen ableiten lässt. Sachstand hierzu scheint in vielen Einrichtungen zu sein, dass es gelingt, dies ab dem Datenjahr 2020 zu realisieren.

219 Eine Analyse von Behandlungstagen aus Vorjahren zur Ableitung von Planungswissen für die Zukunft ist vielfach jedoch nur mit erheblichem Aufwand möglich, da die vorhandenen Reports und die Datengrundlagen der Vergangenheit hierauf

nicht ausgerichtet sind. Hilfsweise ist auf Reports zu den Berechnungstagen nach alter BPflV zurückzugreifen. Erstaunlicherweise spielen die Berechnungstage im PEPP-Verständnis innerhalb der PPP-RL keine Rolle. Dies ist insofern bemerkenswert, als dass zeitgleich die Budgetgrundlage vollständig auf diese neue Zählmethodik umgestellt wurde. Hier sei aus Einrichtungsperspektive angemerkt, dass durch die PPP-RL die Einrichtungen dauerhaft weiterhin gezwungen werden, das Leistungsgeschehen in zweierlei Systematiken aufzubereiten.

Aus der Vergangenheit zu lernen, um für die Zukunft die Dynamik des Leistungsgeschehens prognostizieren zu können, ist sicher das Grundprinzip jeglicher Planung. Grundsätzlich existiert in den Einrichtungen umfangreiches Erfahrungswissen zur realisierbaren Leistungsmenge und deren Überwachung im Rahmen des Leistungscontrollings. Bekannt ist aber ebenso in nahezu jeder Einrichtung, dass Phasen unerwarteter Häufung von hochakutem Aufnahmegeschehen ebenso wie Phasen unerwartet verminderter Nachfrage auftreten, die im Ergebnis nicht immer eine Punktlandung auf die erwartete Leistungsmenge ergeben. Die sanktionierten Nachweise der PPP-RL folgen einem hart abgegrenzten Quartalsbezug. Es ist trotz des damit verbundenen Aufwandes also empfehlenswert, die Quartale vergangener Jahre aufzubereiten. Konkret werden dazu die monatlichen Behandlungstage jeder Station z. B. der letzten fünf Jahre in einen gemeinsamen Datenpool (z. B. Excel oder Access) eingespeist, um die Entwicklung der quartalsweisen Leistungsdaten je Abteilung, Station und Standort zu analysieren. Zentrale Vergleichsgröße sollte hierbei die Belegung je Tag darstellen, um die unterschiedliche Anzahl der Tage im Quartal zu bereinigen. Für Tageskliniken ist es wichtig, die Öffnungstage je Quartal als Bezugsgröße für den Leistungsvergleich zu verwenden.

220

Besonderer Fokus sollte auf die prozentuale Abweichung der Quartalsergebnisse vom Jahresdurchschnitt der (intern und extern) vereinbarten Berechnungstage gelegt werden. Die Erwartungsabweichung ist also in die Darstellung einzubeziehen. Die prozentuale Abdeckung bezieht sich in dieser Betrachtung nicht auf den Durchschnitt der Berechnungstage im Ist, sondern auf die vereinbarten Berechnungstage, somit also auf die Soll-Ebene.

221

Planungs- und Steuerungsbedarf aus Praxisperspektive

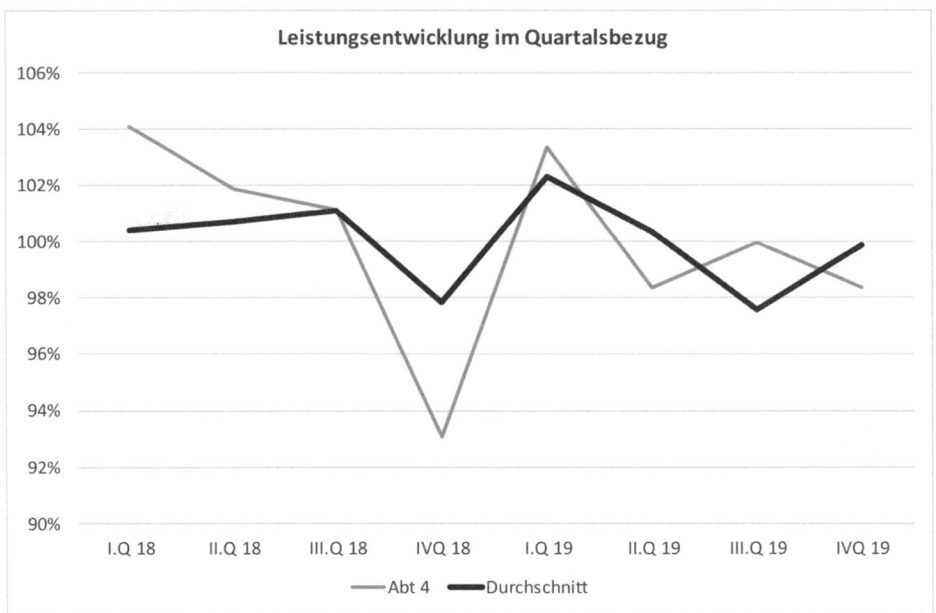

Abb. 5: Leistungsentwicklung im Quartalsvergleich
Quelle: Eigene Darstellung auf Basis realer Daten einer Einrichtung.

222 Abbildung 5 zeigt einen Ausschnitt der Quartalsanalyse einer realen Einrichtung, die aus Gründen der Übersichtlichkeit auf zwei Jahre und zwei Bereiche begrenzt dargestellt wird. Erfreulich ist zunächst, dass sich die Gesamtbelegung der Einrichtung (dickere dunkle Linie) nur innerhalb eines Bereiches von 97,6 Prozent und 102,3 Prozent zur Sollbelegung entwickelt hat. Vorsicht jedoch – ein Abweichungskorridor von +/−2,0 Prozent bedeutet bei einer Einrichtung dieser Größe einen Mehr- bzw. Minderbedarf von ca. neun Vollkräften für den Zeitraum eines Gesamtquartals.

223 Dennoch kommt es der Einrichtung zugute, dass sie sich nicht ausschließlich mit der Belegungsrealität der Abteilung 4 (hellgrau) konfrontiert sieht, die sowohl die höchste Quote an Überbelegung in einem Quartal als auch den größten Umfang an Unterbelegung aufweist. Dieses Profil wurde auch für die unterschiedlichen Standorte erzeugt, um die Bereiche mit der größten Interventionsnotwendigkeit zu erkennen. Dennoch erscheint es weiterhin erforderlich, auch die Abteilungsebene zu visualisieren, da die Steuerung in der Praxis auf der Abteilungsebene erfolgt – die für die Belegung Verantwortlichen denken und handeln zumeist in dieser Struktur.

224 Ein „Sommerloch" der Belegung erscheint für das Jahr 2019 ein stimmiger Interpretationsansatz, der sich hingegen für das Jahr 2018 so nicht bestätigt. Eine „Weihnachtsflaute" mag für 2018 vermutet werden, die in 2019 jedoch nicht

erkennbar ist. So gerne einfache Erklärungsansätze für die Vorhersage zukünftiger Entwicklungen verwendet werden könnten, zeigt sich die Realität oft nicht so schematisch berechnend. Aus der Einrichtungsperspektive und für die PPP-RL ist dennoch eine homogene Leistungsverteilung über die Quartale die anzustrebende Entwicklung, da hierdurch die vorzuhaltende Personalmenge konstanter planbar ist.

Bei Abweichungen sind folgende Fragen zu beantworten: 225
- Wo entstehen die Abweichungen (Stationen, Abteilungen)?
- Ergibt sich hier ein Mehrjahresmuster?
- Erinnern sich Entscheidungsträger noch an mögliche Hintergründe?

Es sind nicht immer nur die Aufnahmezahlen die Veränderungen der Leistungsmenge auslösen. Strukturelle Veränderungen (z. B. Eröffnung dezentraler Angebote, neue Stationen, Umbau, veränderte Patientenstruktur), personelle Wechsel (Chefarztwechsel, Oberarztwechsel u. ä.) sowie Veränderungen bei relevanten Dritten (Mitbewerber, komplementäre Dienste, Haupteinweiser, gesetzliche Rahmenbedingungen) beeinflussen die Leistungen erfahrungsgemäß erheblich. Dies ist kein neues Phänomen, wird allerdings im Kontext der PPP-RL umso wichtiger, wie im Folgenden anhand möglicher Szenarien der Leistungsentwicklung aufgezeigt werden soll. 226

Erhöhte Leistungsmenge – „Überleistung"

In jedem Quartal, in dem die reale Leistungsmenge die quartalsbezogene Erwartung an einem Standort übertrifft, entstehen im Nachweis erhöhte Mindestvollkraftstunden. Sofern es gelänge, in den Budgets einen hinreichenden Puffer an Vollkräften zu vereinbaren und diese dann vollständig zu besetzen, wäre diese Mehrleistung am Standort in einem Quartal zunächst nicht schädlich. 227

Die Realität aus der Einrichtungsperspektive ist aktuell hiervon leider weit entfernt. Es gilt in den Verhandlungen der kommenden Jahre, die Wirkmechanismen im Rahmen der PPP-RL nachvollziehbar und überzeugend vorzubringen, um die Unausweichlichkeit eines Puffers in das Budgetergebnis umzusetzen (siehe auch Kap. 9). Selbst wenn die notwendigen Zugewinne gelingen sollten, limitieren sich Leistungssteigerungen dauerhaft an den personellen Ressourcen eines Quartals, um zukünftig Sanktionen zu vermeiden. 228

Unerwartete Belegungsspitzen sind also bezüglich des Risikos sehr zeitnah im unmittelbaren Zusammenhang mit dem realisierten Personal einzuschätzen und Gegenmaßnahmen ad hoc einzuleiten. Gegenmaßnahmen sind aber mit Bedacht einzusetzen und sollten im Sinne eines festen Maßnahmenkataloges vorab mit den verantwortlichen Therapeuten sowie bei mitbestimmungspflichtigen Maßnahmen mit dem Personal- bzw. Betriebsrat vereinbart werden. An betroffenen Standorten könnten zum Ausgleich von Belegungssteigerungen die folgenden Maßnahmen 229 umgesetzt werden, deren Eingriff in die Behandlungsprozesse mit steigender Intensität aufgelistet ist:

1. Ist die höhere Nachweispflicht über Personalpuffer, Anrechnungsmöglichkeiten oder veränderte Zurechnung von übergeordnetem Personal abbildbar?
2. Besteht die Möglichkeit, Überstunden anzuordnen?
3. Lässt sich kurzfristig Personal aus anderen Standorten oder Personalpools umsetzen?
4. Kann kurzfristig Personal gewonnen werden (Ad-hoc-Einstellung oder Leiharbeit)?

230 Lassen sich über die beschriebenen Maßnahmen des Personaleinsatzes die Vollkräftestunden nicht ausreichend erhöhen, um die durch Mehrbelegung erhöhten Mindestvorgaben für das Gesamtquartal zu erfüllen, sind Maßnahmen der Belegungssteuerung zu prüfen. Aus Sicht der Verfasser sind diese Maßnahmen angesichts der Budgetziele nachrangig zu prüfen:

1. Ausnahmetatbestand in Bezug auf verpflichtende Aufnahmen erfüllt? (selten)
2. Temporäre Übernahme von Belegung an einem anderen Standort möglich?
3. Aussetzen/Reduktion elektiver Aufnahmen
4. Worst-Case-Szenario: Verlegung bzw. frühzeitige Entlassung

231 Um nicht falsch verstanden zu werden: Im Sinne der Behandlungsqualität und guter Arbeitsbedingungen, sind diese Maßnahmen, wenn irgendwie möglich, zu vermeiden. All das Genannte erhöht sicher nicht die Attraktivität der Einrichtung gegenüber Patienten und Mitarbeitenden – die letztgenannten Maßnahmen kämen einer fatalen Verschlechterung der Versorgung gleich. Dennoch muss Einrichtungen auch in der Entwicklung von „Notfallplänen" zur Gegensteuerung bewusst werden, dass die Nachweissystematik schlimmstenfalls solche Maßnahmen erforderlich machen könnte. Die Inkaufnahme von Sanktionen für Nichterfüllung ist ob deren empfindlicher Wirkweise keine Alternative (siehe Kap. 7.1). Gleichzeitig ist die fehlende budgettechnische Ausgleichsmöglichkeit von Mehrbelegung zu berücksichtigen: Eine Mehrbelegung, die einrichtungsbezogen am Ende des Jahres nicht ausgeglichen werden konnte, führt zu einem erhöhten Personalmehrbedarf zur Abdeckung des PPP-RL-Nachweises. Dieser ist nicht gegenfinanziert, wenn sich der Mehrbedarf außerhalb der im Budget finanzierten Stellen bewegt. Bei einem Mehrerlösausgleich, bei dem aktuell 85 Prozent der Erlöse an die Kostenträger zurückgezahlt werden müssen, verbleibt die Finanzierungslast des zusätzlichen Personaleinsatzes bei den Einrichtungen.

Verringerte Leistungsmenge – „Unterdeckung"

232 Im laufenden Quartal entsteht aus der PPP-RL-Perspektive am Standort zunächst kein Risiko aus einer Belegung unterhalb der vereinbarten Behandlungstage. Eine verminderte Leistungsmenge reduziert die im Nachweis erwarteten Mindest-Vollkraftstunden. Bei vereinbarten und hoffentlich auch besetzten Stellen erhöht dies

den Deckungsgrad in den Berufsgruppen. Die Folgen einer Minderleistung stellen sich jedoch weniger positiv dar. Soll das Gesamtjahresziel im Sinne der Budgetvereinbarung erreicht werden, so ergibt sich aus quartalsbezogener Unterbelegung natürlich eine Überbelegungsnotwendigkeit in den Folgequartalen mit den bereits beschriebenen Konsequenzen im weiteren Jahresverlauf.

233 Erfolgt ein entsprechender Ausgleich in den Folgequartalen nicht, da sich z. B. die dort nachzuweisende Personalmenge nicht realisieren lässt, so ergeben sich zweierlei Effekte: Zum einen muss trotz der Minderbelegung die jahresdurchschnittliche Besetzung der budgettechnisch vereinbarten Vollkräfte nachgewiesen werden (Psych-Nachweisvereinbarung – siehe Kap. 10.2). Zum anderen erfolgt über den Erlösausgleich nur eine Gegenkompensation im Umfang von 50 Prozent. Auch dies bedeutet, dass die Kosten der vollständigen Stellenbesetzung durch die Erlöse nicht gegenfinanziert sind. Verschärfend tritt hinzu, dass kostenträgerseitig im folgenden Budget in der Regel eine Leistungsanpassung erwartet wird, die die verfügbaren budgetären Mittel für die Folgeperioden weiter verringert.

234 In diesem Wirkmechanismus kann eine Verringerung der Leistungsmenge keine zielführende Strategie im Rahmen des PPP-RL-Nachweises sein, da der beschriebene Gesamtmechanismus in eine Abwärtsspirale führt. Im Ergebnis bedeutet dies auch hier, dass Unterbelegung nur dann schadensfrei kompensiert werden kann, wenn ein hinreichender Puffer zwischen vereinbartem Personalkontingent und dem des Mindestnachweises realisiert und finanziert wurde.

Das dynamische Leistungscontrolling

235 Aus der Nachweis- und Budgetsystematik ergeben sich für die Einrichtungen wesentliche Steuerungsnotwendigkeiten, die im Aufwand nicht unterschätzt werden dürfen. Zum einen ist die Belegung bezüglich der Wirkzusammenhänge vorausschauend zu planen. Die Erkenntnisse aus Vorquartalen müssen in eine differenzierte prospektive Leistungsplanung für jedes Quartal einfließen. Die Leistungserwartungen sind natürlich im Vorfeld mit den klinischen Entscheidungsträgern zu konsentieren.

236 Das Berichtswesen und die Kompensationsstrategien müssen sich an der höheren Quartalstaktung orientieren. Zielsetzung muss es sein, ein tagesaktuelles Reporting zu implementieren (sofern nicht bereits vorhanden), welches Entscheidungsträgern in einem Ampelsystem Steuerungsimpulse gibt. Ratsam erscheint es, die Darstellung von der Anzahl der Berechnungstage auf eine Belegung pro Tag umzustellen und Abweichungen entsprechend zu visualisieren. Mindestens ab dem zweiten Monat eines Quartals sollten wöchentliche aktive Informationen an die klinischen Entscheidungsträger fließen, die konkrete Steuerungsimpulse beinhalten. Dabei können Leistungserwartungen nicht statisch fortgeschrieben werden, sondern müssen sich an dem aktuellen Stand der Leistungsentwicklung orientieren. Es gilt also, ein System des **dynamischen Leistungscontrollings** zu implementieren, das den spezifischen Anforderungen der PPP-RL angepasst wirkt.

Was bedeutet das konkret? – Ein möglicher Lösungsansatz

237 Ausgehend von einem größeren Standort, in dem mehrere Abteilungen (siehe Abb. 6) die Leistungen erbringen, wird unmittelbar deutlich, dass der Controllingansatz sowohl die schnelle Taktung als auch den Standortbezug berücksichtigen muss. Abbildung 6 zeigt einen Auszug aus einem Report mit dynamischer Leistungssteuerung für das erste Quartal 2021. Zu erkennen ist eine deutliche Überbelegung auf allen Stationen in Abteilung A im Gesamtumfang von 7,9 Prozent. Gleichzeitig ist eine Normalbelegung in Abteilung B vorhanden, die dort exakt den Zielbereich der Leistungsplanung trifft. Die gesicherte Maximalbelegung für dieses Quartal entspricht 102 Prozent, d. h. die Hochrechnung der Vollkraft-Ist-Stunden lässt dieses Belegungsniveau zu, ohne dass der Nachweis gefährdet wäre. Mit Stand Mitte des Quartals wären jedoch 103,9 Prozent durchschnittlich belegt, also eine nachweisgefährdende Belegungssituation.

238 Als erstes erfolgt die Anpassung des Belegungszieles für dieses Quartal auf die nachweisgesicherten 102 Prozent (Spalte „Belegung Soll angepasst"). Angenommen, Abteilung A befindet sich anhaltend in einer Überbelegungssituation, stellt sich zudem die Frage, ob die Abteilung allein in der Lage ist, die Belegung auf die Maximalbelegung zu begrenzen. Deshalb erscheint es sinnvoll, die Zielbelegung auch für die anderen Abteilungen des Standortes nach unten zu korrigieren (siehe Spalte „Zielbelegung ab sofort").

Leistungsbericht 1. Quartal 2021 - Stand 15.02.21 Tag 46 von 90

Standort 1: Gesicherte Maximalbelegung Quartal 102 %

	Belegung Ist/Tag	Belegung Soll/Tag	Differenz	Abw in %	Belegung Soll angepasst	Zielbelegung ab sofort
Abteilung A						
Station 1	20,4	18,4	2	10,9 %	20,0	19,6
Station 2	22,3	20,2	2,1	10,4 %	21,9	21,5
Station 3	21,8	21,2	0,6	2,8 %	21,4	21,0
Abt. Ges.	64,5	59,8	4,7	7,9 %	63,3	62,1
Abteilung B						
Station 4	18,4	18,5	−0,1	−0,5 %	18,1	17,7
Station 5	21,1	20,9	0,2	1,0 %	20,7	20,3
Station 6	21,2	21,3	−0,1	−0,5 %	20,8	20,4
Abt. Ges.	60,7	60,7	0	0,0 %	59,6	58,5
STA-O Ges	125,2	120,5	4,7	3,9 %	122,9	120,5
Belegungsniveau	100,0 %			103,9 %	102,0 %	

Grün: Belegung im Zielbereich
Orange: Belegung im kritischen Überbelegungsbereich
Rot: Belegung im kritischen Unterbelegungsbereich

Abb. 6: Beispielbericht für dynamisches Leistungscontrolling
Quelle: Eigene Darstellung auf Basis fiktiver Zahlen.

Das Prinzip abteilungsübergreifender Steuerung von Zielvorgaben ist auch in anderen Konstellationen entscheidend. Übernehmen wir die abgebildete Überbelegungssituation in Abteilung A und unterstellen zeitgleich eine deutliche Unterbelegung in Abteilung B zur Mitte des Quartals. Klassisches Vorgehen wäre hier, die Abteilung B im Sinne des Verursachungsprinzips zu deutlicher Mehrbelegung aufzufordern. Wenn der Abteilung dies mit großen Anstrengungen tatsächlich gelänge, so resultiert hieraus eine Gefährdung des Nachweises, da dann die im Beispiel dargestellte kritische Mehrbelegung (> 103 Prozent) zum Ende des Quartals vorliegen würde. Dynamisches Leistungscontrolling würde in dieser Konstellation bedeuten, dass Abteilung A zu einer moderaten Belegungsreduzierung aufgefordert wird und Abteilung B zu einer ebenso moderaten Belegungssteigerung. Bildlich gesprochen müsste bei diesem Ansatz Abteilung A nicht das Pedal für die Vollbremsung finden und Abteilung B nicht Vollgas geben, was sicherlich ein höheres Unfallrisiko bietet als ein moderates „Abbremsen" und ein kontrolliertes „Gasgeben". 239

Es soll nicht verschwiegen werden, dass diese dynamische Anpassung weniger eine Frage der Fähigkeit ist, dies EDV-technisch als Instrument aufzubauen, sondern vielmehr eine kommunikative Herausforderung, insbesondere während des Einführungsprozesses. Keineswegs darf der Eindruck entstehen, dass ein Bereich regelhaft mehr leisten muss als der andere. In diesem Fall wären im Sinne der PPP-RL-Qualitätsziele auch die zuzuordnenden personellen Ressourcen unterjährig an die tatsächliche Leistungsentwicklung anzupassen. Dabei sollte auch ein Ausgleich zwischen Unter- und Überbelegungssituationen an unterschiedlichen Standorten oder zwischen Abteilungen und/oder Mitarbeitern in Betracht gezogen werden. Letzteres rettet dann, wenn das Risiko von Sanktionen konkret besteht – verbessert aber nicht unbedingt die Patientenversorgung. 240

Diese Planspiele ließen sich beliebig fortsetzen, sollen aber vor allem verdeutlichen, dass es Steuerungsansätzen bedarf, die nicht nur zeitlich, sondern auch inhaltlich dynamischer auszugestalten sind als ein Leistungscontrolling im Jahresbezug. Niemand muss ein Prophet sein, um mit großer Sicherheit sagen zu können, dass sich unter den Bedingungen der PPP-RL Belegungskonstellationen häufen werden, die nur durch das konstruktive Zusammenwirken aller klinischen Entscheidungsträger einer Lösung zugeführt werden können. 241

Aber woher weiß die Einrichtung, wie viel Leistung im Quartal mit den zugeordneten Personalkontingenten erbracht werden kann? 242

4.2.3 Planung und Steuerung der Personalkontingente

Glücklich darf sich die Einrichtung schätzen, die im Budget realisierte Vollkräfte tatsächlich mit Fachkräften besetzen kann und diese den fachlichen Anforderungen der Berufsgruppen tatsächlich auch gerecht werden. Die Realität weicht hiervon vielerorts erkennbar ab – mit Unterschieden, abhängig von Region, 243

Möglichkeiten und Wahrnehmung der Einrichtung (z. B. Aus- und Weiterbildungsmöglichkeiten, Ruf als Arbeitgeber, Konkurrenzsituation) und einer Vielzahl weiterer Einflussfaktoren.

244 Mit der Umsetzung der PPP-RL erlangt die Fähigkeit einer Einrichtung, Mitarbeitende zu gewinnen und diese zu binden, noch existenziellere Bedeutung. Je länger dieser Zusammenhang im Bewusstsein des Betrachters „einwirkt" desto klarer zeigt sich: Unbeschränkte Entwicklungsmöglichkeiten hat eine Einrichtung nur dann, wenn sie sich als attraktiver Arbeitgeber für *sämtliche Berufsgruppen* am Markt positionieren kann.

245 Zu Fragen der Personalgewinnung und -bindung ist eine Vielzahl an Literatur verfügbar, auf die an dieser Stelle verwiesen werden kann. Deshalb zurück zu den schnöden Instrumenten der Planung und Steuerung im Kontext der PPP-RL.

246 Das in Vollkraftstunden verfügbare Personal definiert die Grenze der Maximalleistung eines Standortes für ein Quartal. Vorausgesetzt werden kann, dass jede Einrichtung über Vollkräftestatistiken verfügt, die Auskunft über die Personalkontingente geben. Glücklich darf sich eine Einrichtung schätzen, die auf Knopfdruck eine valide Anzahl der Vollkräfte in der PPP-RL-Logik, entsprechend der folgenden Zuordnungen, ausleiten kann:

- Quartalsbezug
- Genaue Zuordnung zu den PPP-RL-Berufsgruppen
- Zuordnung zum Standort (Einrichtung) und zur Station

247 Bestens vorbereitet sind jene Einrichtungen, die dies auch für die Zukunft unter Berücksichtigung sämtlicher bereits geplanter Personalmaßnahmen prognostizieren können. In die Prognose sollten Erfahrungen eingebunden werden, ob sich in eben diesem Quartalsbezug Besetzungs- bzw. wesentliche Nichtbesetzungsmuster zeigen. Ein Beispiel hierfür wäre z. B. die Nichtbesetzung offener Stellen im Pflegedienst, um Absolventen der Ausbildung frühzeitig die Weiterbeschäftigung garantieren zu können. Für all diese Muster gilt, dass diese bezüglich ihres konkreten Einflusses auf das Leistungspotenzial hin kritisch zu beleuchten sind. Auch hier gilt wiederum das Prinzip, dass eine Homogenisierung des Personalkontingents umso wichtiger wird, je geringer der Puffer zwischen den vereinbarten Vollkräften und den nachzuweisenden Vollkraftstunden ist.

248 Das Personalcontrolling sollte hier ebenso dynamisch aufgebaut sein, wie es oben für das Leistungscontrolling beschrieben wurde. Bereits in der Planung muss eine beschleunigte Interventionsfähigkeit mitberücksichtigt werden. Die Planung auf der Ebene der Vollkräfte ist erforderlich, um Anpassungsentscheidungen auf der Ebene der Personalgewinnung oder -zuordnung durchzuführen. Auf dieser Ebene werden keine Vollkraftstunden, sondern Vollkräfte ausgeschrieben und die Einrichtungen hoffen, diese nachweisgerecht besetzen zu können.

Diese Ebene sollte jedoch zwingend um Reports aus den Personaleinsatzsystemen ergänzt werden. Konkret sind nach Möglichkeit sämtliche bekannten Personalveränderungen in die Dienstplanungssysteme einzubringen. Ergänzend sind planbare Abwesenheiten dort frühzeitig zu planen und zu erfassen. Vor der Genehmigung dieser Abwesenheiten sollten deren Effekte auf den Personalnachweis Berücksichtigung finden. Folgend lassen sich die monatlichen Vollkraftstunden je Standort aus den Dienstplanungssystemen auch prospektiv ausleiten – somit wird die Planung im Sinne der PPP-RL-Nachweise erst ermöglicht. Der prospektive Horizont sollte dabei dynamisch mindestens ein halbes Jahr umfassen, sich also keinesfalls auf ein jeweiliges Kalenderjahr begrenzen. Ebenso müssen hier die ungeplanten Abwesenheiten in Höhe einer auf den Kalendermonat bezogenen Prognose berücksichtigt werden.

Warum dieser enorme Aufwand? Ist das tatsächlich erforderlich?

Wer erstmalig mit aus Dienstplansystemen ausgeleiteten Vollkraftstunden im Kontext der PPP-RL arbeitet, wird sicher ebenso wie die Autoren von dem Ergebnis überrascht sein. Wie schnell verfliegt die Sicherheit, bei real vorhandener 100-prozentiger Psych-PV-Besetzung in Vollkräften die 85 Prozent-Hürde im quartalsbezogenen Nachweis sicher nehmen zu können. Es gleicht der Suche nach schwarzen Löchern, in denen erwartete Ist-Stunden entschwinden. Erst nachdem das Reporting der Ist-Stunden in einer Vielzahl von Stichproben im Einzelfall geprüft wurde, reift die Erkenntnis, dass dies die abgebildete Realität und kein Fehler des Reports ist. Diese Erfahrung klärt, warum die Prognose und Kompensation von Ausfallzeiten innerhalb dieses Beitrags als eigener Gliederungspunkt auf den folgenden Seiten zu behandeln ist.

4.2.4 Prognose und Kompensation von Ausfallzeiten

Die Vereinbarung von Ausfallzeiten hatte schon im Rahmen der Psych-PV eine hohe Bedeutung für die finanzierten Vollkräfte. Je realitätsnäher es gelang, die tatsächlichen Ausfallzeiten zu vereinbaren, desto eher entsprach der Umfang der vereinbarten Personalkontingente den Erwartungen der Psych-PV in der Bereitstellung von Wochenminuten auf den Stationen und in den Tageskliniken.

Die Berechnungsschemata zur Vorbereitung der Budgetverhandlungen waren bezüglich der Berücksichtigung der Ausfallzeiten regional unterschiedlich, insbesondere was die Berücksichtigung von Feiertagen und anderen Tagen der verpflichtenden Freistellung von Mitarbeitern anging. Oftmals erfolgte in den Schemata zunächst ein Abzug von Nicht-Arbeitstagen, bevor auf Grundlage der verbleibenden Tage eine vereinbarte Quote klassischer Abwesenheiten wie z. B. Urlaub, Krankheit, externe Fort- und Weiterbildung berücksichtigt wurden. Das Ergebnis war die Nettoarbeitszeit je Berufsgruppe.

Tab. 8: Klassisches Ausfallzeitenschema – Jahr 2019

365	Tage des Jahres
11	Wochenfeiertage
250	Arbeitstage

	Ärzte	Psychologen	Pflegedienst	Spezialtherapie	Bewegungstherapie	Logopädie
Ausfallzeiten	17,5 %	15,5 %	19,5 %	15,5 %	15,5 %	15,5 %
WAZ	40	38,5	38,5	38,5	38,5	38,5
Netto-Jahresarbeitszeit	1.650,0	1.626,6	1.549,6	1.626,6	1.626,6	1.626,6

Quelle: Eigene Darstellung.

253 Regional unterschiedlich ausgeprägt war die Bereitschaft der Kostenträger, Ausfallzeiten regelmäßig an veränderte Realitäten anzupassen, da höhere Ausfallzeiten nicht selten mit klinikseits beeinflussbaren Faktoren wie z. B. erhöhten Krankheitsausfällen gleichgesetzt wurden, deren Steuerbarkeit durch zeitgemäßes Management der Human Resources unterstellt wurde.

254 Besonders die nicht beeinflussbaren Ausfallzeiten haben sich allerdings in den letzten Jahren deutlich erhöht. Am Beispiel eines Hauses in öffentlicher Trägerschaft haben sich folgende Veränderungen von Ausfallzeiten ausschließlich aufgrund tariflicher Veränderungen ergeben:

- Abzug der Sollarbeitszeit an Feiertagen (erst) seit TVöD auch für Mitarbeitende im Schicht- und Wechselschichtdienst
- Abzug der Sollarbeitszeit im Schicht- und Wechselschichtdienst auch für Feiertage, die auf Samstage fallen (seit TVöD)
- Abzug von Sollarbeitszeit an Heiligabend/Silvester für Mitarbeitende im Schicht- und Wechselschichtdienst, die dort dienstplanmäßig frei haben. Gleichzeitig bleibt der Anspruch auf vollständigen Ausgleich der Arbeitsleistung an diesen Tagen erhalten.
- Abschaffung des altersabhängigen Urlaubsanspruches bei gleichzeitiger Anhebung auf einen Anspruch von 30 Tagen
- Erweiterung des Anspruches auf Zusatzurlaub für Schicht- und Wechselschichtarbeit auf bis zu 8 Tage (in 2020)
- Einführung eines Anspruches auf Zusatzurlaub für Bereitschaftsdienststunden

255 Instrumente, die neben den klassischen Abwesenheiten die Feiertage (und sonstige freie Tage) sowie die Ausgleiche der an den Tagen erbrachten Arbeitsleistungen exakt berücksichtigen, bilden erst die Grundlage, die für den PPP-RL-Nachweis erforderlichen Vollkräfte ermitteln zu können. Ohne exakte Darstellung

der Ausfallzeiten ergibt sich somit keine realistische Abbildung des Personalbedarfs zur Erfüllung der Mindestvorgaben nach PPP-RL.

Ausfallzeiten in der PPP-RL

Die PPP-RL nimmt in § 2 Abs. 10 wie folgt Bezug zu Ausfallzeiten. 256

(10) In den Minutenwerten […] sind nicht berücksichtigt:
- die Ausfallzeiten (Wochenfeiertage, Urlaub, Arbeitsunfähigkeit, Schutzfristen, Kur- und Heilverfahren, Wehrübungen, externe Fort- und Weiterbildungsmaßnahmen, Tätigkeiten im Personalrat, im Betriebsrat, in der Mitarbeitervertretung, in der Vertretung ausländischer, schwerbehinderter oder suchterkrankter Beschäftigter, als Sicherheitsbeauftragte oder Sicherheitsbeauftragter, als Beauftragte oder Beauftragter für Arbeitssicherheit, als Hygienebeauftragte oder Hygienebeauftragter, als Gleichstellungsbeauftragte oder Gleichstellungsbeauftragter und weitere relevante Ausfallzeiten)

Konkret bedeutet dies zum einen, dass die Minutenwerte als reale Anwesenheit 257 nachzuweisen sind, also z. B. durch Urlaub oder Krankheit ausgefallene Arbeitsleistungen für den Nachweis nicht herangezogen werden dürfen. Es bedeutet weiter, dass Ausfallzeiten für den PPP-RL-Nachweis selbst keine Rolle spielen.

In den Tragenden Gründen zu § 2 Abs. 10 findet sich auch in der Neufassung 258 folgender Hinweis (Hervorhebung durch die Autoren):

„Es wird aufgezählt, welche Zeiten (Tätigkeiten, Ausfallzeiten und Besonderheiten) in den Minutenwerten nach Absatz 5 – also in den Mindestvorgaben – nicht berücksichtigt sind. ***Das Krankenhaus hat im Rahmen seiner eigenverantwortlichen Personalplanung sicherzustellen, dass für die Abdeckung auch dieser Zeiten genügend Personal vorgehalten wird. Diese Zeiten sind daher in den Budgetverhandlungen vor Ort gesondert und zusätzlich zu berücksichtigen.*** *[…]*

Diese Beschreibung der Ausfallzeiten entsprechen den Regeln und der Erfahrung aus der praktischen Umsetzung der Psychiatrie-Personalverordnung.

Ausfallzeiten werden u. a. durch moderne Führungsstile und gutes Personalmanagement beeinflusst. Ausfallzeiten unterliegen dem allgemeinen Wirtschaftlichkeitsgebot und sind durch geeignete Maßnahmen auf einem möglichst niedrigen Niveau zu halten."[34]

Aus der Perspektive des PPP-RL-Nachweises sind Ausfallzeiten jene Zeiten, die in 259 Bezug auf die vertragliche Wochenarbeitszeit der vereinbarten Vollkräfte nicht als Ist-Arbeitsleistungen für den Nachweis vorhanden sind. Zunächst klingt dies

---

34 Tragende Gründe zum Beschluss des Gemeinsamen Bundesausschusses über eine Personalausstattung Psychiatrie und Psychosomatik-Richtlinie: Erstfassung v. 19.9.2019, S. 8 f. Online: https://www.g-ba.de/downloads/40-268-6078/2019-09-19_PPP-RL_Erstfassung_TrG.pdf [abgerufen am 23.12.2020].

trivialer, als es bei näherer Betrachtung wirklich ist. Natürlich muss dann, wenn jemand im Urlaub oder erkrankt ist, bei konstant nachzuweisenden Ist-Stunden jemand anderes hierfür einspringen. Diese Mehrleistung muss also auch finanziert sein, damit sie nicht zulasten der Einrichtung geht, da die zusätzliche Arbeitsleistung bezahlt werden muss. Aber wie ist das mit den Feiertagen? Grundsätzlich reduzieren Feiertage die zu erbringende Arbeitszeit für den Mitarbeitenden. Man könnte dem entgegenbringen, dass zumindest die Therapeuten an diesen Tag doch in der Regel nicht arbeiten und somit kein Ausfall entsteht. Entscheidend ist hier jedoch, dass sich die nachzuweisenden Ist-Stunden der PPP-RL durch die Feiertage *nicht* reduzieren – sie bestehen für jeden Tag gleichermaßen.

Tab. 9: Vergleich zwischen möglicher Arbeitsleistung und Nachweisverpflichtung

	Woche ohne Feiertag								Woche mit Feiertag						
	Mo	Di	Mi	Do	Fr	Sa	So	Ges	Mo	Di	Mi	Do	Fr	Sa	So	Ges
Arbeits-leistung	8	8	8	8	8	8	8	40	8	8	8	0	8	0	0	32
PPP-RL Nachweis	8	8	8	8	8	0	0	40	8	8	8	8	8	0	0	40

Quelle: Eigene Darstellung.

260 Diesem konstanten Nachweisniveau der PPP-RL-Minuten für die Woche mit einem Feiertag steht also, wie in Tabelle 9 dargestellt, eine reduzierte Arbeitszeit aller Therapeuten gegenüber. Folglich müssen hier für den Ist-Nachweis **erhöhte Arbeitsleistungen an anderen Tagen** erbracht werden. Je Vollkraft und Feiertag müssen im Beispiel also acht Stunden zusätzlich erbracht werde, um den Nachweis erfüllen zu können.

261 Für den Pflegedienst (TVöD-Bedingungen) bzw. alle Mitarbeitergruppen, die im Schicht- und Wechselschichtdienst arbeiten, wird dies nochmals komplexer. Für Feiertage erfolgt ein Pauschalabzug im Umfang von einem Fünftel der Wochenarbeitszeit. Der Mitarbeitende muss für diesen Zeitraum also weniger arbeiten. Hinzu kommt, dass bewegliche Feiertage, die auf einen Samstag fallen, diesen Abzug ebenfalls erzeugen (z. B. 2020 – 2 Feiertage). Sind Heiligabend und Silvester keine regulären Arbeitstage, ergeben sich hingegen Arbeitszeitanrechnungen im Umfang der Wochenarbeitszeit/Tage-Woche. Dies liegt vor allem bei Teilzeitbeschäftigen häufig deutlich höher als einem Fünftel der Sollarbeitszeit (19,25 WStd. in 2,5 Tage-Woche = 7,7 Std. Gutschrift). Auch muss der Umfang der geleisteten Stunden an anderen Tagen ausgeglichen werden, was ebenfalls häufig den Ausgleich von einem Fünftel übersteigt. Die Autoren empfehlen ausdrücklich, die tariflichen Abzüge für die eigene Einrichtung in Auslegung des gültigen Tarifvertrages zu prüfen, da diese Aspekte bei der Ermittlung des Umfanges von Ausfallzeiten häufig nicht beachtet werden mussten.

Der Personalnachweis nach PPP-RL kann also nur dann gelingen, wenn das Gesamtarbeitszeitvolumen der je Berufsgruppe vereinbarten und besetzen Vollkräfte auch nach Abzug der real ermittelten Ausfallzeiten noch immer deutlich über dem Nachweisvolumen der PPP-RL-Vollkraftstunden liegt. Anders gesagt zeigt es sich erheblich nachweisgefährdend, wenn der tatsächliche Umfang der Ausfallzeiten für ein Quartal nicht durch zusätzlich finanzierte Vollkräfte kompensiert werden kann.

Die Berechnung und Darstellung von Ausfallzeiten

Wie zuvor dargestellt, kann in den Berechnungsschemata kein pauschaler Abzug der Feiertage bzw. Heiligabend und Silvester (mehr) erfolgen (siehe dazu auch Beispielrechnung im Anhang dieses Kapitels), um die Vergleichbarkeit zwischen Bruttoarbeitszeit und Ist-Vollkräftestunden herzustellen. Die Arbeitstage als Ausgangsgröße haben damit ausgedient. Ansonsten wären Ausfallquoten alleine deshalb unterschiedlich, weil sich Bundesländer in der Anzahl an Feiertagen unterscheiden oder diese im Wechsel von einem Jahr auf das andere fluktuieren.

Die Basis für die Ermittlung der Quote bildet dann also die **unbereinigte Bruttoarbeitszeit** des Betrachtungszeitraums (Jahr/Quartal/Monat). Dies ist die **Summe aller Wochentage montags bis freitags des Planungszeitraumes jeweils bewertet mit einem Fünftel der wöchentlichen Arbeitszeit** (für das Jahr sind dies in der Regel 261 Tage → 365 – 104 Wochenendtage).

Nur so gelingt der quartalsweise Nachweis von Ausfallzeiten ursachengerecht, der gegenüber den Kostenträgern zu thematisieren sein wird. Insbesondere der erhebliche, im Quartalsbezug stark fluktuierende Umfang des unvermeidlichen Feiertagsabzuges lässt sich nur so darstellen. Im alten Schema hingegen entstände aufgrund der geringeren Nettoarbeitsstunden der Eindruck, als hätten sich die Quoten für die Erkrankung und den Urlaub in dem Quartal erhöht, was zu falschen Annahmen oder auch fälschlichem Rechtfertigungsdruck führen würde. Ausfallzeiten sind in den Budgetverhandlungen aktiv neu zu vereinbaren. Ansonsten droht Einrichtungen die Gefahr, auf Basis vorheriger Darstellungen der Ausfallzeiten Nachweise im Ist schon rechnerisch nicht erfüllen zu können.

Ausfallzeiten im Jahresbezug

Der Verordnungsgeber beschreibt in den Tragenden Gründen (Hervorhebung durch die Autoren):

„Diese Beschreibung der Ausfallzeiten entsprechen den Regeln und der Erfahrung aus der praktischen Umsetzung der Psychiatrie-Personalverordnung."[35]

---

35 Tragende Gründe zum Beschluss des Gemeinsamen Bundesausschusses über eine Personalausstattung Psychiatrie und Psychosomatik-Richtlinie: Erstfassung v. 19.9.2019, S. 9. Online: https://www.g-ba.de/downloads/40-268-6078/2019-09-19_PPP-RL_Erstfassung_TrG.pdf [abgerufen am 23.12.2020].

267 Dies verleitet zu einem Verständnis, die Vereinbarung der Ausfallzeiten für die Budgetfindung fortschreiben zu können. Es bedarf der Erläuterung anhand eines Praxisbeispiels, wieso dies für Einrichtungen hohe Risiken birgt.

Tab. 10: Zusammensetzung der Ausfallzeiten für den Pflegedienst

Ausfallzeiten Pflegedienst – Realdaten ausgeleitet aus Dienstplansystem

	Url.	K/KU	FB	DIV	FZ HA/SIL	FZK	FZF	Gesamt
Neue Berechnung	13,2 %	6,3 %	1,5 %	0,3 %	0,7 %	0,4 %	4,4 %	**26,9 %**
Klassische Berechnung	13,9 %	6,6 %	1,6%	0,3 %	0,7 %	0,5 %		**23,6 %**

DIV = Mutterschutz, Sonderurlaub mit Bezügen, Freistellungen PR tageweise
FZ HA/SIL = Freizeitausgleich für Heiligabend/Silvester
FZK = Freizeitausgleich für Karneval (Rosenmontag und Brauchtumstag)
FRF = Freizeitausgleich für Feiertag (11 Feiertage)
Quelle: Eigene Darstellung auf Basis realer Daten einer Einrichtung.

268 Dargestellt finden sich Ausfallzeiten für den Pflegedienst einer beispielhaft ausgewählten Klinik aus dem Rheinland. Diese wurden aus einem Dienstplanprogramm ausgeleitet, bei dem die Ausfallzeiten, die tarifliche Berücksichtigung der Abzüge für besondere Tage und die unbereinigte Bruttoarbeitszeit auf Stundenbasis exakt ermittelt wurden. Diese enthalten auch trennscharf nur die Bereiche, die der PPP-RL unterliegen (z. B. keine Forensik, Ambulanzen), und ließen sich ebenfalls bei Bedarf nach Standorten differenzieren. Abwesenheiten ohne Vergütungsanspruch, wie Krankheit ohne Bezüge, Elternzeit oder Erkrankung des Kindes, wurden nicht berücksichtigt.

269 Es empfiehlt sich, die generierten Daten anhand umfangreicher Stichproben auf Tragfähigkeit zu prüfen, bevor diese intern sowie extern kommuniziert werden. Grundsätzlich sollte eine Nachweisfähigkeit bedacht werden, die auch einer externen Prüfung standhält. Natürlich ließen sich die dargestellten Ausfallarten weiter differenzieren (z. B. Trennung Krankheit/Kur) und bezüglich der Ausfallanlässe ergänzen (z. B. Beauftragtenwesen, Personalrat). Aus Gründen der Übersichtlichkeit wird hierauf jedoch verzichtet.

270 Auf den ersten Blick entsteht der Eindruck, dass 23,6 Prozent (alte Systematik) bereits einen hohen Umfang des Ausfalls abbilden. Um festzustellen, ob es sich um ein Haus handelt, welches auffällig im Umfang beeinflussbarer Abwesenheit ist, muss eine Betrachtung der einzelnen Abwesenheitsarten erfolgen. Die Barmer veröffentlicht in ihrem Gesundheitsbericht 2020 für den Bereich Krankenpflege eine Erkrankungsquote in Höhe von 7,49 Prozent. Die AOK-Rheinland-Hamburg weist für das Jahr 2018 einen durchschnittlichen Krankenstand im Umfang von 6,52 Prozent aus. 71 Prozent der AOK-Versicherten gehören den medizinischen Gesundheitsberufen an. Der aktuellere Branchenbericht Pflege mit Datenstand

2019 weist eine Arbeitsunfähigkeitsquote von 7,5 Prozent aus, wobei hier Beschäftigte überwiegend in Pflegeheimen tätig sind. Der Dachverband der BKK veröffentlicht für das Jahr 2019 im Bereich Gesundheits- und Sozialwesen eine durchschnittliche Anzahl von Erkrankungstagen in Höhe von 20,14 Tagen. Im klassischen Bezug auf die Arbeitstage entspräche dies einer Quote von 8,06 Prozent. Für den Pflegedienst scheint die real ausgewiesene Quote von 6,56 Prozent somit im unteren Normbereich und ist damit nicht auffällig.

271 Die wesentliche Dynamik ergibt sich hingegen im Mehrjahresvergleich innerhalb der Urlaubsquote. (zu den Gründen siehe Kap. 6.4.2). Das ist auch in der alten Berechnungsmethode recht einfach zu verifizieren. 38 Urlaubstage (30 Tage Erholungsurlaub zuzüglich 8 Tage Zusatzurlaub für Schicht- bzw. Wechselschichtdienst) in Bezug auf 250 Arbeitstage entsprechen einer Quote von 15,2 Prozent. Mitarbeitende mit Anspruch auf Zusatzurlaub für Schwerbehinderung, die im öffentlichen Beschäftigungssektor nicht so selten anzutreffen sind, werden hier nicht berücksichtigt. Die in Tabelle 10 ausgewiesenen 13,9 Prozent beinhalten also schon die Korrektur um die Mitarbeitenden, die keinen Anspruch auf die vollen Zusatzurlaubstage haben.

272 Auch die anderen Abwesenheitsarten scheinen in ihrer Höhe nicht ungewöhnlich. Die Summe von 23,1 Prozent (alte Berechnungsmethode) scheint also ein unvermeidbares Niveau an Ausfallzeit in einer Einrichtung in öffentlicher Trägerschaft. Lediglich die 0,5 Prozent Ausfall für den Freizeitausgleich an den Karnevalstagen wären als regionale Besonderheit zu kennzeichnen. Im Ergebnis bedeutet dies, dass Einrichtungen mit darunterliegenden Abwesenheitsquoten, in alter Berechnungsmethodik, die Systematik der Ausfallzeitenaufbereitung überprüfen sollten. Dies können schlicht keine validen Ergebnisse im Sinne aktueller tariflicher Entwicklungen sein. Eine häufige Fehlerquelle ist die inadäquate Berücksichtigung von Heiligabend und Silvester, da sich Veränderungen der Tarifauslegung erst über aktuellere Bundesarbeitsgerichtsurteile ergeben haben.

Ausfallzeiten im Quartalsbezug

273 Im Folgenden werden die Ausfallzeiten konsequent in der neuen Berechnungsmethodik dargestellt, da nur so die Feiertage und Brauchtumstage den Quartalen verursachungsgerecht zugeordnet werden können. Auch Entscheidungsträger der Krankenhäuser formulieren teilweise nachvollziehbar, dass es bezüglich der Verteilung der Urlaubsgewährung in den Einrichtungen noch Verbesserungspotenzial gäbe. Auch die Autoren waren im Quartalsbezug der PPP-RL zunächst intuitiv in besonderer Sorge um das dritte Quartal, in dem bekanntlich die Haupturlaubszeit liegt.

274 Nicht unerhebliches Staunen stellte sich jedoch im Ergebnis einer quartalsbezogenen Analyse von Ausfallzeiten aus dem Dienstplanungssystem ein: Bei Betrachtung der Einzelquartale wird unerwartet das vierte Quartal zum Sorgenkind hinsichtlich des PPP-RL-Nachweises. Dabei war der Eindruck zur Urlaubsgewäh-

Planungs- und Steuerungsbedarf aus Praxisperspektive

rung gar nicht falsch, so ist in den Realdaten das dritte Quartal mit den Ferienmonaten der Zeitraum mit der höchsten Urlaubsquote (17,6 Prozent). Bei einer durchschnittlichen Krankheitsquote kompensiert in diesem Quartal den erhöhten Ausfall wegen Urlaub vor allem die nicht vorhandene Arbeitszeitreduzierung aufgrund von Feiertagen. Natürlich, fallen doch in NRW keine Feiertage auf das dritte Quartal. Auch das erste Quartal hat unterdurchschnittlichen Ausfall in dieser Abwesenheitsart, wobei im Umfang von 1,9 Prozent die Freistellung für die Karnevalstage (FZK) in Erscheinung tritt. Dennoch ist das erste Quartal das schwächste in Bezug auf den Gesamtausfall. Hierin ruht ein Funken Hoffnung, die Tradition der Karnevalsfreistellung im Rheinland aufrechterhalten zu können.

Tab. 11: Bestandteile der Ausfallzeiten des Pflegedienstes im Quartalsvergleich

	Url.	K/KU	FB	DIV	FZ HA/SIL	FZK	FZF	Gesamt
1. Q. 2019	7,6 %	7,1 %	1,8 %	0,0 %	1,2 %	1,9 %	1,8 %	21,4 %
2. Q. 2019	12,1 %	5,1 %	1,6 %	0,1 %	0,0 %	0,0 %	9,4 %	28,4 %
3. Q. 2019	17,6 %	6,2 %	0,9 %	0,7 %	0,0 %	0,0 %	0,0 %	25,5 %
4. Q. 2019	14,9 %	6,6 %	1,9 %	0,3 %	2,0 %	0,0 %	6,3 %	32,0 %
Ø 2019	13,2 %	6,3 %	1,5 %	0,3 %	0,8 %	0,4 %	4,4 %	26,9 %

Quelle: Eigene Darstellung auf Basis von realen Daten einer Einrichtung.

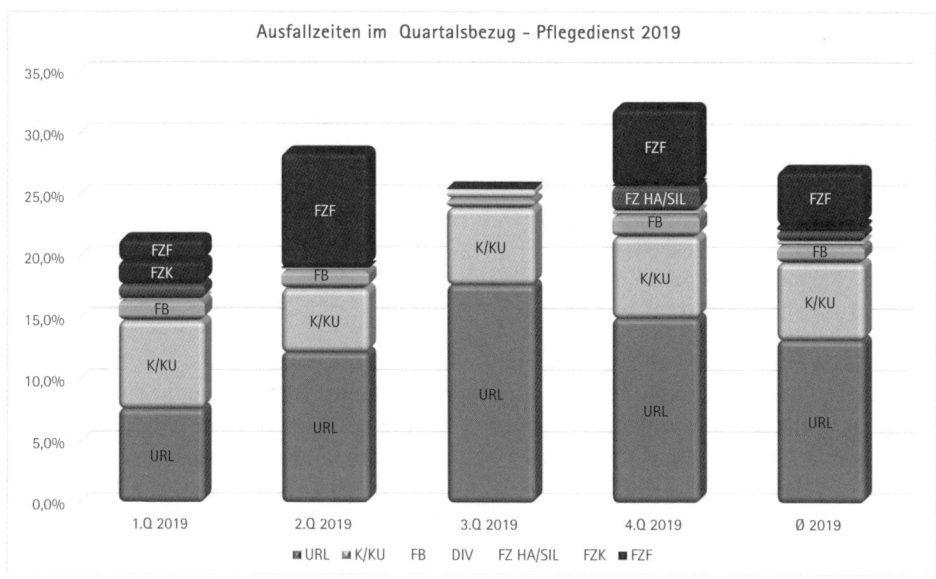

Abb. 7: Bestandteile der Ausfallzeiten des Pflegedienstes im Quartalsvergleich
Quelle: Eigene Darstellung auf Basis realer Daten einer Einrichtung.

Ratlosigkeit stellt sich aber bezüglich der Steuerungsfähigkeit in Hinblick auf das zweite und vierte Quartal ein. Freistellungen für gesetzliche Feiertage und Heiligabend und Silvester umfassen im zweiten Quartal 9,4 Prozent und im vierten Quartal 8,3 Prozent des Ausfalls. Diese Anteile sind für eine Einrichtung im Wirkungsbereich des TVöD nicht steuerbar. Das vierte Quartal ist mit einer Gesamtausfallzeit von 32,0 Prozent (neue Berechnungssystematik) um 5,1 Prozentpunkte über dem Jahresdurchschnitt, was für diese Klinik zur Erfüllung der quartalsbezogenen Mindestvorgaben einen Mehrbedarf an Arbeitszeit im Umfang von 15,8 Vollkräften im Pflegedienst bedeutet. Selbst bei vollständiger Finanzierung der PPP-RL-Minuten und wenn es gelänge, die durchschnittlichen 26,9 Prozent Ausfallzeiten für den Pflegedienst zu vereinbaren, wären für das vierte Quartal so trotzdem Vollkraftstunden im Umfang von annähernd 16 Vollkräften nicht zu realisieren. Erheblich größer wird diese Lücke unter Berücksichtigung der aktuell üblicherweise deutlich darunterliegend vereinbarten Ausfallzeiten.

Um das Bild vom Anfang aufzunehmen, lässt sich jetzt sagen: Glücklicherweise gewähren die Einrichtungen Mitarbeitenden im dritten Quartal diesen Umfang an Urlaub. Selbst wenn Einrichtungen sich zur Entlastung des vierten Quartals nicht mehr um den Abbau der Resturlaubstage zum Jahresende bemühen, muss bezweifelt werden, dass dies hinreichend sein kann, die hier in Realdaten dargestellte Unwucht zwischen den Quartalen zielführend zu beheben.

Eine Lösung kann nur darin bestehen, mit den Kostenträgern über diese Realität in einen konstruktiven Erörterungsprozess einzutreten, bei dem die Ausgangslage klar dargelegt und zahlenbasiert nachgewiesen werden kann. Die unvermeidbare Diskontinuität des quartalsweisen Entstehens der Ausfallzeiten zeigt sich in der Praxis als der größte Risikofaktor in der Erfüllung der PPP-RL. Dies berücksichtigend, ist auf die Notwendigkeit einer neuen Vereinbarung zur Refinanzierung der tatsächlichen Ausfallzeiten im Quartalsbezug deutlich hinzuweisen und auf kassenseitige Akzeptanz zu vertrauen. Nur die Übernahme der nachgewiesenen Ausfallzeiten im Quartalsbezug, gemessen an einem sachlich-nüchternen Verständnis der Unvermeidbarkeit, in die Budgetplanung kann die Einrichtungen zur Erfüllung befähigen und damit letztlich auch eine Überlebensperspektive sichern. Zwangläufig führt die Orientierung an dem Quartal mit der höchsten (unvermeidlichen) Ausfallzeit dann zur Gewährung eines dringend notwendigen Puffers zwischen vereinbartem Personal und der zur Erfüllung des PPP-RL-Nachweises notwendigen Vollkraftstunden.

4.3 Gesamthafte Betrachtung der Steuerungselemente der PPP-RL

Bisher wurde die Komplexität der Steuerungslogik bewusst reduziert, um die Besonderheiten der einzelnen Steuerungselemente herausarbeiten zu können.

Die Realität der PPP-RL hingegen ist eine andere. Die Stichtagseinstufungen und die Leistungsentwicklung ergeben die nachzuweisenden Mindestvollkraftstunden. Beschäftigte Fachkräfte unter Berücksichtigung deren tatsächlicher Ausfallzeiten, inklusive deren Schwankungen, sowie darüber hinaus auch geplante Überstunden und deren Abbau ergeben die Ist-Vollkraftstunden. All dies ergibt ein äußerst dynamisches und komplexes Bild des jeweils mit den eingesetzten Vollkräften zu erzielenden PPP-RL-Erfüllungsgrades.

279 Aus der Einrichtungsperspektive wäre es jetzt ein Leichtes, hieraus ein Untergangsszenario aufzubauen, wenn von dem aktuell verfügbaren Budgetrahmen auszugehen wäre. Dies würde jedoch die Anpassungsfähigkeit des Systems unterschätzen. Dieses Kapitel hat im Detail realdatenbasiert aufgezeigt, dass ein vollumfänglicher Nachweis der PPP-RL nur dann gelingt, wenn der Budgetrahmen einen erheblichen Puffer zwischen vereinbarten Vollkräften und der Nachweisgrenze der PPP-RL vorsieht. Ergibt sich hieraus in der Praxis auch ein Refinanzierungsanspruch, vermag das System die jederzeitige patientenbezogene Verfügbarkeit von Personal tatsächlich zu verbessern. Dies sei auch ein Hinweis an jene, die in isolierter Betrachtung der scheinbar nur geringfügig angepassten Minutenwerte zu dem Ergebnis kommen, dass von der PPP-RL keinerlei Dynamik in Richtung einer notwendigen Personalmehrung für leitliniengerechte Behandlung ausgeht. Ob der hierdurch zwangsläufig ausgelöste Wandel hinreichend ist, muss natürlich kritisch hinterfragt werden. Tatsache ist jedoch, dass Einrichtungen ohne eine erhebliche Anpassung der Personalkontingente im Jahr 2024 den Nachweis nicht erfolgreich erbringen können.

280 Gehen wir also für die folgende Betrachtung von einer Einrichtung aus, die einen 15-prozentigen über die PPP-RL-Mindestanforderung hinausgehenden Personalbedarf im Budget verankern und im Konsens mit den Kostenträgern finanzieren konnte.

Wäre denn damit der Nachweis zu erfüllen?

281 Selbst unter der Annahme einer solchen Finanzierung wäre es fatal, sich hierauf auszuruhen und sich der Erfüllung des Nachweises ohne Weiteres sicher zu sein. Dies zeigt sich für die Einrichtungen sehr plastisch in dem Nachweisniveau des Jahres 2020 (85 Prozent) bei vollumfänglicher Psych-PV-Besetzung. Es zeigt sich die Notwendigkeit, das beschriebene Instrumentarium vollständig auch unter den Bedingungen vermeintlich ausreichender Finanzierung zu entwickeln, um nicht erst zum Ende eines Quartals festzustellen, dass eine sanktionierte Unterdeckung eingetreten ist. Das rückwirkende Erfassen abgeschlossener Zeiträume kann dabei nur zur Ergebnissicherung dienen. Steuerungsimpulse kommen in der Regel zu spät, wenn nach dem Eintragen der Ist-Daten die rote Ampel beim Erfüllungsgrad leuchtet.

Aktive quartalsbezogene Planung und aktive Steuerungsimpulse sind die relevanten Erfolgsfaktoren in diesem komplexen dynamischen Feld. Die zuvor benannten und beschriebenen Instrumente hierfür sind: 282

- Controlling und ggf. Auditierung der PPP-RL-Stichtagseinstufungen
- Erarbeitung und Überwachung von Leistungszielen im Rahmen eines dynamischen Leistungscontrollings
- Personaleinsatzplanung auf der Ebene von Vollkräften mit aktivem Recruiting
- Controlling von Ausfallzeiten mit prospektiver quartalsbezogener Ausfallsplanung

Wie bereits zuvor angeklungen sind diese Instrumente vom Ansatz her nicht neu. Im Zusammenwirken, der Taktung und der Unausweichlichkeit der Konsequenz bei Nichterfüllung zeichnet sich jedoch ein ganz neues Bild. Wegen der gegenseitigen Abhängigkeit der Elemente sind diese zwingend in einem Planungstool zusammenzuführen. Dabei kann eine Einrichtung nicht gesamthaft intervenieren. Die Steuerung muss natürlich auf die Ebene der Einzelelemente, die Stationen, zurückgeführt werden. Das mag banal klingen, ist jedoch für eine Einrichtung eine nicht unerhebliche Herausforderung. Je größer eine Einrichtung ist, desto differenzierter sind die Überwachungs- und Steuerungsaufgaben verteilt. So kümmert sich das Medizincontrolling in der Regel um die Stichtagseinstufungen, das Personalcontrolling im Zusammenwirken mit Personalentwicklung und der Personalabteilung um Fragen der Bereitstellung von Vollkräften und andere Bereiche des Controllings um die Steuerung des Leistungsgeschehens. Die Steuerung planbarer Ausfallzeiten liegt zumeist in der Hand der therapeutischen bzw. pflegerischen Leitungen der Bereiche. Unter Bedingungen der PPP-RL muss ein Zusammenwirken dieser Beteiligten strukturell und ablauforganisatorisch unterstützt werden. 283

Die größte Herausforderung besteht also nicht darin, die beschriebenen Elemente in einem Planungs- und Steuerungstool zusammenzuführen, sondern die erforderliche Organisationsentwicklung anzustoßen. Im Vorfeld sollten in den Einrichtungen Situationen der Steuerungsnotwendigkeit simuliert und Aktionspläne entwickelt werden. Hieran sind die zuvor benannten Personengruppen gemeinsam mit der Krankenhausleitung und dem Personal- bzw. Betriebsrat zu beteiligen: *Was passiert konkret, wenn am 15.11. klar wird, dass sich ein Standort auf eine Unterdeckung bei einer Berufsgruppe zubewegt? Wer ist dafür verantwortlich, dies in welcher Form an wen zu kommunizieren und wer leitet hieraus Empfehlungen ab und darf diese anordnen?* Diese Fragen können nicht erst erörtert werden, wenn dieser Fall eintritt. 284

Eine drohende sanktionsbewährte Unterdeckung im PPP-RL-Nachweis ist zukünftig ebenfalls ein psychiatrisches und psychosomatisches Notfallgeschehen mit erheblichem Schadensbild, wenn die Interventionen nicht unmittelbar eingeleitet werden. 285

286 Neben den nicht unerheblichen Ressourcen, die in den Aufbau des PPP-RL-Controlling-Systems investiert werden müssen (Praktische Umsetzungshilfen in Kap. 12), ist deswegen die Vorbereitung auf die Budgetverhandlungen nicht zu vernachlässigen. Hier erscheint ein intensiver Dialog mit den Kostenträgern im Vorfeld sinnvoll. Detaillierte Informationen über den veränderten Rahmen, den die PPP-RL bietet, mit all den Anpassungserfordernissen, die einrichtungsbezogen nachvollziehbar dargelegt werden sollten, bilden die Grundlage hierfür. Die Hauptlast in der Ermöglichung des PPP-RL-Nachweises liegt also auf der Budgetebene (siehe Kap. 9). Erst danach ist die Einrichtung in Entwicklung und Einsatz der beschriebenen Elemente wieder autark.

287 Das positive Ergebnis dieses Prozesses auf beiden Ebenen ist die Voraussetzung dafür, dass die Einrichtung auch in der Fünf-Jahres-Perspektive berechtigt sagen kann: Auch diese Herausforderung meistern wir weiterhin.

Anlage:
Berechnung Ausfallzeiten – Vergleich neuer Ansatz mit alter Berechnung

Ausgangspunkt – Unbereinigte Bruttojahresarbeitszeit (identisch beide Ansätze)

Bei 40 Wochenstunden:

*261 Tage (365 – 104 Wochenendtage) × 40 Wochenstunden ÷ 5 = **2088 Std.***

Bei 38,5 Wochenstunden wären dies:

*261 × 7,7 = **2009,7 Std.***

als unbereinigte Bruttoarbeitszeit je Vollkraft.

> **Ein konkretes Beispiel – Alte Berechnungsmethode**
> Eine identische Anzahl von Urlaubsstunden (im Beispiel 292,6 Std.) ergibt eine unterschiedliche Quote, wenn die Basis durch unterschiedlichen Feiertagsabzug eine andere ist:
> **Bundesland A:** 11 gesetzliche Feiertage, die 2019 auf einen Wochentag fallen:
> 2009,7 – 84,7 = 1925,0 Std. → Quote Urlaub = **15,20 %**
> **Bundesland B:** 9 gesetzliche Feiertage, die 2019 auf einen Wochentag fallen
> 2009,7 – 84,7 = 1940,4 Std. → Quote Urlaub = **15,08 %**

Auch wenn die Abweichung als nicht gravierend eingeschätzt werden mag, so kumuliert sich dies jedoch über die einzelnen Abwesenheiten.

> **Ein konkretes Beispiel – Neue Berechnungsmethode**
> *Für beide Bundesländer identisch:*
> Urlaubsquote: 292,6 Std. Urlaub ÷ 2009,7 Std. = **14,56 %**
> *Unterschiedlich für die Bundesländer – Feiertagsquote*
> **Bundesland A:**
> 11 Tage × 7,7 Std. ÷ 2009,7 Std. = **4,21 %**
> **Bundesland B:**
> 9 Tage × 7,7 Std. ÷ 2009,7 Std. = **3,45 %**

Die neue Methode weist den Ausfall verursachungsgerecht den Ausfallkategorien zu.

Dies gilt natürlich auch im Vergleich unterschiedlicher Jahre.

Für eine jeweilige PPP-RL-Berufsgruppe ergibt sich folgende Berechnungs-Systematik:

Anzahl Vollkräfte × unbereinigte Bruttoarbeitszeit = Unbereinigtes Bruttoarbeitszeitvolumen

Die aus den Dienstplanungssystemen ermittelten Ausfallzeiten sind auf diese Basis zu beziehen.

5 Ausnahmetatbestände

Ramon Krüger

Die PPP-RL sieht Ausnahmetatbestände vor, bei deren Eintritt Einrichtungen im jeweiligen Quartal von den Mindestpersonalvorgaben abweichen können und damit nicht der Sanktionierung bei Nichterfüllung (siehe Kap. 7.1) unterliegen. § 10 Abs. 1 sieht drei verschiedene Tatbestände vor, unter deren Voraussetzungen eine Abweichung von den Mindestvorgaben zulässig ist. Gleichzeitig gibt die Richtlinie den weiteren Umgang mit den Ausnahmesituationen und deren Meldung sowie Auswirkungen auf den Gesamtnachweis vor. Für die Praxis haben die Ausnahmetatbestände insoweit eine große Bedeutung, als dass sie gegebenenfalls bei unvorhersehbaren Entwicklungen eine Möglichkeit darstellen, die Sanktionen bei fehlenden Vollkräftestunden im Nachweis zu umgehen. Die folgende Konkretisierung der einzelnen Tatbestände sowie die allgemeinen Regelungen für den praktischen Umgang werden allerdings zeigen, dass die Anwendungsmöglichkeiten sehr beschränkt und deren Einsatz damit schwerlich zur Planungsgrundlage werden kann.

5.1 Krankheitsbedingte Personalausfälle

Personalausfälle können einen Ausnahmetatbestand darstellen, sofern sie a) nur **kurzfristig** und b) **krankheitsbedingt** sind sowie c) in ihrem Ausmaß über das übliche Maß hinausgehen. Letzteres definiert die Richtlinie als ein Ausmaß, das **mehr als 15 Prozent des vorzuhaltenden Personals** betrifft. Der Richtlinientext selbst lässt einige Fragen offen. Für Aufklärung sorgen bis zu einem gewissen Grad die Tragenden Gründe (TrG) der PPP-RL. Hierbei sind sowohl die TrG des Erstbeschlusses als auch die der Weiterentwicklung vom 15.10.2020 heranzuziehen. Insbesondere bei der Weiterentwicklung wurden Definitionen ergänzt und Hinweise zu den Berechnungsschritten gegeben. Konkret klärt ein Beispiel zum Ausnahmetatbestand Nr. 1 die Berechnungseinheit: Der PPP-RL-Logik folgend werden auch hier im Ergebnis Vollkräftestunden (VKS) verglichen. Die **krankheitsbedingten Ausfallstunden** sind überschlagsmäßig anhand der krankheitsbedingten Abwesenheitstage zu bestimmen, indem sie mit der durchschnittlichen täglichen Arbeitszeit multipliziert werden. Fraglich bleibt, inwieweit Einrichtungen mit unterschiedlichen Schichtlängen hier davon abweichend die geplanten Einsatzstunden für den jeweiligen Krankheitstag ansetzen können. Den Umstand berücksichtigend, dass die Tragenden Gründe hier nur ein Berechnungsbeispiel geben, erscheint die genauere Bestimmung an dieser Stelle durchaus zulässig.

Als Vergleichsgröße, sprich als das „vorzuhaltende Personal", sind die **VKS-Mind** für den betreffenden Zeitraum heranzuziehen. Hierbei ist ausdrücklich *nicht* nach Berufsgruppen zu differenzieren. Dieser Verzicht auf eine berufsgruppenspezifische Betrachtung der Personalausfälle wird mit der Möglichkeit der Anrechnung zwischen den PPP-RL-Berufsgruppen nach § 8 begründet. Ganz sachlogisch erscheint das jedoch nicht, bestehen doch auch hier Begrenzungen in Form von Anrechnungsgruppen (Ärzte und Psychologen/weitere Berufsgruppen) und durch die Notwendigkeit der Übernahme von Regelaufgaben. Gleichzeitig wird damit aber in der Regelungslogik klargestellt, dass auch das anrechnungsfähige Personal nach § 8 Abs. 4 (PPP-RL-Berufsgruppen ohne direktes Beschäftigungsverhältnis) und § 8 Abs. 5 (Nicht-PPP-RL-Berufsgruppen) in der vorgesehenen Gesamtbetrachtung der Personalausfälle berücksichtigt werden können.

291 Als **kurzfristig** im Sinne des Ausnahmetatbestands gelten solche krankheitsbedingten Ausfällen, die nicht bereits längerfristige Abwesenheiten darstellen, also z. B. über den **Sechs-Wochen-Zeitraum der Lohnfortzahlung** hinausgehen. Letzterer Zeitraum ist in den TrG als Beispiel genannt, hiervon mag es Abweichungen geben. Hintergrund der Abgrenzung scheint die (monetäre) Möglichkeit zu sein, Personal nachzubesetzen. In der Praxis dürfte die Nachbesetzung regelmäßig deutlich schwieriger umsetzbar sein, muss doch arbeitsrechtlich jederzeit mit der Rückkehr der Mitarbeiter gerechnet werden. Gleichzeitig wäre zur kurzfristigen Kompensation in der Regel nur Fremdpersonal verfügbar, was den Finanzierungsrahmen bei Weitem überscheiten und den Bedürfnissen der Patienten nach Behandlerkontinuität zuwiderlaufen würde.

292 Es werden demnach die kurzfristigen krankheitsbedingten Ausfallstunden aller PPP-RL-Berufsgruppen und aller anrechnungsfähigen Berufsgruppen summiert und durch die VKS-Mind für den betreffenden Zeitraum dividiert:

$$Ausfallquote = krankheitsbedingte\ Ausfallstunden \div VKS\text{-}Mind$$

293 Liegt die ermittelte Ausfallquote **über 15 Prozent,** ist der Ausnahmetatbestand erfüllt und es kann temporär von den Mindestpersonalvorgaben abgewichen werden. Der betreffende Zeitraum wird in aller Regel wesentlich kürzer als das nachzuweisende Quartal sein. Kürzere Zeiträume werden in den TrG ausdrücklich anerkannt. Als Beispiel wird hier zwar ein Kalendermonat genannt, dem Wortlaut nach scheint allerdings keine Begrenzung vorgegeben zu sein, wie kurz Zeiträume sein dürfen. Hier wird es in der Praxis nicht trivial sein, den richtigen Zeitraum zu definieren. Aus Nachweisperspektive erscheint es sinnvoll, den längsten (zusammenhängenden) Zeitraum innerhalb des Quartals zu definieren, über den die Ausfallquote noch über 15 Prozent liegt. Das klingt leichter, als es wirklich ist – müssen hierfür doch erstmal die VKS-Mind flexibel für die möglichen Zeiträume bestimmt werden. VKS-Mind ergeben sich bekanntermaßen nicht linear (siehe Kap. 11.2). Hier erscheint es allerdings unzumutbar, die aufwändigen Berechnungsschritte anhand der tagesgenauen Belegung und der zeitraumbezogenen Stichtagserhebungen vorzunehmen. Eine lineare Ermittlung anhand der Monats- oder Quartals-VKS-Mind wird in der Praxis besser händelbar sein.

Klar geregelt ist (für alle Ausnahmetatbestände), dass sobald die Ausnahme nicht mehr zutrifft, für die verbleibenden Zeiträume die Mindestpersonalvorgaben noch anteilig erfüllt und nachgewiesen werden müssen. Die Richtlinie sieht hierfür einen Monatszeitraum vor oder alternativ ein Drittel des Quartals als beliebigen Zeitraum, in dem sie klarstellt, dass die verbleibende Nachweispflicht ein oder zwei Drittel des Quartals betragen kann (§ 10 Abs. 2 S. 4). Schwierigkeiten im Bereich der ausfallbezogenen Ausnahmen stellen sich dadurch ein, wenn Einrichtungen innerhalb des Ausnahmezeitraums personell gegengesteuert haben, um Mindestbesetzungen zu gewährleisten (Überstunden, kurzfristige Dienstübernahme). Das Personal könnte dann wiederum in den verbleibenden, nachweispflichtigen Zeiträumen fehlen. Einrichtungen sind gut beraten, diesen Umstand in ihrer Steuerung zu berücksichtigen, wenn es zu einer entsprechenden Häufung von Ausfällen kommt.

5.2 Erhöhte Patientenzahl in der Pflichtversorgung

Auch eine Erhöhung der Behandlungstage kann eine Ausnahme von den Mindestvorgaben darstellen, solange die Erhöhung a) nur **kurzfristig** ist, b) Behandlungstage von Patienten mit **gesetzlicher Unterbringung** *oder* **landesrechtlicher Verpflichtung zur Aufnahme** (regionale Pflichtversorgung) betrifft und c) über das übliche Maß hinausgeht. Letzteres wird ab einem Ausmaß, das mehr als **110 Prozent des Vorjahresumfangs** überschreitet, angenommen. Im Regelungstext bleiben insbesondere die genaue Definition der mit der regionalen Pflichtversorgung assoziierten Behandlungstage sowie die Berechnungsweise im Abgleich mit den Vorjahresdaten offen. Auch hier geben die TrG zum Weiterentwicklungsbeschluss klärende Hinweise. Hinzuweisen ist zunächst auf die Zählweise der Behandlungstage, die im aktuellen Zeitraum und für das Vorjahr der Systematik der PPP-RL entsprechen muss. Weiter benennt die Regelung zwei Tatbestände, bei deren Erfüllung Tage gezählt werden können:

Erstens werden die Behandlungstage aller Patienten mit **Unterbringungsbeschluss nach Betreuungsrecht (BGB) oder den jeweiligen Landesgesetzen (z. B. PsychKG oder UBG)** diesem Ausnahmetatbestand zugerechnet. Hier stellt sich instinktiv die Frage, ob die Behandlungsfälle mit den gesamten Tagen gezählt werden können, oder nur die Tage der Gültigkeit eines Unterbringungsbeschlusses. Klarstellung gibt hier der weitere Tatbestand.

Zweitens sind nämlich auch die Tage mit **landesrechtlicher Verpflichtung zur Aufnahme** zu berücksichtigen. Dieser eher unklare Rechtsbegriff umfasst explizit auch Patienten mit **Fremd- oder Eigengefährdung** aus der Region, die freiwillig einer Behandlung zustimmen. Diese Erweiterung dürfte in pflichtversorgenden Einrichtungen für eine größere Zahl an Patienten zutreffen. Fraglich ist, wie diese Patienten datengestützt identifiziert und wie diese Merkmale auch einer möglichen Prüfung des Ausnahmetatbestands standhalten könnten. Ohne bei jedem möglichen Fall in die Verlaufsdokumentation schauen zu können, um hieraus wiederum wenig objektivierbare Hinweise zu extrahieren, kommen nach Einschätzung des Autors nur Merkmale aus dem Aufnahmedatensatz nach § 301 SGB V als unterscheidendes Kriterium infrage. Hier wird nach Aufnahmeanlässen differenziert und insbesondere **Notfallaufnahmen** werden separat ausgewiesen. Eine Notfallaufnahme zeichnet sich dadurch aus, dass Kriterien vorlagen, die eine umgehende Aufnahme ohne Einweisung notwendig machten. Diese Notfallkriterien dürften in aller Regel deckungsgleich mit den Voraussetzungen zur landesrechtlichen Aufnahmeverpflichtung sein. Jedoch zeigten bereits verschiedene Untersuchungen (z. B. durch das InEK im Rahmen der PEPP-Kalkulation), dass auch die Aufnahmeanlässe und -gründe nicht in allen Einrichtungen konsequent gepflegt bzw. unterschiedlich ausgelegt werden. Hier wäre eine Klarstellung über deren Verwendung hilfreich, um auch bei späteren Prüfungen abgesichert zu sein.

298 Die beiden Tatbestände erhöhter Patientenzahlen sind im Nachweis getrennt auszuweisen. Entsprechend muss auch eine tagesgenaue Abgrenzung erfolgen. Die TrG weisen explizit darauf hin, dass, sobald eine gesetzliche Unterbringung aufgehoben ist, die weiteren Tage des freiwilligen Aufenthalts dem zweiten Tatbestand (landesrechtliche Verpflichtung) zuzurechnen sind. Gleichzeitig scheint dem Wortlaut zufolge innerhalb dieses zweiten Tatbestands (freiwillige Behandlung bei initialem Vorliegen einer Aufnahmeverpflichtung) nicht mehr zwischen Tagen mit oder ohne Fremd- oder Eigengefährdung differenziert werden zu müssen: Wird ein Patient anhand einer der beiden pflichtversorgungsassoziierten Tatbestände aufgenommen, werden alle Behandlungstage des Falls bei der Berechnung zur Ausnahmeregelung berücksichtigt. Eine tagesbezogene Abgrenzung erfolgt nur innerhalb der Ausnahmeregelung zwischen den beiden Tatbeständen (Unterbringung/landesrechtliche Aufnahmeverpflichtung). Die Tage ohne Gefährdungsaspekte nicht aus der Berechnung herauszulassen, entspricht auch dem Sinn und Zweck der Regelung: So würde es nicht den Qualitätszielen entsprechen, nach unerwartet vielen (verpflichtenden) Aufnahmen weiter behandlungsbedürftige Patienten zu entlassen, sobald keine direkte Gefährdung mehr vorliegt.

299 Quartalsbezogen sind vorstehende Werte auch außerhalb von Ausnahmeregelungen im Nachweisteil A1 auszuweisen (siehe Kap. 11.5). Wiederum lässt sich diese Ausnahme allerdings auch für kürzere Zeiträume feststellen. Hierfür bedarf es zunächst eines Vergleichswertes aus dem Vorjahr. Anders als intuitiv zu vermuten, wird dieser nicht direkt für denselben Zeitraum im Vorjahr ermittelt, sondern über eine gesamtjahrbezogene Durchschnittsberechnung. Hierfür sind die betreffenden Behandlungstage des *gesamten* Vorjahrs linear auf den Bezugszeitraum (Anzahl Tage) herunterzurechnen, um den **Vergleichswert Vorjahr** zu bestimmen. Verglichen wird also nicht mit dem tatsächlichen Vergleichszeitraum im Vorjahr, sondern nur mit einem Durchschnittswert für das gesamte Vorjahr. Jährlich zur selben Zeit wiederkehrende Aufnahme- bzw. Belegungsspitzen könnten demnach auch immer wieder als Ausnahme gelten. Die Anzahl der nach oben

genannten Kriterien für den Bezugszeitraum ermittelten Behandlungstage im aktuellen Jahr ist dann durch den Vergleichswert des Vorjahres zu teilen.

Prozentsatz = Anzahl Behandlungstage im aktuellen Jahr ÷ Vergleichswert Vorjahr

Liegt dieser Prozentsatz über 110 Prozent, kann für den betreffenden Zeitraum von den Mindestvorgaben abgewichen werden. Auch hier ist sensibel zu bestimmen, an welchen Tagen der Ausnahmetatbestand zutrifft. Rechnerisch dürfte das hierbei etwas leichter fallen, ist doch nach Abschluss des Vorjahres der gleichbleibende Durchschnittswert pro Tag bekannt, der prinzipiell mit jedem Tag des aktuellen Quartals verglichen werden könnte. Zwar gibt die PPP-RL keinen Mindestzeitraum vor, für welchen die Ausnahmetatbestände erfüllt sein müssen, allerdings deutet sich aus den Nachweispflichten für ein oder zwei verbleibende Drittel des Quartals an, dass üblicherweise mindestens ein vierwöchiger Zeitraum betrachtet werden müsste. Es wird nicht explizit geregelt, dass dieser Zeitraum zusammenhängend sein muss. Über den Ausnahmetatbestand auch einzelne, nicht zusammenhängende Tage von der Nachweispflicht auszunehmen, dürfte aber dem Sinn und Zweck der Regelung (TrG sprechen immer von „Zeiträumen") dennoch nicht entsprechen. Jedoch sollte die Ausnahme durchaus auch für kurze Zeiträume, in denen es zu Belegungsspitzen durch pflichtversorgungsassoziierte Aufnahmen kommt, geprüft werden. Bereits kürzere Zeiträume mit unerwartet hoher Belegung durch verpflichtende Aufnahmen können den Nachweis durch unerwartet hohe VKS-Mind gefährden. 300

5.3 Strukturelle oder organisatorische Veränderungen

Der dritte Ausnahmetatbestand wird in der Richtlinie und auch in den TrG am wenigsten konkretisiert. Nach den Formulierungen der Richtlinie müssen Veränderungen a) **gravierend** und b) **strukturell *oder* organisatorisch** sein und c) **die** (nachzuweisende) **Einrichtung betreffen**. Für Veränderungen, die diese Voraussetzungen erfüllen, gibt die PPP-RL zwei Beispiele: Stationsumstrukturierungen oder -schließungen. Warum gerade Stationsschließungen (= weniger Patienten) den Nachweis gefährden sollten, erschließt sich auf den ersten Blick nicht. Viel mehr wäre die Neueröffnung von Stationen ein Ereignis, nach dem häufig der Patientenzufluss und das dementsprechend benötigte Personal nicht planbar sind. Letztere Kriterien sollten dem Sinn und Zweck der Richtlinie folgend für die Interpretation dieses Ausnahmetatbestands herangezogen werden, sodass die Eröffnung einer Station als gravierendste Form der Umstrukturierung ebenfalls umfasst wäre. Welche weiteren Ereignisse als gravierend im Sinne des Ausnahmetatbestands gewertet werden können, wird sich wohl erst mit der Anwendung zeigen. Ankommen wird es dabei auf die individuelle Begründung, die gravierende Auswirkungen auf die Patientenzahl und/oder das verfügbare Personal nachvollziehbar darlegen kann. Eine der Veränderung vorausgehende Klärung mit den Krankenkassen auf 301

Ortsebene, die im Rahmen der Budgetverhandlungen grundsätzlich nicht unüblich erscheint, schadet in diesem Zusammenhang sicherlich nicht.

302 Fraglich bleibt auch die zeitliche Wirkung dieser Veränderungen. Die Tragenden Gründe stellen klar, dass, selbst wenn kein Zeitkriterium benannt ist („kurzfristig" o. ä.), auch dieser Ausnahmetatbestand nicht automatisch für das gesamte Quartal gilt, sondern durchaus kürzere Zeiträume betrachtet werden können. Auch hier erscheint der Interpretationsspielraum sehr groß: Wie lange können bestimmte Veränderungen einen entsprechend gravierenden Einfluss auf die Erfüllung der Mindestvorgaben erzeugen?

5.4 Praktischer Umgang mit den Ausnahmetatbeständen

303 Auch wenn die Anwendungsbereiche aus Praxissicht teilweise durch die Klarstellungen noch erweitert wurden (z. B. hinsichtlich der landesrechtlichen Aufnahmeverpflichtung), wird die Erfüllung der Ausnahmetatbestände keinen regelmäßigen oder besonders lang andauernden Zustand darstellen. Zu hoch sind die durch die Richtlinie definierten Voraussetzungen, insbesondere die prozentualen Korridore betreffend. Dennoch erscheint es nicht unüblich, dass es im Verlauf eines Jahres temporär zu entsprechenden Ausfall- oder Belegungsspitzen kommen wird oder innerhalb der Einrichtungen strukturell oder organisatorisch umstrukturiert wird. Einrichtungen sind deswegen gut beraten, sich frühzeitig mit den Voraussetzungen der Ausnahmetatbestände auseinanderzusetzen und die internen Controllingsysteme so vorzubereiten, dass alle datenbasiert erfassbaren und auswertbaren Entwicklungen einem Monitoring zugeführt werden können. Die regelmäßige Überprüfung, insbesondere der und der pflichtversorgungsassoziierten Belegung, sollte wegen der universellen Ansätze (alle Berufsgruppen, Einrichtung) auf übergeordneter Ebene, etwa im Controlling, erfolgen. Dennoch sollten auch die verantwortlichen Führungskräfte der therapeutischen Berufsgruppen sensibilisiert werden, um Meldungen von Erkrankungs- oder Belegungsspitzen gezielt nachgehen zu können. Hier spielt auch die Zeit eine besondere Rolle in der internen Steuerung: Das frühzeitige Bewusstsein über das Vorliegen von Ausnahmetatbeständen kann dabei helfen, zeitnah notwendige Steuerungsmaßnahmen einzuleiten. Der Fokus liegt hier dann nicht mehr unbedingt auf dem Zeitraum der Ausnahme, sondern darauf, durch Überreaktion auf die Ausnahmesituation nicht den Nachweis für den restlichen Zeitraum zu gefährden. Die Ausnahmetatbestände sind bewusst als Bestandteil der Richtlinie beschlossen und weiterentwickelt worden und sollten, wenn die Voraussetzungen erfüllt sind, von den Einrichtungen auch konsequent genutzt werden.

304 Ausnahmetatbestände sind jedoch, mit Ausnahme der strukturellen und organisatorischen Veränderungen, nicht planbar. Entsprechend sollte in der Praxis nie darauf spekuliert werden, für gewisse Zeiträume ausnahmebedingt die Mindestvorgaben nicht einhalten zu müssen. Entsprechend sensibel und präzise sind auch

die Voraussetzungen zu kommunizieren, um kein falsches Sicherheitsgefühl entstehen zu lassen. Die Tatbestandsvoraussetzungen sind sehr flexibel und teilweise schwierig laufend zu bestimmen. Die Erfüllung der Ausnahmen kann sich also von Tag zu Tag verändern.

Anwendende Einrichtungen sollten sich im Klaren sein, dass im Prüfverfahren das Ausweisen eines Ausnahmetatbestands eine Auffälligkeit darstellen könnte, die zur detaillierten Überprüfung veranlassen könnte. Gelingt es, den Nachweis zu erfüllen, erscheint ein Verzicht auf das Anzeigen der Ausnahme vor diesem Hintergrund klar vorzuziehen.

305

6 Anrechnungstatbestände

Stefan Günther

Die Richtlinie legt in § 8 Abs. 1 fest, dass die tatsächliche Personalausstattung nur die Arbeitszeit von Fachkräften der in § 5 genannten Berufsgruppen umfasst, sofern diese Regelaufgaben aus Anlage 4 übernommen haben. Über die Arbeitszeit dieser Mitarbeiter hinaus sind im Rahmen der Nachweisführung weitere Anrechnungen möglich. Hierbei unterscheidet die Richtlinie in vier Kategorien, die jeweils in den Nachweisdokumenten separat aufzuführen und näher zu begründen sind.

Tab. 12: Anrechnungsmöglichkeiten

Ebene	§ 8 Abs. 2 Ausbildung	§ 8 Abs. 3 PPP-RL-Berufe untereinander	§ 8 Abs. 4 Fachkräfte ohne direktes BV	§ 8 Abs. 5 Fach- und Hilfskräfte Nicht-PPP-RL-Berufe
Nachweisverpflichtung	Keine	Erbrachte Regelaufgaben nach Anlage 4		
Fachkräfteerfordernis	Nein	Ja	Ja	Nein, auch Hilfskräfte
Qualifikationserfordernis	Mitarbeiter in Ausbildung	PPP-RL-Berufsgruppen nach § 5	Keine separaten Anforderungen	Qualifikation zur Erfüllung der Aufgabe oder 5 Jahre psych. Berufserfahrung
Berufsgruppenbezogene Einschränkungen	Keine	Nur zwischen den beiden Berufsgruppen-Gruppierungen	Keine	Keine Anrechnung bei Ärzten
Umfangbeschränkung	Keine	Keine	Keine	10 %: Pflege, Spezialtherapeuten, Psychologen 5 %: Logopäden, Bewegungstherapeuten, Sozialarbeiter

Quelle: Eigene Darstellung.

Regelaufgaben der PPP-RL

Die Regelaufgaben aus Anlage 4 der PPP-RL sind für die Anrechnungstatbestände von elementarer Bedeutung. Jede Anrechnung muss mit der Übernahme einer Regelaufgabe belegt werden. Eine Anrechnungsmöglichkeit besteht folglich nur, wenn bei einem Austausch zwischen PPP-RL-Berufsgruppen (§ 8 Abs. 3), durch Fachkräfte ohne direktes Beschäftigungsverhältnis (BV) (§ 8 Abs. 4) oder durch Fach- oder Hilfskräfte der Nicht-PPP-RL-Berufsgruppen (§ 8 Abs. 5) auch Regelaufgaben der betroffenen Berufsgruppen übernommen wurden. Die dafür infrage kommenden Regelaufgaben sind im Nachweis als Begründung für die Anrechnung aufzuführen. Da die Anrechnungstatbestände in der Praxis sicherlich häufig zum Einsatz kommen werden, sollten sich die Einrichtungen frühzeitig damit auseinandersetzen. Eine Möglichkeit dazu wäre, einen hausindividuellen Aufgabenkatalog (siehe exemplarische Darstellung in Abb. 8) zu erstellen. Dabei sollte jede Regelaufgabe aus Anlage 4 betrachtet und einer ausführenden Berufsgruppe zugeordnet werden. Manche Aufgaben können nur von der benannten Berufsgruppe übernommen werden (z. B. darf die Medikation der Patienten nur durch Pflegefachkräfte oder Heilerziehungspfleger verteilt werden), andere Aufgaben könnten aber auch von anderen therapeutischen Berufsgruppen oder gar Hilfskräften übernommen werden. Der Aufgabenkatalog sollte die Regelaufgaben entsprechend klassifizieren und jeweils die grundsätzlich möglichen alternativen Berufsgruppen aufzählen.

	Pflegefachkräfte	Heilerziehungspfleger	Übernahmefähige Aufgaben ohne Zusatzqualifikation	Übernahmefähige Aufgaben mit Zusatzqualifikation	Geeignete alternative Berufsgruppen
1 Allgemeine Pflege					
– Aufstellung der individuellen Pflegeplanung im Rahmen des Therapieplans einschließlich der Pflegeanamnese	x	x			
– Pflegdokumentation			x	x	Heilpädagogen, Ergotherapeuten, Sozialarbeiter, Erzieher, Physiotherapeuten, Sport-, Musik- und Erziehungswissenschaftler (SME)
– Regelmäßige Vitalzeichenkontrolle (z. B. Temperatur, Puls, Blutdruck, Atmung, Ausscheidungen)			x	x	
– Durchführung prophylaktischer Maßnahmen (z. B. Pneumonie-, Kontraktur-, Soor-, Dekubitus-, Thromboseprophylaxe	x	x			
– Mobilisation von Kranken (z. B. Lagern bettlägeriger Kranker; Unterstützung beim Gehen, bei der Benutzung von Gehhilfen und Rollstühlen			x	x	Physiotherapeuten, Ergotherapeuten
– Anleitung und Hilfe bei der Eigenhygiene (z. B. Aufstehen, Körperpflege, Waschen, Urin- und Stuhlentleerung)			x	x	
– Sicherstellung der Nahrungsaufnahme (z. B. Vorbereiten und Verteilen der Mahlzeiten, Anleitung und Hilfe beim Essen)			x	x	Heilpädagogen, Ergotherapeuten, Erzieher, Physiotherapeuten
– Bettenmachen und Anleitung der Patientinnen und Patienten zum Beziehen von Betten			x	x	
– Sicherstellung hygienischer Maßnahmen (z. B. Bett, Nachttisch)			x	x	
– Betreuung Sterbender			x	x	Heilpädagogen, Ergotherapeuten, Sozialarbeiter, Erzieher, Physiotherapeuten, Sport-, Musik- und Erziehungswissenschaftler (SME)
– Versorgung Verstorbener			x	x	

Abb. 8: Aufgabenkatalog zu den Regelaufgaben aus Anlage 4
Quelle: Eigene Darstellung.

Berücksichtigung von Mitarbeitern in Ausbildung (§ 8 Abs. 2)

308   In § 8 Abs. 2 wird die Berücksichtigung von Mitarbeitern in Ausbildung geregelt. Personen, die in der Krankenpflege oder Kinderkrankenpflege ausgebildet werden, sind im Anrechnungsverhältnis nach § 27 Abs. 2 des Pflegeberufegesetzes[36] bei den Pflegefachkräften zu berücksichtigen. Psychotherapeuten in Ausbildung (PiA) dürfen auf die Personalausstattung der Psychologen angerechnet werden, sofern sie eine Vergütung entsprechend ihres Grundberufs erhalten. Eine Anrechnung darf jedoch nur im Umfang des vergüteten Stellenanteils (bzw. Stunden-

---

36   Stand Jahresbeginn 2021: 9,5 zu 1.

umfangs) erfolgen. Davon ausdrücklich nicht umfasst ist der tatsächliche Praktikumsanteil. Auch wenn PiA seit September 2020 die neu geregelte Mindestvergütung i. H. v. 1.000 EUR pro Monat erhalten, entspricht diese Vergütung einer Praktikumsvergütung, bei welcher der Ausbildungszweck klar im Vordergrund steht, und keiner Vergütung entsprechend des Grundberufs.

Austausch zwischen in § 5 genannten Berufsgruppen (§ 8 Abs. 3)

In § 8 Abs. 3 legt die Richtlinie fest, dass es zwischen den in § 5 genannten Berufsgruppen („PPP-RL-Berufsgruppen") die Möglichkeit zur gegenseitigen Anrechnung gibt. Jedoch beschränkt sich diese Möglichkeit auf zwei Berufsgruppen-Gruppierungen. Nur jeweils innerhalb der beiden Gruppen sind gegenseitige Anrechnungen bei Übernahme von Regelaufgaben der jeweils anderen Berufsgruppe möglich.

309

- Gruppe eins umfasst Ärzte[37] und Psychologen[38],
- Gruppe zwei umfasst Pflegefachkräfte[39], Sozialarbeiter[40], Spezialtherapeuten[41], Bewegungs-/Physiotherapeuten[42] und in der Kinder- und Jugendpsychiatrie Logopäden[43].

Nach dieser Logik darf beispielsweise ein Besetzungsdefizit im ärztlichen Dienst nur durch psychologische Mitarbeiter aufgewogen werden. Allerdings muss bei der Nachweisführung genau dokumentiert werden, in welchem Umfang der Austausch stattfindet und welche ärztlichen Regelaufgaben von den psychologischen Mitarbeitern übernommen wurden.

310

Anrechnung von Fachkräften ohne direktes Beschäftigungsverhältnis (§ 8 Abs. 4)

Nach § 8 Abs. 4 können zudem Arbeitszeiten von Fachkräften der in § 5 genannten Berufsgruppen ohne direktes Beschäftigungsverhältnis – beispielsweise Leiharbeitskräfte im pflegerischen bzw. spezialtherapeutischen Dienst oder Honorarärzte – berücksichtigt werden. Voraussetzung ist auch hier, dass die externen Mitarbeiter Regelaufgaben der Berufsgruppen nach Anlage 4 übernehmen und die Umfänge der Anrechnung separat dokumentiert werden.

311

Anrechnung von nicht in § 5 genannten Fach- und Hilfskräften (§ 8 Abs. 5)

Mit Beschlussfassung vom 15.10.2020 wurde § 8 Abs. 5 überarbeitet und spezifiziert. Auf die tatsächliche Personalausstattung dürfen demnach künftig Fach- und Hilfskräfte aus nicht in § 5 genannten Berufsgruppen („Nicht-PPP-RL Berufs-

312

---

37 § 5 Abs. 1 und 2 Bst. a) PPP-RL.
38 § 5 Abs. 1 und 2 Bst. c) PPP-RL.
39 § 5 Abs. 1 und 2 Bst. b) PPP-RL.
40 § 5 Abs. 1 und 2 Bst. f) PPP-RL.
41 § 5 Abs. 1 und 2 Bst. d) PPP-RL.
42 § 5 Abs. 1 und 2 Bst. e) PPP-RL.
43 § 5 Abs. 2 Bst. g) PPP-RL.

gruppen") in begrenztem Umfang angerechnet werden. Es gelten dabei jedoch folgende Voraussetzungen:

- Die Personen müssen Regelaufgaben der Berufsgruppen übernehmen.
- Es muss eine Qualifikation zur Erfüllung der Regelaufgabe vorliegen.
- Diese muss mindestens eine vergleichbare pflegerische oder therapeutische Behandlung der Patienten gewährleisten.
- Liegt keine entsprechende Qualifikation vor, kann diese auch durch mindestens fünfjährige praktische Tätigkeit in der stationären psychiatrischen oder psychosomatischen Versorgung nachgewiesen werden.

313 Anrechnungen von Nicht-PPP-RL-Berufsgruppen beim ärztlichen Dienst (z. B. Physician Assistant) sind nicht zulässig. Neben den genannten Voraussetzungen wurde der Umfang der Anrechnung nach § 8 Abs. 5 durch den G-BA wie folgt begrenzt:

- Bei Pflegekräften, Psychologen und Spezialtherapeuten: maximal 10 Prozent der Mindestbesetzung
- Bei Sozialarbeitern, Bewegungs-/Physiotherapeuten und Logopäden: maximal 5 Prozent der Mindestbesetzung

314 Die Prozentverhältnisse wurden zwar am 15.10.2020 bereits beschlossen, finden jedoch erst zum 1.1.2023 nach Überarbeitung der zugrundeliegenden Regelaufgaben und der ersten Überprüfung der Minutenwerte zum 1.1.2022 Anwendung (§ 16 Abs. 7 PPP-RL). Bis dahin ist der Umfang der Anrechnungen nicht begrenzt und es müssen nur die aufgeführten Voraussetzungen erfüllt sein. Die auf diese Weise gesammelten Daten für die Jahre 2020 und 2021 werden somit ebenfalls in die Weiterentwicklung der Richtlinie einfließen können. Übersteigt das Volumen der Anrechnungen die bereits verabschiedeten Prozentverhältnisse erheblich und sind alle Anrechnungstatbestände inhaltlich nachvollziehbar, können sich die Parteien im G-BA auf dieser Datenbasis erneut mit der Regelung befassen und alternative Anrechnungsfaktoren verabschieden.

Nachweisführung

315 Die Nachweisführung zu § 8 findet in Formular A5.1 und A5.3 statt (siehe Kap. 11.5). Unabhängig vom Anrechnungstatbestand ist es wichtig, dass *jede* vorgenommene Anrechnung genau dokumentiert wird. Zudem sind die jeweils betroffenen Arbeitsstunden sowohl bei der abgebenden Berufsgruppe wie auch bei der aufnehmenden Berufsgruppe zu berücksichtigen und in den Nachweisdokumenten als Anrechnung zu kennzeichnen. Ein automatischer Ausgleich innerhalb der anrechnungsfähigen Berufsgruppen findet nicht statt – der Ausgleich zwischen Über- und Unterschreitungen muss durch aktive Anrechnung erfolgen. Es ist beispielsweise nicht ausreichend, wenn die tatsächliche Arbeitszeit der Ärzte und Psychologen in Summe über den Mindestvorgaben liegt, es jedoch eine Unterschreitung bei den Ärzten und eine Überschreitung bei den Psychologen

gibt. Gemäß § 7 Abs. 4 sind die Mindestvorgaben nur erfüllt, wenn der durchschnittliche Umsetzungsgrad der Einrichtung größer oder gleich der jeweils gültigen Vorgabe ist **und** keine der einzelnen Berufsgruppen die jeweils gültige Vorgabe unterschreitet. Im Nachweis ist daher im Falle einer Anrechnung bei der abgebenden Berufsgruppe ein Abzug vorzunehmen, welcher bei der aufnehmenden Berufsgruppe als Zuschlag erscheinen muss. Gleichzeitig ist im Nachweis bei jeder Anrechnung der Ausweis mindestens einer Regelaufgabe zu bedenken, die durch die anzurechnende Berufsgruppe übernommen wurde bzw. auch durch diese erbracht werden konnte.

Notwendigkeit flexiblen Personaleinsatzes in Psychiatrie und Psychosomatik

Innerhalb der PPP-RL haben die Anrechnungen nach § 8 eine hohe praktische Bedeutung, stellen sie doch in der sonst starren und veralteten Systematik die einzige Möglichkeit zum flexiblen, modernen Behandlungskonzepten entsprechenden Personaleinsatz dar. Insbesondere der Festlegung von maximalen Anrechnungsfaktoren nach § 8 Abs. 5 wird aufgrund des zunehmenden Fachkräftemangels in Deutschland und der großen Konkurrenz um Fachkräfte zwischen den Krankenhäusern in Zukunft eine hohe Bedeutung zukommen. Einerseits werden die Einrichtungen zur Erfüllung der Mindestvorgaben zunehmend auch alternative Berufsgruppen für den therapeutischen Einsatz rekrutieren müssen. Diese Mitarbeiter sind intensiv zu schulen und fortzubilden, um die Behandlung von Patienten (und Regelaufgaben) übernehmen zu können. Nur durch die Entlastung der Kernberufsgruppen um Aufgaben, die auch andere fachlich dafür geeignete Fach- oder Hilfskräfte ebenso qualifiziert erledigen, können unter den beschriebenen Bedingungen noch fachliche Angebote vorgehalten werden und gleichzeitig die Attraktivität der Beschäftigung für Fachkräfte erhalten bleiben. Parallel dazu bleibt zu hoffen, dass auch im G-BA Diskussionen geführt werden, wie sich die veränderten Situationen – weniger verfügbare Fachkräfte, hohe Mindestvorgaben, hoher Behandlungsbedarf – nachweiskonform miteinander vereinen lassen. Mit Blick in die Praxis ist allerdings bereits jetzt klar: Anrechnungen sind keine Ausnahme, sondern die Regel. Alles andere würde einer modernen psychiatrischen und psychosomatischen Behandlung widersprechen – und damit auch dem Wohle der Patienten entgegenstehen.

6.1 Pflegerische Co-Therapeuten in der Psychosomatik

Daniel Roschanski

In psychosomatischen Kliniken besteht ein hoher Bedarf an psychotherapeutischen Angeboten. Um im Sinne der Behandlungsqualität so viel Psychotherapie wie möglich für die Patienten zu ermöglichen, werden in der Schön Klinik-Gruppe Pflegefachkräfte als Co-Therapeuten eingesetzt. Seit 2017 gibt es dafür eine gruppenweite Fortbildung. Mit hohem zeitlichem Aufwand und persönlichem Engagement ergänzen sie damit die Arbeit der Psychologen nach deren Vorgaben.

318 Die Gruppe der Pflegekräfte in psychosomatischen Kliniken besteht damit aus Beschäftigten, die klassisch medizinisch-pflegerische Tätigkeiten übernehmen, sowie aus Co-Therapeuten. Diese nehmen neben administrativen Aufgaben eigenständige therapeutische Funktionen in Form von Einzel- und spezialisierten Gruppenangeboten in enger Abstimmung mit dem Behandlungsteam wahr. Co-Therapeuten sind in der Regel Pflegekräfte mit einer speziellen mehrjährigen Fort- und Weiterbildung in psychotherapeutischen Basisfertigkeiten. Sie sind damit eine sinnvolle Ergänzung der psychologisch geprägten Arbeit im interdisziplinären Team und leisten einen wesentlichen Beitrag zur therapeutischen Kompetenz einer psychosomatischen Klinik. In der Regel sind mehr als die Hälfte der Pflegekräfte Co-Therapeuten.

319 Für die Beschäftigten in der Pflege steigert die Weiterbildung zum Co-Therapeuten im Fachbereich Psychosomatik/Psychotherapie die fachliche, soziale und Methodenkompetenz für ihre Tätigkeit. Die erworbene Fachkompetenz erhöht die Zufriedenheit in der täglichen Arbeit sowie die persönliche Stabilität im Umgang mit psychosomatisch erkrankten Patienten.

Die Ausbildung zum Co-Therapeuten

320 Das Berufsbild des Co-Therapeuten findet sich in vielen psychosomatischen Kliniken Deutschlands. Bei Vollzeitkräften beträgt die Ausbildungsdauer mindestens zwei Jahre, bei Teilzeitkräften verlängert sich die Dauer entsprechend. Ein Beginn ist jederzeit möglich, wodurch Wartezeiten vermieden werden und die Mitarbeiter zeitnah ihre Fähigkeiten und Kompetenzen in der täglichen Arbeit mit den Patienten anwenden können. Voraussetzung ist eine abgeschlossene Ausbildung zur Pflegefachfrau bzw. -mann, zum Gesundheits- und Krankenpfleger, Kinderkrankenpfleger, Altenpfleger bzw. eine medizinische, fachtherapeutische oder pädagogische Ausbildung. Nachdem alle Lehrinhalte erfolgreich absolviert worden sind, erhalten die Mitarbeiter ein Zertifikat, das vom Institut für Verhaltenstherapie und Psychosomatische Medizin (IVPM) zugelassen ist.

321 Die Ausbildung besteht aus 276 Unterrichtseinheiten, die sich aus Vorträgen zu Krankheitsbildern, Workshops zur Gesprächsführung oder Gruppenpsychotherapie, Hospitationen, Anleitungen, offenen Fortbildungen sowie Supervisionen zusammensetzen. Zudem ist eine Facharbeit anzufertigen und eine mündliche Prüfung abzulegen.

322 Ziel der Ausbildung ist es, die theoretischen und fachpraktischen Kompetenzen für die folgenden Kernaufgaben der Co-Therapie zu vermitteln:

- Betreuung der Patienten in Form von fest angesetzten Gesprächen zur Abklärung von Stimmung, Tagesstruktur, Selbstverletzungsdruck, Suizidalität etc.
- Therapieunterstützende Gespräche nach Vorgabe und in Zusammenarbeit mit den jeweiligen Therapeuten
- Diagnostische Interviews bei AD(H)S, Einzelcoaching
- Ansprechpartner für Patienten und Begleitung der Patienten in Krisensituationen
- Essbegleitung von Essstörungspatienten
- Durchführung von Gruppentherapien (Gruppentherapie Sozial Kompetenz, Skilltraining, Hörtherapie, Progressive Muskelrelaxation nach Jakobsen, co-therapeutische Wochenendgruppen bei Jugendlichen, Zwang- und Angstexpositionen in Gruppen)
- Durchführung von Zwang- und Angstexpositionen im Einzelkontakt
- Übernahme von administrativen Aufgaben
- Begleitung des Aufnahme- und Entlassungsprozesses von Patienten

Vorteile und Nutzen der Co-Therapie

Der Einsatz von Co-Therapeuten wird vom übrigen Klinikpersonal (Pflege und Therapie) sowie von den Patienten positiv wahrgenommen. An vorderster Stelle ist die Möglichkeit zu nennen, den Patienten noch mehr psychologisch geprägte Therapie anzubieten, als über das psychotherapeutische Personal alleine möglich wäre. Dies ist für psychosomatische Versorgungskonzepte hilfreich – obwohl bereits mehr als dreimal so viel psychologisches Personal vorhanden ist, als gemäß aktueller Fassung der PPP-RL vorgeschrieben wäre. Die Co-Therapeuten nehmen zusätzliche therapeutische Aufgaben im Rahmen der Vorgaben der Psychologen wahr. Sie begleiten die Patienten über den gesamten Klinikaufenthalt – von der Begrüßung bei Aufnahme über tägliche Befindlichkeitsabfragen bis hin zur Vorbereitung der Entlassung. Die Co-Therapeuten übernehmen zudem die Leitung von Gruppensitzungen und fungieren als Ansprechpartner für die Patienten in Krisensituationen, wenngleich die tatsächliche Krisenintervention weiterhin den Psychologen vorbehalten ist. Damit sind die Co-Therapeuten eine wichtige zusätzliche Stütze für die Patienten; sie können Stimmungslagen authentisch einfangen sowie Fragen, Anliegen, Probleme oder Krisen zeitnah auffangen.

Die Co-Therapeuten sind feste Mitglieder im Stationsteam und nehmen an den täglichen Besprechungen und dem Austausch über die Patienten teil. Sie arbeiten eng mit den behandelnden Psychologen zusammen und stimmen ihr Vorgehen regelmäßig miteinander ab. Dies erleichtert es den Co-Therapeuten, den Überblick über die aktuelle Situation der Patienten zu behalten und ihre Funktion als Bezugspersonen für die Dauer des stationären Aufenthalts wahrnehmen zu können. Viele Patienten schätzen an den Co-Therapeuten vor allem ihre Fähigkeit, sich empathisch einzufühlen und zuzuhören. Sie werden als aufmerksam, engagiert, lösungsorientiert und kommunikativ beschrieben und helfen bei praktischen Belangen. Auch und gerade im Hinblick auf die Zeit nach dem Klinikaufenthalt bereiten die Co-Therapeuten die Patienten mit handfesten und praxisnahen Ratschlägen vor und stellen sicher, dass das Gelernte, die Skills und Tagespläne auch in den Alltag transferiert werden.

Fazit

325 Mit der aufwändigen Weiterbildung von Pflegekräften zu Co-Therapeuten kann der hohe psychologisch-psychotherapeutische Bedarf der Patienten zumindest partiell abgedeckt werden. Am Beispiel der Co-Therapeuten wird aber auch deutlich, wie weit die aktuellen Vorgaben der PPP-RL von der Versorgungsrealität psychosomatischer Kliniken entfernt sind. Denn während der tatsächliche pflegerische Bedarf für psychosomatische Patienten deutlich niedriger ist als gegenwärtig vorgesehen, besteht tatsächlich ein deutlich höherer Bedarf an psychotherapeutischen Angeboten. Für Pflegekräfte bietet die Weiterbildung zum Co-Therapeuten ein attraktives und anspruchsvolles Tätigkeitsfeld, ohne die von vielen als belastend empfundenen Härten des pflegerischen Berufsfeldes. Weiterbildungsmöglichkeiten zur Co-Therapie sind damit auch ein wichtiges Mittel in der Rekrutierung von qualifiziertem Personal. Um den Ansatz jedoch weiterverfolgen zu können und innerhalb der PPP-RL bei der Nachweisführung abbilden zu können, müsste erst eine Veränderung am Regelwerk stattfinden. Aus dem Aufgabenportfolio der Co-Therapeuten wird ersichtlich, dass eine Anrechenbarkeit zwischen den Berufsgruppen Pflege und Psychologen sinnvoll sein kann. Sie ist nach den Regelungen in § 8 aber derzeit noch ausgeschlossen.

6.2 Job-Crossover zwischen Pflegedienst und Spezialtherapie

Stefan Günther

326 Die zunehmende Akademisierung der Pflege hat das Berufsbild in den letzten Jahren stark verändert. Hinzu kommt, dass sich auch die Ansprüche der Mitarbeiter im Hinblick auf attraktive Arbeitsbedingungen weiterentwickelt haben. Pflegefachkräfte wollen sich stärker beteiligen und aktiv – über die reine pflegerische Versorgung der Patienten auf den Stationen hinaus – therapeutisch in den Behandlungsprozess einbringen. Da durch die Mindestvorgaben der PPP-RL gleichzeitig hohe Personalbesetzungen vorgeschrieben sind, entstand die Idee, Pflegekräften ein Job-Crossover anzubieten: Der Mitarbeiter wird dabei sowohl anteilig im Pflegedienst eingesetzt, erhält aber zudem auch die Möglichkeit, **spezialtherapeutische Aufgaben** zu übernehmen. Das Modell vereint die besten Ansätze aus zwei Bereichen: Die Pflegekraft bleibt weiterhin im Stationsteam integriert, lernt die Patienten intensiv kennen und kann darüber hinaus spezialtherapeutische Angebote übernehmen – individuell zugeschnitten auf die Bedürfnisse der Patienten der (Spezial-)Station. Das Modell ist zudem flexibel auf die Fertigkeiten und Interessen

der Mitarbeiter und die Bedürfnisse der Patienten ausrichtbar. Ist der Mitarbeiter mehr an bewegungs- oder sporttherapeutischen Angeboten interessiert, lässt sich das genauso umsetzen, wie wenn der Mitarbeiter sich auf künstlerische Therapieformen (Musik-, Kunsttherapie) oder Ergotherapie spezialisieren möchte. Das neu entstehende Therapieangebot lässt sich anschließend einfach in den Behandlungskonzepten und -plänen berücksichtigen. Eine weitere Einsatzmöglichkeit befasst sich mit dem immer weiter zunehmenden Entlassungsmanagement. Früher eine klassische Tätigkeit des Sozialdienstes, besteht durch die Akademisierung der Pflege nun auch die Möglichkeit, **pflegerische Entlassmanager** in den Einrichtungen zu integrieren. Dabei bleibt die Pflegefachkraft auf einer Station eingesetzt, übernimmt dort aber zusätzlich die Organisation des Entlassungsmanagements. Der Vorteil liegt auf der Hand: Niemand kennt die Patienten und ihre Bedürfnisse besser als die Mitarbeiter, die sich täglich und nächtlich mit ihnen beschäftigen und darüber häufig ein besonderes Vertrauensverhältnis aufbauen können. Zudem variiert der Arbeitsaufwand des Entlassungsmanagements stark. Durch den Einsatz des Crossover-Modells können die Mitarbeiter – innerhalb vorher mit den Führungskräften abzustimmender Grenzen – ihren Arbeitsschwerpunkt flexibel verschieben. Und gibt es z. B. eine Notsituation auf der Station, ist immer eine weitere qualifizierte Fachkraft in der Nähe, um Hilfe leisten zu können.

Ein Vorteil für Arbeitgeber und Arbeitnehmer besteht darin, dass ein attraktives, modernes Betätigungsfeld angeboten werden kann. Für den Arbeitnehmer ist die Funktion des Job-Crossover zudem finanziell attraktiv: Wird die Spezialtätigkeit – die in aller Regel in den Tarifverträgen höher bewertet ist – zu mindestens 51 Prozent der Arbeitszeit ausgeübt, kann eine entsprechend höhere Eingruppierung gerechtfertigt werden. Die etwas höhere Vergütung der Mitarbeiter ist auch durch zusätzliche Aufgaben, höhere Flexibilität und mehr Verantwortung für den Gesamtbehandlungsprozess gerechtfertigt. Gleichzeitig ist der Einsatz von examinierten Pflegefachkräften dabei für das Krankenhaus prinzipiell sehr vorteilhaft: Die Berufsgruppe ist rund um die Uhr im Einsatz und somit – innerhalb arbeitsrechtlicher und tariflicher Grenzen – flexibel einsetzbar. Zudem können Mitarbeiter des Crossover-Modells bei Engpässen im Pflegedienst wieder ihrer ursprünglichen Profession entsprechend eingesetzt werden. Das Krankenhaus gewinnt mit dem Modell einen hohen Grad an Flexibilität, während den Mitarbeitern gleichzeitig attraktive Einsatzmöglichkeiten mit den zugehörigen finanziellen Anreizen angeboten werden können.

Das Crossover-Modell eignet sich dabei natürlich nicht automatisch für jeden Mitarbeiter und ist auch nicht unbegrenzt umsetzbar. Vonseiten der Mitarbeiter muss sowohl die pflegerische Fachqualifikation vorliegen wie auch eine bestimmte spezialisierte Aus- oder Weiterbildung für das zusätzliche Einsatzgebiet. Zudem hängt die Umsetzbarkeit auch von den übrigen personellen Rahmenbedingungen ab: Kann eine Einrichtung gerade mit Müh und Not die Mindestbesetzung der einzelnen Berufsgruppen stemmen, bestehen vermutlich keine Vakanzen für ein Job-Crossover. Umgekehrt lässt sich das Modell übrigens auch implementieren:

Viele Spezialtherapeuten, die üblicherweise stationsübergreifend eingesetzt werden, da für die ganze Einrichtung meist nur wenige Stellen zur Verfügung stehen, mussten während der Corona-Pandemie einzelnen Stationen oder Bereichen zugeordnet werden. Die Erwartung war, dass die Spezialtherapeuten schnell zu den gewohnten Strukturen würden zurückkehren wollen. Es kam anders: Viele Spezialtherapeuten nehmen die Veränderung in der Praxis sehr positiv auf und lernen die Vorteile des Modells schätzen. Durch die konkrete Zuordnung auf wenige, überschaubare Bereiche lernen die Spezialtherapeuten die Patienten viel intensiver kennen und können ihre therapeutischen Angebote viel besser auf die Bedürfnisse der Patienten ausrichten.

329 Im Sinne der PPP-RL entstehen dadurch feste Notwendigkeiten für Anrechnungen, da es vorkommen kann, dass Spezialtherapeuten pflegerische Regelaufgaben übernehmen. Dies ist insbesondere dann wichtig, wenn eine Einrichtung aufgrund des wachsenden Fachkräftemangels Probleme bei der pflegerischen Personalbesetzung bekommt. Durch das vorgestellte Modell lassen sich in begrenztem Umfang (auch kurzfristige) Defizite bei der pflegerischen Personalausstattung abfedern und sanktionshemmend in der Nachweisführung berücksichtigen – sofern die spezialtherapeutischen Berufsgruppen gleichzeitig über dem Mindesterfüllungsgrad besetzt sind. Gleichzeitig zeigen praktische Erfahrungen, dass sich durch die gegenseitige Übernahme von Aufgaben (bzw. Anrechnungen) Qualitätsverbesserungen ergeben.

330 Um das Modell umsetzen zu können, müssen bestehende Dienstvereinbarungen überprüft und punktuell angepasst werden. Den spezialtherapeutischen Mitarbeitern sollte es (freiwillig) ermöglicht werden, im (pflegerischen) Schichtdienst mitzuarbeiten. Gerade der Arbeitseinsatz am Wochenende kommt vielen jungen Mitarbeitern sehr entgegen, da die Betreuung der Kinder dann viel einfacher durch den Ehe-/Lebenspartner übernommen werden kann. Gleichzeitig entsteht dadurch auch für die Patienten ein deutlicher Mehrwert, finden doch therapeutische Angebote auch außerhalb der Regelarbeitszeiten statt und die Therapeuten sind im Alltag für die Patienten verfügbarer. Wird das Modell in der Praxis umgesetzt, ist es als Anrechnungstatbestand im PPP-RL-Nachweis zu berücksichtigen. Der Stundenanteil, mit dem ein Mitarbeiter Regelaufgaben einer anderen Berufsgruppe übernimmt, ist im Nachweis als Anrechnung nach § 8 Abs. 3 – also als Austausch zwischen den PPP-RL-Berufsgruppen – aufzunehmen. Als Begründung können die entsprechend übernommenen Regelaufgaben der zweiten Berufsgruppe aus Anlage 4 angegeben werden. Die nachgewiesene Arbeitszeit ist bei der originären Berufsgruppe des Mitarbeiters entsprechend zu reduzieren.

6.3 Umgang mit Hilfs- und Assistenztätigkeiten

Stefan Günther

331 Mit § 8 Abs. 5 („Nicht-PPP-RL-Berufsgruppen") gibt es im Rahmen der PPP-RL die Möglichkeit, neben Fachkräften anderer Berufsgruppen auch den Einsatz von

Hilfskräften auf die PPP-RL-Berufsgruppen anzurechnen. Neben Physician Assistance, Servicekräften, Stationshilfen oder Dokumentationskräften fällt auch der Einsatz von Pflegehilfskräften und Pflegehilfskräften in Ausbildung unter die Regelungen von § 8 Abs. 5, da die in § 5 aufgelisteten Berufsgruppen nur Pflege*fach*kräfte umfassen.

Um eine entsprechende Anrechnung vornehmen zu können, ist die erste Voraussetzung, Regelaufgaben zu identifizieren, die zur Übernahme durch Fach- oder Hilfskräfte der Nicht-PPP-RL-Berufsgruppen geeignet sind. Wie eingangs beschrieben, sollte dazu ausgehend von den Regelaufgaben in Anlage 4 ein Aufgabenkatalog erstellt werden. Anders als der beschriebene Aufgabenkatalog zur Zuordnung von übernahmefähigen Aufgaben durch andere Fachkräfte, sollte dieser Katalog aber nur die Aufgaben aus Anlage 4 umfassen, die als Hilfs- oder Assistenztätigkeiten nicht zwingend von der Kernberufsgruppe ausgeübt werden müssen. Dabei sollte unterschieden werden zwischen Aufgaben, die von den Fach- oder Hilfskräften eigenständig übernommen werden können, und solchen, die nur nach Anleitung oder unter Beaufsichtigung übernommen werden können. Da die Regelaufgaben weitestgehend aus der Psych-PV übernommen wurden und deren Erstellung in einer Zeit stattgefunden hat, in welcher die Pflegefachkräfte noch mit deutlich weniger patientennahen oder gar therapeutischen Tätigkeiten betraut wurden, zeigt sich bei Durchsicht der Regelaufgaben gerade im Pflegedienst ein großer Umfang von Aufgaben, die heutzutage auch von geeigneten Hilfskräften übernommen werden können. Dabei muss in der Praxis auf die Eignung noch mehr Wert gelegt werden als auf die formelle Qualifikation, denn nicht jeder – ob Fachkraft oder Hilfskraft – ist dazu geeignet, auf psychiatrischen Stationen im Umfeld von teilweise schwer erkrankten Menschen zu arbeiten. 332

Die Vorgaben der Richtlinie selbst verlangen einen Qualifikationsnachweis, damit die Erfüllung der Regelaufgaben durch Hilfskräfte die Behandlungsqualität nicht beeinträchtigt. Bei den in den Abbildungen 10 und 11 dargestellten Regelaufgaben handelt es sich um Hilfs- und Assistenztätigkeiten der PPP-RL-Berufsgruppen – viele davon finden sogar im patientenferneren Umfeld der Station statt. Sofern die Einrichtung nachweisen kann, dass die dafür eingesetzten Kräfte diese Tätigkeiten mindestens genauso gut erfüllen können wie die nach § 5 bestimmte Berufsgruppe, ist nach den Regelungen in § 8 Abs. 5 eine Anrechnung der Hilfskräfte möglich. Sieht die Organisationsstruktur eines Krankenhauses z. B. vor, dass die Pflegedokumentation und die Stationsorganisation („Auftragsbeschaffung, Materialbeschaffung, Verwaltungsaufgaben") durch Stationssekretariate, von Dokumentationskräften oder Kodierfachkräften – immer in enger Abstimmung mit der Stationsleitung und dem Stationsteam – übernommen werden, können die Arbeitszeiten dieser Mitarbeiter auf den Pflegedienst angerechnet werden. Auch die Übernahme von Aufgaben wie „Sicherstellung der Nahrungsaufnahme", „Bettenmachen", „Sicherstellung hygienischer Maßnahmen (z. B. Bett, Nachttisch)" oder die „Begleitung zu diagnostischen und therapeutischen Maßnahmen (z. B. Labor, Konsiliarärzte, Arbeits-/Ergotherapie)" können von Stationshilfen, 333

Servicekräften oder Mitarbeitern eines Hol- und Bringdienstes übernommen werden. Ganz zu schweigen von den ein- oder zweijährig examinierten Pflegehilfskräften, die noch für wesentlich mehr (pflegerische) Tätigkeiten fachlich und formell qualifiziert sind. Bei den spezialtherapeutischen Berufsgruppen fällt der durch Hilfskräfte übernahmefähige Aufgabenanteil deutlich geringer aus. Hier kommen im Wesentlichen Dokumentations- und Organisationsaufgaben in Frage, die nach An- und Einweisung durch Assistenzkräfte, Stationssekretariate und Dokumentationskräfte übernommen werden könnten.

334   Handelt es sich um eher therapeutische Aufgaben, die direkt mit den Patienten oder im patientennahen Umfeld erfolgen, sollte zusätzlich ein Qualifikationsnachweis (z. B. Pflegehelferausbildung, Helferkurs o. ä.) erfolgen können. Gerade die Pflegehilfskräfte bieten hier gute Einsatzmöglichkeiten, verfügen sie doch über eine fachliche Ausbildung und sind im Umgang mit Patienten geschult. Vor allem in Zeiten des zunehmenden Fachkräftemangels sollten die Krankenhäuser versuchen, ihre Fachkräfte von Hilfstätigkeiten zu entlasten und ihnen damit mehr Zeit für die zentralen, patientenbezogenen Tätigkeiten zu verschaffen, für die es unbedingt ihrer besonderen fachlichen Expertise bedarf. Das steigert nicht nur die Attraktivität der Arbeitsplätze für die Mitarbeiter, da ausbildungs- und erfahrungsbezogene Aufgabenschwerpunkte gesetzt werden können, sondern kommt auch den Patienten zugute. Müssen Fachkräfte neben den therapeutisch wichtigen Aufgaben auch noch die vielen Organisations-, Dokumentations- und Alltagstätigkeiten übernehmen, fehlt es in der Praxis oftmals an der Zeit für therapeutische Gespräche, die für die Beziehungsarbeit und den Behandlungsfortschritt so wichtig sind.

335   Verfügt der Mitarbeiter über keine entsprechend nachzuweisende Qualifikation, aber die Aufgaben werden ihm von den zuständigen Führungskräften dennoch zugetraut, ist sein Einsatz nur dann anrechenbar, wenn die Tätigkeit bereits seit fünf Jahren von ihm übernommen wird. Ist diese Zeitschwelle noch nicht überschritten, darf die Tätigkeit zwar übernommen werden, eine Anrechnung im Nachweis zur PPP-RL ist dann jedoch nicht möglich. Zukünftig wird ein Einsatz für ungelernte Kräfte deswegen ungleich schwieriger – Krankenhäuser werden nicht bereit sein, (über mindestens fünf Jahre) Personal ohne entsprechende Anrechnungsmöglichkeit zu finanzieren. Für die Praxis wird das zum Beispiel in den Konstellationen kritisch, in denen üblicherweise Kräfte schon vor ihrer Ausbildung (Beginn teilweise nur einmal jährlich) oder während ihres Studiums als Hilfskräfte beschäftigt werden und damit bereits wichtige Arbeitserfahrung sammeln und mit dringend benötigter Arbeitskraft unterstützen.

336   Anrechnungen im ärztlichen Dienst sind in der Richtlinie nicht vorgesehen. Ein Blick in die Regelaufgaben zeigt jedoch, dass es eine Vielzahl von Aufgaben gibt, die prinzipiell – ohne Qualitätsverluste – auch von anderen Personen übernommen werden könnten. Gerade das junge Berufsbild des „Arztassistenten" (engl. „Physician Assistant") – nicht zu verwechseln mit dem Assistenzarzt – kommt hier bevorzugt in Frage. So ließen sich Aufgaben wie „Anamnese und Befund-

erhebung, körperliche Untersuchung, Fremdanamnese, Therapieplan, Dokumentation der Erstaufnahme", „Dokumentation des Verlaufs, Aktenführung, Arztbrief", „Abklärung medizinischer, juristischer und anderer Fragen", „Bearbeitung von Anfragen, Beschwerden" und „Verwaltungsaufgaben" in enger Abstimmung und in ständigem Austausch mit dem behandelnden Arzt ohne Qualitätseinbußen von Physician Assistance übernehmen – und im Sinne der PPP-RL auf den Arbeitseinsatz der Ärzte anrechnen. Auch Dokumentations- und Kodieraufgaben, die aus dem Vergütungssystem bzw. der PPP-RL entstehen, liegen in ärztlicher Verantwortung. Bei diesen Aufgaben sollte unbedingt Unterstützung durch nichtärztliche Kräfte erfolgen, um die knappe Ressource Arzt zu schützen. Leider verbietet die Richtlinie in § 8 Abs. 5 beides explizit, da eine Anrechnung anderer Berufsgruppen auf die Berufsgruppe der Ärzte ausgeschlossen ist.

ÄRZTLICHER DIENST	Geeignete alternative Berufsgruppen
1. Medizinisch-psychiatrische Grundversorgung	*Unterstützung bei den Regelaufgaben durch:*
– Psychiatrische Anamnese und Befunderhebung, körperliche Untersuchung, Fremdanamnese, Therapieplan, Dokumentation der Erstaufnahme	Physician Assistance
– Visiten, Verlaufsuntersuchungen, Befundauswertung, Medikationskontrolle und medizinische Behandlung	
– Dokumentation des Verlaufs, Aktenführung, Arztbrief	Physician Assistance, Dokumentationsassistenten
2. Einzelfallbezogene Behandlung	*Unterstützung bei den Regelaufgaben durch:*
– Abklärung medizinischer, juristischer und anderer Fragen mit Stellen außerhalb des Krankenhauses	Physician Assistance
– Krisenintervention	
3. Gruppentherapie	*Unterstützung bei den Regelaufgaben durch:*
– Angehörigengruppen auf der Station	Physician Assistance
4. Mittelbar patientenbezogene Tätigkeiten	*Unterstützung bei den Regelaufgaben durch:*
– Konzeptbesprechungen im Team	
– Teilnahme an den Ärzte-/Psychologenkonferenzen	Physician Assistance
– Teilnahme an den Therapiekonferenzen	
Stationsbezogene Tätigkeiten (für den Oberarzt)	*Unterstützung bei den Regelaufgaben durch:*
– [Vorbereitung der] Nachexploration	Physician Assistance
– Akten- und Dokumentationskontrolle	Physician Assistance, Dokumentationsassistenten
Stationsübergreifende Tätigkeiten (für den Oberarzt)	*Unterstützung bei den Regelaufgaben durch:*
– Verwaltungsaufgaben	Physician Assistance, Dokumentationsassistenten
– Bearbeitung von Anfragen, Beschwerden	

Abb. 9: Aufgabenkatalog für Fach- und Hilfskräfte im Ärztlichen Dienst
Quelle: Eigene Darstellung.

Es konnte an verschiedenen Beispielen aufgezeigt werden, dass die Anrechnung von Fach- und Hilfskräften anderer Berufsgruppen nicht nur notwendig, sondern fachlich sogar in einigen Fällen geboten ist. Da die Anrechnungsmöglichkeiten zum 1.1.2023 begrenzt werden sollen, ist es in der Praxis wichtig, bis dahin alles

Anrechnungstatbestände

anzurechnen, was nach den Vorgaben der Richtlinie zulässig ist. Zeigt sich bei den ersten Datenauswertungen, dass die definierten Prozentwerte nicht praxistauglich sind, können die Ergebnisse im G-BA noch einmal thematisiert werden. Um die Versorgungsrealität adäquat abzubilden, könnte dann bei einer der anstehenden Weiterentwicklungen der Richtlinie noch eine entsprechende Anpassung der Prozentwerte berücksichtigt werden.

PFLEGEDIENST	Pflegehilfskräfte (alleine)	Pflegehilfskräfte (mit Anleitung)	Andere Fach- oder Hilfskräfte (siehe Beispiele)	Geeignete alternative Berufsgruppen
1. Allgemeine Pflege				
– Aufstellung der individuellen Pflegeplanung im Rahmen des Therapieplans einschließlich der Pflegeanamnese		x		
– Pflegedokumentation		x	x	Kodierfachkräfte, Stationssekretariate
– Regelmäßige Vitalzeichenkontrolle (z. B. Temperatur, Puls, Blutdruck, Atmung, Ausscheidungen)		x	x	Physician Assistance
– Durchführung prophylaktischer Maßnahmen (z. B. Pneumonie-, Kontraktur-, Dekubitus-, Thromboseprophylaxe)		x	x	Physician Assistance
– Mobilisation (z. B. Lagern Bettlägeriger, Unterstützung beim Gehen, Benutzung von Gehhilfen/Rollstühlen)	x			
– Anleitung und Hilfe bei der Eigenhygiene (z. B. Aufstehen, Körperpflege, Waschen, Urin- und Stuhlentleerung)	x			
– Sicherstellung der Nahrungsaufnahme (z. B. Vorbereiten und Verteilen der Mahlzeiten, Anleitung/Hilfe beim Essen)		x	x	Diätassistenten, Servicekräfte, Stationshilfen
– Bettenmachen und Anleitung der Patientinnen und Patienten zum Beziehen von Betten		x	x	Servicekräfte, Stationshilfen
– Sicherstellung hygienischer Maßnahmen (z. B. Bett, Nachttisch)		x	x	Servicekräfte, Stationshilfen
2. Spezielle Pflege				
2.1. Somatische Pflege				
– Mitwirkung bei Blutentnahmen, Injektionen, Infusionen und anderen medizinischen Verordnungen		x	x	Physician Assistance
– Vor- und Nachbereiten von Untersuchungen		x	x	Physician Assistance
– Wundversorgung		x	x	Physician Assistance
– Begleitung zu diagnostischen und therapeutischen Maßnahmen (z. B. Labor, Konsiliarärzte, Arbeits-/Ergotherapie)		x	x	Mitarbeiter eines Hol- und Bringdienstes, Servicekräfte, Stationshilfen
– Mitwirkung bei der Notfallversorgung und Durchführen von Maßnahmen der Ersten Hilfe		x	x	Physician Assistance
2.2. Psychiatrische Pflege				
2.2.1. Einzelfallbezogene Behandlung und Betreuung				
– Fortwährende Betreuung und ständige Beobachtung von Kranken mit der jeweils im Pflegeplan vorgesehenen Intensität; tageweise Einzelbetreuung in Krisensituationen; Krisenintervention in Gefährdungssituationen		x	x	Teile davon können unter Anleitung/Aufsicht von sog. „Sitzwachen" übernommen werden
– Entlastende und orientierungsgebende Gesprächskontakte: Gespräche mit Angehörigen; Anlaufstelle für Patientinnen und Patienten, Angehörige und andere außenstehende Personen, einschließlich telefonischer Kontakte			x	Physician Assistance
– Trainingsmaßnahmen im Rahmen des Pflegeprozesses und Mithilfe bei der Bewältigung des Tagesablaufes		x		
– Maßnahmen im Zusammenhang mit Aufnahme, Verlegung und Entlassung		x	x	Teilweise: Mitarbeiter eines Hol- und Bringdienstes
2.3. Visiten der Ärztin oder des Arztes				
– Vorbereitung, Teilnahme, Ausarbeitung			x	Physician Assistance
3.2. Stationsorganisation				
– Koordination der Arbeitsabläufe, Einsatz der pflegerischen Mitarbeiterinnen und Mitarbeiter, Dienstplanung; Anlaufstelle für Mitarbeiterinnen und Mitarbeiter		x	x	
– Externe und interne Terminplanung und Koordination diagnostischer und therapeutischer Leistungen		x	x	Ggf. mit Anleitung und immer im Austausch mit der Stationsleitung: Stationssekretariate, Assistenzkräfte
– Interne Disposition, Bevorratung von Medikamenten, Pflegehilfsmitteln und sonstigen Materialien und andere Verwaltungsaufgaben, Statistiken etc.		x	x	

Abb. 10: Aufgabenkatalog für Hilfskräfte im Pflegedienst
Quelle: Eigene Darstellung.

Umgang mit Hilfs- und Assistenztätigkeiten

SPEZIALTHERAPIE	Pflegehilfskräfte (alleine)	Pflegehilfskräfte (mit Anleitung)	Andere Fach- oder Hilfskräfte (siehe Beispiele)	Geeignete alternative Berufsgruppen
1. Grundversorgung				
– Dokumentation [in den Patientenakten o. ä.]	x		x	Nach An-/Einweisung: Assistenzkräfte, Stationssekretariat
4. Mittelbar patientenbezogene Tätigkeiten				
– Vor- und Nachbereitung [Vorbereitung von Therapiesitzungen, Aufräumen der Räume etc.]	x		x	Assistenzkräfte, Stationssekretariat
– Auftragsbeschaffung, Materialbeschaffung, Verwaltungsaufgaben	x		x	
PHYSIOTHERAPIE				
1. Grundversorgung				
– Dokumentation [in den Patientenakten o. ä.]	x		x	Nach An-/Einweisung: Assistenzkräfte, Stationssekretariat
4. Mittelbar patientenbezogene Tätigkeiten				
– Vor- und Nachbereitung [Vorbereitung von Therapiesitzungen, Aufräumen der Räume etc.]	x		x	Assistenzkräfte, Stationssekretariat
SOZIALDIENST				
1. Sozialpädagogische Grundversorgung				
– Dokumentation [in den Patientenakten o. ä.]	x		x	Nach An-/Einweisung: Assistenzkräfte, Stationssekretariat

Abb. 11: Aufgabenkatalog für Hilfskräfte im spezialtherapeutischen Bereich
Quelle: Eigene Darstellung.

Teil III Praktischer Umgang mit der Richtlinie aus gesundheitsökonomischer Sicht

7 Bedeutung, Herausforderung und Risiken
7.1 Sanktionen

Stefan Günther

Die PPP-RL formuliert in § 13 **Folgen bei Nichteinhaltung der Mindestvorgaben**. Gemeint ist damit die Festlegung von Durchsetzungsmaßnahmen, um die Erfüllung der Qualitätsvorgaben mit starken Anreizen zu versehen und die Mitwirkung der Einrichtungen sicherzustellen. Die Festlegung von Sanktionen wurde vom Gesetzgeber durch die Ausführungen in § 137 Abs. 1 SGB V geregelt, wonach der G-BA „zur Förderung der Qualität ein gestuftes System von Folgen der Nichteinhaltung von Qualitätsanforderungen" festzulegen hat. Der G-BA wird vom Gesetzgeber für seine Qualitätsrichtlinien dazu ermächtigt, „neben Maßnahmen zur Beratung und Unterstützung bei der Qualitätsverbesserung je nach Art und Schwere von Verstößen" auch „angemessene Durchsetzungsmaßnahmen vorzusehen". Dazu zählt die gesetzliche Norm insbesondere die nachfolgenden Punkte:

- Vergütungsabschläge,
- den Wegfall des Vergütungsanspruchs für Leistungen, bei denen Mindestanforderungen nicht erfüllt sind,
- die Information Dritter über die Verstöße,
- die einrichtungsbezogene Veröffentlichung von Informationen zur Nichteinhaltung von Qualitätsanforderungen

Der Gesetzgeber formuliert in § 137 SGB V auch, dass solche Maßnahmen verhältnismäßig auszugestalten und umzusetzen sind. Die genaue Regelung obliegt jedoch dem G-BA im Rahmen des Beschlusses zu der entsprechenden Richtlinie. Das BMG hat daher bei den Überprüfungen der Beschlüsse zur PPP-RL in beiden Jahren trotz Nichtbeanstandung darauf hingewiesen, „dass im Rahmen der Konkretisierung der Sanktionierung die Rechtsprechung des Bundessozialgerichts sowie das Übermaßverbot des § 137 Abs. 1 Satz 4 SGB V zu beachten sind". Bei näherer Betrachtung zeigt sich, dass der gesetzliche Rahmen für die Regelung von Durchsetzungsmaßnahmen im Kontext der PPP-RL zu eng gefasst wurde. Die Vorgaben in § 137 SGB V sind für Qualitätsrichtlinien erstellt worden, die sich auf einzelne (Komplex-)Leistungen beziehen, und führen in diesem Kontext auch zu angemessen Durchsetzungsmaßnahmen. Die PPP-RL regelt jedoch keine Mindestvorgaben für die Erbringung einer einzelnen Leistung, sondern legt Personalmindestvorgaben für ganze Abteilungen und Krankenhäuser fest. Einen eindeutigen Leistungsbezug, auf den ein Vergütungswegfall abzielen könnte, gibt es hierbei nicht. Muss die Regelung dennoch in Psychiatrie und Psychosomatik angewendet werden, führt dies automatisch zu einem Übermaß der Sanktion, da – mangels fehlendem konkreten Leistungsbezug – unmittelbar die vollständige Vergütung der Einrichtung für einen bestimmten Zeitraum in Abrede gestellt werden müsste. Die PPP-RL ist die erste Richtlinie des G-BA, welche keinen konkreten Leistungsbezug regelt, sondern die

Personalausstattung einer gesamten Einrichtung betrifft. Insofern erscheint es nur folgerichtig, die Vorgaben zur Regelung von Durchsetzungsmaßnahmen an diese veränderte Situation anzupassen. Die betroffenen Einrichtungen weisen deswegen darauf hin, dass es für die PPP-RL eine neue – zum Regelungsbezug passende – gesetzliche Grundlage geben muss, die nicht einem unzutreffenden Leistungsbezug folgt.

340 Die Festlegung von Durchsetzungsmaßnahmen im Rahmen der PPP-RL ist somit in höchstem Maße umstritten und die Positionen der Hauptbeteiligten könnten nicht weiter voneinander entfernt liegen. In § 13 der Richtlinie wurde mit Beschluss vom 15.10.2020 ein vorläufiges Übergangssystem zur Regelung der Folgen bei Nichteinhaltung der Mindestvorgaben implementiert. Dieses System findet vorerst nur für die Jahre 2022 und 2023 Anwendung. Spätestens bis zum 31.10.2023 muss der G-BA aber eine Entscheidung über die weiteren Sanktionsregelungen treffen (§ 13 Abs. 6). Das Übergangssystem zur Bestimmung der Sanktionszahlungen folgt einer komplexen Berechnungssystematik, dass deswegen seine vervielfachende Wirkweise auch erst bei tieferer Betrachtung offenbart. Ob es damit noch maßvoll wirkt und im Verhältnis zum Umfang der Nichterfüllung steht, kann daher nur anhand von Zahlenbeispielen beurteilt werde.

Berechnungssystematik für 2022 und 2023

341 Wie eingangs beschrieben, wird in § 13 Abs. 3 unter Bezugnahme auf §§ 136 und 137 SGB V geregelt, dass für Leistungen ohne Einhaltung der Mindestanforderungen der Vergütungsanspruch des Krankenhauses entfällt. § 13 Abs. 4 konkretisiert diese Passage durch folgende Ausführungen: Der Wegfall des Vergütungsanspruchs nach Absatz 3 bezieht sich auf alle Leistungen, die in den Fachgebieten an allen Kalendertagen des Quartals erbracht wurden. Die Höhe des konkreten Wegfalls bestimmt sich jedoch unter Berücksichtigung des Ausmaßes der Nichteinhaltung: Für die Jahre 2022 und 2023 müssen Einrichtungen bei Unterschreitung der Mindestvorgaben *berufsgruppenbezogen* das Ausmaß der Unterschreitung bestimmen. Dazu werden die tatsächlichen Arbeitszeiten (VKS-Ist) mit der berechneten Mindestvorgabe (VKS-Mind) abgeglichen. Da in 2022 und 2023 der Erfüllungsgrad bei 90 Prozent liegt, muss der Vergleichswert der VKS-Mind ebenfalls mit 90 Prozent berechnet werden. Die Differenz zwischen der 90-prozentigen Mindestvorgabe und den VKS-Ist stellt die zu sanktionierende Unterschreitung der Mindestvorgabe dar. Die auf diese Art berufsgruppenbezogen ermittelten Unterschreitungen werden anschließend addiert. Liegen bei einzelnen Berufsgruppen Überschreitungen der Mindestvorgaben vor, dürfen diese nicht ausgleichend in die Summe einbezogen werden. Die ermittelte Summe wird dann zu der Gesamtsumme der 90-prozentigen VKS-Mind ins Verhältnis gesetzt. Es ergibt sich der Prozentsatz der Unterschreitung (ohne Gewichtung). Im nächsten Schritt ist der Prozentsatz mit einem Straffaktor (§ 13 Abs. 5) zu multiplizieren. Dieser liegt für 2022 bei 1,2 und für 2023 bei 1,7. Der berechnete Sanktionsfaktor wird anschließend auf die Quartalsbudgetsumme der betroffenen Einrichtung

angewendet. Auf diese Art ergibt sich die Sanktionszahlung für die festgestellte Unterschreitung der Mindestvorgaben. Die Straffaktoren bilden dabei aber nicht den tatsächlichen Umfang der Vervielfachung ab – dieser zeigt sich erst in Bezug auf die Gesamtvergütung.

Um die Berechnung, die Wirkweise und die tatsächliche praktische Auswirkung besser nachvollziehen zu können, stellt Abbildung 12 eine beispielhafte Berechnung für die Jahre 2021, 2022 und 2023 dar. Die beispielhaft abgebildete Einrichtung umfasst einen großen Standort der Erwachsenenpsychiatrie mit einer Quartalsbudgetsumme i. H. v. 12,5 Mio. EUR (Jahresbudget wird in vier gleiche Teilsummen aufgeteilt). Die Mindestvorgaben (143.550 VKS) werden – nach Berücksichtigung möglicher Anrechnungen nach § 8 – um 3,0 Prozent (3.875 VKS), verteilt auf die Berufsgruppen „Pflegedienst" und „Spezialtherapeuten", unterschritten. Für das Jahr 2022 werden die berechneten 3,0 Prozent Unterschreitung somit mit 1,2 multipliziert und es ergibt sich der Sanktionsfaktor i. H. v. 3,6 Prozent. Bei Anwendung auf das Quartalsbudget liegt die Quartalssanktion somit bei 450 TEUR. Für das Jahr 2023 steigert sich der Sanktionsfaktor (2023: 1,7) auf 5,1 Prozent und die Quartalssanktion steigt dadurch auf 637 TEUR.

342

	VKS-Mind		VKS-Ist		2021	2022	2023
	100 %	90 %					
Ärztlicher Dienst	19.500,00	17.550,0	20.550,0	105,1 %	Erfüllt	Erfüllt	Erfüllt
Psychologen	4.500,00	4.050,0	6.000,0	133,3 %	Erfüllt	Erfüllt	Erfüllt
Pflegedienst	98.500,0	88.650,0	85.000,0	86,3 %	Erfüllt	Nicht erfüllt	Nicht erfüllt
Spezialtherapeuten	10.250,0	9.225,0	9.000,0	87,8 %	Erfüllt	Nicht erfüllt	Nicht erfüllt
Physiotherapeuten	2.800,0	2.520,0	2.550,0	91,1 %	Erfüllt	Erfüllt	Erfüllt
Sozialpädagogen	8.000,0	7.200,0	7.250,0	90,6 %	Erfüllt	Erfüllt	Erfüllt
Summe	**143.550,0**	**129.195,0**	**13.300,0**				

Summe der Unterschreitung: VKS-Mind bei 90 % ./. VKS-Ist		3.875,0
Prozentfaktor der Unterschreitung gemessen an der Summe VKS-Mind bei 90 %		3,0 %
Straffaktor nach § 13 Abs. 5 PPP-RL	1,2	1,7
Sanktionsfaktor	3,6 %	5,1 %
Quartalsbudget der betroffenen Einrichtung (Standort + Fachbereich)		12.300.000 €
Sanktionszahlung	449.901 €	637.360 €
Überschlagsrechnung: Nicht in VKS umgesetzte Bruttopersonalkosten		155.000 €
Tatsächlicher sanktionierender Faktor (Beispielrechnung)	**2,9**	**4,1**

Abb. 12: Beispielhafte Berechnung zum Sanktionsmodell nach § 13
Quelle: Eigene Darstellung.

Um die Wirkung im Vergleich zu den vermeintlichen Einsparungen zu veranschaulichen, werden die berechneten Sanktionszahlungen den Bruttopersonalkosten für die Summe der VKS-Unterschreitung gegenübergestellt: Überschlägig würde die beispielhafte Einrichtung in dem betreffenden Quartal auf Grund der Unterschreitung der Mindestvorgaben ungefähr 155 TEUR an Personalkosten einsparen können, was nur ein Drittel (2022) bzw. ein Viertel (2023) des resultierenden Sanktionsbetrags ausmacht. Diese vermeintliche Einsparung ist damit

343

nicht nur um ein Vielfaches niedriger als die festgelegte Sanktionszahlung, sondern auch nur eine theoretische Einsparung. Bei der Berechnung nach § 13 werden weder Überschreitungen der Mindestvorgaben gewertet noch die Gründe für die Unterschreitung hinterfragt. Ist eine Unterschreitung beispielsweise durch krankheitsbedingte Personalausfälle (innerhalb der Lohnfortzahlung durch den Arbeitgeber) bedingt, spart sich die Einrichtung keine Personalkosten, kann aber dennoch die Mindestvorgaben nicht erfüllen. Auch Mehrleistungen, die höhere Mindestvorgaben bedingen, sind personell nicht refinanziert (Mehrerlösausgleich). Gleichzeitig führen Personalausfälle wie auch eine Überbelegung erst ab ungewöhnlich hohen Veränderungen zu einem sanktionsbefreienden Ausnahmetatbestand (siehe Kap. 5). Der tatsächlich für die Einrichtungen wirksame Sanktionsfaktor berechnet sich daher erst, wenn die theoretisch eingesparten Personalkosten zur Sanktionszahlung nach § 13 ins Verhältnis gesetzt werden. Im dargestellten Beispiel liegt die Sanktion für 2022 um das 2,9-Fache, für 2023 um das 4,1-Fache über den theoretisch eingesparten Personalkosten – Einsparungen, die faktisch in vielen Fällen gar nicht vorliegen.

Sanktion für Verstöße gegen die Mitwirkungspflichten

344 Neben den Sanktionszahlungen bei Nichterfüllung der Mindestvorgaben regelt die PPP-RL in § 13 Abs. 8 auch die Folgen für Verstöße gegen die Mitwirkungspflichten der Krankenhäuser. Ein Verstoß liegt dann vor, wenn die Nachweise (Teil A und B) nicht, nicht vollständig oder nicht fristgerecht übermittelt werden. Da die Fristen zur Abgabe der Nachweise zum Teil sehr kurz sind, muss das daraus resultierende hohe monetäre Risiko dieser Strafzahlungen ernst genommen werden. Die Sanktionszahlung wird dabei für jeden vereinbarten Berechnungstag (BT) des betroffenen Quartals verhängt. Dabei kommt folgende Staffelung zur Anwendung:

- Erster Verstoß: 2 EUR/BT
- Zweiter Verstoß (muss nicht aufeinanderfolgend sein): 5 EUR/BT
- Dritter Verstoß (muss nicht aufeinanderfolgend sein): 10 EUR/BT
- Vierter Verstoß: 20 EUR/BT

345 Zudem schützt eine fehlende Datenübermittlung die Einrichtungen nicht vor den Sanktionszahlungen einer potenziellen Nichterfüllung. Ein Verstoß gegen die Mitwirkungspflicht wird nicht nur die Gesprächsatmosphäre in den örtlichen Budgetgesprächen trüben, sondern führt unmittelbar zu einer Überprüfung der Einrichtung im Rahmen der Qualitätskontroll-Richtlinie. Liegen Verstöße gegen die Mindestvorgaben vor, werden diese spätestens dann vom Medizinischen Dienst aufgedeckt und nach den Vorgaben der Richtlinie sanktioniert – ergänzend zu den fälligen Strafzahlungen für die Verstöße gegen die Mitwirkungspflicht.

Probleme bei der praktischen Umsetzung der Übergangslogik

Klargestellt wurde zudem bislang noch nicht, auf welche Budgetsumme der Sanktionsfaktor anzuwenden ist. In § 13 Abs. 7 wird zwar ausgeführt, dass sich der Wegfall des Vergütungsanspruchs auf die Entgelte für allgemeine Krankenhausleistungen nach § 7 Abs. 1 Satz 1 Nummer 1, 2, 4 und 5 BPflV bezieht, es fehlt jedoch eine weitere wichtige Bezugsgröße. Nach den Regelungen der PPP-RL sind die Nachweise für jeden Standort und jeden Fachbereich separat zu führen. Eine quartalsweise Unterschreitung der Mindestvorgaben berechnet sich folglich ebenfalls auf dieser Ebene. Jedoch werden bei den hausindividuellen Budgetverhandlungen bislang Gesamtbudgets vereinbart – wenn überhaupt ließe sich nur eine Trennung für die Fachbereiche (PSY, PSO, KJP) budgettechnisch abbilden. Soweit ein Krankenhaus mehrere Standorte unter einer IK-Nummer vereint, werden regelhaft keine standortbezogenen Budgetsummen vereinbart. Für Krankenhäuser mit mehreren Standorten stellt sich somit die Frage, auf welche Budgetsumme der nach § 13 berechnete Sanktionsfaktor anzuwenden sein wird. Die PPP-RL gibt darauf keine Antwort, sondern legt lediglich fest, dass die Regelungen zur praktischen Umsetzung durch die Vertragsparteien auf Ortsebene zu erfolgen haben. Die gleiche Problematik betrifft auch die Berechnung der Sanktionen für Verstöße gegen die Mitwirkungspflichten: In § 13 Abs. 8 wird zwar ausgeführt, dass die für das Kalenderjahr gemäß Anlage 1 Abschnitt L1 der AEB-Psych-Vereinbarung vereinbarten Berechnungstage durch vier zu dividieren sind, legt aber nicht fest, wie mit verschiedenen Standorten unter einer IK-Nummer – für die es keine eigene Vereinbarung zu den Berechnungstagen geben muss – umzugehen ist.

346

Zukünftige Ausgestaltung als gestuftes System von Folgen bei Nichterfüllung

Obwohl die Festlegung von Sanktionsmaßnahmen unter den derzeit gültigen rechtlichen Rahmenbedingungen für die Krankenhäuser deutlich schlechter hätte ausgehen können, sind die Regelungen in § 13 aus Einrichtungsperspektive als sehr ernst zu nehmendes Risiko einzuschätzen. Der G-BA hält mit seinen Formulierungen an dem Bezug an der Gesamtleistung fest, Verstöße gegen die Mitwirkungspflichten werden hart sanktioniert und für die Jahre 2022 und 2023 wird der implementierte Multiplikator (1,2 in 2022, 1,7 in 2023) die dargestellte Vervielfachung der Sanktionszahlungen bewirken. Auch wenn das BMG bei seiner Prüfung nach § 94 SGB V bislang keine Beanstandung vorgenommen hat, so ist durch den wiederholten Hinweis auf das Übermaßverbot durchaus anzunehmen, dass das Ministerium den Sachverhalt genau beobachtet und nicht aus den Augen verliert. Es erscheint deswegen nicht unwahrscheinlich, dass sich die Rahmenbedingungen politisch noch so verändern, dass ein zur PPP-RL passendes Instrument zur Festlegung wirksamer Durchsetzungsmaßnahmen gefunden werden kann. Das aktuelle System wird diesen Auftrag schwerlich erfüllen können, da es sich weder maßvoll zeigt noch dazu geeignet scheint, die Einhaltung der Mindestvorgaben zu verbessern. Unberücksichtigt bleibt die Frage, ob ein Kran-

347

kenhaus die Nichterfüllung zu verschulden hat. Ein wirkungsvolles System müsste zur Verbesserung zuallererst die Ursachen einer Unterschreitung hinterfragen und gemeinsame Wege suchen, um Missstände abstellen zu können. Monetäre Sanktionen im Sinne von Strafzahlungen erscheinen erst dann angemessen, wenn Krankenhäuser entgegen besprochener Maßnahmen nicht auf eine Erfüllung hinwirken. Es wäre alles andere als eine Verbesserung, wenn Sanktionen die wirtschaftliche Existenz einer Einrichtung gefährden können. Im Sinne der Qualitätsziele können sie nur als wirkungsvoller Anreiz dienen, wenn sie die Erfüllung sowohl fordern als auch fördern. Die Übergangsregelungen in § 13 erscheinen hierfür nicht geeignet – zu einseitig liegen die Maßnahmen auf Strafe statt auf Unterstützung. Erst ein gestuftes, dialogisches und maßvolles System von Folgen, wie es der gesetzliche Auftrag bereits fordert, würde das erfüllen können. Eine ausgewogene Regelung zu den Folgen bei Nichteinhaltung der Richtlinie zu finden, ist sicherlich keine einfache Aufgabe. Die Nichteinhaltung muss zweifelsohne spürbare Folgen haben, um die Durchsetzung der Vorgaben zu befördern. Gleichzeitig können sie nicht in dem Maße in die Finanzierungshoheit der Vertragsparteien sowie in die Planungshoheit der Bundesländer eingreifen, dass über die Qualitätsrichtlinie indirekt Einfluss auf die Versorgung genommen wird.

> Der G-BA hat mit Beschluss vom 18.3.2021 noch einmal festgestellt, dass die Nachweise für 2020 fristgerecht bis 30.4.2021 an das IQTIG und alle beteiligten Stellen zu übermitteln sind. Gleichzeitig fand aber eine Klarstellung zur Sanktion der Mitwirkungspflichten statt. Die Nachweise sind zwar (sanktionsbewährt) abzugeben, aber die nicht vollständige Erfüllung der Mitwirkungspflichten, also die Pflicht zur Abgabe von vollständigen Nachweisdokumenten, bleibt bis 31.12.2021 sanktionsfrei. Somit werden die Mitwirkungspflichten erstmalig mit dem Nachweis für das vierte Quartal 2021 (Abgabe bis Mitte Februar 2022) vollständig sanktioniert. Die Krankenhäuser erhalten durch diesen Kompromiss einen geringfügigen Aufschub im Hinblick auf Mitwirkungspflichten und damit verbundener Sanktionszahlungen, sollten diese Zeit aber unbedingt sinnvoll zur Vorbereitung auf die Zeit ab dem 1.1.2022 nutzen.

7.2 Qualitätskontrollrichtlinie

Ramon Krüger

348 Gelingt es den Krankenhäusern, das einzusetzende Personal in entsprechender Höhe in den Nachweis nach § 11 PPP-RL einzubringen, liegt mit der Nachweiserbringung noch keine Rechtssicherheit zur Erfüllung und der damit verbundenen Sanktionsfreiheit vor. Es besteht, wie im Sozialrecht üblicherweise vorgesehen, die Möglichkeit der (rückwirkenden) Überprüfung der Einhaltung der Mindestvorgaben und der dafür erbrachten Nachweise. Neben der fristgerechten und voll-

umfänglichen Nachweiserbringung ist auch das Wissen über deren Überprüfbarkeit wesentlich zur Vermeidung erheblicher finanzieller Risiken. In diesem Kapitel werden deswegen die Prüfmöglichkeiten, deren Voraussetzungen und die prüfsensiblen Nachweisbereiche beschrieben. Die Rechtsgrundlagen der Prüfung sind noch Teil des laufenden Entwicklungsprozesses, weshalb auch noch keine praktischen Erfahrungswerte damit bestehen. Aus den bestehenden Rechtsgrundlagen und den Erfahrungen in der Prüfung anderer Qualitätsvorgaben lassen sich aber Wirkung und Dimension des zu erwartenden Prüfverfahrens antizipieren.

Ihre gesetzliche Grundlage findet die Prüfung aller Richtlinien zur Qualitätssicherung in § 137 Abs. 3 SGB V, die den G-BA damit beauftragt die Einzelheiten im Rahmen einer eigenen Richtlinie festzulegen. Die Kontrollen im Rahmen der Prüfung führt der Medizinische Dienst (MD) durch, der durch den § 275a SGB V zur Durchführung von Qualitätskontrollen in Krankenhäusern ermächtigt wird. Art und Umfang der MD-Kontrollen sind vom G-BA festzulegen. Hierfür gibt der Gesetzgeber einige Rahmenbedingungen vor, die in der beauftragten Qualitätskontrollrichtlinie umzusetzen sind. Unter zwei Voraussetzungen lassen sich Kontrollen rechtfertigen: 349

1. Kontrollen sind durch **Anhaltspunkte** für eine Nichteinhaltung der Qualitätsanforderungen begründet oder
2. Kontrollen sind als **Stichprobenprüfung** erforderlich.

In der Qualitätskontrollrichtlinie soll insbesondere festgelegt werden, welche Stellen die Kontrollen beauftragen, welche Anhaltspunkte Prüfungen rechtfertigen sowie in welchem Umfang und mit welchen Verfahren die Kontrollen erfolgen. Gleichzeitig sollen die Regelungen eine möglichst aufwandsarme Prüfung unterstützen, wie sie auch in § 275a SGB V vorgegeben wird. 350

Der G-BA hat diesen Auftrag in der **MD-Qualitätskontroll-Richtlinie (MD-QK-RL)** umgesetzt, die zum 13.12.2018 in Kraft getreten ist und seitdem laufend aktualisiert wird. Ein Kontrollgegenstand ist gemäß § 3 S. 2 Bst. c MD-QK-RL auch die Überprüfung der Einhaltung der Qualitätsanforderungen nach § 136a SGB V, wovon auch die in der PPP-RL konkretisierten Personalmindestvorgaben für Psychiatrie und Psychosomatik umfasst sind. Die MD-QK-RL besteht aus zwei Teilen – einem Teil A, der allgemeine Regelungen für die Qualitätskontrollen festlegt, und einem Teil B, der kontrollgegenstandsspezifische Vorgaben trifft. Die Kontrollen der Qualitätsvorgaben der PPP-RL werden im Teil B (noch) nicht spezifiziert. Nach § 2 Abs. 3 des allgemeinen Teils darf eine Beauftragung des MD erst erfolgen, wenn eine spezifische Ausgestaltung des Kontrollverfahrens im Besonderen Teil der Richtlinie vorgenommen wurde. Tatsächlich prüfbar ist die Einhaltung der Mindestvorgaben der PPP-RL also erst nach Vereinbarung von spezifischen Vorgaben im Teil B der Qualitätskontrollrichtlinie. 351

Ebendiese Spezifizierung ist Teil der noch ausstehenden Weiterentwicklungen rund um die PPP-RL und muss mit großer Spannung erwartet werden. Schon aus 352 dem allgemeinen Teil A in der aktuellen Fassung (Stand: Jahresbeginn 2021) lassen sich allerdings einige Erkenntnisse über die Wahrscheinlichkeit, die Art, den Umfang und – für die Frage der Risiken besonders bedeutsam – die Folgen abweichender Feststellungen durch den MDK gewinnen. Gleichzeitig bieten die bestehenden Konkretisierungen für andere Qualitätsvorgaben im Teil B erste Hinweise, wie die Regelungen für die PPP-RL vereinbart werden könnten.

353 Mit Wirkung für die gesamte Richtlinie trifft Teil A Festlegungen zur Beweislast im Kontrollverfahren. Nach § 1 Abs. 2 MD-QK-RL obliegt diese dem Krankenhaus – im Rahmen von Kontrollen besteht also eine **krankenhausseitige Nachweispflicht über die Einhaltung der Qualitätsvorgaben** und nicht eine MD-seitige Pflicht zum Gegenbeweis. Was sich trivial anhört, kann im konkreten Kontrollverfahren gravierende Risiken bergen: Übermittelt das Krankenhaus etwa im schriftlichen Prüfverfahren (versehentlich) belegende Unterlagen nicht, so kommt es seiner Beweispflicht an der Stelle nicht nach. Angesichts der Masse an Einzelnachweisen, die über die Servicedokumente zu übermitteln sind, erscheint es fast unmöglich, für jede dieser Einzelpositionen einen Beleg zu erbringen. Die im Falle einer Vollprüfung eines Quartalsnachweises zu prüfende bzw. bereitzustellende Datenmenge ist schwerlich vorzustellen. Es bleibt zu hoffen, dass eine auffälligkeitsbezogene Prüfung erfolgt oder bei stichprobenartiger Prüfung auch in der Einzelprüfung nur stichprobenhaft geprüft wird. Grundsätzlich sind drei Arten der Kontrolle durch den MD möglich, die sich im Aufwand und in der Vorbereitungsmöglichkeit durch die zu prüfenden Einrichtungen unterscheiden. § 8 MD-QK-RL sieht die Möglichkeit **angemeldeter Kontrollen vor Ort, unangemeldeter Kontrollen vor Ort** oder ein **schriftliches Verfahren** vor. Insbesondere hinsichtlich der Beweislast bieten unangemeldete und schriftliche Kontrollen die größten Risiken, Beweise nicht vollständig oder nicht ad hoc liefern zu können. Die angemeldete Kontrolle im Krankenhaus wäre aus Praxissicht vorzuziehen und ist auch der Richtlinie zufolge (vorbehaltlich der Regelungen im Besonderen Teil) vorzuziehen.

354 Beauftragen können eine anhaltspunktbasierte oder stichprobenartige Prüfung nach § 5 Abs. 1 MD-QK-RL sowohl die gesetzlichen Krankenkassen als auch die mit der datengestützten Qualitätssicherung betrauten Stellen. Im Falle der PPP-RL ist mit Letzterem voraussichtlich das IQTIG beauftragt, das zur Identifikation von Auffälligkeiten mit den stationsbezogenen Daten einen ungleich höheren Datenstamm zur Verfügung hätte. Hier wird in der Vereinbarung der Verfahren dessen Auftrag besonders relevant – liefert das IQTIG nur die Grundgesamtheit und Stichprobe oder auch die Anhaltspunkte zu Prüfung?

355 Vermutlich weitestgehend unbegrenzte Möglichkeiten der Prüfung schafft die Kontrollrichtlinie bei Vorliegen von **Anhaltspunkten für die Nichteinhaltung von Qualitätsvorgaben**. Nach § 4 MD-QK-RL müssen diese konkret und belastbar sein. Als Beispiele werden hier insbesondere aufgeführt:

- Implausibilitäten der Angaben in Qualitätsberichten
- Erkenntnisse bei den Abrechnungsprüfungen bei Einzelfällen

- Erkenntnisse aus der Unterstützung von Versicherten bei Behandlungsfehlern
- Erkenntnisse durch mehrfache Meldung von Versicherten oder sonstigen Dritten oder durch besonders fundierte Meldung eines Versicherten oder sonstigen Dritten

Aus den benannten Beispielen lässt sich krankenhausseitig erahnen, dass entsprechende Anhaltspunkte zur Prüfung schnell gefunden werden können. Hierbei wird es darauf ankommen, welche konkreten Datengrundlagen herangezogen werden dürfen, um mögliche Anhaltspunkte zu identifizieren, und welche Stelle die Prüfung übernimmt. 356

Die übermittelten Nachweise nach § 11 PPP-RL werden mit Sicherheit eine Datengrundlage, aus der sich Anhaltspunkte ergeben können. Entscheidend wird an dieser Stelle, wie der Begriff „Implausiblitäten" für die PPP-RL ausgelegt wird. In den PPP-RL-Nachweisen, die sich ob ihrer Datenmengen nur EDV-technisch zusammenstellen lassen, wird eine Plausibilität auf Ebene der einzelnen Nachweisposition insbesondere bei der Verwendung der Servicedokumente durch Krankenhäuser schwerlich sicherzustellen sein. Hier werden mit hoher Wahrscheinlichkeit Daten zu finden sein, die sich für einen außenstehenden Prüfer nicht ohne Weiteres erklären lassen. Aus Krankenhaussicht bleibt daher zu hoffen, dass die Implausibilitäten in den Daten geeignet sein müssen, die Gesamterfüllung der Mindestvorgaben infrage zustellen – und nicht bereits bei Fehlen oder ungewöhnlicher Höhe von Einzelangaben vorliegen. 357

Kritisch zu bewerten wäre der systematische Rückgriff auf Abrechnungsdaten, folgen diese doch in aller Regel gänzlich anderen Bestimmungen. Es mag einzelne Überschneidungen geben, wie z. B. die Komplexbehandlungen in Psychiatrie und Psychosomatik (A7, P2, P4). Selbst hieraus lassen sich auf Einzelfallebene aber keine belastbaren Rückschlüsse auf das gesamte Leistungsgeschehen ziehen. Besonders kritisch wäre es, wenn abrechnungsrelevante Informationen zur Überprüfung herangezogen würden, die nur auf den ersten Blick mit Qualitätsvorgaben korrelieren (z. B. OPS-Intensivmerkmale in Analogie zur Intensivbehandlung oder Therapieeinheiten als Indikation für das verfügbare Personal). Hier muss sehr deutlich darauf hingewiesen werden, dass sich die Systeme nicht vergleichen lassen – solche Trugschlüsse würden zu deutlichen Fehlinterpretationen führen. 358

Die Berücksichtigung von Meldungen durch Versicherte, deren Behandlung die Qualitätsvorgaben betreffen, ist grundsätzlich nachvollziehbar. Allerdings ist auch hier darauf hinzuweisen, dass die PPP-RL keine patientenbezogene Anspruchsgrundlage darstellt. Hinweise darauf, dass durch eine Berufsgruppe phasenweise zu wenig Therapieleistung erfolgt ist, sind ernst zu nehmen, lassen aber nicht automatisch den Rückschluss zu, dass die Personalmindestvorgaben an der Stelle nicht eingehalten werden konnten. Zu unterschiedlich sind die Behandlungskonzepte, aber auch die Behandlungs- und Betreuungsbedarfe der Patienten. Angesichts der teilweise besonderen Therapeuten-Patientenbeziehung in der psychiatrischen oder psychosomatischen Behandlung, angesichts besonderer Erkrankungsbilder in die- 359 sen Fächern und angesichts der Unfreiwilligkeit, die manchen Behandlungen zugrunde liegt, sollten solche Hinweise besonders kritisch dahingehend überprüft werden, ob sie als Anhaltspunkt für eine Nichterfüllung auf Einrichtungsebene wirklich geeignet sind. Den Behandlungsprozess erschweren würde, wenn Patientenbeschwerden, die automatisch in Prüfungen münden, durch die Richtlinie zu einem wirksamen Druckmittel gegen die Krankenhäuser oder die Behandler würden. Welche dritten, nicht an der Behandlung oder am Qualitätssicherungsverfahren beteiligten Personen Anhaltspunkte für eine mögliche Nichterfüllung liefern könnten, erschließt sich dem Autor nicht. Hier sollte das allgemeine Rechtsprinzip nicht außer Acht gelassen werden, dass eine allgemeine Betroffenheit im Sinne eigener sozialrechtlicher Ansprüche vorliegen sollte.

360 Zusätzlich zur Prüfmöglichkeit bei Vorliegen von Anhaltspunkten sieht die MD-QK-RL auch die Möglichkeit von **Stichprobenprüfungen** vor. Anhaltspunkte für Art und Umfang der Prüfungen, die nach rein statistischen Kriterien jede Einrichtung treffen können, finden sich in den spezifischen Regelungen zu anderen verpflichtenden Qualitätssicherungsbereichen im Teil B. Hier wird zunächst eine Grundgesamtheit ermittelt, die sich aus allen Standorten ergibt, an denen richtlinienrelevante Leistungen erbracht werden. Aus dieser Grundgesamtheit werden in den bisherigen Regelungen die Standorte herausgenommen, an denen innerhalb der letzten drei Jahre eine Qualitätskontrolle ohne festgestellte Mängel durchgeführt wurde. Aus der verbliebenen Grundgesamtheit werden (im Bereich anderer Qualitätsvorgaben) **9 Prozent der Krankenhausstandorte** gezogen. Ein solcher Umfang scheint auch für die PPP-RL mindestens erwartbar.

361 Der Umfang der (auffälligkeitsunabhängigen) Stichprobenprüfung wäre damit allerdings aus Sicht des Verfassers überraschend hoch. Da die PPP-RL kein spezielles Einzelverfahren oder Einzelbereiche regelt, sondern Vorgaben für gesamte Krankenhausstandorte bzw. deren Einrichtungen für Psychiatrie und Psychosomatik macht, würde angesichts der bundesweiten Anzahl an Einrichtungen über die Stichprobenprüfung ein unvergleichlich umfangreiches Qualitätskontrollverfahren entstehen. Gleichzeitig würden Krankenhäuser mit verschiedenen Standorten sehr häufig in die Stichprobenprüfung kommen – mit entsprechend umfangreichem Aufwand, der durch die nachfolgende Prüfung entsteht. Trotzdem sollten sich Krankenhäuser darauf einstellen, dass der Stichprobenumfang sich an den genannten Werten orientiert.

362 Krankenkassenseitig erscheinen sowohl bei den anhaltspunktbezogenen Kontrollen als auch bei den Stichprobenprüfungen die Ausnahmetatbestände nach § 10 und die Anrechnungsmöglichkeiten nach § 8 von besonderem Prüfinteresse sein zu können. Insbesondere bei letzterem stellt eine vollständige Erbringung von Belegen der vorgenommenen Anrechnung für die Krankenhäuser eine große Herausforderung dar. Es muss zudem darauf hingewiesen werden, dass ein Nachweis ohne Anrechnungen aufgrund der unflexiblen Vorgaben der Richtlinie bei den Berufsgruppenzuordnungen in der Praxis nicht auffindbar sein wird.

Bereits jetzt kann in der Praxis davon ausgegangen werden, dass Überprüfungen anlass- oder stichprobenbezogen mit relativ hoher Wahrscheinlichkeit auch in den eigenen Einrichtungen stattfinden werden. Deswegen müssen sich Häuser auch des Aufwands, der Bedeutung und der Auswirkungen dieser Überprüfungen bewusst werden. Prüfungen können unangekündigt stattfinden – entsprechende Belege sind krankenhausseitig jederzeit vorzuhalten. Auch im schriftlichen Verfahren müssen Krankenhäuser die Vollständigkeit der Belege sicherstellen können, um ihrer Beweislast nachzukommen. Mögliche Prüfungen sind also spätestens bis zur Übermittlung der PPP-RL-Nachweise vorzubereiten. Wie lange Quartalsnachweise rückwirkend überprüfbar sind, wird in der MD-QK-RL noch festgelegt. Im Rückschluss aus der sonstigen Systematik, die in Jahreszyklen denkt, ist zu erwarten, dass mindestens ein Jahr rückwirkend Prüfungen erfolgen können. Damit besteht das beschriebene Risiko nicht nur für jeweils ein Quartal, sondern – bei Mängelfeststellung in der Prüfung – auch für eine Vielzahl von Quartalen und Einrichtungen innerhalb des Krankenhauses – mit dem damit verbundenen umfangreichen Aufwand, alle Daten zur Prüfung vorzuhalten.

363

Gleichzeitig ist das Krankenhaus innerhalb des Prüfverfahrens zur Mitwirkung verpflichtet. Kommt das Krankenhaus dieser Pflicht vollumfänglich oder auch nur teilweise nicht nach, kommt das einer Nichteinhaltung der Qualitätsanforderungen gleich (§ 12 Abs. 5 MD-QK-RL). Auch bei Mitwirkung kann der MD im Prüfverfahren eine Nichterfüllung in seinem Kontrollbericht feststellen. Hier besteht die Möglichkeit der Stellungnahme mit sehr kurzer Frist (10 Tage) und der Beantragung einer erneuten Prüfung. Die Risiken, die sich aus den Qualitätskontrollen durch den MD im Rahmen der PPP-RL ergeben, können somit höher nicht sein. Nachweise sind – ob mit Anhaltspunkten oder ohne – in großem Umfang und über einen langen Zeitraum rückwirkend überprüfbar. Beanstandungen können sich aus der Masse an Nachweisdaten in Vielzahl ergeben (Personaleinsatz, Behandlungstage, Stichtage etc.). Gelingt den Krankenhäusern kein ausreichender Beleg im Sinne der Anforderungen des MD, kommt das voraussichtlich automatisch der Nichterfüllung gleich. Gleichzeitig sind die prüfbaren Inhalte so umfassend und komplex, dass noch nicht absehbar ist, wie jede Position im Rahmen einer Prüfung rechtssicher belegt werden könnte.

364

Für die Auswirkungen des Prüfverfahrens in der Praxis werden insbesondere folgende noch im G-BA zu vereinbarende Eckpunkte von höchster Relevanz werden:

365

- Beauftragende Stellen: Mitwirkungspflicht des IQTIG
- Zulässigkeit und Vorrausetzungen für unangekündigte oder schriftliche Prüfungen
- Auslegung und praktischer Anwendung der rechtfertigenden Anhaltspunkte
- Zulässiger Umfang der Stichprobenprüfung

Aus Krankenhaussicht ist insbesondere darauf hinzuwirken, dass durch die zu regelnden Prüfverfahren – neben den bereits äußerst umfassenden Steuerungs-,

366

Nachweis- und Dokumentationspflichten der PPP-RL und des weiterhin zu führenden Psych-Personalnachweises – nicht noch ein zusätzliches „Bürokratiemonster" erschaffen wird und Prüfungen tatsächlich nur im nötigsten Umfang und, wie gesetzlich beauftragt, möglichst aufwandsarm gestaltet werden.

7.3 Strategische und wirtschaftliche Herausforderungen

Reinhard Belling

367 Die PPP-RL darf als Kind dieser Zeit angesehen werden. Hatte die Psychiatrie-Personalverordnung vor dreißig Jahren noch das Ziel, das für die Behandlung psychisch kranker Menschen erforderliche Personal zu ermitteln und den Kliniken die Refinanzierung der Kosten zu gewährleisten, so ist die PPP-RL heute als Qualitätsrichtlinie konzipiert. Ihre besondere Kraft entwickelt sie durch den gesetzlichen Rahmen. Wird sie nicht erfüllt, dürfen Patienten nicht behandelt werden, beziehungsweise drohen den Kliniken massive Sanktionen. Angesichts des allen Beteiligten bekannten Fach- und Führungskräftemangels, der nicht innerhalb von wenigen Jahren behoben werden kann, wird deutlich, dass die PPP-RL auch die Funktion eines Marktbereinigungsinstrumentes erfüllt. Damit kommt die PPP-RL stärker den Bedürfnissen der Sozialleistungsträger nach als denen der Kliniken.[44] Die Sozialleistungsträger sehen in der stationären Versorgung psychisch kranker Menschen seit vielen Jahren ein Überangebot und infolgedessen eine zu hohe stationäre Behandlungszahl. Für diese Interpretation spricht, dass spätestens seit den Regelungen des PsychVVG die sachgerechte Verwendung der für die patientennahen Leistungen gedachten Mittel gewährleistet war.

368 Wenn man dieser einfachen Analyse folgt, werden die strategischen Anforderungen durch die PPP-RL deutlich. Die PPP-RL wird den Wettbewerb zwischen den Kliniken zur Versorgung psychisch kranker Menschen deutlich intensivieren. War beispielsweise der Wettbewerb bei Einführung des DRG-Systems in der Somatik primär im Bereich der Patienten verortet, wird die PPP-RL mit hoher Wahrscheinlichkeit den Wettbewerb um Fach- und Führungskräfte betonen. Dies blendet die übrigen Herausforderungen natürlich nicht aus. So machte auch schon vor mehr als zehn Jahren in der Somatik das Schlagwort „War of Talents" die Runde. Bei der Betrachtung der strategischen Anforderung aus der PPP-RL muss darüber hinaus betont werden, dass sie einseitig auf die Strukturqualität zielt. Aspekte der Prozess- und Ergebnisqualität nimmt sie nicht in den Blick.

369 Für die psychiatrischen und psychosomatischen Kliniken (Psych-Kliniken) gelten im soeben begonnenen Jahrzehnt selbstverständlich nach wie vor die drei weiteren großen Herausforderungen: Neben der Personalfrage sind dies die Qualitätsansprüche der Patienten und sonstigen Stakeholder, die es zu befriedigen gilt, die Digitalisierung und die Sicherung der Investitionsfinanzierung.

---

44 Auf den Nutzen für Patienten wird weiter unten eingegangen.

Der wirtschaftliche Gesamtrahmen

Die PPP-RL ist Teil des ordnungspolitischen Rahmenwerkes, in dem sich die Psych-Kliniken bewegen. Dieser Rahmen ist immer eingebettet und auch abhängig von den wirtschaftlichen Rahmenbedingungen. Diese Rahmenbedingungen werden aktuell durch die Corona-Pandemie neu definiert: Die Neuverschuldung der öffentlichen Haushalte steigt massiv an und wird die Ausgabemöglichkeiten der Zukunft verschlechtern. Gleichzeitig muss davon ausgegangen werden, dass auch die Einnahmen insbesondere der gesetzlichen Krankenversicherungen durch ihre Kopplungen an das Arbeitseinkommen zumindest kurz- und mittelfristig massiv leiden werden. Insofern darf nicht angenommen werden, dass die positiven Erfahrungen mit dem deutschen Gesundheitswesen während der Pandemie – insbesondere die sehr gute Krankenhauslandschaft – zu einem Meinungsumschwung führen werden. Der Druck in Richtung Marktbereinigung wird angesichts des wirtschaftlichen Gesamtrahmens eher wachsen. Hierauf lassen vielfältige öffentliche Meinungsäußerungen schließen. 370

Strategische Herausforderung Qualität

Es darf positiv festgestellt werden, dass in den vergangenen Jahren sowohl die Kliniken als auch der Gesetzgeber den Patienten stärker in den Mittelpunkt ihrer Überlegungen genommen haben. Für den Gesetzgeber gilt dies beispielsweise auch außerhalb des Gesundheitswesens. So rückt durch das Bundesteilhabegesetz der Klient in das Zentrum der Überlegungen. Im selben Ausmaß wie er eine höhere Autonomie erhält, verändert sich hier auch die Funktion der relevanten Dienstleister. Eine solche Entwicklung ist zu begrüßen. Und sie zeigt sich auch in Ansätzen in der PPP-RL. Die Kritik an der PPP-RL, sie sei zu hemdsärmelig entwickelt und damit nicht wissenschaftlich fundiert, gleichzeitig aber in ihrer Regeltiefe viel zu kleinteilig, ist richtig. Sie soll hier aber nicht im Mittelpunkt der Erörterung stehen. Die Kliniken zur Behandlung psychisch kranker Menschen müssen zur Kenntnis nehmen, dass gesetzliche Regelungen aktuell und sicherlich auch in Zukunft die Aufgaben der Leistungserbringer stärker vom Standpunkt des Patienten aus betrachten. Sofern solche Regularien auch handwerklich vernünftig erarbeitet werden, hat diese Betrachtungsweise nicht nur ihre Berechtigung, sondern darf auch begrüßt werden. Dann sollte sie von den Leistungserbringern auch nachvollzogen und positiv umgesetzt werden. Um Missverständnissen vorzubeugen: Die aktuelle PPP-RL lässt diese Qualität vermissen und zeigt gleichzeitig an manchen Stellen eine sinnfreie Detailtiefe. Da sie dennoch Gültigkeit erlangt hat, ist es jetzt die Aufgabe der Verantwortungsträger in den Psych-Kliniken, darauf die richtigen Antworten zu finden und mit der Umsetzung zu beginnen. 371

Aus Qualitätsgründen müssen Kliniken ihre differenzierten Behandlungsmöglichkeiten weiter ausbauen. Das lange geforderte Home Treatment steht Patienten und Klinik nun in Form der Stationsäquivalenten Behandlung (StäB) zur Ver- 372 fügung. Auch wenn die Rahmenbedingungen hier eng definiert sind, so zeigen doch die ersten Erfahrungen, dass mit diesem Setting Behandlungserfolge möglich sind. Die damit verbundene Hoffnung auf Stärkung der Patientensouveränität bestätigt sich. Auch zeigt sich, dass hiervon auch solche Patienten profitieren, die sich bisher nicht in eine Behandlung begeben konnten. Allerdings wird auch offenbar, dass StäB kein geeigneter Weg zu Dumpingpreisen ist. Die Behandlungskosten bewegen sich ungefähr auf Höhe der stationären Kosten.

373 Die Sanktionen bei Nichterfüllung der PPP-RL müssen auch zu einer strategischen Neubewertung der Ausdifferenzierung in voll- und teilstationäre Leistungen führen. Dafür lassen sich aber keine allgemeinen Regeln aufstellen. Aus Patientensicht ist immer die Wahlmöglichkeit geboten. Aus Organisationsperspektive spricht viel für einen Ausbau der teilstationären Angebote. Sie sind für viele Mitarbeiter attraktiver, da der belastende Schichtdienst wegfällt. Gleichzeitig müssen die differenzierten Anforderungen der PPP-RL für jeden dezentralen Standort und jede Berufsgruppe erfüllt werden. Kritiker sehen hier die wohnortnahe Versorgung in Gefahr. Ob dies zutrifft, werden die kommenden Jahre zeigen.

Strategische Herausforderung Personal

374 Die PPP-RL bietet den Psych-Kliniken die Möglichkeit, in den kommenden Jahren mehr Personal für die Behandlung psychisch kranker Menschen einzustellen. Dies ist ein guter und wichtiger Schritt. Diese neuen Möglichkeiten sind aber in einen Arbeitsmarkt eingebettet, der in den meisten Branchen von einem starken Fach- und Führungskräftemangel geprägt ist. Für Krankenhäuser und insbesondere psychiatrische Fachkliniken gelten diese Rahmenbedingungen im besonderen Maße. Dies ist erstaunlich, da wir uns zum jetzigen Zeitpunkt noch in einer demografischen Blütephase befinden: Die geburtenstarken Jahrgänge sind fast alle noch im Berufsleben aktiv, gehen also erst in den kommenden Jahren in Rente. Dieser Renteneintritt fällt dann aber mit dem höheren Fachkräftebedarf durch die PPP-RL zusammen. Bei Vitos gehen beispielsweise ein Viertel der Pflegekräfte und ein Drittel der Ärzte in den kommenden Jahren in Rente. Dies deckt sich ungefähr mit den bundesweit bekannten Daten. Die Herausforderungen im Personalsektor sind also immens.

375 In einem Arbeitnehmermarkt, wie wir ihn für die kommenden Jahre prognostizieren, ist es für die Kliniken eine Schlüsselaufgabe, eine Arbeitgebermarke herauszubilden. Sie müssen sich als attraktiver Arbeitgeber positionieren. Die Möglichkeiten, dies in pekuniärer Weise zu tun, sind dabei beschränkt. Dies gilt mittlerweile für die meisten Regionen in Deutschland und auch zunehmend unabhängig von der Frage der Tarifbindung. Insofern gilt es, andere Wege zu bestreiten, und zwar als Beispiele:

- **Steigerung der Führungsqualität:**
  Viele Menschen kommen wegen des guten Rufs zu einem Unternehmen. Sie verlassen es, weil sie mit der unmittelbaren Führungskraft nicht zufrieden sind. Verlassen sie bei dauerhafter Unzufriedenheit nicht das Unternehmen, ist ihre innere Kündigung die schlimmere Variante. Führung und Führungsqualität gehören zu den harten Erfolgsfaktoren. Deren Bedeutung muss intern kommuniziert und die Qualität ständig gefördert werden. Nur so kann es gelingen, dass die positiven Effekte auf der Seite der Personalakquise nicht sofort konterkariert und langfristig erfolgversprechende Wege versperrt werden.
- **Demografieorientiertes Personalmanagement:**
  Krankenhäuser müssen aktuell zum ersten Mal lernen, Kolleginnen und Kollegen bis zum regulären Renteneintritt im klinischen Bereich zu beschäftigen. Diese Erfahrung ist neu. Denn noch vor wenigen Jahren haben die vielfältigen Frühverrentungsangebote zu einem Renteneintritt deutlich vor der regulären Grenze geführt. Es muss einer Organisation gelingen, sich auf diese Herausforderung einzustellen. Ansonsten wird sie die Beschäftigung nicht bis zum regulären Renteneintritt gewährleisten können. Ein Baustein hierfür ist das betriebliche Gesundheitsmanagement. Die Konzepte sind vielfältig, ebenso die externen finanziellen Fördermöglichkeiten solcher Programme.
- **Effektiver Personaleinsatz:**
  Da die PPP-RL lediglich auf die Strukturqualität zielt, ist der effektive Personaleinsatz im Sinne eines Skill-Mix kein Instrument für eine quantitative Lösung. Allerdings ist ein effizienter und effektiver Personaleinsatz weiterhin ein Instrument für eine Verbesserung der Arbeitsbedingungen. Skill-Mix, eine nutzerorientierte IT sowie gute räumliche ablauforientierte Arbeitsbedingungen verlieren nicht an Bedeutung. In diesem Zusammenhang werden Kliniken kreative Lösungen suchen müssen, um mobiles Arbeiten auch für klinisch tätige Mitarbeiter anbieten zu können. Die haben sich aber bisher kaum herausgebildet. Und es steht auch im Zielkonflikt mit der Präsenzvorstellung der PPP-RL. Es wird aber vom Arbeitnehmermarkt verlangt.
- **Personalmarketing und Digitalisierung:**
  Systematisches und aufeinander abgestimmtes Employer Branding, Personalmarketing und Recruiting ist in vielen Kliniken noch ein zartes Pflänzchen. Dies auszubauen ist jedoch eine zentrale Anforderung in den kommenden Jahren. Die Abteilungen Personalmanagement und Unternehmenskommunikation arbeiten vielfach noch unabhängig voneinander. Der Arbeitnehmermarkt erfordert jedoch die Abstimmung dieser beiden Bereiche und eine verzahnte Zusammenarbeit. Es gilt, sowohl Employer Branding, Personalmarketing und Recruiting als auch Unternehmenskommunikation und Marketing so aufeinander abzustimmen, dass zum einen eine konsistente Darstellung nach außen entsteht und zum anderen die zielgruppenspezifischen Kommunikationsformate entstehen, die beispielsweise einen zeitgemäßen On-Boarding-Prozess gewährleisten. Es liegt auf der Hand, dass die gute alte Stellenanzeige

im Fachmagazin nur im Ausnahmefall diese Anforderung erfüllt. Es muss jedoch festgestellt werden, dass nur wenige Unternehmen für ihre Kliniken bereits diese Kompetenz entwickelt haben. Hier gilt es, zunächst Fachkompetenz aufzubauen, um die Bereiche HR (Human Resources) und PR (Public Relations) strukturell zu verzahnen. Dies ist weitaus mehr als der Aufbau einer Präsenz in einzelnen Kanälen der sozialen Medien. Die Digitalisierung hat für die Personalthemen zwei Ausprägungen. Zum einen werden interne Prozesse digitalisiert. Das ist eine Selbstverständlichkeit, wird aber in den kommenden Jahren zu einer Schwerpunktverschiebung der Arbeit in den Personalabteilungen führen. Zum anderen und wichtiger als der Blick in die HR-Abteilungen ist der Blick auf die Gesamtklinik und den Bewerbermarkt. Es gilt nicht nur, die Schulen für Gesundheitsberufe zu digitalisieren. Genauso müssen auch die internen Fortbildungsangebote auf elektronischem Weg Einzug halten, insbesondere Pflichtschulungen, aber auch komplexere Lerneinheiten. Beispielsweise bietet E-Learning Mitarbeiterinnen und Mitarbeitern im klinischen Alltag bessere und flexiblere Möglichkeiten, ihre Schulungen zeitlich zu positionieren. Sowohl interne Karrieretage für Ausbildungsabsolventen als auch Karrieremessen für den externen Bewerbermarkt können als virtuelle Job-Messen aufgebaut werden. Sie erleichtern einem Teil der Interessierten den Zugang. Welcher Mix aus Präsenz- und virtuellen Veranstaltungen sich hier herausbilden, wird die Zukunft zeigen.

Digitale Transformation

376   Deutschland gilt für viele als digitales Entwicklungsland. Entsprechend erleben wir seit der Corona-Pandemie die digitale Zwangsmissionierung. Beides gilt für die Gesundheitsbranche und auch für Kliniken zur Behandlung psychisch kranker Menschen. Andere Branchen haben durch die Digitalisierung disruptive Veränderungen vollzogen und etablierte Geschäftskonzepte und Unternehmen hinweggespült. Ist unsere Branche davor geschützt? Eher nein! Disruptive Veränderungen werden auch die Kliniken betreffen. Es ist kein Argument erkennbar, warum dies nicht auch für Psych-Kliniken gelten sollte. Die großen Internetkonzerne suchen auf der Basis ihrer herausragenden Datenlage neue Geschäftsmodelle und werden in bisher als geschützt angesehene Bereiche vordringen. Die hiesigen Akteure und Unternehmen müssen ihre Rolle als reine Datenlieferanten verlassen und eigene Geschäftsmodelle entwickeln.

377   Die digitale Transformation hat dabei viele Aspekte: Neue Wertschöpfungsketten entstehen. In einzelnen Bereichen kann es zu einem massiven Preisverfall kommen. Modelle des Pay for Performance können sich vielleicht doch noch durchsetzen. Die neuen digitalen Möglichkeiten eröffnen aber insbesondere für die Patientensteuerung ganz neue Horizonte. Und die sind auch für Sozialleistungsträger attraktiv. Schlussendlich können Leistungen vollständig digital substituiert werden. Dies gilt selbstverständlich nur für einen Teil unserer bisherigen Patienten – und zwar die eher leicht erkrankten. Diese werden aber

nach ihren Bedürfnissen entscheiden. Diese verbesserten Wahlmöglichkeiten für Patienten sind zu begrüßen.

Herrschte vor wenigen Jahren noch die Vorstellung, der Face-to-Face-Kontakt sei bei psychischen Erkrankungen durch nichts zu ersetzen, können wir heute davon ausgehen, dass digitale Anwendungen in der Lage sind, die Patientenautonomie zu stärken und auch die Selbstwirksamkeit der Patienten zu erhöhen. Dies sind wichtige Qualitätskriterien, die nicht außer Acht gelassen werden können. Die strategischen Fragen, die sich Kliniken hierbei stellen: Setze ich meine finanziellen und personellen Ressourcen für die Aufrechterhaltung bzw. Weiterentwicklung der bisherigen Geschäftsfelder ein? Oder verlasse ich diesen Weg teilweise? In einer Branche etablierte Unternehmen haben in der Regel große Probleme, einen neuen Pfad zu beschreiten, da der alte bisher so erfolgreich schien. Dies ist dann meist die Eintrittspforte für neue Akteure. Aus einer gesundheitsökonomischen Perspektive bietet die digitale Transformation damit viele Chancen: Digitale Anwendungen, wie professionell entwickelte Apps zur Behandlung psychischer Erkrankungen, können die Behandler entlasten und zeitliche Ressourcen für schwerer Erkrankte freisetzen. Auch innerhalb des klinischen Verlaufes sind digitale Anwendungen denkbar, die die Behandlungsintensität für einen großen Teil der Patienten erhöhen. Sie können auch im Sinne der Patientenautonomie und Selbstwirksamkeit ihre Rechtfertigung finden. 378

Mit dem Krankenhauszukunftsfonds hat der Gesetzgeber ein Instrument geschaffen, wie die Digitalisierung der deutschen Krankenhauslandschaft vorangebracht werden kann. Für psychiatrische Kliniken sind die Aspekte des Förderprogramms relevant, die die digitale Infrastruktur im Sinne der internen Prozesse, der innersektoralen und sektorenübergreifenden Versorgung der Patienten verbessern. Die hinlänglich bekannten Daten aus den internationalen Vergleichen zum geringen Digitalisierungsgrad der deutschen Krankenhäuser zeigen, dass es notwendig ist, dass sich auch Kliniken zur Behandlung psychisch kranker Menschen mit diesen Fragen auseinandersetzen. Aufgabe der Kliniken ist es nun, auf der Basis ihrer Unternehmensstrategie eine Digitalstrategie zu entwickeln, die eine sinnvolle Integration der klinischen Binnenwelt mit der Außenwelt vorsieht: Gelingt es also einer Klinik, diese Anforderungen des Krankenhauszukunftsfonds zu erfüllen. Unterbreitet sie gleichzeitig ambulant und stationär behandelten Patienten digitale Angebote. Und verknüpft sie diese mit der übrigen IT-Krankenhauslandschaft. Dann entstehen neue Modelle der Behandlung, der Vernetzung und der Patientenbindung. Hierdurch kann echter Patientennutzen entstehen. 379

Strategische Herausforderung Investitionsfinanzierung

Die Datenlage ist eindeutig: Während der letzten dreißig Jahre kamen die Bundesländer ihrer Investitionsfinanzierungpflicht nicht nach. Kliniken, die die Möglichkeit hatten, Eigenmittel zur Verfügung zu stellen, konnten das kompensieren. Die anderen haben einen zunehmenden Investitions- und Instandhaltungsstau erlit- 380 ten. Die pandemiebedingt leeren Haushaltskassen der Länder lassen für die kommenden Jahre keine substanzielle Verbesserung erwarten. Hier verbleibt es mit hoher Wahrscheinlichkeit bei einer erheblichen Deckungslücke. Gleichzeitig wurden durch die gesetzlichen Rahmenbedingungen die Möglichkeiten zur Erwirtschaftung eigener Mittel eingeschränkt. Die Regelungen des PsychVVG und der PPP-RL verhindern es, investive Mittel aus den klinischen Bereichen zu generieren. Der gesetzlich eingeführte Krankenhausvergleich wird in den kommenden Jahren seine Wirkung noch entfalten und die Möglichkeiten der Kliniken weiter einschränken. Kliniken müssen daher in den klinikfernen Bereichen alle Wege beschreiten, um auch in Zukunft die Investitionskraft des Unternehmens aufrechtzuerhalten. Hier sind viele kleinteilige Lösungen erforderlich, da sicher in vielen Unternehmen die großen Lösungen bereits abgearbeitet sind.

Ausblick

381 Die Qualitätsrichtlinie PPP-RL wird in den kommenden Jahren den Veränderungsdruck in den Kliniken zur Behandlung psychisch kranker Menschen erhöhen. Es entstehen Zielkonflikte, die ein kluges Management erfordern. Die gesamtwirtschaftlichen Rahmenbedingungen werden ihrerseits auf die Kliniken wirken. Die Entscheidungsträger in den Kliniken stehen vor höheren Herausforderungen als in den vergangenen Jahrzehnten. Die digitale Transformation wird auch nicht vor unserer bisher eher geschützten – da streng regulierten – Welt haltmachen. All dies wird zu einer höheren Unsicherheit in Zukunftsfragen führen. In diesem Sinne stehen Kliniken zur Behandlung psychisch Kranker vor vergleichbaren Herausforderungen wie andere Branchen. Die Zukunft wird also spannend!

8 Die Einbindung der PPP-RL in die Vereinbarungen auf Bundesebene gem. § 9 BPflV (AEB-Psych, PPNV und leistungsbezogener Vergleich)

Stefanie Mendritzki

Die Personalausstattung Psychiatrie und Psychosomatik-Richtlinie (PPP-RL) ist eine Qualitätssicherungsrichtlinie gemäß § 136 Abs. 1 SGB V. Der Gesetzgeber hat den G-BA beauftragt, geeignete Maßnahmen zur Sicherung der Qualität in der psychiatrischen und psychosomatischen Versorgung festzulegen. Die Regelungen zur Finanzierung der verbindlichen Mindestpersonalvorgaben sind vom Auftrag an den G-BA nicht umfasst. Ganz im Gegenteil: Das Bundesministerium für Gesundheit (BMG) hatte seine Nichtbeanstandung des Beschlusses des G-BA vom 19.9.2019 zur Erstfassung der PPP-RL mit dem Hinweis versehen, dass es dem G-BA für seinen Verweis auf die örtliche Verhandlungsebene in § 2 Abs. 10 PPP-RL an einer Ermächtigungsgrundlage fehle. Mit § 2 Abs. 10 werden die Sachverhalte im Rahmen stationärer psychiatrischer und psychosomatischer Versorgung aufgelistet, die unbestritten Personaleinsatz erforderlich machen, welcher nicht über die Minutenwerte der PPP-RL abgedeckt ist. Das BMG hatte hierzu den lediglich beschreibenden Charakter der Regelung klargestellt und der PPP-RL damit den Durchgriff auf die Finanzierungsvorgaben der Bundespflegesatzverordnung (BPflV) verwehrt.

382

Die maßgebenden Vorschriften zur Finanzierung von Krankenhäusern finden sich im Krankenhausfinanzierungsgesetz (KHG). Auf dieser Grundlage regelt die BPflV das Nähere zur Vergütung von Leistungen in psychiatrischen und psychosomatischen Einrichtungen und in diesem Zusammenhang zu Vereinbarungen auf Bundes- und Landesebene sowie der Ebene des einzelnen Krankenhauses.

383

Mit der Aufgabe des Selbstkostendeckungsprinzips wurde im Jahr 1993 der Anspruch auf ein medizinisch-leistungsgerechtes Budget geschaffen, dass es dem Krankenhaus ermöglichen soll, bei wirtschaftlicher Betriebsführung den Versorgungsauftrag zu erfüllen. Die Höhe des Budgets ist seitdem jedoch an den Grundsatz der Beitragssatzstabilität (§ 71 SGB V) gekoppelt. Dieser Finanzierungsmodus sollte gut zehn Jahre später eine erneute grundlegende Veränderung erfahren, indem der Gesetzgeber ein Gleichziehen mit dem pauschalierenden Entgeltsystem von somatischen Krankenhäusern anstrebte. Mit dem Krankenhausreformgesetz im Jahr 2009 wurde die Einführung eines Preissystems im Anwendungsbereich der BPflV mit einem bundesweit einheitlichen Entgeltkatalog und einer landeseinheitlichen Entgelthöhe beschlossen. Anhaltende Kritik an der Neuausgestaltung bewirkte im Jahr 2016 mit dem Gesetz zur Weiterentwicklung der Versorgung und der Vergütung für psychiatrische und psychosomatische Leistungen (PsychVVG) die Abkehr vom Preissystem und den Erhalt des Entgeltsystems als Budgetsystem. Im Eckpunktepapier des BMG vom 18.2.2016 zur Weiterentwicklung des Psych-Entgeltsystems hieß es hierzu, auf der Grundlage des bundes-

384

weiten Entgeltkatalogs solle das Budget der einzelnen Einrichtung unter **Berücksichtigung von leistungsbezogenen strukturellen Besonderheiten** vereinbart werden. Die bislang vorgesehene Konvergenz zu landeseinheitlichen Preisen entfalle damit zugunsten einer krankenhausindividuellen Budget- und Preisfindung. Die Umsetzungen im PsychVVG führten demzufolge zum Wegfall der ursprünglich vorgesehenen einheitlichen Vereinbarungen auf Landesebene. Jedoch wurde zur Orientierung bei der Bemessung eines leistungsorientierten Budgets ein **Krankenhausvergleich** gesetzlich verankert. Dem Anspruch an eine leistungsorientierte Vergütung wurde mit dem PsychVVG dahingehend Rechnung getragen, dass der empirisch kalkulierte bundeseinheitliche Entgeltkatalog als ein Transparenzinstrument erhalten bleibt und damit auch das administrativ aufwendige und komplexe Abrechnungssystem (PEPP). In einem Budgetsystem haben Entgelte keinen Einfluss auf die Höhe des Budgets, sondern nur die Funktion von Abschlagszahlungen auf das Budget.

385 Durch den Erhalt als Budgetsystem ändert sich die Budgetfindung nicht grundlegend. Die Regelungen wurden jedoch modifiziert. Grundlage für das Budget des folgenden Pflegesatzzeitraums ist nach wie vor das vereinbarte Budget des laufenden Jahres. Unter Anwendung der Vorgaben des § 3 Abs. 3 BPflV wird über Anpassungen des Budgets aufgrund von Veränderungen im Leistungsgeschehen, in den (individuellen) Leistungsvoraussetzungen und Kostenentwicklungen verhandelt. Das Kernstück der Verhandlung rund um die Leistungsfähigkeit und die Kostensituation von psychiatrischen und psychosomatischen Krankenhäusern ist und bleibt die notwendige und angemessene Personalausstattung. Gemäß Kostennachweis der Krankenhäuser für das Jahr 2018 betragen die Personalkosten bei Krankenhäusern mit ausschließlich psychiatrischen, psychotherapeutischen oder psychiatrischen, psychotherapeutischen und neurologischen und/oder geriatrischen Betten 74,6 Prozent der Gesamtkosten. Für den Bereich des therapeutischen Personals (ärztlicher Dienst, Pflegedienst, medizinisch-technischer Dienst und Funktionsdienst) sind es 64,4 Prozent der Gesamtkosten.[45]

386 Bis einschließlich 2019 gewährte die Psychiatrie-Personalverordnung (Psych-PV) einen Anspruch auf die notwendige Personalausstattung. Dieser war gegeben durch § 6 Abs. 1 Nr. 4 BPflV i. d. F. bis 31.12.2012. Ab dem Jahr 2020 ergibt sich der Finanzierungsanspruch für die Mehrkosten aus der Umsetzung der PPP-RL aus § 3 Abs. 3 S. 4 Nr. 5 BPflV: Bei der Vereinbarung zu berücksichtigen ist „die Umsetzung der vom Gemeinsamen Bundesausschuss nach § 136a Abs. 2 des Fünften Buches Sozialgesetzbuch festgelegten Anforderungen zur Ausstattung mit dem für die Behandlung erforderlichen therapeutischen Personal sowie eine darüber hinausgehende erforderliche Ausstattung mit therapeutischem Personal".

---

45 Statistisches Bundesamt: Kostennachweis der Krankenhäuser 2018. Fachserie 12, Reihe 6.3. 2020. Online: https://www.destatis.de/DE/Themen/Gesellschaft-Umwelt/Gesundheit/Krankenhaeuser/Publikationen/Downloads-Krankenhaeuser/kostennachweis-krankenhaeuser-2120630187004.pdf [abgerufen am 3.1.2021].

Die Erweiterung um das über die Minutenwerte der PPP-RL hinausgehende Personal erfuhr die Regelung durch das MDK-Reformgesetz vom 14.12.2019. Somit wurden die Regelungen des eingangs herausgestellten § 2 Abs. 10 PPP-RL in den Finanzierungsvorschriften abgesichert. Dennoch: Während seinerzeit in § 2 Psych-PV der Anspruch auf Finanzierung der Personalbemessung in der Verordnung selbst bekräftigt wurde, ermangelt es ab 2020 einer korrespondierenden Regelung innerhalb der PPP-RL.

Wie im nachfolgenden Beitrag (siehe Kap. 9) dargelegt, braucht es gut begründete fachliche Argumente, um nicht nur die Mindestpersonalvorgaben, sondern auch den zwingend darüber hinausgehenden Personalbedarf im Budget zu vereinbaren. Zur Umsetzung des notwendigen Personals im Finanzierungskontext bedarf es im Zusammenhang mit der PPP-RL der Betrachtung folgender Aspekte:

- Die korrekte Abbildung der vereinbarten Personalausstattung in den Abschnitten der Vereinbarung zur Weiterentwicklung der Aufstellung der Entgelte und Budgetermittlung gemäß § 9 Abs. 1 Nr. 6 der Bundespflegesatzverordnung (**AEB-Psych-Vereinbarung**)
- Der korrekte Nachweis der besetzten Personalstellen gemäß der Vereinbarung nach § 9 Abs. 1 Nr. 8 BPflV zur Ausgestaltung des Nachweises nach § 18 Abs. 2 S. 3 BPflV ab dem Jahr 2020 (**Psych-Personalnachweis-Vereinbarung**)
- Die Einbindung der personellen Mindestvorgaben in die Vereinbarung nach § 9 Abs. 1 Nr. 9 BPflV zu den näheren Einzelheiten des leistungsbezogenen Vergleichs nach § 4 BPflV (**Psych-Krankenhausvergleichs-Vereinbarung**)

Die PPP-RL im Kontext der AEB-Psych-Vereinbarung 2020

Der Spitzenverband der Gesetzlichen Krankenkassen, der Verband der privaten Krankenversicherung und die Deutsche Krankenhausgesellschaft haben eine Vereinbarung über die Weiterentwicklung der Festlegungen zur Aufstellung der Entgelte und Budgetermittlung (AEB-Psych-Vereinbarung) zu treffen. Für die Jahre ab 2020 wurde diese am 20.12.2019 abgeschlossen. Die Unterlagen der AEB-Psych sind Bestandteil der Budgetvereinbarung eines Krankenhauses. Bereits mit der Vereinbarung zur Weiterentwicklung der AEB-Psych-Vereinbarung vom 13.3.2019 vereinbarten die Vertragsparteien auf Bundesebene unter anderem eine Überführung von vereinbarten Personaldaten aus der Leistungs- und Kalkulationsaufstellung (LKA) in die AEB-Psych.

Im Ergebnis haben sich die Vertragsparteien auf Bundesebene darauf verständigt, die Darstellung der Kosten- und Personaldaten in den Abschnitten K1, K2, P1 und P2 abzubilden und die Abbildung des therapeutischen Personals an den Vorgaben des G-BA in der PPP-RL auszurichten (vgl. hierzu insbesondere § 5 PPP-RL: Differenzierung der Berufsgruppen). Kostendaten werden ab dem Jahr 2020 in K1 (Krankenhaus) und K2 (einzelne Fachabteilung) festgehalten, Personaldaten in P1 (Krankenhaus) und P2 (einzelne Fachabteilung). Bezogen auf die Personaldaten werden die vereinbarten Vollkräfte und die durchschnittlichen Vollkraftkosten in den P-Abschnitten dokumentiert, die daraus resultierenden Budgetanteile in den K-Abschnitten. Die Dokumentation der vereinbarten Stellenbesetzung für die einzelnen Berufsgruppen, die ohnehin für den Psych-Personalnachweis erforderlich ist, erfolgt nunmehr bereits über die AEB-Psych. Eine zusätzliche Bestätigung der Vereinbarungsdaten im Rahmen der Psych-Personalnachweis-Vereinbarung entfällt damit.

390 Hervorzuheben ist hierbei die Grundsatzformulierung gemäß § 1 Abs. 3 AEB-Psych-Vereinbarung 2020, wonach mit der Aufnahme von Angaben zu den Kosten und zum Personal des Krankenhauses in die AEB-Psych *keine* automatische Fortschreibung der bisherigen Daten verbunden ist. Einrichtungen sollten diesen „Neustart" nutzen, um veraltete Annahmen etwa über Kostenverteilungen zu aktualisieren.

391 Die Schnittstelle zur PPP-RL stellt § 2 Abs. 12 AEB-Psych-Vereinbarung 2020 dar. Hiernach richtet sich der gesonderte Ausweis für einzelne Fachabteilungen „nach den Vorgaben des Gemeinsamen Bundesausschusses (G-BA) in der Personalausstattung Psychiatrie und Psychosomatik-Richtlinie (PPP-RL) und erfolgt insofern differenziert nach Erwachsenenpsychiatrie, Psychosomatik sowie Kinder- und Jugendpsychiatrie".

Die PPP-RL im Kontext der Psych-Personalnachweis-Vereinbarung 2020

392 Mit dem PsychVVG wurde der Finanzierungsanspruch gemäß § 3 Abs. 3 S. 4 Nr. 5 BPflV durch die Regelungen des § 18 Abs. 2 BPflV mit einer Zweckbindung verknüpft. In Satz 3 heißt es:

> Für die Jahre ab 2020 hat das Krankenhaus dem Institut für das Entgeltsystem im Krankenhaus und den anderen Vertragsparteien nach § 11 **die Einhaltung der von dem Gemeinsamen Bundesausschuss nach § 136a Abs. 2 des Fünften Buches Sozialgesetzbuch festgelegten Vorgaben zur Ausstattung mit dem für die Behandlung erforderlichen therapeutischen Personal** sowie eine darüber hinausgehende, im Gesamtbetrag vereinbarte Besetzung mit therapeutischem Personal nachzuweisen.[46]

393 Aus dem Nachweis müssen insbesondere die vereinbarte Stellenbesetzung in Vollkräften, die tatsächliche jahresdurchschnittliche Stellenbesetzung in Vollkräften, jeweils gegliedert nach Berufsgruppen, sowie der Umsetzungsgrad der personellen Anforderungen hervorgehen. Außerdem hat das Krankenhaus eine Bestätigung des Jahresabschlussprüfers über die zweckentsprechende Mittelverwendung vorzulegen. Die Ausgestaltung des Nachweises haben die Vertragsparteien auf Bundesebene ab dem Jahr 2020 mit der Psych-Personalnachweis-Vereinbarung 2020 geregelt.

---

46 In der Fassung des MDK-Reformgesetz vom 14.12.2019.

Eine besondere Bedeutung kommt der Grundsatzformulierung in § 1 Abs. 5 Psych-Personalnachweis-Vereinbarung 2020 zu. Die Vertragsparteien auf Bundesebene stimmen demnach überein, dass unabhängig von den übergangsweise vorgegebenen Erfüllungsquoten in den Jahren 2020 bis 2023 bereits ab dem Jahr 2020 eine möglichst vollständige Umsetzung der Personalmindestanforderungen erreicht werden soll. Besonders im Hinblick auf den leistungsbezogenen Vergleich gemäß § 4 BPflV muss für alle Krankenhäuser von gleichen Voraussetzungen ausgegangen werden können. Krankenhäuser, die bereits frühzeitig die Mindestpersonalvorgaben vollumfänglich erfüllen, dürfen nicht unter Rechtfertigungsdruck durch höhere Entgeltwerte geraten. Die Regelungen der Psych-Personalnachweis-Vereinbarung 2020 folgen nahezu durchgängig den Nachweisvorgaben der PPP-RL und werden in Kapitel 10.2 näher dargestellt. **394**

Die Konsequenzen, die sich aus dem Psych-Personalnachweis ergeben, sind in § 3 Abs. 3 S. 8 bis 10 BPflV geregelt: **395**

⁸Sofern sich auf Grundlage der Nachweise nach § 18 Absatz 2 ergibt, dass eine vereinbarte Stellenbesetzung nicht vorgenommen wurde, haben die Vertragsparteien zu vereinbaren, inwieweit der Gesamtbetrag abzusenken ist. ⁹Eine Absenkung des Gesamtbetrags nach Satz 8 ist nicht vorzunehmen, wenn das Krankenhaus nachweist, dass nur eine vorübergehende und keine dauerhafte Unterschreitung der vereinbarten Stellenzahl vorliegt. ¹⁰Wird nach einer Absenkung des Gesamtbetrags eine Stellenbesetzung vorgenommen, ist der Gesamtbetrag für den nächsten Vereinbarungszeitraum in Höhe der entstehenden zusätzlichen Kosten zu erhöhen.

In den Beschlussempfehlungen des Gesundheitsausschusses heißt es hierzu klarstellend: **396**

„Satz 8 sieht vor, dass die Vertragsparteien zu vereinbaren haben, inwieweit der Gesamtbetrag abzusenken ist, wenn eine vereinbarte Stellenbesetzung nicht vorgenommen wurde. Durch das Einfügen von zwei neuen Sätzen wird einerseits mit Satz 9 gewährleistet, dass eine nur kurzfristige Unterschreitung der vereinbarten Stellenzahl, die sich z. B. auf Grund von Personalfluktuation ergeben kann, nicht zu einer Absenkung des Gesamtbetrags führt. Andererseits wird mit Satz 10 klargestellt, dass für den Fall, dass eine Absenkung des Gesamtbetrags vereinbart wurde und das Krankenhaus zu einem späteren Zeitpunkt zusätzliches Personal einstellt, die durch die Neueinstellung verursachten zusätzlichen Personalkosten in dem Gesamtbetrag für den folgenden Vereinbarungszeitraum erhöhend zu berücksichtigen sind. Hierdurch werden die durch die Neueinstellungen verursachten Personalkosten finanziert."[47]

---

47 BT-Drs. 18/10289, S. 47.

Die PPP-RL im Kontext des leistungsbezogenen Vergleichs (§ 4 BPflV)

397 Mit dem PsychVVG wurde das Entgeltsystem als krankenhausindividuelles Budgetsystem erhalten. Die bis dahin vorgesehene Konvergenz hin zu landeseinheitlichen Preisen entfiel. Zeitgleich wurde mit § 4 BPflV ein leistungsbezogener Vergleich etabliert. Dieser solle für mehr Transparenz und Vergleichbarkeit unter den Krankenhäusern sorgen, hieß es bereits im Eckpunktepapier des BMG vom 18.2.2016.

398 Dazu gibt § 4 Abs. 1 BPflV vor:

(1) ¹Zur Unterstützung der Vertragsparteien nach § 11 bei der Vereinbarung eines leistungsgerechten Gesamtbetrags, eines leistungsgerechten krankenhausindividuellen Basisentgeltwerts und sonstiger leistungsgerechter krankenhausindividueller Entgelte, erstellen die Vertragsparteien auf Bundesebene einen leistungsbezogenen Vergleich. ²In die Ermittlung der Ergebnisse des leistungsbezogenen Vergleichs sind insbesondere einzubeziehen

1. die der letzten Budgetvereinbarung zugrunde gelegten Leistungen,
2. die regionalen oder strukturellen Besonderheiten in der Leistungserbringung nach § 6 Absatz 2,
3. die vereinbarten Entgelte sowie
4. die personelle Ausstattung für die Erbringung der jeweiligen Leistungen.

399 Der Gesetzgeber hat die Zielsetzungen und Inhalte des Vergleichs in der amtlichen Begründung mit Bezug auf die Personalausstattung wie folgt beschrieben:

„Durch den leistungsbezogenen Vergleich soll transparent werden, inwieweit unterschiedliche Budgethöhen auf Leistungsunterschiede, strukturelle Besonderheiten oder andere krankenhausindividuelle Aspekte zurückzuführen sind. Der leistungsbezogene Vergleich soll die Gründe für regional verhandelte Besonderheiten transparent machen und damit zur Vergleichbarkeit von regionalen und strukturellen Besonderheiten beitragen. **Dabei ist auch ein Bezug zwischen der personellen Ausstattung und den erbrachten Leistungen herzustellen.** *Für nicht durch das Leistungsspektrum oder regionale oder strukturelle Besonderheiten des Krankenhauses aufklärbare Budgetunterschiede soll im Wege der Verhandlung ein Prozess organisiert werden, durch den auf eine Annäherung zu leistungsorientierten Budgetniveaus hingewirkt wird. Grundsätzlich sind Erhöhungen und Absenkungen der Budgets möglich. […] Zudem beeinflussen insbesondere unterschiedliche personelle Ausstattungen der Einrichtungen die Kosten der Krankenhäuser. Die Personalausstattung der einzelnen Einrichtung kann –* **unter Berücksichtigung der verbindlichen Mindestvorgaben des G-BA zur Personalausstattung** *– gegenüber der durchschnittlichen Personalausstattung nach oben und unten abweichen, wodurch*

gegenüber dem Durchschnitt sowohl erhöhte als auch niedrigere krankenhausindividuelle Basisentgeltwerte erklärt werden können."[48]

Falls es der Erkenntnisgewinn aus dem leistungsbezogenen Vergleich nach übereinstimmender Auffassung erforderlich macht, dass das krankenhausindividuelle Budget zu erhöhen oder abzusenken ist, haben die Vertragsparteien vor Ort im Zusammenhang mit der Vereinbarung des Gesamtbetrags eine Anpassungsvereinbarung gemäß § 3 Abs. 3 S. 6 BPflV zu treffen. Laut amtlicher Begründung (BT-Drs. 18/9528, S. 36) ist hierbei regelhaft von einer Umsetzung über mehrere Jahre auszugehen. 400

Ihrem gesetzlichen Auftrag sind die Vertragsparteien auf Bundesebene nachgekommen und haben mit der Psych-Krankenhausvergleichs-Vereinbarung vom 13.3.2019 die Umsetzung und die Ausgestaltung des leistungsbezogenen Vergleichs geregelt. Die personellen Mindestvorgaben, die sich für das Krankenhaus aus der PPP-RL ergeben, sind nur indirekt Gegenstand des leistungsbezogenen Vergleichs nach § 4 BPflV. Gemäß § 4 Abs. 1 S. 2 Nr. 4 BPflV ist die personelle Ausstattung für die Erbringung der jeweiligen Leistungen in den leistungsbezogenen Vergleich einzubeziehen. Die Leistungen eines Krankenhauses, die hier verglichen werden, sind die in der letzten Budgetvereinbarung zugrunde gelegten Leistungen. Die Datengrundlagen für den Vergleich sind in § 2 der Psych-Krankenhausvergleichs-Vereinbarung geregelt: Die Daten basieren grundsätzlich auf den Leistungen und Angaben gemäß der AEB-Psych-Vereinbarung der letzten Budgetvereinbarung. Ab dem Budgetjahr 2020 wird die vereinbarte Personalausstattung sowie die vereinbarten Durchschnittskosten über den Abschnitt P2 der AEB-Psych-Vereinbarung abgebildet (s. o.). Ziel war hierbei eine Verfahrensvereinfachung, damit eine zusätzliche Bestätigung der Vereinbarungsdaten im Rahmen der Psych-Personal-Nachweisvereinbarung entfallen kann. Die Psych-Krankenhauvergleichs-Vereinbarung vom 13.3.2019 greift daher neben den AEB-Daten auch noch explizit die **vereinbarte Personalausstattung** sowie die **vereinbarten Durchschnittskosten** ab – eine zwischenzeitlich entbehrlich gewordene Auflistung. 401

In die Auswertungen und Ergebnisdarstellung des leistungsbezogenen Vergleichs fließen somit ausschließlich Vereinbarungsdaten ein, auch für die personelle Ausstattung. Das ist auch elementare Voraussetzung eines funktionierenden Vergleichs, sollen doch unterschiedliche Budgethöhen, die erwartungsgemäß zum großen Teil auf Unterschiede in der Personalbesetzung oder -vergütung zurückzuführen sind, durch die gesammelten und aufbereiteten Daten transparent gemacht werden. Es stellt sich allerdings die Frage, was die Mindestvorgaben gemäß § 6 PPP-RL im leistungsbezogenen Vergleich gemäß § 4 BPflV an Auskunft leisten können. 402

---

48 BT-Drs. 18/9528, S. 38.

403 Grundsätzlich darf unterstellt werden, dass alle Vertragsparteien vor Ort gemäß § 1 Abs. 5 Psych-Personalnachweis-Vereinbarung 2020 bereits seit dem Jahr 2020 unabhängig von den vorgegebenen Erfüllungsquoten in den Jahren 2020 bis 2023 eine möglichst vollständige Umsetzung der Personalmindestanforderungen vereinbaren. Dieses Ziel wurde von den Vertragsparteien auf Bundesebene unmissverständlich formuliert.

404 Weiterhin müsste für eine Vergleichbarkeit der Mindestvorgaben unterstellt werden, dass ab dem Jahr 2020 regelhaft die Ist-Belegung eines Krankenhauses Grundlage der Budgetvereinbarung ist, denn einen anderen Bezug lässt die PPP-RL als Qualitätssicherungsrichtlinie nicht zu.

405 Die Mindestvorgaben gemäß § 6 PPP-RL bilden zwar einen Leistungsbezug ab, ergeben sie sich doch aus der Belegung und der aufwandsdifferenzierten Einstufung der Patienten in Behandlungsbereiche. Nicht abgebildet werden hingegen z. B. der zusätzliche Aufwand bei Notaufnahmen, bei gesetzlichen Unterbringungen oder bei 1:1-Betreuungen – eine Vielzahl davon außerhalb der Regeldienstzeiten.

406 Abgerechnet – und damit entscheidend für die Höhe des krankenhausindividuellen „Preises" (Basisentgeltwert) – werden vom InEK bundeseinheitlich kalkulierte Relativgewichte (PEPP). Die Frage, ob eine Personalbemessung aus dem Jahr 1990 mit den Kostentrennern korrespondiert, die das InEK aktuell aus den Kalkulationsdaten identifiziert, muss bei der Bewertung des leistungsbezogenen Vergleichs kritisch gestellt werden. Zweifelsohne wird sie jedoch nicht beantwortet durch den reinen Blick auf statistische Vergleichswerte.

407 Die Vergleichbarkeit der Personalausstattung ist im Kontext der Budgetverhandlung auf weitere Aspekte hin zu überprüfen. So stellen die Mindestvorgaben nach § 6 PPP-RL nur eine Teilmenge der vereinbarten Personalausstattung dar und sind im leistungsbezogenen Vergleich nicht separat ausgewiesen. Differenzierte Aussagen über die relevanten Vollkraftanteile, die sich aus dem über die Mindestvorgaben hinausgehenden Personalbedarf (z. B. § 2 Abs. 10 PPP-RL) ergeben, trifft der leistungsbezogene Vergleich nicht.

408 Ein weiterer wichtiger Punkt, den es zur Interpretation der Vergleichswerte zu beachten gilt, ist die anzuwendende Vergleichsgruppe. Gemäß § 4 Psych-Krankenhausvergleichs-Vereinbarung wird das jeweilige Krankenhaus der Fachgebietsgruppe (Allgemeine Psychiatrie, Kinder- und Jugendpsychiatrie sowie Psychosomatik) zugeordnet, für die in der zuletzt genehmigten Budgetvereinbarung mindestens 70 Prozent der Berechnungstage für PEPP-Entgelte der entsprechenden Strukturkategorie vereinbart wurden. Sofern in dieser spezifischen Vergleichsgruppe (alle Krankenhäuser der Fachgebietsgruppe im Bundesland) mindestens 15 Krankenhäuser enthalten sind, ist der Krankenhausvergleich gemäß § 5 Abs. 3 Psych-Krankenhausvergleichs-Vereinbarung in dieser Vergleichsgruppe durchzuführen. Die Vergleichswerte beziehen sich somit immer

auf Krankenhäuser unterschiedlicher Größe, unterschiedlicher Schwerpunkte und unterschiedlicher Versorgungsstufen.

Für die Zielstellung des leistungsbezogenen Vergleichs ist es unerlässlich, dass Divergenzen beim vereinbarten Personal klar abgegrenzt werden zu Kostenunterschieden, die sich aus unterschiedlichen Umsetzungsgraden der personellen Mindestanforderungen der verschiedenen Kliniken ergeben. Ein Vergleich von tatsächlichem Personaleinsatz in der speziellen (qualitäts- nicht budgetorientierten) Systematik der PPP-RL kann zur Erklärung von unterschiedlichen Budgethöhen nichts beitragen. Würden Abweichungen bei Basisentgeltwerten zwischen verschiedenen Kliniken gar mit einer Nichtbesetzung von vereinbarten Stellen erklärt werden, bestünde die Gefahr einer doppelten Sanktionierung für die Krankenhäuser. Hierfür sind die Regelungen nach § 3 Abs. 3 S. 8 bis 10 BPflV (siehe Ausführungen zur Psych-Personalnachweis-Vereinbarung) vorgesehen. Eine Minderung des Gesamtbetrags als Ergebnis des leistungsbezogenen Vergleichs wäre in diesem Fall nicht angezeigt und würde die vermeintlichen Schwierigkeiten im Personaleinsatz nur in teufelskreisartiger Wirkung vergrößern.

409

9 Die PPP-RL in der Budgetverhandlung – Berücksichtigung des für die Behandlung erforderlichen therapeutischen Personals im Klinikbudget

Stefan Thewes

Von der Psych-PV zur PPP-RL

Die Psychiatrie-Personalverordnung (Psych-PV) war lange Jahre ein treuer Begleiter der Budgetverhandlungen in den psychiatrischen Kliniken. Mit der Psych-PV wurde ab 1990 eine deutliche Verbesserung der Personalausstattung der psychiatrischen Kliniken erreicht. Wesentliches Erfolgsgeheimnis war dabei, dass die Psych-PV eine Rechtsverordnung mit Gesetzescharakter war, eine Personalbemessung verbindlich vorgegeben wurde und die Vorgaben bei der Vereinbarung des Budgets zu berücksichtigen waren. Die Psych-PV und die für die Budgetverhandlung maßgebliche Bundespflegesatzverordnung (BPflV) waren somit eng verzahnt. Damit hat sich über die Jahre ein funktionierendes System etabliert. In den Budgetverhandlungen konnte, ausgehend von den vereinbarten Leistungen, durch die Vertragsparteien eine Personalbemessung mittels der Psych-PV standardisiert vorgenommen und verbindlich vereinbart werden.

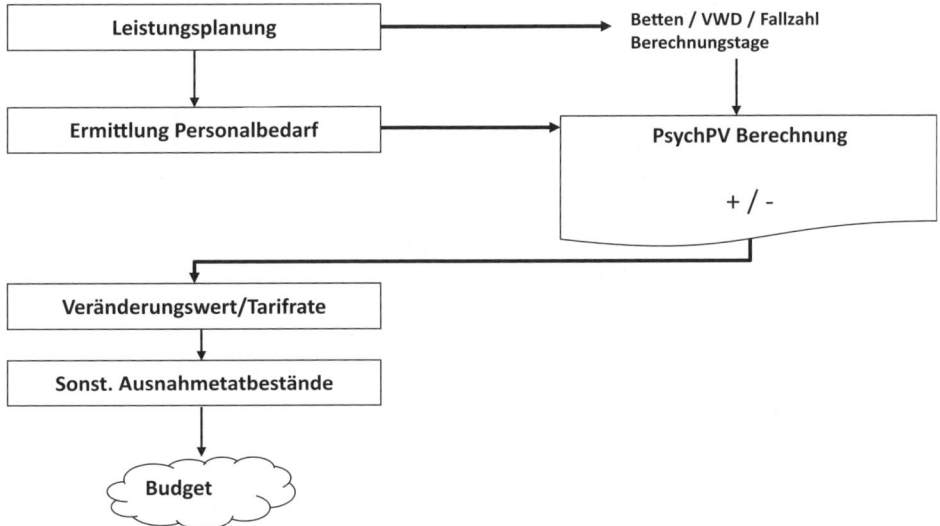

Abb. 13: Budgetverhandlung bis 2019
Quelle: Eigene Darstellung.

Die Verbindlichkeit der Psych-PV wurde durch den im Jahr 2000 eingefügten des § 6 Abs. 1 S. 4 Nr. 4 BPflV in der bis zum 31.12.2012 gültigen Fassung (BPflV a. F.) unterstrichen. Demnach war die Psych-PV bei der Vereinbarung eines

Gesamtbetrags von den Vertragsparteien anzuwenden. Durch die Ausgestaltung als Ausdeckelungstatbestand war es möglich, Mehrforderungen oberhalb der Budgetobergrenze zu vereinbaren. Im Jahr 2009 wurde mit dem Krankenhausfinanzierungsreformgesetz (KHRG) durch die Einfügung des § 6 Abs. 4 BPflV a. F. auch eine auskömmliche Finanzierung der Psych-PV sichergestellt. Die „Vereinbarung nach § 9 Abs. 1 Nr. 8 BPflV zur Ausgestaltung des Nachweises nach § 18 Abs. 2 S. 2 und 3 BPflV (Psych-Personalnachweis-Vereinbarung)" vom 26.6.2017 führte zu einer höheren Verbindlichkeit in der Anwendung der Psych-PV bei der Vereinbarung eines Gesamtbetrages. Die Vertragsparteien hatten erstmals zur Vereinbarung für das Jahr 2017 das Ergebnis der Psych-PV-Vereinbarung in einer Anlage 1 zu dokumentieren und die Umsetzung mit der dazugehörigen Anlage 2 nachzuweisen. Somit ist über die Jahre ein geschlossener Kreislauf entstanden. Ab dem Jahr 2020 ist dieser etablierte Kreislauf unterbrochen. Zwar sieht die neue Bundespflegesatzverordnung in § 3 Abs. 3 Nr. 5 die „Umsetzung der vom Gemeinsamen Bundesausschuss nach § 136a Absatz 2 des Fünften Buches Sozialgesetzbuch festgelegten Anforderungen zur Ausstattung mit dem für die Behandlung erforderlichen therapeutischen Personal sowie eine darüber hinausgehende erforderliche Ausstattung mit therapeutischem Personal" als Ausdeckelungstatbestand weiterhin vor, allerdings fehlt es an einer verbindlichen und einheitlichen Personalbemessung, die die Vertragsparteien bei der Vereinbarung eines Gesamtbetrages anzuwenden haben.

412 Im Gegensatz zur Psych-PV erhebt die PPP-RL nicht den Anspruch einer verbindlichen Personalbemessung für die psychiatrischen Leistungen im Rahmen der Krankenhausbehandlung, sondern legt nach § 1 Abs. 1 „geeignete Maßnahmen zur Sicherung der Qualität in der psychiatrischen, kinder- und jugendpsychiatrischen und psychosomatischen Versorgung fest." Für dieses Ziel werden „insbesondere verbindliche Mindestvorgaben für die Ausstattung der stationären Einrichtungen mit dem für die Behandlung erforderlichen Personal für die psychiatrische und psychosomatische Versorgung bestimmt." Eindeutig spricht die PPP-RL in § 1 Abs. 1 davon, dass die „verbindlichen Mindestvorgaben keine Anhaltszahlen für die Personalbemessung" sind. Vielmehr sollen die Mindestvorgaben einen Beitrag zu einer leitliniengerechten Behandlung leisten. Die PPP-RL ist damit nach eigenem Anspruch kein Personalbemessungsinstrument, sondern eine Qualitätsrichtlinie, die eine Untergrenze für den Personalbedarf festlegt, die nicht unterschritten werden darf.

413 Lediglich in § 2 Abs. 10 benennt die PPP-RL einige Punkte (Ausfallzeiten etc.), die „bei der Budgetvereinbarung auf der Ortsebene zu berücksichtigen" sind. In dem Nichtbeanstandungsbeschluss des Bundesministeriums für Gesundheit vom 20.12.2019 wird jedoch klargestellt, dass es dem G-BA für eine Regelung, wonach die nicht in den PPP-RL-Minutenwerten berücksichtigten Zeiten im Rahmen der Budgetvereinbarungen zu berücksichtigen seien, ersichtlich an einer Ermächtigungsgrundlage fehlt. Deswegen wird davon ausgegangen, dass § 2 Abs. 10 S. 2 keinen regelnden, sondern lediglich beschreibenden Charakter hat.

Für die Zwecke der Budgetverhandlung fehlt es damit für die psychiatrischen Kliniken ab dem Jahr 2020 an einer verbindlichen Grundlage für die Personalbemessung. Das hat unmittelbare Auswirkungen auf die Budgetvereinbarungen, weil der bewährte und etablierte Kreislauf aus Berechnung des Personalbedarfs mittels Psych-PV, Vereinbarung und Nachweis, in dieser Form nicht mehr existiert. Vielmehr ermittelt das Krankenhaus den erforderlichen (leitliniengerechten) Personalbedarf für den Vereinbarungszeitraum in einer Nebenrechnung und bringt diesen in die Verhandlung ein. **414**

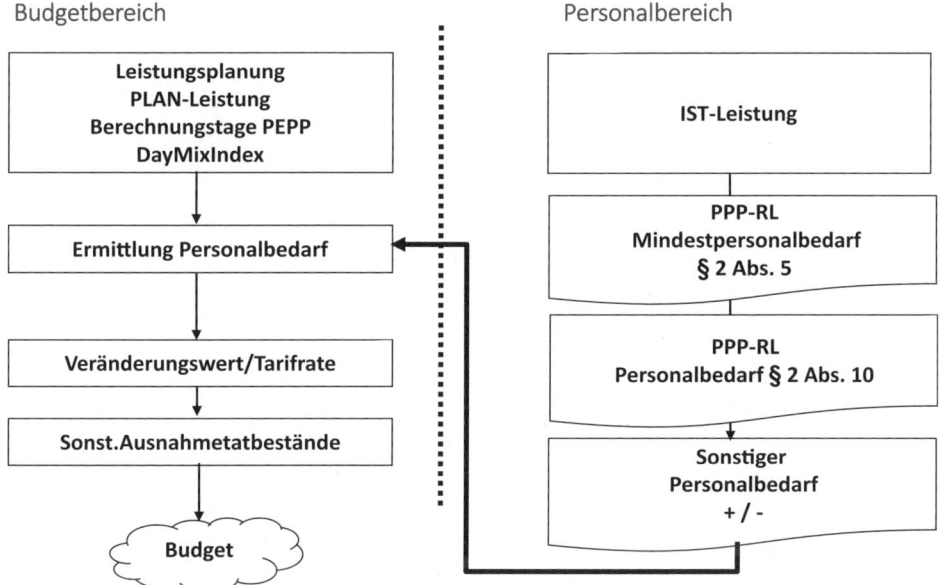

Abb. 14: Ablauf der Budgetverhandlung ab 2020
Quelle: Eigene Darstellung.

Diese neue Vorgehensweise birgt sowohl Risiken als auch Chancen. Das große Risiko besteht darin, dass in den Budgetverhandlungen lediglich die Mindestvorgaben gem. PPP-RL vereinbart werden. Das wäre ein deutlicher Rückschritt in der Entwicklung der psychiatrischen Versorgung. Die Chance besteht darin, dass von den Verhandlungspartnern auf der Ortsebene die Zielrichtung der PPP-RL ernst genommen und als ein Beitrag zu einer leitliniengerechten Behandlung verstanden wird. Das bedeutet aber die Vereinbarung eines wesentlich höheren Personalbedarfs, der sich nicht an den Mindestvorgaben, sondern an einer leitliniengerechten Behandlung orientiert. **415**

Wichtig ist, dass die psychiatrischen Kliniken deshalb nicht den Mindestpersonalbedarf nach PPP-RL in die Verhandlung einbringen, sondern den Personalbedarf, der erforderlich ist, eine leitliniengerechte Behandlung zu ermöglichen. Beiden **416**

Verhandlungspartnern, sowohl der Krankenhauseite als auch der Krankenkassenseite, wird dabei eine sehr verantwortungsvolle Rolle zugewiesen, in den Budgetvereinbarungen einen Personalbedarf festzulegen und zu finanzieren, der die Qualität der psychiatrischen Versorgung nicht nur sichert, sondern deutlich verbessert.

9.1 Anspruchsgrundlage gem. § 3 BPflV

417 Nach § 11 Abs. 1 und 2 BPflV vereinbaren die Vertragsparteien nach § 18 Abs. 2 KHG einen Gesamtbetrag für ein Kalenderjahr. Der Gesamtbetrag ist aufzuteilen in ein Erlösbudget, das mittels der vereinbarten Summe der effektiven Bewertungsrelationen zur Ermittlung des krankenhausindividuellen Basisentgeltwertes dient, sowie in die Erlössumme als die Zusammenfassung der sonstigen Entgelte nach § 6 Abs. 1 und 2 BPflV. Bei der Vereinbarung sind die §§ 3 bis 6 BPflV, der Versorgungsauftrag des Krankenhauses nach § 8 Abs. 1 Satz 3 und 4 BPflV sowie die Prüfergebnisse nach § 275d SGB V (Strukturprüfungen) zu beachten. Zentrale Bedeutung kommt dabei dem § 3 Abs. 3 BPflV zu. Diese Vorschrift beschreibt das grundsätzliche Vorgehen zur Vereinbarung eines Gesamtbetrages für ein Krankenhaus, das psychiatrische Leistungen erbringt.

418 Die Systematik des § 3 Abs. 3 BPflV folgt dabei scheinbar der 2-Säulen-Theorie, nach der die Vertragsparteien unter Zugrundelegung der in § 3 Abs. 3 S. 4 BPflV vorgegebenen Verhandlungsbereiche ein medizinisch leistungsgerechtes Budget vereinbaren, das abschließend entsprechend der Vorgaben des Satzes 5 gedeckelt wird. Dabei wird nur scheinbar ein medizinisch leistungsgerechtes Budget vereinbart, da Ausgangspunkt jeweils der bereits „gedeckelte" Betrag des Vorjahres ist und nicht das medizinisch leistungsrechte Budget des Vorjahres. Der Gesetzgeber spricht deshalb von einem leistungsorientierten Gesamtbetrag.[49]

---

49 Gesetzesbegründung zu § 18 Abs. 2 MDK-Reformgesetz vom 14.12.2019 (BT-Drs. 19/14871).

Leistungsgerechte Budget	Gesamtbetrag (Obergrenze)
+ Finanzierung gem. PsychThG	+ Finanzierung gem. PsychThG
+/- Anpassungsvereinbarung	+ Tariferhöhungsrate
+/- Umsetzung der GBA Mindestpersonalvorgaben	+/- Anpassungsvereinbarung
+/- Ergebnisse des Vergleichs nach § 4	+/- Umsetzung der GBA Mindestpersonalvorgaben
+/- Kosten-und Verweildauerentwicklungen, Ergebnisse von Fehlbelegungsprüfungen, Leistungsverlagerungen	+/- Überschreitungen aufgrund von zusätzlichen Leistungen
+/- Veränderungen individueller Leistungen und leistungsbezogener Besonderheiten	+/- Veränderungswert
+/- Veränderungen von Katalogleistungen	
Gesamtbetrag des Vorjahres	Gesamtbetrag des Vorjahres

Abb. 15: Die Ermittlung des krankenhausindividuellen Basisentgeltwertes nach § 3 BPflV ab dem Jahr 2020

Quelle: Eigene Darstellung.

Wesentlich für die Verhandlung des erforderlichen Personalbedarfs ist, dass gem. § 3 Abs. 3 S. 4 Nr. 5 i. V. m. S. 5 BPflV der Mehrbetrag, der „für die Umsetzung der vom Gemeinsamen Bundesausschuss nach § 136a Absatz 2 des Fünften Buches Sozialgesetzbuch festgelegten Anforderungen zur Ausstattung mit dem für die Behandlung erforderlichen therapeutischen Personal sowie eine darüberhinausgehende erforderliche Ausstattung mit therapeutischem Personal" einen Ausdeckelungstatbestand darstellt.

Vergleicht man diese Formulierung mit dem entsprechenden Ausdeckelungstatbestand für die Psych-PV nach der alten Bundespflegesatzsystematik, lässt sich der Unterschied sehr deutlich erkennen. Nach § 6 Abs. 1 S. 4 BPflV a. F. ging es sehr konkret um die „Zahl der Personalstellen" gem. Psych-PV, während die neue Formulierung zur PPP-RL von dem „für die Umsetzung der festgelegten Anforderungen" sowie einen „darüber hinausgehenden" Personalbedarf spricht. Es stellt sich die Frage, was die „festgelegten Anforderungen zur Ausstattung mit dem für die Behandlung erforderlichen therapeutischen Personal" konkret bedeuten sollen? Die PPP-RL stellt in § 1 Abs. 1 klar, dass sie „eine Sicherung der Qualität der psychiatrischen, kinder- und jugendpsychiatrischen und psychosomatischen Versorgung" und eine „leitliniengerechte Behandlung" bezweckt. Die Vorgaben der PPP-RL sind lediglich Mindestvorgaben, die nicht unterschritten werden dürfen. Die Historie der Vorschrift in § 3 Abs. 3 BPflV zeigt die eigentliche Intention des Gesetzgebers. Ursprünglich bestand die Formulierung lediglich aus dem ersten Teil des Anspruchs zur „Umsetzung der der vom Gemeinsamen Bundesausschuss nach § 136a Absatz 2 des Fünften Buches Sozialgesetzbuch festgelegten Anforderungen zur Ausstattung mit dem für die Behandlung erforderlichen therapeutischen Personal". Die Formulierung „sowie eine darüberhinausgehende erforderliche Ausstattung mit therapeutischem Personal" wurde erst im Nachgang, mit dem Art. 6 des MDK-Reformgesetzes vom 14.12.2019, angefügt. In der dazugehörigen Gesetzesbegründung des MDK-Reformgesetzes zu § 18 BPflV heißt es:

„*§ 3 Absatz 3 Satz 4 Nummer 5 gibt verbindlich vor, dass eventuelle Mehrkosten durch die Festlegungen des G-BA in der einzelnen Einrichtung im Rahmen der Budgetverhandlung erhöhend zu berücksichtigen sind. Ergebnis der in einer nicht abschließenden Aufzählung genannten und zu berücksichtigenden Tatbestände soll ein leistungsorientierter Gesamtbetrag sein. Insofern kann eine über die Mindestvorgaben hinausgehende Vereinbarung von Personal auch ohne das Bestehen konkreter Personalanhaltszahlen für eine angemessene personelle Ausstattung in den Budgetverhandlungen nicht nur getroffen werden, sondern ist im Hinblick auf die Konzipierung der vom G-BA festzulegenden Anforderungen zur Ausstattung mit dem für die Behandlung erforderlichen therapeutischen Personal als Mindestvorgaben vielmehr auch angezeigt. Die Verhandlung der von den besonderen Umständen im Einzelfall, beispielsweise den strukturellen oder regionalen Besonderheiten, abhängenden Finanzmittel für die Personalausstattung ist folglich (über die Sicherstellung der Mindestpersonalvorgaben hinaus) den Verhandlungspartnern auf der Ortsebene überlassen.*"

421 Unter Berücksichtigung dieser gesetzlichen Klarstellung ergibt sich ein zweifacher Anspruch:

1. Umsetzung der Mindestvorgaben nach § 6 PPP-RL und
2. darüber hinausgehender Personalbedarf.

422 Wendet man diese Systematik konkret auf die PPP-RL an, korrespondiert der erste Anspruch mit den Mindestvorgaben für den Regeldienst gem. § 2 Abs. 5 PPP-RL und der zweite Anspruch mit den Vorgaben gem. § 2 Abs. 10 (vgl. hierzu Abb. 14). Veränderungen könnten sich ergeben, wenn weitere Mindestvorgaben, z. B. für den Nachtdienst, geregelt werden.

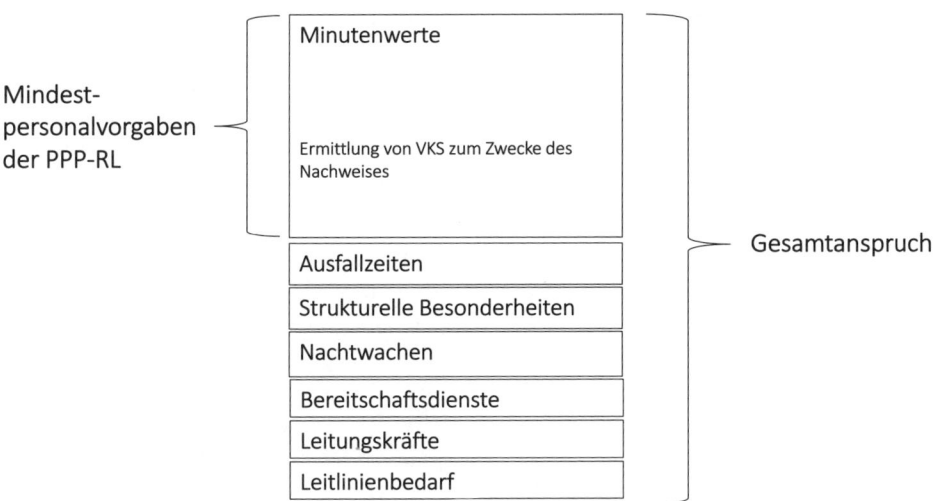

Abb. 16: Regelungsinhalt der PPP-RL
Quelle: Eigene Darstellung.

Dem Gesetzgeber war es offenbar wichtig, nochmals zu betonen, dass die PPP-RL keine konkreten Personalanhaltszahlen darstellen, der Personalbedarf deutlich über die Mindestvorgaben hinausgeht und die Verantwortung für die Umsetzung im Gesamtbetrag den Verhandlungspartnern auf der Ortsebene überlassen bleibt. In der Konsequenz bedeutet die Formulierung, dass es dem einzelnen Krankenhaus obliegt, den erforderlichen Personalbedarf für eine leitliniengerechte Behandlung auf Basis des Versorgungsauftrages festzulegen und inhaltlich zu begründen. Der Anspruch ist nicht auf die Mindestvorgaben gem. PPP-RL beschränkt. Deswegen ist es unzulässig, die Ermittlung der VKS-Mind auf Quartalsebene aus den Nachweisen (§ 11) zu addieren und daraus den Personalbedarf abzuleiten. Eine über die Mindestpersonalvorgaben hinausgehende Personalausstattung kann nicht nur getroffen werden, sondern ist nach der Gesetzbegründung sogar „geboten". 423

Der Gesamtbetrag muss es dem Krankenhaus ermöglichen, die Mindestvorgaben *jederzeit* einzuhalten und das für die Behandlung erforderliche therapeutische Personal vorzuhalten. Grundsätzlich muss sich die Berechnung des erforderlichen therapeutischen Personals nicht zwingend an der Berechnungsweise der PPP-RL orientieren. Die PPP-RL spricht selbst davon, dass sie kein Instrument zur Personalbemessung ist und im Gesetzestext wird, anders als zu Psych-PV-Zeiten, nicht von den Stellen laut PPP-RL gesprochen. Deswegen sind auch andere Berechnungsmodelle für das erforderliche therapeutische Personal zulässig (z. B. „Schussenrieder Tabellen"). 424

425 Es spricht jedoch einiges dafür, die Berechnung des erforderlichen Personalbedarfs an der Systematik der PPP-RL auszurichten. Wird über die Mindestvorgaben hinausgegangen, geht auch der Gesetzgeber davon aus, dass hierfür eine Begründung seitens des Krankenhauses vorzulegen ist. Gerade die „Besonderheiten der strukturellen und organisatorischen Situation der Einrichtung" und die „Sicherstellung einer leitliniengerechten Versorgung" sind Öffnungstatbestände, die gesondert und fundiert zu begründen sind.

426 Zur „Umsetzung der vom Gemeinsamen Bundesausschuss nach § 136a Abs. 2 des Fünften Buches Sozialgesetzbuch festgelegten Anforderungen zur Ausstattung mit dem für die Behandlung erforderlichen therapeutischen Personal" gehört auch, dass die Krankenhäuser nach § 2 Abs. 1 PPP-RL „jederzeit" das für die Sicherstellung einer leitliniengerechten Behandlung der Patienten erforderliche Personal vorzuhalten haben. „Jederzeit" verpflichtet die Krankenhäuser, unter Beachtung des Versorgungsauftrages, einen Personalbestand vorzuhalten, um auch auf Krisen oder spontane Aufnahmen im Wege der Pflichtversorgung vorbereitet zu sein. Deswegen spricht die PPP-RL in den Erläuterungen zu § 2 Abs. 2 von der Gewährleistung einer „vorausschauenden Personalplanung" gerade im Bezug zur Pflichtversorgung bzw. zu gesetzlichen Unterbringungen. Orientierungspunkt für die Jahressicht der Budgetvereinbarung muss immer das Quartal mit den höchsten zu erwartenden Patientenzahlen bzw. das mit den höchsten strukturellen Ausfallzeiten sein. Die Betrachtung eines Jahresdurchschnitts dieser Werte ist durch die quartalsbezogene Nachweisverpflichtung obsolet geworden. Deswegen ist ein weiterer Hinweis, dass der Personalbedarf nicht auf die Mindestpersonalvorgaben begrenzt sein kann, sondern auch eine „Reserve" von den Kliniken vorzuhalten und im Gesamtbetrag zu finanzieren ist. Das umso mehr, wie Krankenhäuser tarifgebunden sind und nicht kurz- oder mittelfristig ihren Personalbedarf mit Fachkräften an die Versorgungslage anpassen können. Demgegenüber spricht die PPP-RL bezogen auf § 2 Abs. 5 von der „Flexibilität der Einrichtungen in Bezug auf den Personaleinsatz", da die Mindestvorgaben quartalsdurchschnittlich und auf Einrichtungsebene einzuhalten sind. Demzufolge hätten die Einrichtungen jederzeit die Möglichkeit, Schwankungen bei der Belegung oder Personalbesetzung, die innerhalb eines Quartals auftreten und so zu einer zeitweisen Unter- wie auch Überschreitung der Mindestpersonalausstattung führen können, kurzfristig auszugleichen. Diese Annahme läuft jedoch insbesondere dann ins Leere, wenn der Einrichtungsbegriff durch den Standortbezug kleine Einheiten, wie solitäre Tageskliniken, betrifft und ganze Quartale geschlossen eine veränderte Personalbesetzung indizieren (z. B. die feiertagsreichen 2. und 4. Quartale). In Bezug auf die PPP-RL haben die „Einrichtungen" aber „jederzeit" den erforderlichen Personalbedarf vorzuhalten.

427 In Einordnung des Ausdeckelungstatbestands zur Ausstattung mit dem erforderlichen Personal geht es in § 3 BPflV um die Vereinbarung eines Gesamtbetrags (Budget). Der Anspruch in § 6 Abs. 1 Nr. 4 nach der „alten" Psych-PV ging lange Zeit ins Leere, weil von der „Zahl der Personalstellen" gesprochen wurde. Demgegenüber spricht der Ausdeckelungstatbestand des § 3 Abs. 3 S. 4 Nr. 5 BPflV von der Möglichkeit zur „Umsetzung der Anforderungen". Das kann nur bedeuten, dass die Kliniken finanziell in der Lage sein müssen, die Anforderungen umzusetzen. In der Gesetzesbegründung zur Erweiterung des Ausdeckelungstatbestands im Rahmen des MDK-Reformgesetzes spricht die Gesetzesbegründung deswegen auch von „Mehrkosten, durch die Festlegungen des G-BA in der einzelnen Einrichtung." Der Ausdeckelungstatbestand bezieht sich dabei nicht nur auf die Anzahl der zusätzlichen Stellen, sondern sieht eine vollständige Finanzierung des Anspruchs vor. Kostensteigerungen im Bereich des therapeutischen Personals sind dabei nicht durch die Deckelung begrenzt, sondern sind *vollständig* im Gesamtbetrag zu berücksichtigen, da ansonsten die Vorgaben des G-BA-Beschlusses vom einzelnen Krankenhaus nicht umgesetzt werden können.

Der Anspruch auf Umsetzung der Anforderungen ergibt sich dabei aus der Ermittlung der Personalstellen die erforderlich sind, um die Anforderungen zu erfüllen, den darüber hinausgehenden Personalbedarf und deren Bewertung mittels korrekter und aktueller Durchschnittsgehälter. Da der Anspruch einen echten Ausdeckelungstatbestand darstellt, der es erlaubt, dass ein Gesamtbetrag über der durch den Veränderungswert gedeckelten Budgetobergrenze möglich ist, können Kostensteigerungen bezogen auf den Anspruch zur Ausstattung mit erforderlichem Personal nicht der Budgetdeckelung unterliegen. Ansonsten ergäbe sich dieselbe Problematik, wie sie zwischen den Jahren 2000 und 2009 vorgeherrscht hat, als im Rahmen des Psych-PV-Anspruchs lediglich die „Zahl der Personalstellen" geregelt war, nicht aber deren Finanzierung. Durch die sog. „BAT-Tarifschere" ergab sich eine dramatische Personalentwicklung in den psychiatrischen Kliniken. Erst durch die Anpassung des Anspruchs im Rahmen des Krankenhausfinanzierungsreformgesetzes im Jahr 2009 wurde eine vollständige Finanzierung über die Einführung des § 6 Abs. 4 BPflV a. F. gewährleistet. **428**

Es ist jedoch anzumerken, dass die Budgetlogik der Bundespflegesatzverordnung an dieser Stelle nicht eindeutig konzipiert ist. Kostensteigerungen, insbesondere Tarifsteigerungen, unterliegen nach wie vor der Budgetdeckelung und sind ggf. nur anteilig über den Veränderungswert und der in § 3 Abs. 4 BPflV beschriebenen „Erhöhungsrate für Tariferhöhungen" zulässig. Die Erhöhungsrate für Tariferhöhungen sieht jedoch nur eine anteilige Erhöhung und eben keine vollständige Erhöhung der Tarifsteigerungen vor. Demgegenüber muss der Gesamtbetrag jedoch berücksichtigen, dass die psychiatrischen Einrichtungen in der Lage sind, die jederzeitige Erfüllung der G-BA-Mindestvorgaben sowie das darüber hinausgehend notwendige Personal umsetzen zu können. Das bedeutet unweigerlich, dass bezogen auf das therapeutische Personal Kostensteigerungen in voller Höhe im Gesamtbetrag zu berücksichtigen sind. **429**

9.2 Ermittlung des Gesamtbetrages des für die Behandlung erforderlichen therapeutischen Personals

9.2.1 Strukturierung und Aufbau

430 Die Ermittlung des „für die Behandlung erforderlichen therapeutisches Personals" für die Zwecke der Budgetverhandlung ist von der Ermittlung des Mindestpersonalbedarfs nach der PPP-RL deutlich zu unterscheiden. Für die Ermittlung eines Gesamtbetrags sind neben der PPP-RL, die Regelungen der Bundespflegesatzverordnung und die konkretisierenden Vereinbarungen gem. § 9 Abs. 1 BPflV zwischen den Vertragsparteien auf der Bundesebene zu beachten. Dies sind insbesondere die Vereinbarungen gem. Nr. 6 „Vereinbarung zur Weiterentwicklung der Aufstellung der Entgelte und Budgetermittlung (AEB-Psych-Vereinbarung 2020)" sowie Nr. 8 „Ausgestaltung des Nachweises nach § 18 Abs. 2 Satz 3 BPflV ab dem Jahr 2020 (Psych-Personalnachweis-Vereinbarung 2020)" (siehe Kap. 8). Eine Ableitung des für die Behandlung erforderlichen therapeutischen Personals aus den Nachweisen nach § 11 PPP-RL des einzelnen Krankenhauses ist nicht möglich, da aus diesem nur die Mindestpersonalvorgaben für den Regeldienst und begrenzt Angaben über den Nachtdienst ersichtlich sind.

431 Die AEB-Psych-Vereinbarung sowie die Psych-Personalnachweis-Vereinbarung geben konkret vor, wie das erforderliche therapeutische Personal für die Zwecke der Budgetvereinbarung zu strukturieren ist. Maßgeblich sind dabei auf der obersten Ebene die vorhandenen Fachabteilungen. Der Ausweis richtet sich gem. § 2 Abs. 12 AEB-Psych-Vereinbarung 2020 für einzelne Fachabteilungen nach den Vorgaben des G-BA in der PPP-RL und erfolgt insofern differenziert nach Erwachsenenpsychiatrie, Psychosomatik sowie Kinder- und Jugendpsychiatrie. Nach § 2 Abs. 13 ist eine standortbezogene Differenzierung möglich, sofern dies auf der Ortsebene vereinbart wird. Eine gesonderte Unterscheidung in voll- und teilstationäre Bereiche der Fachabteilungen ist nicht vorgesehen.

432 Die Psych-Personalnachweis-Vereinbarung 2020 sieht in § 4 Abs. 1 vor, dass die Vereinbarung in jahresdurchschnittlichen Vollkräften für folgende Berufsgruppen zu treffen ist:

a. Ärzte
b. Pflegefachpersonen
c. Psychologen
d. Spezialtherapeuten
e. Bewegungstherapeuten und Physiotherapeuten
f. Sozialarbeiter und Sozialpädagogen
g. Sprachheiltherapeuten und Logopäden (nur KJP)

433 Genesungsbegleitungen sind gesondert auszuweisen. Diese Systematik ist somit durchgängig in der PPP-RL, der AEB in den Blättern K1, K2 und P1, P2 sowie der Anlage 2 gem. Psych-Personalnachweis-Vereinbarung umgesetzt. Die Berech-

nung des „für die Behandlung erforderlichen therapeutischen Personals" sollte entsprechend nach dieser Systematik strukturiert sein.

Wichtig ist der Hinweis in der Psych-Personalnachweis-Vereinbarung, dass Bereitschaftsdienste und ärztliche Rufbereitschaft berufsgruppenbezogen als Vollkräfte zu berücksichtigen sind. Alternativ wäre denkbar gewesen, dass diese zusätzlichen Zeiten in den Durchschnittsgehältern berücksichtigt werden. Eine entsprechende Praxis war zu „Psych-PV-Zeiten" nicht unüblich. Ebenso sind nach § 3 Abs. 4 bis 6 Psych-Personalnachweis-Vereinbarung auch für Zeiten außerhalb des Regeldienstes Vollkräfte nachzuweisen. Aus Gründen der Vergleichbarkeit, insbesondere vor dem Hintergrund des leistungsbezogenen Vergleichs nach § 4 BPflV, ist eine einheitliche Vorgehensweise in Form der Vereinbarung von Vollkräften wichtig. 434

Die nach den Fachabteilungen differenzierten Berufsgruppen sind abschließend nach § 4 Abs. 2 Psych-Personalnachweis-Vereinbarung mit den Durchschnittskosten je Vollkraft zu bewerten. Damit liegen alle Daten vor, um die Blätter K1, K2 und P1, P2 der AEB-Psych füllen zu können. Hierüber erfolgt auch die Dokumentation der vereinbarten Stellen für die „festzulegenden Vorgaben zur Ausstattung mit dem für die Behandlung erforderlichen therapeutischen Personals". 435

9.2.2 Umfang des erforderlichen Personals

Der Anspruch gem. § 3 Abs. 3 Satz 4 Nr. 5 BPflV unterscheidet das für die Umsetzung der G-BA-Vorgaben erforderliche Personal von dem darüber hinausgehenden Personalbedarf. Eine entsprechende Aufteilung findet sich in der PPP-RL in Form des Regeldienstes gem. § 2 Abs. 5 PPP-RL und der nicht in den Minutenwerten enthaltenen Zeiten gem. § 2 Abs. 10. Es bietet sich an, diese Aufteilung für die Berechnung des erforderlichen Personalbedarfs zu übernehmen und in einem ersten Schritt orientiert an der PPP-RL über (ggf. angepasste) Minutenwerte eine Berechnung für den Regeldienst vorzunehmen. In einem zweiten Schritt werden für die Zeiten außerhalb des Regeldienstes Vollkräfte ermittelt und diese auf die Vollkräfte gem. Schritt 1 addiert. 436

In § 3 Abs. 5 Psych-Personalnachweis-Vereinbarung wird jedoch ausgeführt, dass es durchaus möglich ist, für die Vereinbarung von der grundsätzlichen Berechnung der PPP-RL abzuweichen und schon in Schritt 1 zusätzlich erforderliches therapeutische Personal für die strukturelle und organisatorische Situation der Einrichtung oder zur Sicherstellung einer leitliniengerechten Versorgung vorzusehen. Das kann durch die Veränderung der Minutenwerte oder durch Vereinbarung von zusätzlichen Personalstellen erfolgen. 437

9.2.3 Personalbedarf gem. § 2 Abs. 5 PPP-RL

438 Die PPP-RL gibt in § 6 eine Berechnung für den Regeldienst (Tagdienst) vor. In den Tragenden Gründen findet sich in den Erläuterungen eine Beispielrechnung. Die Berechnungssystematik der Mindestpersonalausstattung orientiert sich nach Aussage der PPP-RL stark an der Ermittlung des Personalbedarfs nach der Psych-PV. Allerdings erfolgt durch die Einführung der Behandlungswochen gem. § 6 Abs. 2 PPP-RL eine grundsätzliche Veränderung der Berechnungssystematik. Wie in der Psych-PV werden für die Berechnung jedoch drei wesentliche Parameter benötigt:

- Stichtagseinstufungen
- Berechnungstage
- Minutenwerte

9.2.3.1 Stichtage

439 Die PPP-RL übernimmt von der Psych-PV das Stichprobenprinzip für die Einstufung der Patienten in die Behandlungsbereiche. Unter Berücksichtigung der Eingruppierungsempfehlungen werden die behandelten Patienten 14-tägig in die Behandlungsbereiche eingestuft. Die PPP-RL spricht zwar davon, dass die Einstufungen „jeweils stationsbezogen an jedem Mittwoch einer ungeraden Kalenderwoche des Jahres durchzuführen sind". Maßgeblich ist jedoch nicht der Zeitpunkt der Einstufung, sondern der Bezug auf die zum Zeitpunkt (14:00 Uhr) anwesenden Patienten. Der Mittwoch wurde gewählt, weil die Belegung an diesem Wochentag am ehesten der wochendurchschnittlichen Belegung entspricht.

440 Diese engmaschige Eingruppierung ist für die Zwecke der PPP-RL durchaus erforderlich, da durch den Quartalsbezug somit eine ausreichende Stichprobe vorliegt. Im Jahresverlauf ergeben sich somit 26 bis 27 Stichtage. Für die Zwecke der Budgetverhandlung kann diskutiert werden, ob der Berechnung des Personalbedarfs die Gesamtzahl der Stichtage eines Jahres zugrunde gelegt werden sollte. Vielmehr geht es um eine durchschnittliche Einstufung der Patienten, die im Jahresbezug auch durch eine geringere Anzahl von Stichtagen abbildbar ist. Eine deutliche Reduzierung wäre zu erreichen, wenn man für die Berechnung zum Zwecke der Budgetverhandlung auf einen Mittwoch je Monat zurückgreifen würde.

441 Hierbei ist insbesondere zu beachten, dass für die Zwecke der Budgetverhandlung eine Vereinbarung für einen zukünftigen Zeitraum getroffen wird. Die Stichtagseinstufungen sind dagegen eine rückwärtsgerichtete Betrachtung. Deswegen ist zu prüfen, ob eine Anpassung für den zukünftigen Vereinbarungszeitraum sachgerecht ist. Dieselbe Problematik ergab sich schon bei der Psych-PV. Deswegen wurde hierfür ein Stufenmodell vorgeschlagen, dass grundsätzlich übernommen werden kann[50]:

---

50 Vgl. ausführlich: Kunze u. a. (Hrsg.): Psychiatrie-Personalverordnung. 6. akt. u. erw. Aufl. 2010, S. 156.

1. Stufe: Erhebung der Patientenzahlen je Behandlungsbereich 442

Basis sind die Stichtage des letzten Jahres. Zu prüfen ist hierbei bereits, ob Besonderheiten in dem Betrachtungszeitraum aufgetreten sind. Dies können z. B. Veränderungen in der Leistungsstruktur durch Viruserkrankungen oder Großereignisse, Leistungseinschränkungen durch Baumaßnahmen etc. sein. Durch die 14-tägige Stichtagserhebung schlagen zeitlich beschränkte Sonderereignisse ggf. stärker durch als bei der vierteljährlichen Betrachtung nach der Psych-PV.

2. Stufe: Umrechnung auf die durchschnittliche Jahresbelegung 443

Der Durchschnitt der Stichtagserhebungen ist für alle Behandlungsbereiche auf die zu vereinbarende Leistungsmenge zu projizieren.

3. Stufe: Prospektive Entwicklung 444

Für den zukünftigen Vereinbarungszeitraum ist zu prüfen, inwieweit Veränderungen in der Leistungsstruktur zu erwarten sind. Dabei sind ggf. Bereinigungen für Sondereffekte aus dem Vorjahr durchzuführen. Angeführt werden z. B. absehbare Belegungsänderungen infolge veränderter Aufgabenstellung sowie bauliche oder strukturelle Maßnahmen. Insbesondere bei einer Verschiebung von voll- in teilstationäre Behandlungen sind Anpassungen zwingend erforderlich – ebenso die Einführung neuer Behandlungsformen, wie z. B. stationsäquivalente Behandlung oder Verschiebungen in den ambulanten Bereich.

Des Weiteren sind Anpassungen vorzunehmen, wenn Veränderungen der Behandlungsbereiche durch den Verordnungsgeber vorgenommen werden (z. B. durch die Einführung der Behandlungsbereiche für die teilstationäre Psychosomatik). Werden Anpassungen seitens des Krankenhauses vorgenommen, sind diese nachvollziehbar zu begründen. 445

9.2.3.2 Leistungsplanung

Berechnungstage vs. Behandlungstage

Grundlage der Budgetvereinbarung sind die Berechnungstage. Diese sind jeweils in den aktuellen Abrechnungsbestimmungen der „Vereinbarung über die pauschalierenden Entgelte für die Psychiatrie und Psychosomatik – PEPPV" definiert. Demnach sind Berechnungstage grundsätzlich der Aufnahmetag sowie jeder weitere Tag des Krankenhausaufenthalts.[51] Da der Entlasstag lediglich aus Kalkulations- und Abrechnungsgründen abrechnungsfähig ist, werden in den L-Blättern der AEB-Psych, neben den voll- und teilstationären Berechnungstagen zusätzlich die vollstationären Entlasstage ausgewiesen. 446

---

51 Vgl. PEPPV 2021, Erläuterungen zu § 1 Abs. 3.

447 Der PPP-RL liegt eine andere Leistungsdefinition zugrunde. Hierfür wird der Begriff des „Behandlungstags" verwendet, der im Verordnungstext erstmal nicht definiert ist. In den Nachweisdokumenten im Anhang sowie in den Tragenden Gründen wird ausgeführt, was als Behandlungstag gezählt werden muss: Die abrechnungsfähigen Berechnungstage mit Ausnahme des Entlassungstages sowie Tage, an denen eine über Mitternacht hinausgehende Beurlaubung oder Abwesenheit beginnt. Wichtig ist in diesem Zusammenhang nochmals darauf hinzuweisen, dass Zweck der PPP-RL die Einhaltung von Mindestpersonalvorgaben ist und nicht die Berechnung des Personalbedarfs. Deswegen kann bei der Berechnung des Personalbedarfs auch nicht die besondere Definition des Behandlungstages für die Zwecke der Budgetvereinbarung übernommen werden. Somit ist zwar für die „Tage, an denen eine über Mitternacht hinausgehende Beurlaubung oder Abwesenheit" beginnt, kein Personal nachzuweisen, gleichwohl haben die psychiatrischen Kliniken für diese Tage Personal vorzuhalten, einerseits um z. B. eine Beurlaubung vorzubereiten und zu begleiten und andererseits die jederzeitige Bereitschaft für eine Wiederaufnahme zu gewährleisten, falls die Beurlaubung abgebrochen werden muss. Mit letzterem muss aus fachlicher Sicht jeder Zeit gerechnet werden, ansonsten wäre der Patient aus leistungsrechtlichen Maßgaben ja entlassungsfähig oder eine teilstationäre Behandlung wäre ausreichend. Bereits weiter oben wurde dargestellt, dass gerade bei tarifgebundenen Einrichtungen eine langfristig konstante Personalbesetzung finanziert sein muss. Beurlaubungen als therapeutisches Mittel sind weder planbar noch reduzieren sie den therapeutischen Aufwand – sie dürfen die notwendige Besetzung nicht mindern. Auch deswegen spricht der Gesetzgeber von „darüber hinausgehendem Personal".

448 Für die Berechnung des erforderlichen Personals zur Umsetzung der G-BA-Vorgaben im Rahmen der Budgetverhandlung sind somit die vereinbarten Berechnungstage zugrunde zu legen. Für die vereinbarte Leistungsmenge ist ein leistungsgerechtes Budget zu vereinbaren. Entsprechend muss die vereinbarte Personalmenge mit der dem Budget zugrunde liegenden Leistungsmenge korrespondieren. Die Berechnungstage der L-Blätter sind hierbei um die Entlasstage zu bereinigen.

Nachzuweisendes Personal bei Leistungsschwankungen

449 Neben der Vereinbarung eines erforderlichen Personalbedarfes auf Basis der *vereinbarten* Leistungsmenge ist zu beachten, dass sich ggf. weitere Anforderungen aus der PPP-RL ergeben, die die psychiatrischen Kliniken umzusetzen haben. Die PPP-RL weist Besonderheiten auf, aus denen sich Verpflichtungen zur Vorhaltung von mehr Personal ergeben könnten. Ein Beispiel ist der Vorjahresbezug gem. § 6 Abs. 3 PPP-RL.

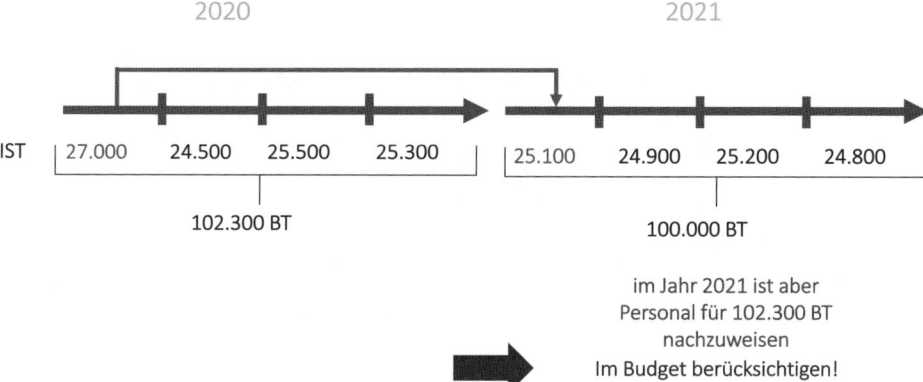

Abb. 17: Beispiel Vorjahresbezug
Quelle: Eigene Darstellung.

Wurden im Vorjahr im Ist mehr Leistungen erbracht als vereinbart, führen diese Mehrleistungen im Folgejahr gem. § 6 Abs. 3 zu mehr nachzuweisendem Personal, falls nicht die 2,5-Prozent-Regel (§ 6 Abs. 4) greifen sollte. Es kann zwar nachgewiesen werden, dass die Ausnahme eher die Regel darstellt, trotzdem ist für jede psychiatrische Klinik im Rahmen der Budgetforderung zu berechnen, ob sich eine Verpflichtung für zusätzlich nachzuweisendes Personal ergeben könnte. Darauf ist zu reagieren, indem entweder die Mehrleistung im Rahmen der Budgetvereinbarung erhöhend berücksichtigt wird oder für diesen Tatbestand ein „Sonderpersonalbedarf" vorgesehen wird. Auf jeden Fall ist im Gesamtbetrag eine entsprechende Position vorzusehen, da die psychiatrische Klinik verpflichtet ist, entsprechendes Personal im Folgejahr vorzuhalten. Diese Regelung kann dazu führen, dass sich sehr schwankende Gesamtbeträge über die Jahre ergeben könnten. 450

Insgesamt kommt der zu vereinbarenden Leistungsmenge eine wesentlich größere Bedeutung zu. Mögliche Mehrleistungen sind in stärkerem Maße zu antizipieren, da mit höherer Leistungsmenge im Ist auch höhere Personalnachweispflichten verbunden sind. Hierfür sind im Budget Finanzierungsbeiträge zwingend vorzusehen. Leistungsentwicklungen sind noch mehr als bisher üblich im Budget nachzuvollziehen, um Leistung, Personal und Budget nicht nur im Soll, sondern auch im Ist in Deckung zu bringen. 451

9.2.3.3 Minutenwerte

Die Minutenwerte gem. Anlage 1 PPP-RL bilden die Basis für die Ermittlung des Personalbedarfs. Grundsätzlich wurden die Minutenwerte aus der Psych-PV 452 übernommen. Dazu erklärt der G-BA in den Tragenden Gründen, „dass die Psych-PV derzeit der einzige existierende Standard ist, der empirisch hergeleitet konkrete Personalzahlen für alle Berufsgruppen vorgibt und sich in der Praxis auch dem Grunde nach durchaus bewährt hat." Die Minutenwerte wurden dort erhöht, wo in den Fachexpertengesprächen Defizite benannt worden sind. Damit wurde bereits ein (kleiner) Beitrag zu einer leitliniengerechten Versorgung geleistet. Für die Minutenwerte gelten damit grundsätzlich jedoch die Regelungen der Psych-PV. Hinsichtlich der Zusammensetzung und Abgrenzung der Minutenwerte kann auf die Erläuterungen zur Psych-PV zurückgegriffen werden. Das ist insbesondere wichtig zur Abgrenzung der Minutenwerte für Leitungspersonal oder zum Umfang der Berücksichtigung z. B. der allgemeinärztlichen Leistungen in den Minutenwerten.[52]

453 Grundsätzlich sah die Psych-PV vor, dass die Minutenwerte nicht verändert werden konnten. Das gab beiden Vereinbarungspartnern die Sicherheit einer verbindlichen Berechnung. Trotzdem war es vorgesehen, dass besondere Verhältnisse zu einer Erhöhung der Personalbemessung, aber auch zu ihrer Verminderung führen können. So zum Beispiel[53]:

- Versorgung Drogenabhängige (Amtliche Begründung zu § 4 Abs. 1)
- Zentralisierungsgrad der Versorgungsdienste unter 100 Prozent (Amtliche Begründung zu § 5 letzter Absatz)
- Mindestbesetzung (Amtliche Begründung zu § 3 Abs. 3)
- Umkleidezeiten (§ 6 Abs. 1; Regelaufgaben)
- Besondere bauliche Verhältnisse (Amtliche Begründung zu § 5)
- Besondere Verhältnisse bezüglich Leitungskräften (§ 7 Abs. 3)
- Tagesklinik, wenn nicht verbunden oder bei primärer tagesklinischer Behandlung

454 Die PPP-RL erklärt die Minutenwerte mit den benannten Anpassungen zu Untergrenzen, die nicht unterschritten werden dürfen. Gleichzeitig verfolgt sie das Ziel, zu einer leitliniengerechten Behandlung beizutragen. Somit sind begründete Anpassungen der Minutenwerte durchaus möglich, wenn nicht sogar angezeigt.

455 Nach § 3 Abs. 5 Psych-Personalnachweis-Vereinbarung ist bei der Vereinbarung möglich, zusätzlich erforderliches therapeutische Personal für die strukturelle und organisatorische Situation der Einrichtung oder zur Sicherstellung einer leitliniengerechten Versorgung vorzusehen. Hierfür bietet sich der Weg an, die Minutenwerte zielgerichtet in besonderen Tätigkeitsbereichen anzupassen. Die **direkt aufnehmende Tagesklinik** ist hierfür ein gutes Beispiel, wenn der zusätzlich erforderliche diagnostische und therapeutische Aufwand anhand der Konzeption beziffert werden kann.

---

52 Kunze u. a. (Hrsg.): Psychiatrie-Personalverordnung. 6. akt. u. erw. Aufl. 2010, S. 143.
53 Kunze u. a. (Hrsg.): Psychiatrie-Personalverordnung. 6. akt. u. erw. Aufl. 2010, S. 149.

Die PPP-RL spricht im Rahmen der Eingruppierungsempfehlungen (Anlage 2) in den Erläuterungen zu den Behandlungsbereichen A6/S6/G6 davon, dass „Direktaufnahmen in die Tagesklinik aus dem ambulanten Bereich in der Regel einen höheren diagnostischen und therapeutischen Aufwand" begründen. Dies ist grundsätzlich über eine Anpassung der Minutenwerte umsetzbar oder über die Vereinbarung von Zusatzpersonal.

456

Weitere Anpassungen sind möglich, wenn sich auf Basis der **Leitlinien** ein höherer Aufwand nachweisen lässt. Daneben ist klinikspezifisch zu prüfen, ob **strukturelle und organisatorische Besonderheiten** bestehen. Je konkreter die Beschreibungen der Besonderheiten möglich sind, umso zielgerichteter kann eine Anpassung erfolgen. Der minutengenaue Nachweis von Tätigkeiten, z. B. längere Erfordernis eines Therapiegesprächs bei Menschen mit geistiger Behinderung, sehr hoher Anteil von Zwangsbehandlungen mit Stellung von Sitzwachen, stellt die bestmögliche Anpassung dar, die direkt in den Minutenwerten berücksichtigt werden kann. Zu berücksichtigen ist jedoch immer, inwieweit der Zusatzaufwand bereits in den Minutenwerten enthalten ist oder aufgrund von anderen Einschränkungen, z. B. Abzug für fehlende Versorgungsverpflichtung, bereits berücksichtigt ist.

457

Ein weiteres Beispiel kann zur Veranschaulichung dienen. Die Adherence-Therapie verfolgt die Zielsetzung, Patienten im Rahmen ihrer Genesungsprozesse dabei zu unterstützen, die eigene medikamentöse Behandlung für sich effektiver zu gestalten und selbstbestimmter mit Medikamenten umzugehen und damit das Krankheitsmanagement und hoffentlich auch das Wohlbefinden zu fördern.[54] Dies wird umgesetzt, indem der Patient in ausführlichen therapeutischen Gesprächen motiviert wird, sich mit dem Krankheitsbild und der Therapie zu beschäftigen. Das erfordert einen wesentlich höheren Zeitbedarf als die in den Minutenwerten angegeben Zeiten der Medikamentenstellung.

458

Umgang mit fehlenden Minutenwerten

Die PPP-RL enthält mit A9/S9/G9/KJ9 neugeschaffene Behandlungsbereiche für die Stationsäquivalente Behandlung (StäB) gem. § 39 Abs. 1 und § 115 SGB V. Für diese Behandlungsbereiche sind in Anlage 1 noch keine Minutenwerte aufgeführt. Für die StäB sind im PEPP-Entgeltkatalog in den Anlagen 6a und 6b bisher lediglich unbewertete Entgelte vorgesehen. Nach Aussagen des InEK waren die Ergebnisse der Kalkulation entweder über eine tagesbezogene oder eine OPS-bezogene Kalkulation aus kalkulatorischer Sicht nicht belastbar, weshalb auch im zweiten Jahr der Kalkulation für den PEPP-Entgeltkatalog 2021 keine Bewertung der stationsäquivalenten Behandlung möglich war.[55]

459

---

54 Vgl. ausführlich: https://adherence.lvr.de.
55 InEK: Abschlussbericht Weiterentwicklung des pauschalierenden Entgeltsystems für Psychiatrie und Psychosomatik (PEPP) für das Jahr 2021. 2020. Online: https://www.g-drg.de/content/download/10155/73478/version/2/file/Abschlussbericht_PEPP-System_2021.pdf [abgerufen am 20.3.2021].

460 Eine Zeitwertkalkulation anhand der PPP-RL-Berufsgruppen gem. § 5 PPP-RL kann zu belastbaren Minutenwerten für den erforderlichen therapeutischen Personalbedarf führen. Hierfür bietet es sich für eine erste Kalkulation an, anhand der Konzeption einen Wochenplan zu erstellen, in denen die Interventionen tagesbezogen ausgewiesen und mit Zeitwerten hinterlegt werden. Ein Beispiel ist in Tabelle 13 wiedergegeben. Nach Etablierung der StäB in der Einrichtung können anhand der Dokumentation Ist-Wochenpläne erstellt und aufsummiert werden. Daraus lassen sich durchschnittliche Minutenwerte und somit auch ein Personalbedarf für die Budgetverhandlung ableiten.

Tab. 13: Beispiel Wochenplan StäB-Konzeption

		Arzt	Pflege	Psychologe	Spezialtherapeut	Bewegungstherapeut	Sozialdienst
Tag 1	Erstgespräch	60		60			
Tag 1	Erstellung Behandlungsplan	60	20	20	20	20	20
Tag 2	Kontakt Pflege		120				
Tag 2	Therapeutisches Gespräch		120	120			
Tag 3	Situationsaufklärung						60
Tag 4	Gruppentherapie 6 TN					15	
Tag 4	Gruppentherapie Dokumentation					5	
Tag 5	Therapeutisches Gespräch	60					
Tag 5	Multiprofessionelle Besprechung	30					
Tag 5	Multiprofessionelle Besprechung		30				
Tag 5	Multiprofessionelle Besprechung				30		
Tag 5	Multiprofessionelle Besprechung			30			
Tag 5	Multiprofessionelle Besprechung						30
Tag 6	Kontakt Pflege		120				
Tag 6	Therapeutisches Gespräch			60			
Tag 7	Kontakt Pflege		90				
Therapieminuten je Woche		210	500	290	50	40	110
Fahrzeiten je Woche		63	150	87	15	12	33
Summe Minutenwerte je Woche		**273**	**650**	**377**	**65**	**52**	**143**

Quelle: Eigene Darstellung.

Die Wochenpläne bilden gleichzeitig die Basis für eine StäB-Entgeltermittlung, indem die Minutenwerte entweder in Vollkräfte umgerechnet werden oder in berufsgruppenbezogene Entgelte. Die Abrechnung kann dann unter Berücksichtigung der notwendigen Sachkosten entweder über berufsgruppenbezogene Einzelentgelte[56] oder zusammengesetzte Tagespauschalen erfolgen.

461

Nach § 2 Abs. 3 Psych-Personalnachweis-Vereinbarung sind die personellen Mittel der Stationsäquivalenten Behandlung in den Nachweis zu übernehmen. Hierfür ist eine Umrechnung in Vollkräfte erforderlich.

462

Neukalkulation der Minutenwerte

Einen anderen und sehr interessanten Weg gehen die „Schussenrieder Tabellen." Diese Tabellen bauen auf den Minutenwertetabellen der Psych-PV bzw. in der Fassung für das Jahr 2020 auf der Anlage 1 auf. Diese wurden jedoch um Änderungen und Entwicklungen ergänzt, die seit 1990 eingetreten sind. Hierzu haben Expertengruppen beraten und beurteilt, wieviel Zeit für einzelne Aufgaben in der Patientenbehandlung notwendig ist, um eine ausreichende Behandlungsqualität sicherstellen zu können und errechnen daraus den Personalbedarf für Stationen bzw. für ein Krankenhaus. Das Ergebnis sind fortgeschriebene Minutenwerttabellen, die für die Herleitung eines zusätzlichen Personalbedarfs genutzt werden können. Die vorgenommenen Veränderungen sind in den Erläuterungen ausführlich dokumentiert und tätigkeitsbezogen begründet.

463

Die „Schussenrieder Tabellen" stellen somit fortgeschriebene Minutenwerttabellen dar, mit deren Hilfe ein Personalbedarf ermittelt werden kann. Da der Ausnahmetatbestand des § 3 Abs. 3 S. 4 Nr. 5 BPflV kein Verfahren für die Ermittlung des erforderlichen Personalbedarfs explizit vorschreibt, ist es ein möglicher und sachgerechter Weg, um zu einem erforderlichen Personalbedarf zu kommen.[57]

464

9.2.4 Versorgungsverpflichtung

Eine Anpassung der Minutenwerte ist im PPP-RL-Nachweis zwingend vorzunehmen, wenn keine Versorgungsverpflichtung besteht. In diesem Fall sind die Minutenwerte nach § 6 Abs. 6 PPP-RL um 10 Prozent zu kürzen. Eine Verminderung der Minutenwerte bei fehlender Versorgungsverpflichtung war bereits in der Psych-PV zwingend vorgesehen. Die PPP-RL konkretisiert diesen Abzug jetzt auf einheitlich 10 Prozent. Eine nachvollziehbare Begründung für den Ansatz wird nicht angeführt. Die Reduktion der Minutenwerte bei differenzierten Einrichtungen nach § 2 Abs. 5, die keine Versorgungsverpflichtung haben, soll dem höheren

465

---

56 Vgl. Längle (Hrsg.): Psychisch Kranke zu Hause versorgen: Handbuch zur Stationsäquivalenten Behandlung. 2018.
57 Siehe ausführlich „Erläuterungen zu Schussenrieder Tabellen 2020", abrufbar unter https://www.zfp-web.de/unternehmen/organisation-und-struktur/schussenrieder-tabellen.

Personalbedarf bei Versorgungsverpflichtung Rechnung tragen. Vielmehr wird angeführt, dass eine bundeseinheitliche Definition für Versorgungsverpflichtung nicht zur Verfügung steht. Abzuleiten ist eine Versorgungsverpflichtung aus der Verpflichtung psychiatrischer Krankenhäuser oder Fachabteilungen, Patienten eines definierten regionalen Einzugsbereiches aufzunehmen,

- die nach den Unterbringungsgesetzen der Länder sowie nach dem BGB (Vormundschaft, Pflegschaft bzw. nach dem Betreuungsgesetz) eingewiesen werden oder
- die notfallmäßig stationär behandlungsbedürftig sind und sich freiwillig aufnehmen lassen wollen.

466 Eine generelle Versorgungsverpflichtung ergibt sich für alle Krankenhäuser aus § 109 Abs. 4 SGB V. Die PPR-RL geht von einer speziellen Versorgungsverpflichtung aus, wenn im Versorgungsauftrag ein regionaler Einzugsbereich definiert ist. Deswegen ist zu prüfen, inwieweit ein „Pflichtversorgungsgebiet" ausgewiesen ist und auf welche Fachabteilungen es sich bezieht. Diese fehlende Versorgungsverpflichtung ist insbesondere für die psychosomatischen Kliniken und Fachabteilungen zu prüfen, die jetzt neu in den Regelungsbereich der PPP-RL einbezogen werden, die häufig keine Versorgungsverpflichtung haben.

467 Ebenso sind die Fälle zu prüfen, in denen in einer psychiatrischen Einrichtung sowohl psychiatrische als auch psychosomatische Fachabteilungen vorhanden sind. Hier ist im Einzelfall anhand des Versorgungsauftrages zu prüfen, auf welche Bereiche sich die Versorgungsverpflichtung erstreckt. Grundsätzlich ist aber anzunehmen, dass eine Versorgungsverpflichtung immer für eine Einrichtung insgesamt besteht und sich somit auf alle Fachabteilungen bezieht. Es sei denn, in dem Versorgungsauftrag ist eine Fachabteilung mit der Versorgungsverpflichtung besonders beauftragt oder gesondert ausgeschlossen. In einigen Bundesländern ist man zudem dazu übergegangen, keinen gesonderten Ausweis der psychosomatischen Fachbereiche mehr vorzunehmen, sondern psychiatrische und psychosomatische gemeinsam zu planen. Die Psychosomatik wird damit implizit in die Versorgungsverpflichtung einbezogen

468 Da die PPP-RL keine Ermächtigungsgrundlage für die Budgetvereinbarung besitzt, steht es den Vertragspartnern frei, für die Zwecke der Budgetvereinbarung auch einen anderen Prozentwert für den Abzug bei einer fehlenden Versorgungsverpflichtung zu vereinbaren, wenn sich dieser nachweisen lässt.

9.2.5 Berechnung

469 Die Berechnungssystematik der Mindestpersonalausstattung orientiert sich nach Aussage der PPP-RL stark an der Ermittlung des Personalbedarfs nach der Psych-PV. Neu ist jedoch die Festlegung eines Rechenschrittes, um aus den Behandlungstagen „Behandlungswochen" zu ermitteln, der in der Psych-PV in dieser

Form nicht festgelegt war. Die Behandlungswochen stellen dabei eine Rechengröße dar und bilden nicht die tatsächlichen Behandlungswochen des Jahres oder der Patienten ab. Hierfür wird die Anzahl der Behandlungstage durch 7 bzw. bei teilstationärer Behandlung durch 5 geteilt. Zu beachten ist, dass bei 6- oder 7-Tage-Tageskliniken entsprechende Anpassungen vorgenommen werden. Die Behandlungswochen können dabei einfach mit den Minutenwerten laut Anlage 1 PPP-RL multipliziert werden, da diese Minutenwerte je Patient und Woche ausgewiesen werden.

Die Tragenden Gründe enthalten in den Erläuterungen zu § 6 eine ausführliche Beschreibung des Rechenweges. 470

> Ø Anzahl Patient (Behandlungsbereich)
> = (Patienten (Stichtag) + Patienten (Stichtag) + ...) ÷ Anzahl Stichtage

> Behandlungstage BT (Behandlungsbereich)
> = BT * (Ø Anzahl Patienten (Behandlungsbereich) ÷ Gesamtanzahl Patienten)

> Behandlungstage BT (Behandlungsbereiche)
> = ∑ aller monatlichen Behandlungstage BT der einzelnen Stationen

> Behandlungswochen (Behandlungsbereich)
> = Behandlungstage BT (Behandlungsbereich) ÷ 7 (5 bei teilstationärer Behandlung)

> Mindestpersonalausstattung (Berufsgruppe)
> = ∑ Minutenwert (Behandlungsbereich) * Behandlungswochen (Behandlungsbereich)

> VKS (Mind) = Mindestpersonalausstattung ÷ 60

Abb. 18: Berechnung des Mindestpersonalbedarfs nach PPP-RL
Quelle: Eigene Darstellung.

In den Erläuterungen zu § 7 findet sich zudem eine Beispielrechnung, anhand derer die Berechnung nachvollzogen werden kann. Grundsätzlich kann der Rechenweg für die Ermittlung des erforderlichen Mindestpersonalbedarfs für die Zwecke der Budgetverhandlung übernommen werden. Es ist jedoch darauf hinzuweisen, dass der Rechenweg und die Beispielrechnung keine Unterscheidung zwischen voll- und teilstationärer Behandlung vornehmen. Das bedeutet, dass die Gesamt-Berechnungstage entsprechend der Verteilung der Berechnungstage in den Behandlungsbereichen verteilt werden. Es hat sich jedoch bewährt, die vollstationären Berechnungstage auf die vollstationären Behandlungsbereiche zu verteilen, und die teilstationären Berechnungstage auf die teilstationären Behandlungsbereiche (A6/S6/G6 und P3/P4). Hierfür ist jedoch keine Aufteilung der Rechenwege getrennt nach voll- und teilstationärem Bereich erforderlich, sondern kann integriert in einem einheitlichen Berechnungsschema dargestellt werden, indem lediglich die Verteilung gesondert vorgesehen wird. Insbesondere bei einer Neuvereinbarung einer vollstationären Station, einer zusätzlichen Tagesklinik 471 oder entsprechenden Mehrleistungen ist hierüber eine angemessene Personalausstattung herzuleiten.

9.2.6 Darüber hinausgehendes therapeutisches Personal gem. § 2 Abs. 10 PPP-RL

472 Die Berechnung gem. § 6 führt lediglich zu dem nachzuweisenden Mindestpersonaleinsatz (VKS-Mind) für den Tagdienst. Entsprechend sieht die PPP-RL in § 2 Abs. 10 vor, dass bei der Budgetvereinbarung auf der Ortsebene weitere Punkte zu berücksichtigen sind. Dabei benennt die PPP-RL nur die Bereiche, die nicht in den Minutenwerten enthalten sind. Eine abschließende Aufzählung kann daraus nicht abgeleitet werden. Das Bundesministerium für Gesundheit betont, dass der PPP-RL eine Ermächtigungsgrundlage für die Vorgabe für die Budgetverhandlungen fehlt und diese Aufzählung lediglich „beschreibenden Charakter" hat. In der Psych-Personalnachweis-Vereinbarung werden die Punkte in § 3 Abs. 4 bis 6 wiederum aufgegriffen. Damit wird allerdings nur vorgegeben, dass diese Vollkräfte, sofern sie vereinbart werden, nachweispflichtig sind.

473 Grundsätzlich sind die Punkte offen formuliert, sodass sie eine gute Gliederung für das darüber hinaus zu vereinbarende Personal darstellen. Eine über die Mindestvorgaben hinausgehende Vereinbarung von Personal kann gem. Gesetzesbegründung zum MDK-Reformgesetz „auch ohne das Bestehen konkreter Personalanhaltszahlen für eine angemessene personelle Ausstattung in den Budgetverhandlungen nicht nur getroffen werden, sondern ist [...] vielmehr auch angezeigt." Wenn von einer regelhaften Berechnung des Personalbedarfs für den Tagdienst mittels der Minutenwerte ausgegangen wird, stellt die Vereinbarung eines entsprechenden Personalbedarfs der Punkte gem. § 2 Abs. 10 einen besonderen und entscheidenden Schwerpunkt der Verhandlung dar. Für die psychiatrischen und psychosomatischen Krankenhäuser und Fachabteilungen bedeutet das, dass für die Herleitung und Kalkulation dieser Punkte besondere Sorgfalt nötig ist. Den Verhandlungspartnern auf der Ortsebene kommt dabei eine besondere Verantwortung für eine angemessene und auskömmliche Vereinbarung zu, da ohne diese eine Umsetzung der G-BA-Mindestpersonalvorgaben für die psychiatrischen Krankenhäuser nicht möglich ist und das Ziel der PPP-RL, die Sicherstellung einer leitliniengerechten Versorgung, verfehlt wird.

9.2.6.1 Ausfallzeiten

474 Wie die Psych-PV gibt auch die PPP-RL keine genauen Ausfallzeiten der Höhe nach vor. Vielmehr werden die Ausfallzeiten dem Grunde nach beschrieben und den Verhandlungspartnern auf der Ortsebene der Auftrag erteilt, diese in den Budgetverhandlungen gesondert und zusätzlich zu berücksichtigen. Konkret benannt werden Ausfallzeiten für

- Wochenfeiertage,
- Urlaub,
- Arbeitsunfähigkeit, Schutzfristen, Kur- und Heilverfahren,
- Wehrübungen,
- externe Fort- und Weiterbildungsmaßnahmen,
- Tätigkeiten im Personalrat, im Betriebsrat, in der Mitarbeitervertretung, in der Vertretung ausländischer, schwerbehinderter oder suchtkranker Beschäftigter,
- Tätigkeiten als Sicherheitsbeauftragte oder Sicherheitsbeauftragter, als Beauftragte oder Beauftragter für Arbeitssicherheit, als Hygienebeauftragte oder Hygienebeauftragter, als Gleichstellungsbeauftragte oder Gleichstellungsbeauftragter und
- weitere relevante Ausfallzeiten.

Der Zusatz „und weitere relevante Ausfallzeiten" zeigt, dass die Liste nicht abschließend ist.

In den Tragenden Gründen wird ausgeführt, dass die Beschreibung der Ausfallzeiten den Regeln und der Erfahrung aus der praktischen Umsetzung der Psychiatrie-Personalverordnung entsprechen. Ähnlich wie die Psych-PV, die von einer angemessenen Arbeitsorganisation spricht, wird darauf hingewiesen, dass Ausfallzeiten u. a. durch moderne Führungsstile und gutes Personalmanagement beeinflusst werden. Dabei ist das allgemeine Wirtschaftlichkeitsgebot zu beachten, wonach durch geeignete Maßnahmen sicherzustellen ist, dass Ausfallzeiten auf einem möglichst niedrigen Niveau zu halten sind.

Die Amtliche Begründung zur Psych-PV gab ein Verfahren vor, wie im Rahmen der Budgetverhandlung Ausfallzeiten zu berücksichtigen sind:

„Diese sind auf der Grundlage der Ausfallzeiten im abgelaufenen Geschäftsjahr sowie unter Berücksichtigung zu erwartender und möglicher Veränderungen vom Krankenhaus nachzuweisen. Vor Anerkennung der Ausfallzeiten haben die Vertragsparteien jedoch insbesondere zu prüfen, inwieweit diese durch eine angemessene Arbeitsorganisation vermeidbar sind."[58]

Nach diesem Verfahren waren die Ausfallzeiten des Vorjahres seitens des Krankenhauses vorzulegen. Veränderungen im Budgetjahr waren zu berücksichtigen. Beispiele hierfür sind: Schaltjahr, Veränderungen bei den Wochenfeiertagen, Tarifliche Veränderungen (Vor-Feiertagsregelungen etc.), bekannte Virusepidemien (Noro, Grippe etc.). Die Verhandlungspartner hatten anschließend im Rahmen des Wirtschaftlichkeitsgebot zu prüfen, ob in dem psychiatrischen Krankenhaus geeignete Maßnahmen vorhanden sind, die beeinflussbaren Ausfallzeiten zu reduzieren. Genannt werden moderne Führungsstile und ein gutes Personalmanagement, ohne diese näher zu konkretisieren.

---
58 Kunze u. a. (Hrsg.): Psychiatrie-Personalverordnung. 6. akt. u. erw. Aufl. 2010, S. 173.

479 Allgemein anerkannte Maßnahmen zur Reduzierung der Ausfallzeiten sind die Etablierung eines Betrieblichen Gesundheitsmanagement, flexible oder variable Arbeitszeitgestaltung, umfassendes Fortbildungsangebot (im Sinne der PPP-RL allerdings selbst „Ausfallzeit"), Maßnahmen zur Vereinbarkeit von Beruf und Familie sowie Pflege von Angehörigen und Führungskräfteentwicklung. Wenn das Krankenhaus nachweist, dass entsprechende Maßnahmen etabliert sind, sollten die begrenzt beeinflussbaren Ausfallzeiten auf Basis der Ist-Ausfallzeiten grundsätzlich vereinbarungsfähig sein. Daneben ist im Rahmen des Wirtschaftlichkeitsgebots der Vergleich mit anderen psychiatrischen Kliniken zu beachten. Wesentlich höhere Ausfallzeiten als der Durchschnitt könnten ein Indiz für Wirtschaftlichkeitspotenziale darstellen. Dabei ist jedoch, wie bei allen Vergleichen, die richtige Vergleichsgruppe zu beachten. Das bezieht sich einerseits auf die Bestandteile zur Zusammensetzung der Ausfallzeiten (Krankheit, Beauftrage, Feiertage etc.) und andererseits auf die Art des Krankenhauses (Trägerschaft, Größe, Umgebung, Tarif etc.). Auf- oder absteigende Sortierungen der Ausfallzeiten der Kliniken einer Region können dabei die einrichtungsbezogene Beachtung des Wirtschaftlichkeitsgebots nicht abbilden. Erforderlich ist hierfür eine Detailanalyse, unter Beachtung der klinikindividuellen Besonderheiten.

480 Das Krankenhaus hat im Rahmen seiner eigenverantwortlichen Personalplanung sicherzustellen, dass für die Abdeckung auch dieser Zeiten genügend Personal vorgehalten wird. Diese Zeiten sind daher in den Budgetverhandlungen vor Ort gesondert und zusätzlich zu berücksichtigen. Auch wenn die Systematik der Ausfallzeiten grundsätzlich von der Psych-PV übernommen wurde, kann nicht davon ausgegangen werden, dass im Rahmen der PPP-RL die gleichen Ausfallzeiten vereinbarungsfähig sind. Das hat zwei wesentliche Gründe:

- Veränderungen der nicht beeinflussbaren Ausfallzeiten
- Berücksichtigung nur von Tätigkeiten im direkten Stationsbezug

Veränderungen der nicht beeinflussbaren Ausfallzeiten

481 In den letzten Jahren ist es bereits zu einer deutlichen Erhöhung der Ausfallzeiten gekommen. Das betrifft insbesondere die Zeiten, die von den tarifgebundenen Krankenhäusern nicht zu beeinflussen sind. Das sind tarifvertragliche Veränderungen bezogen auf die Anrechnung von Dienstzeiten, zusätzliche Benennung von Beauftragten sowie eine deutliche Zunahme von Pflichtunterweisungen im Rahmen des Arbeitsschutzes.

482 Folgende tarifvertragliche Veränderungen bezogen auf die Anrechnung von Dienstzeiten im TVöD sind in den letzten Jahren konkret vereinbart worden (siehe auch Kap. 4):

- Abzug der Sollarbeitszeit an Feiertagen seit TVöD auch für Mitarbeitende im Schicht- und Wechselschichtdienst

- Abzug der Sollarbeitszeit im Schicht- und Wechselschichtdienst auch für Feiertage, die auf Samstage fallen
- Abzug von Sollarbeitszeit an Heiligabend/Silvester für Mitarbeitende im Schicht- und Wechselschichtdienst, die dort dienstplanmäßig frei haben
- Abschaffung des altersabhängigen Urlaubsanspruches bei gleichzeitiger Anhebung auf einen Anspruch von 30 Tagen
- Erweiterung des Anspruches auf Zusatzurlaub für Schicht- und Wechselschichtarbeit auf bis zu acht Tage
- Einführung eines Anspruches auf Zusatzurlaub für Bereitschaftsdienststunden

Diese Veränderungen sind alle entweder auf tarifvertragliche oder entsprechende höchstrichterliche Rechtsprechungen zurückzuführen. Für tarifgebundene Krankenhäuser waren und sind diese Veränderungen nicht beeinflussbar. Innerhalb der Ausfallzeitenberechnung anhand der Psych-PV wurden Feiertage und deren Ausgleiche in der Regel gar nicht berücksichtigt, sondern Ausfallzeiten häufig anhand der bereits reduzierten „Arbeitstage" ermittelt. In der PPP-RL-Nachweissystematik führen sie allerdings zu Ausfallzeiten, weil, selbst wenn Arbeitsleistung an den Tagen erbracht wird, Ausgleichstage gewährt werden müssen, an denen Stationsmitarbeitende freizustellen sind. Im Dienstplan fehlen diese Zeiten, sodass kein Nachweis erfolgen kann. Gemäß den Erläuterungen zu § 2 Abs. 10 PPP-RL in den Tragenden Gründen, hat das Krankenhaus jedoch im Rahmen seiner eigenverantwortlichen Personalplanung sicherzustellen, dass für die Abdeckung auch dieser Zeiten genügend Personal vorgehalten wird.[59] In der veränderten Systematik der PPP-RL müssen *alle Zeiten*, in denen therapeutisches Personal abweichend von der vertraglichen Wochenarbeitszeit nicht in der direkten Patientenbehandlung eingesetzt werden kann, durch zusätzlichen Personaleinsatz kompensiert werden. Diese neue Logik bedingt eine Anpassung der bekannten Berechnungsverfahren und damit auch per se schon einen deutlichen Anstieg der Ausfallzeiten im Sinne der PPP-RL.

Daneben hat in den letzten Jahren das Qualitätsmanagement an Bedeutung gewonnen und die verbindliche Umsetzung in den Krankenhäusern ist nachzuweisen. Die Gründung des Gemeinsamen Bundesausschusses und auch die PPP-RL als Qualitätsrichtlinie sind beste Beispiele für die Zunahme an Umfang und Verbindlichkeit. Diese Regelungen gehen meist einher mit zusätzlichen Datenerhebungen und erhöhtem Dokumentationsaufwand aufgrund geforderter Nachweise zur externen Qualitätssicherung (Dekubitus/MRE/NWIF, zu Datenschutz und Patientenrechtegesetz, durch Assessments in der Pflege zu Sturz, Ernährung etc.). Gesetzliche Regelungen wie z. B. Entlassmanagement nach § 39 SGB V, Beschwerdemanagement, klinisches Risikomanagement, CIRS, Erfassung und Meldung von Kennzahlen (§§ 136 ff. SGB V) führen zu einem erheblich höheren externen Fortbildungsbedarf.

---

59 Siehe ausführlich die praxisbezogenen Erläuterungen von Dirk Kisker und Ramon Krüger in Kap. 4.

485 Hingegen können Pflichtschulungen zu Brandschutz, Datenschutz, Notfalltraining sowie Hygiene und deren Umsetzung nicht als Ausfallzeit geltend gemacht werden, sofern sie intern durchgeführt werden. Trotzdem kann damit auch ein höherer Fortbildungsbedarf verbunden sein (Train-the-Trainer-Konzepte), der zu höheren Ausfallzeiten führt. Auch innerhalb regulärer Arbeitszeit von Mitarbeitenden kann damit Ausfallzeit im Sinne eines höheren Personalbedarfs zur Kompensation entstehen.

Berücksichtigung nur von Tätigkeiten im direkten Stationsbezug

486 Es stellt sich zu Recht die Frage, warum es in den letzten Jahren deswegen nicht zu einer Erhöhung der Ausfallzeiten gekommen ist. Grund hierfür ist sicherlich die Haltung der Gesetzlichen Krankenkassen, Erhöhungen der Ausfallzeiten mit Verweis auf das Wirtschaftlichkeitsgebot in den Budgetverhandlungen nicht anzuerkennen und andererseits die Gesamtsystematik der Psych-PV, die nicht einen Stationsnachweis forderte, sondern einen jahresbezogenen Gesamtnachweis der vereinbarten Vollkräfte.

487 Der PPP-RL liegt eine neue Sichtweise zugrunde, die einen grundsätzlichen Paradigmenwechsel darstellt. Bei der PPP-RL geht es nicht mehr wie bei der Psych-PV um eine Personalbemessung, sondern vorherrschend ist das stationsbezogene Nachweisprinzip mittels Mindestvorgaben. Gem. § 2 Abs. 8 PPP-RL stellen die Krankenhäuser die Einhaltung der Mindestvorgaben einrichtungsbezogen anhand der *auf einer Station jeweils tatsächlich tätigen* Fachkräfte der Berufsgruppen fest.

488 Ausfallzeiten sind eigentlich definiert als Zeiten, „in denen der Mitarbeiter dem Unternehmen nicht zur Erfüllung seiner Aufgaben, zu denen er sich vertraglich verpflichtet hat, zur Verfügung steht."[60] Übertragen auf das PPP-RL-Prinzip sind Ausfallzeiten „Zeiten, in denen Mitarbeitende der PPP-RL relevanten Berufsgruppen gem. §§ 5 und 8 PPP-RL der Station nicht zur Erfüllung der Regelaufgaben zur Verfügung stehen." Die PPP-RL führt in den Tragenden Gründen aus, dass das Krankenhaus im Rahmen seiner eigenverantwortlichen Personalplanung sicherzustellen hat, dass für die Abdeckung auch dieser Zeiten genügend Personal vorgehalten wird.

489 Bestes Beispiel sind zusätzliche Urlaubstage für ältere Mitarbeitende gem. TVöD. Am Tage des Urlaubs steht keine Arbeitszeit auf dem Dienstplan zur Verfügung. Andererseits besteht eine Verpflichtung des Krankenhauses, diese Zeiten nachzuweisen. Diese Verpflichtung führt dazu, dass die psychiatrischen Kliniken diese Zeiten zwingend refinanziert bekommen müssen, da ansonsten für die Erbringung der Regelaufgaben zu wenig Personal zur Verfügung steht. Auf die praxisbezogenen Erläuterungen und die Herleitung der tatsächlichen Ausfallzeiten von Kisker und Krüger in Kapitel 4 wird nochmals verwiesen.

---

60 Pohen/Esser: Fehlzeiten senken. 1995, S. 17.

Von den psychiatrischen Kliniken sind zukünftig alle Zeiten zu dokumentieren, in denen Stationsmitarbeitende, z. B. für Tätigkeiten im Personalrat oder Schwerbehindertenvertretung, keine Regelaufgaben nach Anlage 1 erbringen. Das führt zu weiteren Dokumentationsverpflichtungen und in der Summe zu wesentlich höheren Ausfallzeiten. In der Vergangenheit wurden Ausfallzeiten oftmals sehr pauschal vereinbart. So wurden je Region oft für alle psychiatrischen Kliniken Ausfallzeiten in gleicher Höhe vereinbart. Unter PPP-RL-Bedingungen ist zukünftig eine wesentlich detailliertere und individuellere Beschäftigung mit den Ausfallzeiten seitens der Verhandlungspartner nötig. Regional pauschalierte Ausfallzeiten genügen nicht dem Anspruch des § 3 Abs. 3 S. 4 Nr. 5 BPflV. **490**

Ein bisher ungelöstes, aber zu erwartendes Problem ist die Frage, was passiert, wenn auf der Ortsebene keine realistischen Ausfallzeiten vereinbart werden. In der Konsequenz steht dem Krankenhaus nicht das für die „Umsetzung der vom Gemeinsamen Bundesausschuss nach § 136a Abs. 2 SGB V festgelegten Anforderungen zur Ausstattung mit dem für die Behandlung erforderlichen therapeutischen Personal" zur Verfügung. Grundsätzlich ist das Krankenhaus dann verpflichtet, den Anspruch bis in letzter Instanz durchzusetzen. Das lässt hoch konfliktreiche Verhandlungen erwarten (siehe Kap. 9.7). **491**

9.2.6.2 Nachtdienst

Für Pflegefachpersonen wird der Nachtdienst gemäß § 4 Abs. 4 PPP-RL mit zehn Stunden inklusive 30 Minuten Übergabezeit mit dem Tagdienst festgelegt. Durch den Zusatz „Anfangs- und Endzeiten können variieren", sind keine festen Dienstzeiten vorgeschrieben. Eine Änderung wurde in der zum 1.1.2021 in Kraft getretenen Fassung der PPP-RL vorgenommen, indem nicht mehr von einer zusätzlichen Übergabezeit von 30 Minuten zwischen Tag- und Nachtdienst gesprochen wird. Durch das Wort „inklusive" ist klargestellt, dass für die Berechnung des Nachtdienstes 10 Stunden anzusetzen sind. **492**

In § 7 Abs. 5 bis 8 PPP-RL haben die psychiatrischen Kliniken umfangreiche Nachweispflichten für den Nachtdienst zu erbringen. Ziel der Erhebung ist es, eine Datenbasis zu schaffen, um zukünftig Mindestpersonalvorgaben für den Nachtdienst festlegen zu können. Nach § 14 Abs. 2 ist diese Festlegung zum 1.1.2022 vorgesehen. Eine Mindestbesetzung für den Nachtdienst ist somit vorerst nicht vorgegeben. Nach § 2 Abs. 10 sind diese Zeiten in den Budgetverhandlungen vor Ort festzulegen. Die Richtwerte gem. § 7 Abs. 8 von 16 VKS bzw. 14 VKS für den Nachtdienst könnten als Hinweis verstanden werden, mit welcher Festlegung zukünftig zu rechnen ist. 16 VKS entsprechen dabei der Einsatznotwendigkeit von zwei Pflegefachpersonen im Nachtdienst, da die Vorgaben nicht auf den Nachtdienst von 10 Stunden bezogen werden, sondern auf die Regelarbeitszeit der Pflegefachpersonen im Nachtdienst. Bei der Vereinbarung der Vollkräfte für den Nachtdienst je Station sind die klinikindividuellen **493**

Besonderheiten zu berücksichtigen. Anhaltspunkte sind dabei insbesondere auch die konzeptionelle Ausrichtung der Stationen, die Öffnung (offen oder geschlossen) sowie bauliche Gegebenheiten (zentral und zusammenhängend oder dezentral und selbstversorgend).

494 Einen wesentlichen Punkt stellen die Erfordernisse von freiheitsentziehenden Maßnahmen im Zusammenhang mit landesrechtlichen Vorgaben dar. Das Patientenspektrum einer Station sowie die Art und Anzahl der freiheitsentziehenden Maßnahmen spielen dabei eine besondere Rolle für die Bemessung des Nachtdienstes. Über eine Dokumentation der Anzahl und Dauer von freiheitsentziehenden Maßnahmen (oder Maßnahmen zu deren Vermeidung), die personell (1:1; 1:2) zu begleiten sind, lässt sich das Zusatzpersonal ermitteln, das neben einer regelhaften Besetzung des Nachtdienstes zusätzlich zu vereinbaren ist. Ebenso gibt die Anzahl der Aufnahmen in der Nachtdienstzeit Anhaltspunkte für zusätzlich erforderliches Personal im Nachtdienst.

495 Bisher erfolgte die Bewertung der Nachtdienste mit der Faustformel von rund 2,3 VK je Nachtwache.[61] Diese Standardberechnung ist unter PPP-RL-Bedingungen nicht mehr haltbar, da die Faustformel unter Zugrundelegung einer Ausfallzeit von 20 Prozent ermittelt wurde. Tatsächlich weist die Berufsgruppe der Pflegefachpersonen wesentlich höhere Ausfallzeiten auf, sodass deutlich mehr Vollkräfte zur Verfügung stehen müssen, um die Zeit außerhalb des Regeldienstes von 70 Stunden je Woche je Nachtdienst abdecken zu können.

9.2.6.3 Ärztlicher Bereitschaftsdienst/Rufbereitschaften/ Konsiliardienst

496 Wie für den Nachtdienst der Pflegefachkräfte sind Zeiten des ärztlichen Dienstes außerhalb des Regeldienstes gesondert zu vereinbaren. Nach § 4 Abs. 2 gelten die Minutenwerte für den Tagdienst. Lediglich für die Pflegefachkräfte wird ein Schichtmodell mit einer Abdeckung von 14 Stunden zugrunde gelegt.

497 Für den ärztlichen Dienst sind alle Zeiten, die außerhalb der Regelarbeitszeit zusätzlich erbracht werden, in den Budgetvereinbarungen gesondert zu berücksichtigen. Die Zeiten für den Bereitschaftsdienst und die ärztliche Rufbereitschaft sind nach § 4 Abs. 1 der Psych-Personalnachweis-Verordnung berufsgruppenbezogen als Vollkräfte zu berücksichtigen. Das psychiatrische Krankenhaus hat danach die Verpflichtung, die Zeiten transparent darzustellen und zu dokumentieren. Grundsätzlich hat ein zugelassenes Krankenhaus nach § 108 SGB V den Facharztstandard sicherzustellen. Bei einer (stationären) Krankenhausbehandlung muss dieser Facharztstandard für jedes an der Behandlung des Patienten beteiligte Fachgebiet durchgängig vom Zeitpunkt der Aufnahme bis zur Entlassung des Patienten auch nachts sowie am Wochenende und an Feiertagen gewährleistet

---

61 Kunze u. a. (Hrsg.): Psychiatrie-Personalverordnung. 6. akt. u. erw. Aufl. 2010, S. 175.

sein. Dabei ist jedoch anerkannt, dass aufgrund der Begrenzung der wirtschaftlichen Mittel und im Hinblick auf personelle Gegebenheiten nicht zu jeder Tageszeit, am Wochenende sowie an Sonn- und Feiertagen die gleiche Besetzung zu erfolgen hat wie während der regulären Dienstzeiten. Die Verantwortung für die Organisation und Darstellung des ärztlichen Bereitschaftsdienstes, der Rufbereitschaft wie auch fester Präsenzzeiten am Wochenende (z. B. zur Sichtung der notfallmäßigen Neuaufnahmen) unterliegt dabei dem Krankenhaus. Die Kostenträger dürfen über eine Bemessung der Zeiten für Bereitschaftsdienst und Rufbereitschaft nicht in die Verantwortung eingreifen.

498 Nach § 7 Abs. 3 und 4 TVöD „leisten Beschäftigte, die sich auf Anordnung des Arbeitgebers außerhalb der regelmäßigen Arbeitszeit an einer vom Arbeitgeber bestimmten Stelle aufhalten, um im Bedarfsfall die Arbeit aufzunehmen," Bereitschaftsdienst. „Rufbereitschaft leisten Beschäftigte, die sich auf Anordnung des Arbeitgebers außerhalb der regelmäßigen Arbeitszeit an einer dem Arbeitgeber anzuzeigenden Stelle aufhalten, um auf Abruf die Arbeit aufzunehmen."

499 Zu berücksichtigen bei der Festlegung, welches Bereitschaftsdienstmodell zur Anwendung kommen soll, sind neben den landesrechtlichen Vorgaben zur ärztlichen Präsenz die tarifvertraglichen Vorgaben und die Konzeption der Einrichtung. Gerade Kliniken mit einer Versorgungsverpflichtung müssen rund um die Uhr Aufnahmen ermöglichen. Hierzu gehören u. a. Eingangsdiagnostik, Erstellung eines Behandlungsplanes und Verordnung von Medikation. Auch das Patientenklientel, z. B. akuter Drogenentzug, kann ggf. eine höhere ärztliche Präsenz auch außerhalb der Regelarbeitszeiten erfordern.

500 Aufmerksam zu beobachten und in die Entscheidung über die ärztliche Verfügbarkeit in Form von Präsenz, Bereitschaft oder Rufbereitschaft einzubeziehen, sind zunehmend die konkreteren Anforderungen der Komplexcodes der OPS hinsichtlich der Verfügbarkeit des ärztlichen Dienstes. Dieser Aspekt ist insbesondere auch für die Berechnung der ärztlichen Konsiliarleistungen wesentlich.

Die PPP-RL in der Budgetverhandlung

Arbeitszeitmodell für den ärztlichen Dienst

Bereitschaftsdienst	6	7	8	9	10	11	12	13	14	15	16	17	18	19	20	21	22	23	24	1	2	3	4	5	6	7	8	Anzahl-Stunden	Besetzungsstärke	Stufe	Anrechnung	Anzahl Tage	Jahresarbeitsstunden netto	VK-Bedarf
Frühdienst-BD			VA Arbeitszeit 8 Stunden 8.00 - 17.00 h									BD 6 Stunden 17.00-23.00 h																6	3	III	90%	251	1.666,64	2,44
Spätdienst-BD										VA Arbeitszeit 8 Stunden 14.15 - 23.00 und 8.00 - 8.15 h								BD 9 Stunden 23.00 - 8.00 h										9	1	III	90%	251	1.666,64	1,22
Wochenend- Dienst		VA	BD Anwesenheitszeit 24 Stunden 8.00 - 8.00 h																									24	2	III	90%	114	1.666,64	2,95
Wochenend- Dienst			VA	BD Anwesenheitszeit 24 Stunden 8.00 - 20.00 h																								12	1	III	90%	114	1.666,64	0,74
																											Gesamt:	59,25	10			365		7,35

Rufbereitschaft	6	7	8	9	10	11	12	13	14	15	16	17	18	19	20	21	22	23	24	1	2	3	4	5	6	7	8	Stundenpauschale	Besetzungsstärke	Inanspruchgenommene Einheiten RB	Anzahl Tage 2016	Jahresarbeitsstunden netto	VK-Bedarf
Regeldienst - RB			VA Arbeitszeit 8.25 Stunden 8.00 - 17.00 h										RB 15 Stunden 17.00 - 8.00 h - Hintergrunddienst														2	1	806	251	1.666,64	0,30
RB SA / Feiertage			VA 4 Stunden			RB 20 Stunden 12.00 - 8.00 h - Hintergrunddienst																					4	1		53	1.666,64	0,13
SO / Feiertage			RB 24 Stunden 8.00 - 8.00 h - Hintergrunddienst																								4	1		61	1.666,64	0,15
																											Gesamt:	10	3	0,48	365		1,06

Abb. 19: Berechnung Bereitschaftsdienst/Rufbereitschaft
Quelle: Eigene Darstellung.

In Abbildung 19 ist modellhaft die Berechnung eines ärztlichen Bereitschaftsdienstes für eine große psychiatrische Klinik dargestellt. Der Bereitschaftsdienst ist auf die spezifischen Besonderheiten der Klinik angepasst. Da kein konkretes Modell seitens der PPP-RL oder sonstiger Rechtsnormen vorgegeben wird, bietet es sich an, das entsprechende klinikspezifische (Ruf-)Bereitschaftsdienstmodell in einem solchen Schema zu strukturieren. Für die Berechnung werden die Anzahl der Stunden außerhalb des „8-Stunden-Dienstes" für den ärztlichen Dienst ermittelt sowie die Besetzungsstärke und die Bereitschaftsdienststufe. Die Anzahl der Stunden ist unter Beachtung der Jahresarbeitszeit und der Ausfallzeit in Vollkräfte gem. § 4 Abs. 1 der Psych-Personalnachweis- Verordnung in Vollkräfte umzurechnen. Liegt ein einfaches Bereitschaftsdienstmodell vor, kann auf eine ausführliche Darstellung verzichtet werden und über die Anzahl der Stunden und die Bereitschaftsdienststufe der entsprechende Personalbedarf hergleitet werden.

9.2.6.4 Leitungskräfte

Anders als die Psych-PV (§ 7) sieht die PPP-RL keine eigene Regelung für Leitungskräfte vor. Wichtig ist die Feststellung, dass in den Minutenwerten der Anlage 1 keine Leitungskräfte enthalten sind. Nach der Psych-PV waren leitende Ärzte als die Ärzte mit Letztverantwortung für die Patienten und nicht unter hierarchischen Gesichtspunkten zu verstehen. Unter Leitenden Ärzten wurden z. B. Chefärzte, Funktionsbereichsärzte, Fachbereichsärzte, Bereichsärzte, Leitende Ärzte, Ärztliche Direktoren, Abteilungsärzte, Leitende Abteilungsärzte verstanden.

Der Begriff der „leitenden Krankenpflegekraft" umfasste nicht die Stationsleitung, deren Personalbedarf bereits in den Minutenwerten berücksichtigt war.[62] Als Leitende Krankenpflegekräfte wurden in der Psych-PV bezeichnet z. B. Oberpfleger, Funktionsbereichspfleger, Abteilungspfleger, Pflegevorsteher, Pflegedirektor, Leitende Krankenpflegekraft. Von dieser Beschreibung waren alle Führungskräfte des Krankenpflegedienstes oberhalb der hierarchischen Ebene der Stationspfleger erfasst. Deren Aufgaben sind in den Regelaufgaben (Tätigkeitsprofilen) enthalten.[63]

Es ist in der PPP-RL daher nicht eindeutig geregelt, was genau unter Leitungskräften zu verstehen ist. Einerseits sagte die Psych-PV, dass in den Minutenwerten Stationsleitungen enthalten sind. Die PPP-RL übernimmt grundsätzlich die Minutenwerte der Psych-PV und sagt in § 2 Abs. 10 dennoch eindeutig, dass in den Minutenwerte keine „Leitungskräfte" enthalten sind. Der Umfang der Leitungskräfte ist deswegen auf der Ortsebene zu konkretisieren.

Die Verhandlungspartner haben dabei zwischen der Maximierung des zusätzlich zu vereinbarenden Personals und der Möglichkeit der Anrechnung abzuwägen.

---

62 Amtliche Begründung zu § 7 Psychiatrie-Personalverordnung.
63 Kunze u. a. (Hrsg.): Psychiatrie-Personalverordnung. 6. akt. u. erw. Aufl. 2010, S. 181.

Würde z. B. auf der Ortsebene definiert, dass „Stationsleitungen" zusätzlich zu vereinbaren sind, wären sie in diesem Sinne durch das Krankenhaus im Ist auch nicht als „Tatsächliche Personalausstattung" (§ 7) auf den Mindestpersonalbedarf anrechenbar. Dieses Prinzip ist bei der Vereinbarung von zusätzlichen Stellen für Leitungskräfte durchgängig zu befolgen. Grundsätzlich müssen sich die Verhandlungspartner nicht mehr an diese Beschreibung halten und können eigene funktionale Definitionen der Leitungskräfte definieren. Dabei ist jedoch zu beachten, welche Tätigkeiten in den Regelaufgaben nach Anlage 4 bereits enthalten sind und wie die tatsächliche Anrechnung im Nachweis erfolgt.

506 Da die PPP-RL keine berufsgruppenbezogene Definition der Leitungskräfte vornimmt, können neben der Berufsgruppe des ärztlichen Dienstes und des Pflegedienstes auch für andere PPP-RL-Berufsgruppen (§ 5) Leitungskräfte vereinbart werden. Zu denken ist dabei z. B. an Leiter der Therapeutischen Dienste – gerade in großen psychiatrischen Einrichtungen. Auch hierfür ist der Spannungsbogen zwischen der Generalklausel der PPP-RL – Minutenwerte enthalten keine Leitungskräfte – und der Möglichkeit der Anrechnung (§ 8) zu beachten.

9.2.6.5 Besonderheiten der strukturellen und organisatorischen Situation der Einrichtung

507 Für die „Besonderheiten der strukturellen und organisatorischen Situation der Einrichtung" kann zusätzliches Personal vereinbart werden. Die PPR-RL selbst gibt im Beschlusstext oder den Tragenden Gründen keine Hinweise, was darunter zu verstehen ist. In den Ausnahmetatbeständen nach § 10 Abs. 1 Nr. 3 wird ein ähnlicher Begriff gebraucht. Dort wird von „gravierenden strukturellen oder organisatorischen Veränderungen in der Einrichtung, wie zum Beispiel Stationsumstrukturierungen oder -schließungen," gesprochen. Damit sind jedoch vorübergehende Veränderungen der Personalstruktur gemeint.

508 In § 3 Abs. 5 der Psych-Personalnachweis-Vereinbarung wird der Begriff der „Besonderheiten der strukturellen und organisatorischen Situation der Einrichtung" aufgegriffen. Zusätzliche Vollkräfte können hierfür entweder über eine Anpassung der Minutenwerte oder als Zusatzpersonal vereinbart werden. Das spricht eher von einer langfristig vorhandenen besonderen Struktur und ist somit nicht mit den temporären Besonderheiten der Ausnahmetatbestände gleichzusetzen. Zusätzliches Personal für strukturelle und organisatorische Besonderheiten ist in den Psych-Personalnachweis einzubeziehen, nicht aber in den Nachweis nach § 11 PPP-RL.

509 Die BPflV sieht in § 6 Abs. 2 die Möglichkeit vor, Entgelte für „regionale und strukturelle Besonderheiten in der Leistungserbringung" zu vereinbaren. Diese sind definiert als Leistungen, die nicht sachgerecht mit den Entgeltkatalogen des PEPP-System vergütet werden. Wird diese Definition auf die „Besonderheiten der strukturellen und organisatorischen Situation der Einrichtung" nach der PPP-RL

übertragen, sind darunter Leistungen zu verstehen, die mit den für die Behandlungsbereiche definierten Minutenwerten gem. Anlage 1 nicht sachgerecht abgebildet werden.

Obwohl es eine gewisse Ähnlichkeit der Begriffe gibt, ist es nicht zwingend notwendig, dass beide deckungsgleich in der Budgetvereinbarung zu berücksichtigen sind. So gibt es regionale und strukturelle Besonderheiten, die unabhängig sind von dem therapeutischen Personal (z. B. Infrastrukturkosten für eine dezentrale Einheit). Die Vereinbarung von „Besonderheiten der strukturellen und organisatorischen Situation der Einrichtung" im Rahmen der PPP-RL stellt i. d. R. jedoch immer auch eine strukturelle Besonderheit in der Leistungserbringung dar und sollte deswegen auch als „Sonstiges Entgelt" nach § 6 Abs. 2 BPflV vereinbart werden. Auch der Gesetzgeber stellt in der Gesetzesbegründung zur Erweiterung der Anspruchsgrundlage um das „darüber hinausgehende Personal" den Bezug zu den regionalen und strukturellen Besonderheiten her.[64] Eine Bedeutung haben „Sonstige Entgelte" insbesondere mit Blick auf den „Leistungsbezogenen Vergleich nach § 4 BPflV", da sie den Basisentgeltwert auf den korrekten Wert korrigieren, der zur E1-Leistungsmenge korreliert. Regionale, strukturelle oder organisatorische Besonderheiten stellen ein wesentliches Element des Budgetsystems in der Psychiatrie und Psychosomatik dar und sollten von den Verhandlungspartnern auch genutzt werden. 510

Schon die Psych-PV sah die Festlegung von individuellen Vereinbarungen vor. Dafür wurde genau beschrieben, welche Grundannahmen den Minutenwerte zugrunde lagen – auf dieser Basis waren die Regelaufgaben für die Behandlungsbereiche definiert und quantifiziert. Abweichende Vereinbarungen waren in Grenzen möglich, wenn Einrichtungen besondere von den Grundannahmen abweichende Verhältnisse oder Angebote vorweisen konnten (z. B. Tagesklinik dezentral und akut behandelnd, anstatt mit der Einrichtung verbunden und rehabilitativ). Die Psych-PV hatte jedoch das Ziel einer Veränderung der psychiatrischen Versorgung zu einem qualitativ hochwertigeren Standard. Deswegen waren Abweichungen von den definierten Minutenwerten nur begrenzt möglich. Das verpflichtete beide Vertragspartner, sich eng an die Vorgaben zu halten, und gab somit beiden Seiten Planungssicherheit. Nach 30 Jahren sind die psychiatrische Versorgung umfangreicher und die Behandlungsgebote vielfältiger geworden. Dem muss jetzt Rechnung getragen werden. Die Möglichkeiten für abweichende Vereinbarungen wurde in den Erläuterungen zu den Minutenwerten bereits beschrieben.[65] 511

Besonderheiten der strukturellen und organisatorischen Situation der Einrichtung lassen sich einteilen in: 512

---

64 Siehe ausführliche Erläuterungen in Kap. 2 und Gesetzesbegründung zu § 18 Abs. 2 MDK-Reformgesetz vom 14.12.2019 (BT-Drs. 19/14871).
65 Siehe Kap. 3.3.3.

a) Patientenbezogene Besonderheiten

513 Beispiele hierfür können sein:

Versorgung Drogenabhängiger
Die Minutenwerte der Psych-PV berücksichtigen nicht die damals „Neuen Konzepte" des „niedrigschwelligen" Entzuges. Diese erfordern gesonderte Verhandlungen zur Personalbemessung.[66]

Versorgung von Menschen mit geistiger Behinderung und psychischer Erkrankung
Besondere Behandlungsbereiche für die Behandlung von Menschen mit geistiger Behinderung und psychischer Erkrankung erfordern einen höheren Personalbedarf, da aufgrund der Behinderung therapeutische Interventionen wesentlich höhere zeitliche Ressourcen erfordern. Daneben ist ggf. ein Teilhabeaufwand zu kalkulieren.

Versorgung von Menschen mit Menschen mit somatischen Erkrankungen und psychischer Komorbiditäten
Zu denken ist insbesondere an Patienten mit onkologischen Erkrankungen, die entweder einen wesentlich höheren Anteil an ärztlichem und pflegerischem Aufwand benötigen und/oder psychotherapeutische Unterstützung.

Behandlung sexuell deliquenter Jugendlicher
Bei der Behandlung „sexuell delinquenter Jugendlicher" können sich Zusatzbedarfe durch einen höheren Anteil psychologisch- psychotherapeutischer Behandlung ergeben.

514 Insbesondere bei den patientenbezogenen Besonderheiten besteht eine hohe Überschneidung zur „leitlinienorientierten Versorgung".

b) Strukturelle Besonderheiten

515 Beispiele hierfür können sein:

Dezentrale Tagesklinik/Akut behandelnde Tagesklinik
Den Minutenwerten der Behandlungsbereiche A6/S6/G6/KJ7 liegt die Konzeption einer strukturell und räumlich verbundenen Tagesklinik mit einer 5-Tage-Woche und in der Erwachsenenpsychiatrie eine rehabilitativ-orientierte Behandlung zugrunde. Die Personalbemessung für andere Formen der Tagesklinik sind gesondert zu verhandeln. Dies sind z. B. Tageskliniken, die akut erkrankte erwachsene Patienten aufnehmen, selbstständige, nicht mit einer psychiatrischen Einrichtung verbundene Tageskliniken, Tageskliniken, die an sechs oder sieben Tagen geöffnet oder an weniger (oder mehr) als acht Stunden (Erwachsenenpsychiatrie) bzw. zehn Stunden (Kinder- und Jugendpsychiatrie) in Betrieb sind oder im Wochenverlauf unterschiedliche Öffnungszeiten haben.[67] Die PPP-RL

---

66 Amtliche Begründung zu § 4 Abs. 1 Psychiatrie-Personalverordnung.
67 Kunze u. a. (Hrsg.): Psychiatrie-Personalverordnung. 6. akt. u. erw. Aufl. 2010, S. 168.

spricht deshalb in den Eingruppierungsempfehlungen davon, dass bei direkt aufnehmenden Tageskliniken ein höherer diagnostischer und therapeutischer Aufwand gegeben ist. In der Psych-PV wurde die Empfehlung gegeben, die Regelaufgaben der Regelversorgung (A1/A2/A3) zugrunde zu legen und unter Berücksichtigung der tatsächlichen Öffnungszeiten an die tatsächlichen Leistungen anzupassen.[68]

Dezentrale Dependancen
Verfügt eine psychiatrische Klinik über eine oder mehrere dezentrale stationäre Einheiten, ist damit ein deutlich höherer Personalbedarf verbunden. Gerade außerhalb des Regeldienstes sind z. B. Mindestbesetzungen im Nachtdienst zu beachten. Ebenso sind ein gesonderter ärztlicher Bereitschaftsdienst und eine Rufbereitschaft sicherzustellen. Im therapeutischen Bereich können in diesen meist kleinen Einheiten keine Synergieeffekte dargestellt werden. Aufgrund der besonderen Definition des „Einrichtungsbegriffs" ist in jeder Dependance sicherzustellen, dass die Mindestpersonalvorgaben „jederzeit" eingehalten werden. Hierfür sind bei tarifgebundenen Einrichtungen „Reserven" vorzusehen. Diese Mehrkosten stellen eine strukturelle Besonderheit dar und sollten auch als solche gesondert vereinbart und als „Sonstiges Entgelt" (§ 6 BPflV) vereinbart werden, weil diese Kosten sonst im Rahmen des leistungsbezogenen Vergleichs zu Auffälligkeiten führen könnten.

c) Organisatorische Besonderheiten

Beispiele hierfür können sein: 516

Selbstversorgende Einheiten
Den Minutenwerten der Psych-PV liegt die Grundannahme einer 100 Prozent zentralisierten Versorgung zugrunde. Im Rahmen einer Behandlung mit Schwerpunkt der Psychotherapie kann es vorkommen, dass Mahlzeiten auf der Station in der Gruppe zubereitet werden. Der zusätzliche therapeutische Aufwand stellt eine organisatorische Besonderheit dar.

Eltern-Kind-Behandlung (KJ6)
Bei dem Behandlungsbereich der Eltern-Kind-Behandlung liegt die Annahme zugrunde, dass zu dem behandelnden Kind ein (gesundes) Elternteil mit aufgenommen wird. Das Elternteil kann in diesem Fall Aufgaben übernehmen, die üblicherweise von dem pflegerischem Personal erbracht werden. Deswegen sind diese Minutenwerte deutlich reduziert. Moderne Konzepte sehen die Mitaufnahme eines (ebenfalls) psychisch erkrankten Elternteil vor. In diesem Fall sind die Minutenwerte der Pflege anzupassen.

Die Minutenwerte der PPP-RL wurden nahezu vollständig – mit minimalinvasiven 517
Eingriffen – aus der Psych-PV übernommen. Für eine Herleitung von strukturellen und organisatorischen Besonderheiten können deswegen sowohl die Grundannah-

---

68 Kunze u. a. (Hrsg.): Psychiatrie-Personalverordnung. 6. akt. u. erw. Aufl. 2010, S. 168.

men als auch die Tätigkeitsbeschreibungen mit den Minutenwerten der Psych-PV als Grundlage genommen werden. Auf dieser Basis bietet sich folgendes Vorgehen an, um strukturelle oder organisatorische Besonderheiten zu kalkulieren:

Schritt 1: Beschreibung der strukturellen und organisatorischen Besonderheit
Für die Beschreibung der „strukturellen und organisatorischen Besonderheit" ist eine möglichst genaue und spezifische Leistungsbeschreibung bzw. Konzeption zu erstellen. Hierzu zählt z. B. bei den patientenbezogenen Besonderheiten die Beschreibung der Patienten, die zu behandelnde Diagnose einschließlich möglicher Komorbiditäten, der therapeutische Ansatz, die eingesetzten Therapieformen sowie das Ziel der Behandlung. Eine Struktur geben die Eingruppierungsempfehlungen vor.

Schritt 2: Ermittlung des Behandlungsbereiches nach PPP-RL
Die zu behandelnden Patienten werden unter Bezugnahme auf die Eingruppierungsempfehlungen einem PPP-RL-Behandlungsbereich zugeordnet.

Schritt: 3: Kalkulation des erforderlichen Personalbedarfs
Auf Basis der detaillierten Beschreibung aus Schritt 1 wird der erforderliche Personalbedarf tätigkeits- und berufsgruppenbezogen für eine Woche ermittelt.

Schritt: 4: Differenzberechnung zwischen den Minutenwerte des kalkulierten Personalbedarfs und der Minutenwerte des Behandlungsbereichs
Die Differenz der Minutenwerte zwischen dem erforderlichen Personalbedarf nach Schritt 3 und den Minutenwerten des Behandlungsbereichs aus Schritt 2 ergeben den zusätzlich erforderlichen Personalbedarf.

Schritt 5: Umrechnung in Vollkräfte
Die Minutenwerte sind auf das Jahr hochzurechnen und unter Berücksichtigung der Jahresarbeitszeit und der Ausfallzeiten in Vollkräfte umzurechnen.

518 Alternativ besteht die Möglichkeit, eigene Behandlungsbereiche zu beschreiben. Auch das kann unter Berücksichtigung der Struktur der Eingruppierungsempfehlungen erfolgen. So ist es in manchen Bundesländern üblich, Akut-Tageskliniken in einem eigenen Behandlungsbereich (z. B. früher A7 oder A6plus) abzubilden. Weiter sind Fälle denkbar, in denen pauschal Stellenanteile vereinbart werden können (z. B. Tiertherapeuten für die tiergestützte Therapie).

9.2.6.6 Leitlinienbedarf

519 Nach § 1 Abs. 1 S. 3 sollen die Mindestvorgaben „einen Beitrag zu einer leitliniengerechten Behandlung leisten." Trotzdem werden die Minutenwerte der Psych-PV fast unverändert übernommen und nur wenige Korrekturen vorgenommen. Dafür können die Vertragsparteien auf der Ortsebene weiteres Personal für einen Leitlinienbedarf verhandeln, da nach § 2 Abs. 10 die Minutenwerte nach Anlage 1 nicht „die gegebenenfalls über Anlage 1 hinausgehenden Minutenwerte,

die zur Sicherstellung einer leitliniengerechten Versorgung erforderlich sind" berücksichtigen. Der eigentliche Beitrag zur leitliniengerechten Behandlung ist somit von den Vertragsparteien auf der Ortsebene zu leisten.

Ausgangspunkt sind wiederum die Minutenwerte nach Anlage 1. Interessant ist in diesem Zusammenhang, wie die Minutenwerte zustande gekommen sind. „Die Minutenwerte wurden zunächst für den Behandlungsbereich ‚Allgemeine Psychiatrie' für jede Berufsgruppe ermittelt und die Ergebnisse mit realen Stationen, die dem Modell nahekommen, verglichen. Sie wurden außerdem in Zeitmuster (Tagespläne) für alle Berufsgruppen übertragen. Im nächsten Arbeitsschritt wurde in gleicher Weise die Zeitbemessung für andere Behandlungsbereiche erarbeitet und mit bestehenden Stationen verglichen."[69] Somit wurden die Zeitwerte auf Basis der Ende der 1980er vorhandenen Erkenntnisse normativ festgelegt und in der Realität überprüft. 520

Für die Ermittlung des Leitlinienbedarfs kann somit ähnlich vorgegangen werden, wie für die Ermittlung des Bedarfs für die Besonderheiten der strukturellen und organisatorischen Situation der Einrichtung. Der Personalbedarf für einzelne Leistungsbereiche ist entsprechend der Leitlinien zu ermitteln. Anschließend ist ein Abgleich vorzunehmen, welcher Personalbedarf mit den Minutenwerten gem. Anlage 1 darstellbar ist. Der Differenzbedarf ist vereinbarungsfähig. Dabei hilft ein Blick auf die in den Leitlinien (neu) beschriebenen therapeutischen Tätigkeiten, die innerhalb der Psych-PV bzw. der PPP-RL noch keine Berücksichtigung finden. Damit müsste das „Rad nicht neu erfunden werden", sondern wiederum nur der ergänzende Bedarf ermittelt werden. 521

Den Personalbedarf anhand der Leitlinien zu ermitteln ist eine große Herausforderung, da die S3-Leitlinien zwar die Art von Behandlungen, Therapien und Interventionen beschreiben, eine Quantifizierung oder spezielle Zeiteinheiten bisher jedoch fehlen. In den Tragenden Gründen beschreibt der G-BA in den „Eckpunkten der Entscheidung" die Aktivitäten des G-BA, um eine leitliniengerechte Versorgung zu definieren. Er kommt zu dem Ergebnis, dass „die diesbezüglichen Recherchen und Befragungen des G-BA ergaben, dass eine unmittelbare evidenzbasierte Ableitung und Erarbeitung von Personalstandards für Psychiatrie und Psychosomatik auf dem derzeitigen Stand des Fachwissens nicht ohne Einschränkungen möglich erscheint."[70] Weiter wird ausgeführt, dass „die Auswertungen der vom G-BA durchgeführten Leitlinienextraktionen und Fachexpertengespräche zu den Aufwänden einer leitliniengerechten Behandlung [...] Hinweise [ergaben] auf die Bereiche, in denen es Änderungsbedarf gibt. Gleichzeitig waren die Ergebnisse in weiten Teilen zu unspezifisch und heterogen, als dass eine unmittelbare evidenzbasierte Ableitung von konkreten Personalzahlen möglich 522

---

69   Kunze u. a. (Hrsg.): Psychiatrie-Personalverordnung. 6. akt. u. erw. Aufl. 2010, S. 167.
70   Tragende Gründe zum Beschluss des Gemeinsamen Bundesausschusses über eine Personalausstattung Psychiatrie und Psychosomatik-Richtlinie: Erstfassung v. 19.9.2019, S. 2. Online: https://www.g-ba.de/downloads/40-268-6078/2019-09-19_PPP-RL_Erstfassung_TrG.pdf [abgerufen am 20.3.2021].

gewesen wäre."[71] Die Verhandlungspartner vor Ort stehen damit vor einer großen Herausforderung. Trotzdem ist es möglich, einen Leitlinienbedarf zu beschreiben, der auch vereinbarungsfähig ist.

523 In der Zeitschrift „Der Nervenarzt" wurden in den Jahren 2015 bis 2017 Ergebnisse von wissenschaftlichen Studien veröffentlicht, in denen der Ressourcenbedarf ausgewählter Diagnosebereiche und Therapieformen auf Basis evaluierter Modellstationen, der Empfehlungen der S2- und S3-Leitlinien sowie der Kriterien von Fachgesellschaften ermittelt und mit der Personalbemessung nach Psych-PV verglichen wurden.[72] Diese Studien liefern wertvolle Hinweise, in welchen Bereichen Anpassungsbedarf besteht. So kann punktuell ein Mehrbedarf unter Anwendung des in Kapitel 9.2.6.5 „Besonderheiten der strukturellen und organisatorischen Situation der Einrichtung" dargestellten Schrittmodells kalkuliert werden. Auch wenn die PPP-RL die Möglichkeit der Vereinbarung von zusätzlichem Personal aufgrund eines Leitlinienbedarfs den Verhandlungspartnern ermöglicht, wird es doch als große Enttäuschung empfunden, dass gerade dieser wichtige Punkt auf die Ortsebene delegiert wird. Somit wird kaufmännisch ausgebildeten Budgetverhandlern die Verantwortung für das eigentliche Ziel der Richtlinie überlassen. Weitere Anhaltspunkte für einen leitlinienorientierten Anpassungsbedarf liefern die Erläuterungen zu den „Schussenrieder Tabellen"[73].

9.2.6.7 PPP-RL-Umsetzungspauschale

524 Insbesondere in den Fällen, in denen kein Personalbedarf für „strukturelle und organisatorische Besonderheiten" oder „Leitlinienbedarf" vereinbart wird, beschränkt sich die Vereinbarung des Personalbedarfs lediglich auf die Darstellung des Mindestpersonalbedarfs. Ausfallzeiten, Nachtwachen, Bereitschaftsdienste und Leistungskräfte decken lediglich das vorhandene Ist einer Einrichtung ab. Die jahresbezogene Berechnung der Budgetsystematik berücksichtigt dabei nur den Jahresdurchschnitt. Nach der PPP-RL muss der Mindestpersonalbedarf aber durchgängig in jedem Quartal nachgewiesen werden. Für die Budgetverhandlung bedeutet das, dass sich der Personalbedarf am Maximum der Quartale orientieren muss und das nicht nur für die VKS-Mind, sondern für alle anderen Berechnungsparameter, wie Ausfallzeiten etc. Dieses Erfordernis ergibt sich vor allem für Einrichtungen, die tarifrechtlich den Personalbedarf nicht kurzfristig anpassen können. Sollte diese Anforderung seitens der Kostenträger formuliert werden, steht das im krassen Widerspruch zum Ansatz der vorausschauenden

---

71 Tragende Gründe zum Beschluss des Gemeinsamen Bundesausschusses über eine Personalausstattung Psychiatrie und Psychosomatik-Richtlinie: Erstfassung v. 19.9.2019, S. 3. Online: https://www.g-ba.de/downloads/40-268-6078/2019-09-19_PPP-RL_Erstfassung_TrG.pdf [abgerufen am 20.3.2021].
72 Siehe z. B.: Berger u. a.: Leitliniengerechte psychiatrisch-psychotherapeutische Krankenhausbehandlung. In: Der Nervenarzt 5/2015, S. 542–548.
73 Siehe Kap. 9.2.3.

Personalplanung der PPP-RL, wie aber auch wesentlicher Qualitätsmerkmale der psychiatrischen Versorgung, die sich z. B. in Behandlerkontinuität oder jederzeitiger Aufnahmebereitschaft zeigt.

525 Zu lösen ist die Problematik durch die Vereinbarung einer PPP-RL-Umsetzungspauschale in der Berechnung des Gesamtpersonalbedarfs. Die Höhe dieses Zuschlags richtet sich dabei nach der Varianz des Personalbedarfs in den einzelnen Quartalen. Dabei ist zu berücksichtigen, wie viele Stellen für strukturelle Besonderheiten und Leitlinienbedarf bereits vereinbart wurden. Die PPP-RL folgt dem Grundsatz, dass die Mindestpersonalvorgaben nicht unterschritten werden dürfen. Die Höhe des zu vereinbarenden Personalbedarfs muss deswegen gewährleisten, dass diese Grenze zu keinem Zeitpunkt unterschritten wird. Der Gesamtpersonalbedarf muss sich deswegen nicht am Durchschnitt, sondern am maximalen Bedarf orientieren. Die Vereinbarung einer angemessenen PPP-RL-Umsetzungspauschale ist dabei für beide Vereinbarungspartner unkritisch. Durch die mehrfache Nachweispflicht ist sichergestellt, dass das Personal auch eingesetzt wird. Ein über den Mindestpersonalbedarf hinausgehender Personalbedarf ist nach den Ausführungen des Gesetzgebers auch „angezeigt". Die Höhe der PPP-RL Umsetzungspauschale ist regelmäßig zu überprüfen, insbesondere wenn es im Zeitablauf zu Vereinbarungen für strukturelle Besonderheiten oder Leitlinienbedarf kommt.

9.2.6.8 Genesungsbegleitung

526 Peer-Support durch „Genesungsbegleitung" ist im psychiatrischen Versorgungssystem in Deutschland ein relativ junges Behandlungsangebot. Genesungsbegleiter verfügen über eigene Psychiatrie- und Therapieerfahrung. Experten aus Erfahrung in die psychiatrische Arbeit einzubeziehen (z. B. EX-IN) ist mit der Idee verbunden, dass Krisenerfahrung und Bewältigungskompetenz neue wichtige Impulse bieten können, um das Verständnis psychischer Störungen und den Umgang mit Betroffenen zu erweitern und zu verbessern. Diese Idee wurde im europäischen Kontext entwickelt und von der EU im Rahmen einer Qualifizierungsmaßnahme (UN-BRK Leonardo da Vinci Pilotprojekt EX-IN 2005–2007) für psychiatrieerfahrene Menschen gefördert und umgesetzt.

527 Die PPP-RL gibt in § 9 Abs. 2 die Empfehlung, dass in der Erwachsenenpsychiatrie und Psychosomatik zusätzlich zu den in § 5 genannten Berufsgruppen Genesungsbegleiter auf den Stationen eingesetzt werden. Der Einsatz von Genesungsbegleitungen in der Kinder- und Jugendpsychiatrie ist aus rechtlichen Gründen ausgeschlossen. In der Psychosomatik gibt es bisher sehr wenige Ansätze für den Einsatz von Genesungsbegleitungen.

528 Nach § 2 Abs. 10 sind die Tätigkeiten nicht in den Minutenwerten enthalten und können zusätzlich in der Budgetvereinbarung vereinbart werden. Nach § 3 Abs. 3 Psych-Personalnachweis-Vereinbarung sind Genesungsbegleitungen gesondert

auszuweisen und in den Nachweis einzubeziehen. Nach § 5 Abs. 7 Psych-Personalnachweis-Vereinbarung ist für Genesungsbegleitungen eine Anrechnung auf andere Berufsgruppen ausgeschlossen. Ebenso können diese nicht auf andere therapeutische Berufsgruppen angerechnet werden. In dem Nachweis der tatsächlichen Mittelverwendung nach § 6 Abs. 1 Psych-Personalnachweis-Vereinbarung fließen die Personalkosten der Genesungsbegleitungen in die Gesamtpersonalkosten mit ein.

529 Der Begriff „soll eingesetzt werden" ist normativ zu verstehen und ist somit mehr ein „kann". Das heißt, dort, wo die Möglichkeit besteht, Peer-Support zu ermöglichen, ist sie von den Verhandlungspartnern auch zu vereinbaren. Deswegen betont die PPP-RL in den Tragenden Gründen ausführlich den Einsatz von Genesungsbegleitungen. Letztendlich ist der Einsatz von Genesungsbegleitungen auch ein Beitrag zu einer leitliniengerechten Versorgung. In der S3-Leitlinie „Psychosoziale Therapien bei schweren psychischen Erkrankungen" wird ausdrücklich die Empfehlung gegeben, dass Menschen mit schweren psychischen Erkrankungen Peer-Support unter Berücksichtigung ihrer Wünsche und Bedarfe zur Stärkung des Recovery-Prozesses und zur Förderung der Beteiligung an der Behandlung angeboten werden. Peer-Support ist demnach eine wichtige Antwort auf die von vielen Betroffenen gewünschte und für den Genesungsprozess wichtige Förderung von Autonomie und gemeinsamer Entscheidungsfindung und trifft somit auf ein ethisches Argument zur nutzerorientierten Transformation psychiatrischer Dienste.[74]

530 Genesungsbegleitung ist (bisher) kein Ausbildungsberuf. Die Qualifizierung erfolgt über zertifizierte Kurse. Daher kann die Genesungsbegleitung auch noch nicht als eigene Berufsgruppe (§ 5) dargestellt werden. Die Qualifizierungsmöglichkeiten sind in Deutschland bisher sehr begrenzt, sodass der Bedarf an Genesungsbegleitern in der psychiatrischen Versorgung ebenfalls nicht ausreichend gedeckt werden könnte. Auch deshalb wurde von einer Verpflichtung zum Einsatz von Genesungsbegleitung abgesehen. Mangels weiterer Vorgaben ist auch in den Tarifverträgen keine eigene Eingruppierung vorgesehen. Sie ist deswegen stark abhängig von dem Qualifizierungsgrad sowie der Berufserfahrung des jeweiligen Genesungsbegleiters. In der Regel erfolgt die Eingruppierung als Pflegehilfskraft, sofern keine andere Berufsausbildung vorliegt. Konkrete Hilfestellung zur Umsetzung dieser Angebote in psychiatrischen Einrichtungen gibt Kapitel 1.3. Hier werden auch – analog zu der PPP-RL-Systematik – Vorschläge für einen Tätigkeitskatalog für die Genesungsbegleitung aufgelistet. Ein solcher Katalog kann intern zur Stellenbewertung oder -ausschreibung verwendet werden, aber auch Grundlage bieten für die budgettechnische Umsetzung.

---

[74] DGPPN (Hrsg.): S3-Leitlinie Psychosoziale Therapien bei schweren psychischen Erkrankungen. S3-Praxisleitlinien in Psychiatrie und Psychotherapie. 2. Aufl. 2018, S. 22.

9.2.7 Finanzierung des Gesamtbedarfs nach PPP-RL

Der in diesem Kapitel besprochene Anspruch aus § 3 Abs. 3 S. 4 Nr. 5 BPflV steht im Zusammenhang mit der Vereinbarung eines Gesamtbetrages für das Krankenhaus. Der vereinbarte Teilbetrag für den Ausdeckelungstatbestand muss das psychiatrische Krankenhaus damit in die Lage versetzen, die Anforderungen der PPP-RL „jederzeit" und „vollumfänglich" umzusetzen bzw. nachweisen zu können und gleichzeitig einen darüber hinausgehenden Bedarf für die leitliniengereiche Behandlung decken. Auf die ausführlichen Ausführungen in Kapitel 2 zur Anspruchsgrundlage wird verwiesen. 531

Die PPP-RL spricht jedoch an keiner einzigen Stelle von der Finanzierung oder den Kosten. Da es eine reine Qualitätsrichtlinie ist und nicht für die Zwecke der Budgetverhandlung konzipiert wurde, ist das auch sachlogisch. Allerdings greift sie über die Vorgaben und die Sanktionen indirekt tief in die Finanz- und Kostenstruktur der psychiatrischen Kliniken ein. 532

Für die Finanzierungsseite ist deswegen aber trotzdem alleine die Bundespflegesatzverordnung relevant. Eine Konkretisierung könnte sich deswegen aus der „Vereinbarung nach § 9 Abs. 1 Nr. 8 BPflV zur Ausgestaltung des Nachweises nach § 18 Abs. 2 Satz 3 BPflV (Psych-Personalnachweis-Vereinbarung)" ergeben. In dieser wird ausführlich Bezug genommen zu den Regelungen der PPP-RL. Zur Finanzierung wird dort in § 4 Abs. 2 allerdings lediglich geregelt, dass die „vereinbarten Kosten je Vollkraft, gegliedert nach den Berufsgruppen gemäß § 3 Absatz 2 auszuweisen" sind. Somit bleibt allein der Ausdeckungstatbestand der Bundespflegesatzverordnung als Handlungsanweisung für die Verhandlungspartner auf der Ortsebene übrig. Wie bereits oben gezeigt, besteht eine umfangreiche Anspruchsgrundlage zur Umsetzung der festgelegten Anforderungen. Nicht nur müssen die vereinbarten Stellen zur Umsetzung ausreichen, sondern diesen müssen ausreichend Finanzmittel gegenüberstehen, damit die Stellen auch in Personal umgesetzt werden können. Die Bewertung erfolgt deswegen mit vereinbarten Durchschnittskosten (= vereinbarte Kosten je Vollkraft), für die relevanten Berufsgruppen nach § 5. Die Höhe der Durchschnittskosten für die vereinbarten Stellen muss so bemessen sein, dass die Stellen am Arbeitsmarkt auch besetzt werden können. Bei tarifgebundenen Häusern sind die Auswirkungen der Tarifverträge zwingend zu beachten. 533

Ein großes Problem, weswegen die Psych-PV nicht vollumfänglich umgesetzt werden konnte, war die Tarifschere. Das bedeutet, dass einmal vereinbarte Stellen zwar mit den tatsächlichen Kosten in das Budget übernommen wurden, diese aber in der Folge der Budgetdeckelung unterlagen und die damit im Budget enthaltenen Kostenansätze nicht mehr ausreichend waren, die Durchschnittskosten tatsächlich zu decken. Es sei daran erinnert, dass es mit dem Krankenhausfinanzierungsreformgesetz 2019 eines Kraftakts bedurfte, die Vollfinanzierung der Psych-PV wiederherzustellen. Dieselbe Problematik ist bei den neuen Anforderungen 534 des G-BA zu erwarten, wenn der nach wie vor vorhandene Budgetdeckel gem. § 3 Abs. 3 S. 5 BPflV auch die im Budget enthaltenen Stellen nach PPP-RL umfasst. In der Konsequenz würde sich die gleiche Unterfinanzierung ergeben, wie sie in den Jahren 2000 bis 2008 vorgeherrscht hat. Vermutlich hat der Gesetzgeber bei der Formulierung des neuen Ausnahmetatbestandes deswegen bewusst den Begriff der „Stellen" vermieden und einen umfangreichen Ausdeckelungstatbestand geschaffen, der den psychiatrischen Kliniken eine Umsetzung der Anforderungen ermöglichen muss. Die Budgetobergrenze darf deswegen nach § 3 Abs. 3 S. 5 BPflV überschritten werden „soweit der Tatbestand nach Satz 4 Nummer 5 dies erfordert." Deswegen können Stellen bzw. deren Kosten nicht dem Budgetdeckel unterliegen, sondern für diese sind die vollen Kostensteigerungen zu vereinbaren. Eine finale Klarstellung seitens des Gesetzgebers wäre nicht nur wünschenswert, sondern auch zwingend geboten. Auch im Rahmen des Pflegebudgets im Bereich der DRG unterliegen die Kosten keiner Deckelung.

9.3 Umsetzung in der Übergangszeit 2020 bis 2023

535 Die PPP-RL sieht eine Übergangszeit für die Umsetzung der PPP-RL vor. Die Anforderungen sind erst ab dem 1.1.2024 zu 100 Prozent zu erfüllen. Für die Übergangszeit gilt ein gestuftes Verfahren, nachdem die Mindestvorgaben nach § 6 in den Jahren 2020 und 2021 zu 85 Prozent und in den Jahren 2022 und 2023 zu 90 Prozent erfüllt sein müssen.

536 Für die Budgetvereinbarung haben diese Erfüllungsquoten keine Auswirkung, da die Qualitätsrichtlinie vom 1.1.2020 an zu 100 Prozent gilt. Eine Klarstellung der Vertragsparteien auf der Bundesebene wurde deswegen in § 1 Abs. 5 Psych-Personalnachweis-Verordnung 2020 vorgenommen. Demnach stimmen die Vertragsparteien „überein, dass unabhängig von den vorgegebenen Erfüllungsquoten bereits ab dem Jahr 2020 eine möglichst vollständige Umsetzung der Personalmindestanforderungen erreicht werden soll." Hinweise der Verhandlungspartner auf der Ortsebene, dass nach § 16 PPP-RL vorerst keine vollumfängliche Umsetzung erforderlich ist und insofern auch nicht zu finanzieren sind, bleiben damit unzulässig und widersprechen der Zielsetzung der PPP-RL.

9.4 Auswirkungen des Psych-Personal-Nachweises

537 Mit der PPP-RL sind umfangreiche Nachweispflichten (§ 11) verbunden. Für die Zwecke der Budgetverhandlungen sieht § 18 Abs. 2 S. 3 BPflV einen eigenen Nachweis vor. Demnach hat das Krankenhaus zusätzlich zum PPP-RL-Nachweis auch ab dem Jahr 2020 weiterhin die im Gesamtbetrag vereinbarte Besetzung mit therapeutischem Personal nachzuweisen. Das Verhältnis zum PPP-RL-Nachweis und die konkreten Nachweisvorgaben der Psych-Personalnachweis-Vereinbarung werden in Kapitel 10.2 beschrieben.

Die Vertragsparteien haben bei der Vereinbarung eines Gesamtbetrages nach § 3 Abs. 3 BPflV die Ergebnisse der Nachweise nach § 18 Abs. 2 BPflV zu beachten. In § 3 Abs. 3 S. 8 bis 10 heißt es: „Sofern sich auf Grundlage der Nachweise nach § 18 Absatz 2 ergibt, dass eine vereinbarte Stellenbesetzung nicht vorgenommen wurde, haben die Vertragsparteien zu vereinbaren, inwieweit der Gesamtbetrag abzusenken ist. Eine Absenkung des Gesamtbetrags nach Satz 8 ist nicht vorzunehmen, wenn das Krankenhaus nachweist, dass nur eine vorübergehende und keine dauerhafte Unterschreitung der vereinbarten Stellenzahl vorliegt. Wird nach einer Absenkung des Gesamtbetrags eine Stellenbesetzung vorgenommen, ist der Gesamtbetrag für den nächsten Vereinbarungszeitraum in Höhe der entstehenden zusätzlichen Kosten zu erhöhen."

538

Der Ablauf in der Budgetverhandlung ist demnach wie folgt:

539

- Das Krankenhaus hat einen Nachweis über die Stellenbesetzung gem. § 18 Abs. 2 BPflV für die Budgetverhandlung vorzulegen.
- Die Vertragsparteien bewerten und prüfen, ob die in der letzten – bei einer prospektiven Vereinbarung der vorletzten – Budgetvereinbarung vereinbarte Stellenbesetzung über- oder unterschritten wurde.
- Im Falle einer Unterschreitung bewerten und prüfen die Vertragsparteien, ob eine Absenkung der vereinbarten Stellen im Gesamtbetrag des Verhandlungsjahres vorzunehmen ist. Ist eine fehlende Stelle mittlerweile wieder besetzt oder kann das Krankenhaus nachweisen, dass eine Stellenbesetzung zukünftig vorgenommen wird, ist keine Veränderung des Gesamtbetrages vorzunehmen.
- Die Veränderung wird nur für die Zwecke der Budgetvereinbarung vorgenommen. Der vereinbarte Personalbedarf bleibt gleich. Somit kann im Falle einer Absenkung des Gesamtbetrages im nächsten Jahr, wenn die Stelle wieder besetzt ist oder wiederbesetzt werden soll, der Gesamtbetrag wieder an den vereinbarten Personalbedarf angepasst werden.

Die Anpassung erfolgt immer nur für den Gesamtbetrag des zukünftigen Vereinbarungszeitrums. Das ergibt sich aus dem Prospektivitätsprinzip des Krankenhausfinanzierungsrechts. Eine Rückzahlung für vergangene Budgetzeiträume ergibt sich aus § 3 Abs. 3 S. 8 BPflV nicht. Diese wiederum ergibt sich aus § 13 PPP-RL. Für Leistungen ohne Einhaltung der Mindestanforderungen an die Personalausstattung entfällt der Vergütungsanspruch des Krankenhauses gemäß § 136 Abs. 1 Nr. 2 i. V. m. § 137 Abs. 1 SGB V. Zusätzlich sind „Strafzahlungen" zu leisten. Ein rückwirkender Ausgleich auf Basis des Nachweises nach § 18 Abs. 2 BPflV wäre somit ein doppelter Ausgleich. Für die Tage, an denen das Personal nicht nachgewiesen werden kann, haben die psychiatrischen Kliniken bereits Rückzahlungen zu leisten. Deren Festlegung und Umsetzung haben wiederum die Vertragsparteien der Budgetverhandlungen auf der Ortsebene zu regeln.

540

9.5 Auswirkungen des leistungsbezogenen Vergleichs nach § 4 BPflV

541 Ein zentraler Diskussionspunkt in der Budgetverhandlung ist der leistungsbezogene Vergleich nach § 4 BPflV. Ein wesentliches Element bildet dabei der Vergleich der Basisentgeltwerte der Kliniken. Eine aufsteigende Sortierung und Bildung von Mittelwerten genügen hierbei nicht dem Willen des Gesetzgebers für den leistungsbezogenen Vergleich. Zu analysieren ist von den Vertragsparteien, inwieweit die Entgelte der Kliniken zu vergleichen sind und welche Parameter die Entgeltwerte beeinflussen.

542 Der wesentliche Parameter für die Höhe des Basisentgeltwertes sind die Personalkosten. Die PPP-RL nimmt somit entscheidenden Einfluss auf den Personalbedarf, damit auf die Personalkosten und schließlich auf den Basisentgeltwert. Die PPP-RL ist jedoch kein Personalbemessungsinstrument, das in den psychiatrischen Kliniken zu einem einheitlichen Personalbedarf führt. Eine einheitliche Bemessung wird sich in Grenzen im Bereich des Regelbedarfes ergeben. Doch auch hier bieten sich vielfältige Möglichkeiten, den Personalbedarf über eine Anpassung der Minutenwerte zu verändern. Im Bereich des „darüber hinausgehenden" Personalbedarf nach § 2 Abs. 10 erfolgt jedoch eine individuelle Verhandlung auf der Ortsebene. Damit kommt es für die einzelnen Kliniken zu sehr unterschiedlichen Personalausstattungen. Schon die Höhe der Ausfallzeiten war zu Psych-PV-Zeiten sehr unterschiedlich vereinbart. Dieser Effekt wird sich in den kommenden Jahren verstärken. Die PPP-RL bietet daneben weitere individuell zu verhandelnde Bereiche, wie „strukturelle und organisatorische Besonderheiten der Einrichtung" oder „Leitlinienbedarf". Je nachdem, wie ernsthaft diese Bereiche von den Einrichtungen in die Verhandlung eingebracht und vereinbart werden, entwickeln sich mit der Zeit hochindividuelle Personalbedarfe. Die Vereinbarung von zusätzlichem Personal ist dabei nach den Worten des Gesetzgebers sogar „angezeigt". In der Folge werden sich die Basisentgeltwerte über den Hebel der Personalkosten ebenso individuell entwickeln. Bei einem isolierten Blick auf die Basisentgeltwerte könnten daraus aus Kassenperspektive „Wirtschaftlichkeitsreserven" abgeleitet werden. Letztendlich ist es jedoch nur das Ergebnis der konsequenten Umsetzung des § 3 Abs. 3 BPflV i. V. m. § 2 Abs. 5 und 10 PPP-RL.

543 Mit der Vereinbarung von „Entgelten für regionale und strukturelle Besonderheiten" nach § 6 Abs. 2 BPflV bietet das Entgeltsystem eine spezielle Möglichkeit an, diesem Effekt in Grenzen zu begegnen. Der vereinbarte Gesamtbetrag nach § 3 Abs. 3 BPflV ist aufzuteilen in ein Erlösbudget und die Erlössumme. Das Erlösbudget bildet die Basis für die Berechnung des Basisentgeltwertes. Die Erlössumme die Basis für die Ermittlung der „Sonstigen Entgelte" nach § 6 BPflV. Je mehr Teile des Gesamtbetrages auf die Erlössumme gerechnet werden, umso niedriger ist der Basisentgeltwert. Werden somit im Rahmen der PPP-RL Personalstellen für „strukturelle und organisatorische Besonderheiten der Einrichtung" vereinbart, sind diese auch spiegelbildlich als „regionale und strukturelle

Besonderheiten der Leistungserbringung" abzubilden, damit es nicht zu einer verfälschten Abbildung des Basisentgeltwertes kommt.

Für die Beurteilung eines Basisentgeltwertes im Vergleich zur Vergleichsgruppe ist somit insbesondere eine detaillierte Analyse der enthaltenen Stellen und der Personalkosten erforderlich. Die den Vertragsparteien zur Verfügung gestellten Auswertungen des InEK enthalten dafür eine Aufstellung der vereinbarten Personalstellen und Personalkosten des Krankenhauses mit den entsprechenden Angaben der ausgewählten Vergleichsgruppe. Auf dieser Basis ist eine erste Einschätzung vorzunehmen. Die Vergleichsmöglichkeit hat jedoch enge Grenzen, da keine Aufteilung des Personals in das für die Erfüllung der Mindestpersonalvorgaben benötigte Personal und das darüber hinausgehende Personal möglich ist. 544

Es besteht jedoch die große Gefahr, dass angemessenes Mehrpersonal für die Erfüllung der Mindestpersonalvorgaben, mit dem Hinweis auf den leistungsbezogenen Vergleich, nicht vereinbarungsfähig ist. Die Unterschiede in den Basisentgeltwerten der psychiatrischen und psychosomatischen Einrichtungen werden jedoch gerade in den Jahren 2020 bis 2024 auf die unterschiedliche Geschwindigkeit im Aufbau von Personal zur Erfüllung der Mindestpersonalvorgaben zurückzuführen sein. Weiter besteht die große Gefahr, dass dadurch der Anspruch gem. § 3 Abs. 3 S. 4 Nr. 5 BPflV ausgehebelt wird. 545

9.6 Finanzierungsfalle Mehrleistungen

Die Bundespflegesatzverordnung sieht vor, dass die Vertragsparteien auf der Ortsebene einen Gesamtbetrag vereinbaren und dabei den Budgetgrundsatz der Prospektivität zu beachten haben. Das bedeutet, der Gesamtbetrag ist für einen zukünftigen Zeitraum, in der Regel das nächste Kalenderjahr, zu vereinbaren. In dem Gesamtbetrag sind bestenfalls die erforderlichen Mittel für die (nachzuweisende) Ausstattung mit therapeutischem Personal für die vereinbarte Leistungsmenge enthalten. 546

Die Bundespflegesatzverordnung sieht weiter vor, dass im Falle von Mehr- oder Mindererlösen 547

1. Mindererlöse zu 50 Prozent ausgeglichen und
2. Mehrerlöse bis zur Höhe von 5 Prozent des veränderten Gesamtbetrags zu 85 Prozent und darüber hinaus zu 90 Prozent ausgeglichen werden.

Das bedeutet, im Falle von Mindererlösen hat das Krankenhaus einen Anspruch gegen die Krankenkassen auf Zahlung der Mindererlöse in Höhe von 50 Prozent und im Falle von Mehrerlösen eine Rückzahlungsverpflichtung in Höhe von mindestens 85 Prozent. 548

Der Fall der Mehrerlöse ist unter den Rahmenbedingungen der PPP-RL dabei hoch problematisch. Sollten die Mehrerlöse auf Mehrleistungen in Form von 549 mehr behandelten Patienten zurückzuführen sein, entsteht daraus die Verpflichtung, hierfür auch zusätzliches Personal in Nachweis zu bringen – und zwar vollständig. Im Gesamtbetrag ist dieses Mehrpersonal jedoch nicht dargestellt. Die erzielten Mehrerlöse aus der Behandlung der Mehr-Belegung müssen zu 85 Prozent an die Krankenkassen zurückgezahlt werden. Der verbleibende Betrag von 15 Prozent muss für die Abdeckung der Sachkosten (Lebensmittel, Medizinischer Bedarf etc.) verwendet werden. Somit verbleiben keine Mittel für die Finanzierung des darzustellenden Personals.

Psychiatrische Klinik, 280 Betten, 100.000 vereinbarte BT

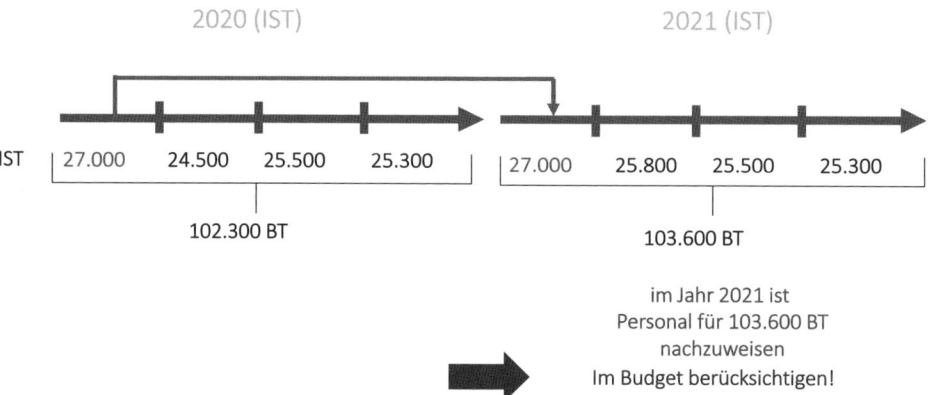

Abb. 20: Beispiel Mehrerlösausgleich
Quelle: Eigene Darstellung.

550 Durch die 2,5-Prozent-Regel nach § 6 Abs. 4 PPP-RL wird der Effekt noch verstärkt, weil im Falle von Mehrleistungen die Belegungszahlen des aktuellen Quartals zugrunde gelegt werden, wenn die tatsächliche Anzahl der Behandlungstage in den Behandlungsbereichen um mehr als 2,5 Prozent über den Behandlungstagen des Vorjahresquartals liegt. Es lässt sich zeigen, dass diese Ausnahme die Regel darstellt, sodass für die Berechnung der VKS-Mind jeweils von den aktuellen Leistungsmengen auszugehen ist. Die Planungssicherheit, die mit der Vorjahresregelung nach § 6 Abs. 3 PPP-RL erreicht werden sollte, läuft somit ins Leere.

551 Die PPP-RL sieht in den Ausnahmetatbeständen in § 10 Abs. 1 Nr. 2 vor, „dass bei einer kurzfristig stark erhöhten Anzahl von Behandlungstagen bei Patientinnen und Patienten mit gesetzlicher Unterbringung oder landesrechtlicher Verpflichtung zur Aufnahme, die in ihrem Ausmaß über das übliche Maß (mehr als 110 Prozent des Umfangs des Vorjahres) hinausgehen" von den Mindestvorgaben abgewichen werden kann. Dieser Ausnahmetatbestand regelt jedoch nur einen sehr speziellen Bereich der Mehrbelegung im Falle der Pflichtversorgung und bezieht sich nur auf kurzfristige Erhöhungen. In der Praxis ist jedoch meist ein

sukzessiver Anstieg zu verzeichnen, der mehrere Gründe haben kann (z. B. psychische Erkrankungen in Folge von Großschadensereignissen, Veränderungen in der Versorgungslage im Komplementärbereich der stationären Versorgung bzw. bei Niedergelassenen, in der Gemeindepsychiatrie etc.). Ebenso zeigt die Praxis, dass Mehrleistungen von den Kostenträgern nur anerkannt werden, wenn sie bereits im Ist des Vorjahres erbracht wurden. Der dynamische Prozess der psychiatrischen Versorgung kollidiert dabei aufgrund laufend veränderter Einsatzpflichten gem. PPP-RL mit der gesetzlich vorgeschriebenen Statik der Budgetvorgaben (Beitragsstabilität) und führt damit zu dramatischen Fehlentwicklungen.

Die konträren Regelungen von PPP-RL und BPflV lassen sich nur lösen, wenn in den Vereinbarungen auf der Ortsebene der Verzicht des Mehrerlösausgleichs für fallzahlinduzierte Mehrlistungen vereinbart wird. Für eine generelle Lösung ist entweder der Gesetzgeber gefragt, der eine veränderte Mehrerlösausgleichsregelung in das Gesetz aufnahmen könnte, oder der G-BA durch die Streichung, zumindest aber Nachjustierung, des § 6 Abs. 4 PPP-RL. 552

9.7 Qualität und Wirtschaftlichkeit

Den Vertragsparteien auf der Ortsebene kommt „insbesondere in der Vereinbarung des erforderlichen therapeutischen Personals" eine enorme Verantwortung zu. Die PPP-RL bzw. der Gesetzgeber überträgt dabei wesentliche Inhalte zur Umsetzung, insbesondere in Bezug auf „darüber hinausgehendes Personal", der Budgetvereinbarung auf der Ortsebene. 553

Allerdings greift insbesondere die Festlegung der Höhe der Ausfallzeiten in den einzelnen Berufsgruppen tief in die Befähigung zur Erfüllung der Mindestvorgaben gem. § 6 PPP-RL ein. Werden zu geringe Ausfallzeiten vereinbart, stehen keine ausreichenden Stellen zur Verfügung, um die Mindestpersonalvorgaben zu erfüllen. Daneben ist zu beachten, dass jede Unterdeckung in der Vereinbarung von Stellen in den Bereichen Bereitschaftsdienst/Rufbereitschaft und/oder Nachtdienst dazu führt, dass aus dem Tagdienst heraus kompensiert werden muss. Unter den Rahmenbedingungen der Psychiatrie-Personalverordnung war das bisher zwar unschön, aber im Zuge der Vereinbarung eines Gesamtbetrages für Stellen und Budget unproblematisch. Das hat sich mit dem Beschluss des Gemeinsamen Bundesausschusses über eine Personalausstattung Psychiatrie und Psychosomatik-Richtlinie ab dem 1.1.2020 radikal verändert. Die psychiatrischen Kliniken und Fachabteilungen sind verpflichtet, die Mindestpersonalvorgaben zu jeder Zeit nachzuweisen und zu erfüllen. Deswegen sind im Rahmen der Vereinbarung nach § 11 BPflV keine Kompromisse mehr möglich, sondern die Stellen, die zur Umsetzung erforderlich sind, sind zu vereinbaren. 554

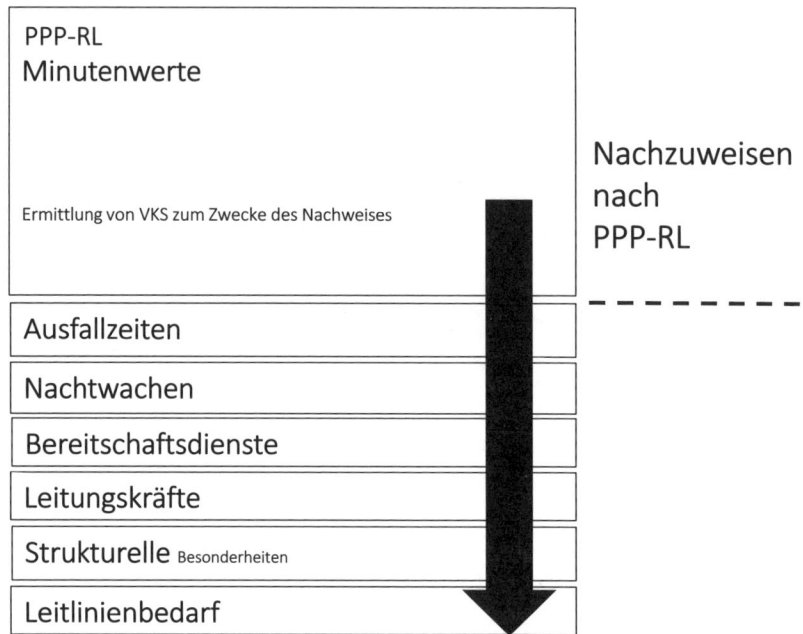

Abb. 21: Kompensation fehlender Vereinbarungen
Quelle: Eigene Darstellung.

555 Die PPP-RL spricht – im Gegensatz zur Psych-PV – an keiner Stelle von „Wirtschaftlichkeit". Lediglich in den Tragenden Gründen wird bezogen auf die Ausfallzeiten davon gesprochen, dass diese dem Wirtschaftlichkeitsgebot unterliegen. Die Vertragsparteien auf der Ortsebene haben demgegenüber bei der Vereinbarung nach dem Krankenhausfinanzierungsgesetz die Grundsätze der „Wirtschaftlichkeit" zu beachten. Nach § 1 KHG ist Zweck des Krankenhausfinanzierungsgesetzes „die wirtschaftliche Sicherung der Krankenhäuser, um eine qualitativ hochwertige, patienten- und bedarfsgerechte Versorgung der Bevölkerung mit leistungsfähigen digital ausgestatteten, qualitativ hochwertig und eigenverantwortlich wirtschaftenden Krankenhäusern zu gewährleisten und zu sozial tragbaren Pflegesätzen beizutragen." Es ist eindeutig, dass die PPP-RL zu erheblichen Erhöhungen der Budgets der psychiatrischen und psychosomatischen Einrichtungen führt. Allein die Erhöhung der Minutenwerte in den Behandlungsbereichen wirkt sich mit einer Erhöhung um rd. 3 bis 7 Prozent aus. Das ist jedoch lediglich der Mindestbedarf. Ein „darüber hinausgehender" Personalbedarf besteht auch nach Aussagen des Gesetzgebers, nicht zuletzt, weil das Ziel der PPP-RL ein Beitrag zur leitliniengerechten Versorgung darstellt.

556 Was eine „qualitativ hochwertige, patienten- und bedarfsgerechte Versorgung der Bevölkerung" in den psychiatrischen Fächern bedeutet, ist in der PPP-RL eindeutig festgeschrieben. Dennoch ist zu erwarten, dass die Gespräche zu den

Vereinbarungen auf der Ortsebene mit erheblich höherem Konfliktpotenzial behaftet sind, da die psychiatrischen Krankenhäuser Qualitätsanforderungen einfordern, denen die Krankenkassen mit Verweis auf die Wirtschaftlichkeit entgegenstehen. Die PPP-RL kann damit trotz aller Kritik zu einem „Erfolg" führen, wenn beide Verhandlungspartner ihre Verantwortung für die qualitative Verbesserung der psychiatrischen Versorgung erkennen und gemeinsam an einer entsprechenden Umsetzung mitwirken.

10 Personalnachweise

Stefan Günther

557 Nachweise zu führen ist im Gesundheitswesen nichts Fremdes. Die Psych-Fachbereiche mussten bereits seit 2016 einen umfangreichen Nachweis zum Personaleinsatz in ihren Kliniken führen und dabei nicht nur die Stellenbesetzung, sondern auch die korrekte Mittelverwendung nachweisen. Mit der Einführung der PPP-RL kommt nun ein weiteres Nachweisverfahren hinzu, welches zudem nicht mehr nur einmal jährlich durchzuführen ist, sondern quartalsweise. Umfang und Detailgrad der Nachweisverpflichtungen stellen viele Einrichtungen vor große Herausforderungen. Hinzu kommt, dass mit dem Gesetz zur Weiterentwicklung der Gesundheitsversorgung (GVWG) ein weiterer Nachweis für viele psychiatrische und psychosomatischen Kliniken entsteht: Künftig ist bei vielen Einrichtungen die pflegerische Personalbesetzung im Rahmen der jährlichen Datenlieferungen nach § 21 KHEntgG nachzuweisen. Somit haben die Psych-Fachbereiche künftig bis zu drei verschiedene Nachweispflichten für ihren Personaleinsatz. Aus diesem Grund fassen die nachfolgenden Kapitel die derzeit verpflichtenden Personalnachweise und deren Verhältnis zueinander zusammen und liefern praxisbezogene Hinweise, wie mit den Verpflichtungen umzugehen ist.

10.1 Nachweisführung nach PPP-RL

558 Mit der Einführung der PPP-RL kommen auf die Krankenhäuser deutlich umfangreichere Nachweispflichten zu. In § 11 Abs. 1 werden die Krankenhäuser verpflichtet, die Einhaltung der Mindestvorgaben stations- und monatsbezogen sowie einrichtungs- und quartalsweise nachzuweisen. Verstöße gegen die Mitwirkungspflicht werden ab 2022 mit Strafzahlungen sanktioniert: Werden die Daten für ein Quartal nicht, nicht rechtzeitig oder nicht vollständig abgegeben, beläuft sich die Strafzahlung auf 2 EUR je vereinbartem Behandlungstag. Der Sanktionswert steigt für jedes weitere betroffene Quartal auf 5, 10 und schluss endlich 20 EUR. Neben den unmittelbaren monetären Folgen der Strafzahlungen würden fehlende Nachweise aber auch die Gespräche bei den örtlichen Budgetverhandlungen belasten. Die Krankenhäuser sind deswegen gut beraten, den Nachweispflichten vollständig nachzukommen, deren außerordentlich großer Umfang zur frühzeitigen Vorbereitung der nachzuweisenden Daten zwingt.

Nachweisverfahren

559 Das aktuell gültige Nachweisverfahren der PPP-RL wird über zwei Servicedokumente des IQTIG abgewickelt. Dabei wird zwischen Teil A und B unterschieden. Teil A umfasst die einrichtungs- und quartalsbezogene Datenlieferung, während Teil B die stations- und monatsbezogenen Daten beinhaltet (siehe Tab. 14 und 15). Teil A muss sowohl an das IQTIG als auch an die Krankenkassen übermittelt

werden und stellt ab 2022 die Basis für die quartalsweise Berechnung möglicher Sanktionszahlungen dar (siehe Kap. 7.1). Das IQTIG erhält zudem die detaillierten Stationsdaten der Krankenhäuser mit Teil B der Servicedokumente. Zweck dieser Datenlieferung ist die anschließende Aufbereitung und Bereitstellung von Analysen und Zusammenfassungen für die Weiterentwicklung der Richtlinie im G-BA.

560 Derzeit wird das gesamte Nachweisverfahren provisorisch über Excel-Tabellen abgebildet. Das Institut für Qualität und Transparenz im Gesundheitswesen wurde jedoch am 14.5.2020 vom G-BA damit beauftragt, eine EDV-technische Aufbereitung der Dokumentation und der Datenübermittlung zu entwickeln („Spezifikation"). Aufgrund der Komplexität der abgefragten Daten und der Vielfalt von unterschiedlichen Krankenhausinformations- und Zeitwirtschaftssystemen ist davon auszugehen, dass die Spezifikation – sofern sie denn praxisnah konzipiert werden soll – einigen zeitlichen Vorlauf benötigen wird. Die Krankenhäuser sollten sich deshalb darauf einstellen, einige Zeit mit den Excel-basierten Servicedokumenten zu arbeiten. Die in den Servicedokumenten umgesetzten Formulare zur Datenlieferung werden in Anhang 3 der Richtlinie detailliert aufgeführt. Die genauen Vorgaben zur Datenermittlung und -berechnung finden sich dabei stellenweise in der Richtlinie selbst, teilweise als Fußnote in Anhang 3. Ergänzend werden beispielhafte Berechnungen in den Tragenden Gründen zur Richtlinie dargestellt.

Tab. 14: Nachweis Teil A

Ebene:	Einrichtung (bezogen auf Fachbereich und Standort)
Aggregation:	Quartalsweise
Empfänger:	IQTIG, Landesverbände der Krankenkassen, Ersatzkassen
Abgabetermine: bis 2023: ab 2024: bei Verstößen:	Quartalsweise bis jeweils sechs Wochen nach Quartalsende Jährlich bis zum 15. Februar für alle vier Quartale Innerhalb von 14 Tagen nach Quartalsende

Quelle: Eigene Darstellung.

Tab. 15: Nachweis Teil B

Ebene:	Station
Aggregation:	Monatsweise
Empfänger:	IQTIG
Abgabetermine: bis 2023: ab 2024:	Quartalsweise bis jeweils sechs Wochen nach Quartalsende Jährlich bis zum 15. Februar für alle vier Quartale
Zweck:	Berichterstattung an den G-BA, damit dieser einen Überblick über den Stand der Erfüllung der Mindestvorgaben erhält. Auf dieser Basis kommt der G-BA seiner Beobachtungspflicht der Anforderungen der Richtlinie nach und berät über ggf. erforderliche Anpassungen (§ 11 Abs. 8 PPP-RL).

Quelle: Eigene Darstellung.

Die Fristsetzungen zur Übermittlung der Nachweise sind aus Praxissicht schwierig einzuhalten, orientieren sich jedoch an den Lieferpflichten anderer Personalnachweise (z. B. Pflegepersonaluntergrenzen in der Somatik). Während die quartalsweise Lieferfrist von sechs Wochen nach Quartalsende bereits sehr knapp bemessen ist – immerhin sind alle Daten einrichtungs- und quartalsbezogen, sowie stations- und monatsbezogen herzuleiten –, so ist die 14-Tages-Frist zur Übermittlung von Nachweis Teil A bei Verstößen gegen die Mindestvorgaben praktisch nicht einzuhalten. In den pflegerischen Dienstplänen ergeben sich beispielsweise naturgemäß kurzfristige Veränderungen – auch nach Monatsende. Diese Veränderungen müssen von den Stationsleitungen nach Monatsende erfasst und der Dienstplan im Nachgang geprüft und durch die Leitungsebene freigeben werden. Erst ab diesem Moment stehen valide Daten zur weiteren Verwendung bei der Nachweisführung zur Verfügung. Selbst wenn die Bearbeitungsfrist auf eine Woche verkürzt werden würde, könnten die umfangreichen Nachweisdokumente (siehe Tab. 16) nicht innerhalb der verbleibenden Woche fehlerfrei erstellt werden. Verstöße gegen die Mitwirkungspflichten sind dadurch an dieser Stelle bereits quasi vorprogrammiert – und werden teuer sanktioniert.

Nachweisumfang und -inhalte

Die beiden Servicedokumente setzen sich aus 18 Tabellen zusammen, die von den Krankenhäusern zu befüllen sind. Hinzu kommen noch die strukturellen Stammdaten zum Krankenhausstandort und den Stationen. Auf Teil A entfallen dabei 11 Tabellen. Diese sind zwar einrichtungs- und quartalsbezogen auszufüllen, erfordern jedoch dennoch eine Vielzahl stationsbezogener Angaben. Teil B fragt auf sieben Tabellenblättern weitere stations- und monatsbezogene Daten ab. Die nachfolgende Tabelle 16 fasst die notwendigen Inhalte der Servicedokumente in der ab 1.1.2021 gültigen Fassung zusammen.

Tab. 16: Nachweisinhalte

Tabelle	Umfang*	Inhalte
Angabe KH-Standort (für A und B)	E, Q	Jahr, Quartal, Adresse, Ansprechpartner und Standort-ID, sowie vorhandene Fachabteilungen
Angaben Stationen (für A und B)	S, Q	Auflistung aller Stationen und Zuordnung zu den Fachabteilungen
A1	E, Q	Abfrage Pflichtversorgung, Abfrage Unterbringungsfälle
A2.1	S, Q	Stationsbezogene Auflistung der Planbetten/-plätze
A2.2 (ab 2021)	S, Q	Zuordnung der Stationen zu Stationstyp und Schwerpunkt der Behandlung
A3.1	E, Q	Gesamtzahl der Behandlungstage je Fachabteilung
A3.2	E, Q	Auflistung der Patienteneinstufungen für die relevanten Stichtage des Quartals
A3.3	E, Q	Verteilung der Behandlungstage (A3.1) auf die Behandlungsbereiche der Patienteneinstufungen (A3.2)

Personalnachweise

Tab. 16: *(Fortsetzung)*

Tabelle	Umfang*	Inhalte
A4	S, M	Monatsweise Angabe der tatsächlichen Personalausstattung für alle Berufsgruppen
A5.1	E, Q	Angabe der Mindestpersonalausstattung, der tatsächlichen Personalausstattung, möglicher Anrechnungen und Berechnung des Umsetzungsgrads
A5.2	E, Q	Übernahme des Erfüllungsgrads (A5.1) und Prüfung der Einhaltung der Vorgaben
A5.3	E, Q	Detaillierte Angaben zu Anrechnungen (A5.1)
A6 (2020 od. 2021)	E, Q	Angaben zu möglichen Ausnahmetatbeständen bei Verstößen gegen die Mindestvorgaben
B1.1	S, M	Monatsweise Angabe der Behandlungstage je Station
B1.2	S, M	Auflistung der Patienteneinstufungen für die relevanten Stichtage
B1.3	S, M	Verteilung der Behandlungstage (B1.1) auf die Behandlungsbereiche der Patienteneinstufungen (B1.2)
B2.1	S, M	Angabe der Mindestpersonalausstattung, der tatsächlichen Personalausstattung, möglicher Anrechnungen und Berechnung des Umsetzungsgrads (siehe auch A5.1)
B2.2	S, M	Detaillierte Angaben zu Anrechnungen (B2.1)
B4	E, Q	Angaben zum Qualifikationsniveau der Mitarbeiter einer Einrichtung in Bezug auf die tatsächliche Personalausstattung
B5	S, M	Detaillierte Angaben zur Nachtdienstbesetzung (Mindestvorgaben werden erst in 2021 definiert)

* E = Einrichtungsbezogen, S = Stationsbezogen, Q = Quartalsweise, M = Monatlich
Quelle: Eigene Darstellung.

563 Um die Servicedokumente des IQTIG korrekt befüllen zu können, müssen die Krankenhäuser zuerst an die dafür notwendigen Rohdaten gelangen und diese aufbereiten. Das umfasst auch umfangreiche Berechnungen, bevor die Daten in die Servicedokumente eingefügt werden können. Die Datenermittlung – der Mindestpersonalvorgaben, aber auch des tatsächlichen Personaleinsatzes – wird dabei durch verschiedene Punkte erschwert.

Berechnung der Mindestpersonalvorgaben

564 Die Patienten müssen seit 1.1.2020 alle 14 Tage den Behandlungsbereichen zugeordnet werden (siehe Kap. 2). Der damit verbundene administrative Aufwand für die stationsweise Erfassung, Kontrolle und Verarbeitung der Stichtagsergebnisse steigt deutlich an. Zudem verwendet die PPP-RL an verschiedenen Stellen Begriffe oder Kennzahlen, für die teilweise in den Fußnoten der Anlagen zur Richtlinie kontraintuitive Definitionen bzw. Berechnungsvorgaben aufgeführt werden. So erhält die Kennzahl „Behandlungstage" eine neue Definition: „Als

Behandlungstage zählen *der Aufnahmetag* und *jeder weitere Tag des Krankenhausaufenthalts* [...]. *Entlassungs- oder Verlegungstage*, die nicht zugleich Aufnahmetag sind, sowie Tage, an denen eine über Mitternacht hinausgehende Beurlaubung oder Abwesenheit beginnt, *werden nicht berücksichtigt. Bei teilstationärer Behandlung ist der letzte Tag des Aufenthalts als Behandlungstag zu berücksichtigen.*" Damit weicht die Definition von anderen, aus der Budget- und Leistungssystematik bekannten Zählweisen ab. Im PEPP-System wird insbesondere der Entlassungstag explizit als Behandlungstag berücksichtigt. Auch die Tage, an denen eine Beurlaubung (über Mitternacht) beginnt, werden in der Budgetsystematik mitgezählt. Somit müssen die Krankenhäuser die vom G-BA neu definierte Zählweise der Behandlungstage erst in ihren Systemen integrieren, ehe sie Leistungsdaten exportieren und für die Servicedokumente weiterverarbeiten können. Da die Richtlinie Qualitätsvorgaben für die Behandlung der Patienten macht, ist die Sichtweise, nur Tage mit tatsächlicher Anwesenheit der Patienten zu verwenden, durchaus sinnvoll und nachvollziehbar. Jedoch wird damit auch ein entsprechender Aufwand in den Einrichtungen verursacht. Zudem ist in Abgrenzung zu den Budgetvereinbarungen zu berücksichtigen, dass sich dadurch im PPP-RL-Nachweis tendenziell ein geringeres Tagevolumen ergeben wird.

Die ermittelten Behandlungstage sind auf die Behandlungsbereiche aufzuteilen. Diese Aufteilung erfolgt über eine prozentuale Verteilung auf Basis der Stichtagserhebungen des Quartals. Die Einstufungen selbst sind für die Quantität der Behandlungstage unerheblich, sie bestimmen lediglich deren prozentuale Verteilung auf die Behandlungsbereiche. Die verteilten Behandlungstage sind anschließend in Behandlungswochen je Behandlungsbereich umzurechnen. Dafür werden sie bei stationärer Behandlung durch sieben und bei teilstationärer Behandlung durch fünf geteilt. Unklar bleibt der Umgang mit Behandlungskonzepten, die eine abweichende Anzahl an Behandlungstagen pro Woche vorsehen würden (z. B. Akut-Tagesklinik oder Sieben-Tage-Tageskliniken). Dem Wortlaut der Richtlinie in § 6 Abs. 2 folgend, würden sich mit dem Teiler 5 mehr Behandlungswochen ergeben, als tatsächlich stattgefunden hätten. Im letzten Berechnungsschritt werden dann die ermittelten Behandlungswochen jedes Behandlungsbereichs mit den Minutenwertvorgaben der jeweiligen Berufsgruppen multipliziert und in Stunden umgerechnet. In Einrichtungen ohne Versorgungsverpflichtung sind die Minutenwerte vorab pauschal um 10 Prozent zu reduzieren, wobei die Begrifflichkeit selbst in der Richtlinie nicht näher definiert wird (siehe Kap. 16). Die ermittelten Stundenwerte werden als Vollkräftestunden (VKS-Mind) bezeichnet. Bedingt durch die Begrenzung der PPP-RL auf (patientenbezogene) Anwesenheiten, werden die Mindestvorgaben nicht mehr in Vollkräfte (VK) umgerechnet, sondern als berufsgruppenbezogen zu erbringende Mindeststunden ausgewiesen.

Abweichungsanalyse

Im Regelfall sind zur Berechnung der VKS-Mind im Sinne der Planbarkeit von Personalmindestvorgaben immer die Vorjahreswerte der Behandlungstage und

Patienteneinstufungen aus dem jeweils gleichen Quartal zugrunde zu legen. Weicht aber die Anzahl der Behandlungstage im aktuellen Jahr in einem Behandlungsbereich (z. B. A1) der Einrichtung um mehr als 2,5 Prozent von der Vorjahresanzahl ab, müssen zur Berechnung unmittelbar die aktuellen Quartalsdaten (Behandlungstage und Patienteneinstufungen) herangezogen werden. Dabei ist – aufgrund der Vielzahl an unterschiedlichen Behandlungsbereichen, in denen es zu Abweichungen kommen kann – zu erwarten, dass der eigentliche Ausnahmefall in der Praxis regelhaft angewendet werden muss. Die Krankenhäuser können somit die (ab 2022 sanktioniert) einzuhaltenden Mindestpersonalvorgaben meist erst nach Abschluss des Quartals gesichert ermitteln. Daher spielt dieser Aspekt neben der konkreten Auswirkung auf die Nachweisführung vor allem auch bei der Personaleinsatzplanung (siehe Kap. 12) eine wesentliche Rolle.

Ermittlung des tatsächlichen Personaleinsatzes

567 Die Richtlinie etabliert erstmals eine Nachweispflicht auf Ebene der tatsächlich geleisteten Arbeitszeiten, indem sie vorgibt, dass „die Ermittlung der tatsächlichen Personalausstattung [...] anhand des *auf der Station jeweils tätigen Personals* der Berufsgruppen" zu erfolgen hat. „Dabei sind die *tatsächlich geleisteten Vollkraftstunden* für alle Tätigkeiten des Regeldienstes [...] anzugeben." Davon nicht umfasst sind Ausfallzeiten, Leitungskräfte, (Ruf-)Bereitschaftsdienste, ärztliche Konsiliardienste und pflegerische Nachtdienste. Die Ausfallzeiten werden noch weiter konkretisiert und umfassen neben den üblichen Tatbeständen (Ausfallzeiten aufgrund von Wochenfeiertagen, Urlaub, Arbeitsunfähigkeit, Schutzfristen, Kur- und Heilverfahren) auch Ausfälle wegen externer Fort- und Weiterbildungsmaßnahmen, Tätigkeiten im Betriebs-/Personalrat oder gleichgestellter Gremien, Einsätze als Sicherheits-, Hygiene- oder Gleichstellungsbeauftragte. Die Aufzählung ist insofern nicht abschließend, da explizit weitere – aber nicht näher definierte – relevante Ausfallzeiten genannt werden.

568 Die korrekte Ermittlung des tatsächlichen Personaleinsatzes auf Ebene von geleisteten Arbeitsstunden (VKS-Ist) stellt viele Krankenhäuser vor große Herausforderungen. Die Wenigsten werden die Anwesenheitsstunden nach oben genannter Definition ohne Weiteres aus ihren Datenbeständen generieren können. Nicht nur wurden die bisherigen Nachweise in psychiatrischen Einrichtungen immer auf Ebene der Vollkraftwerte geführt – die Richtlinie definiert eine grundlegend neue Systematik zur Ermittlung von tatsächlich geleisteter Arbeitszeit. Die Krankenhäuser müssen Wege finden, die notwendigen Informationen aus ihren Zeitwirtschaftssystemen ausleiten zu können. Insbesondere die Ausfallzeiten werden in den Einrichtungen bislang vermutlich nicht nach den Tatbeständen getrennt erfasst – bisher gab es keine Veranlassung dazu. Gerade Fort- und Weiterbildungszeiten und Einsatzzeiten in Gremien (Betriebs-/Personalrat o. ä.) oder im Beauftragtenwesen wurden womöglich nicht von der Anwesenheit im direkten Behandlungsbezug abgegrenzt. Hier besteht durch die Richtlinie ein großer Nachholbedarf, der zudem zeitnah umgesetzt werden muss. Die Ermitt-

lung der tatsächlichen Arbeitszeiten ist nicht nur im Kontext der Nachweisführung von entscheidender Bedeutung. Vielmehr sind die Ausfallzeiten künftig auch eine relevante Größe für die Budgetverhandlungen (siehe Kap. 8 und 9). Zudem haben viele Krankenhäuser noch keine (flächendeckende) elektronische Zeiterfassung etabliert. Die tatsächlichen Arbeitszeiten lassen sich in diesen Fällen nur überschlägig und unter Zuhilfenahme von Rechenmodellen ermitteln. Neben dem Personaleinsatz der Berufsgruppen nach § 5 sind im Nachweis auch die Anrechnungstatbestände (§ 8) aufzunehmen. Die Anwesenheitszeiten der anzurechnenden Berufsgruppen sind dabei ebenfalls in VKS zu erfassen und müssen jeweils unter Hinweis auf übernommene Regelaufgaben begründet werden (siehe Kap. 6).

Qualifikationsnachweis

Neben der Angabe von Personaleinsatzzeiten hat der G-BA auch eine Datenabfrage zur Qualifikation der Mitarbeiter vorgesehen. Dabei sind die berufsgruppenbezogen ermittelten VKS-Werte auf Qualifikationsstufen (siehe Tab. 17) aufzuteilen.

569

Tab. 17: Qualifikationsstufen für Nachweis B4

Berufsgruppe	Fachbereich	Qualifikation
Ärzte	PSY, PSO, KJP	FA Psychiatrie und Psychotherapie
	PSY, PSO	FA Psychosomatik
	PSY, PSO	FA mit Zusatzbezeichnung Psychotherapie
	KJP	FA Kinder- und Jugendpsychiatrie und -psychotherapie
Pflege	PSY, PSO, KJP	Pflegefachpersonen
	PSY, PSO	mit Weiterbildung Psychiatrische Pflege
	PSY, PSO	mit Bachelor Psychiatrische Pflege
	KJP	Erzieher
	KJP	Heilerziehungspfleger
	KJP	mit Weiterbildung Kinder- und Jugendpsychiatrie
Psychologen	PSY, PSO, KJP	App. Psychologische Psychotherapeuten
	PSY, PSo	Psychologen in Ausbildung zum Psychotherapeuten
	KJP	App. Kinder- und Jugendlichenpsychotherapeuten
	KJP	Psychologen in Ausbildung zum Psychologischen Psychotherapeuten oder Kinder- und Jugendlichenpsychotherapeuten

Tab. 17: *(Fortsetzung)*

Berufsgruppe	Fachbereich	Qualifikation
Spezialtherapie	PSY, PSO, KJP	Ergotherapeuten
	PSY, PSO, KJP	Künstlerische Therapeuten
	PSY, PSO, KJP	andere Qualifikation
Bewegungstherapie	PSY, PSO, KJP	Bewegungstherapeuten
	PSY, PSO, KJP	Physiotherapeuten
Sozialarbeiter	PSY, PSO, KJP	Sozialarbeiter
	PSY, PSO, KJP	Sozialpädagogen
	KJP	Heilpädagogen
Logopäden	KJP	Sprachheiltherapeuten
	KJP	Logopäden

Quelle: Eigene Darstellung in Anlehnung an Referenztabelle B4.2 und B4.3 der PPP-RL.

570   Eine so differenzierte Nachweisführung wird für viele Krankenhäuser in der Praxis kaum möglich sein. Der Nachweis verlangt, dass die tatsächliche Arbeitszeit der Mitarbeiter (VKS-Ist) nach ihrer jeweiligen Qualifikation aufgeteilt wird. Damit würde es nicht mehr ausreichen, die tatsächlich erbrachte Arbeitszeit nachweiskonform aus dem Zeitwirtschaftssystem zu exportieren – was ohnehin schon viele Krankenhäuser herausfordert. Vielmehr müsste der Quartalsnachweis dafür tages- und mitarbeiterbezogen aus dem System ausgeleitet werden. Anschließend müsste der Datensatz mit der jeweils täglich gültigen Qualifikation der Mitarbeiter – eine Aus-, Fort- oder Weiterbildung kann zu jedem Zeitpunkt innerhalb eines Quartals abgeschlossen werden – verknüpft werden. Dieser kombinierte Datensatz wäre dann für die verschiedenen Auswertungen und zur Nachweisführung aufzubereiten. Aus Praxissicht steht der damit verbundene Aufwand – sofern sich die Vorgehensweise überhaupt umsetzen lassen würde – in keinem Verhältnis zu dem angestrebten Informationsgewinn. Zudem wird die Aussagekraft der Werte ohnehin dadurch relativiert, dass „Personen mit zwei und mehr Qualifikationen entsprechend mehrfach […] zugeordnet werden" können. Aus Sicht der Herausgeber sollte daher für diese Nachweispflicht ein Kompromiss zur Anwendung kommen. Eine *stichtagsbezogene* Zuordnung der Mitarbeiter (-stunden) auf die vorgegebenen Qualifikationsstufen erscheint sachgemäß, da das Qualifikationsniveau der Mitarbeiter einer Einrichtung sich nicht sprunghaft verändert.

Pflegerische Nachtdienstbesetzung

Zusätzlich zum tatsächlichen Personaleinsatz im Tagdienst ist auch die Besetzung des pflegerischen Nachtdienstes je Station zu ermitteln. Die Nachweispflicht stellt dabei auf zwei Größen ab: Die durchschnittliche Pflegepersonalausstattung (geleistete Nachtdienststunden geteilt durch die Stunden des Nachtdienstes) sowie die durchschnittliche Patientenbelegung (Durchschnitt der Mitternachtsbestände) im Nachtdienst. Eine Mindestvorgabe für den Nachtdienst gibt es noch nicht. Jedoch steht eine Regelung durch den G-BA bereits in 2021 an und soll planmäßig zum 1.1.2022 in Kraft treten.

Ausnahmetatbestände

In Teil A der Servicedokumente gibt es für den Fall einer Unterschreitung der berechneten Mindestvorgaben die Möglichkeit, Ausnahmetatbestände nach § 10 zu erfassen. Dabei ist zwischen der Richtlinie für das Jahr 2020 (Beschlussfassung vom 19.9.2019) und der für das Jahr 2021 (Beschlussfassung vom 15.10.2020) zu unterscheiden. In beiden Fassungen gibt es drei relevante Ausnahmetatbestände:

- Kurzfristige krankheitsbedingte Personalausfälle, die in ihrem Ausmaß über das übliche Maß (mehr als 15 Prozent des vorzuhaltenden Personals) hinausgehen.
- Kurzfristig stark erhöhte Anzahl von Behandlungstagen, bei Patienten mit gesetzlicher oder landesrechtlicher Aufnahme-/Unterbringungspflicht (mehr als 110 Prozent des Umfangs des Vorjahres).
- Gravierende strukturelle oder organisatorische Veränderungen (z. B. Stationsumstrukturierung oder -schließung).

Für das Jahr 2020 sind Begründungen zu den drei Tatbeständen einzutragen und mit einem Zeitraum zu hinterlegen. In 2021 ist jeweils der Zeitraum und der Umfang (z. B. krankheitsbedingte Ausfallstunden oder betroffene Behandlungstage) zu übermitteln. Zudem muss der Zeitraum ermittelt werden, in dem keine Ausnahmetatbestände gegolten haben, da das Krankenhaus verpflichtet ist, die quartalsbezogenen Mindestvorgaben anteilig in den nicht von einem Ausnahmetatbestand betroffenen Zeiträumen einzuhalten (siehe Kap. 5).

Überprüfung

Die Nachweise zur Einhaltung der Mindestvorgaben sind anders als der jährliche Psych-Personalnachweis gemäß § 18 Abs. 2 S. 3 BPflV (siehe Kap. 10.2) nicht durch einen Wirtschaftsprüfer zu testieren, können aber auf Verlangen der Krankenkassen gemäß § 11 Abs. 4 im Rahmen einer Qualitätskontrolle nach § 137 Abs. 3 SGB V (MD-QK-RL) durch den Medizinischen Dienst kontrolliert und überprüft werden, sobald der entsprechende Richtlinienabschnitt durch den G-BA beschlossen wurde (siehe Kap. 7.2).

575 Das vom G-BA implementierte Nachweisverfahren ist äußerst komplex ausgestaltet worden. Entgegen der allgemeinen Absicht des Gesetzgebers, den „Dokumentationsaufwand auf das notwendige Maß"[75] zu begrenzen, kamen eine Vielzahl neuer Nachweisdokumente und -inhalten hinzu, ohne dass gleichzeitig etablierte Nachweispflichten entfallen wären. Hinzu kommt, dass viele der geforderten Daten in den Krankenhäusern nicht regelhaft vorliegen werden, da es bislang keine Notwendigkeit dafür gegeben hat. Zudem müssen die Rohdaten der Krankenhäuser erst eine komplexe Rechenlogik durchlaufen, ehe sie schlussendlich in die Servicedokumente übertragen werden können. So macht es die Richtlinie erforderlich, die Daten zunächst stations- und monatsbezogen zu verarbeiten. Bevor jedoch die Mindestpersonalausstattung stations- und monatsbezogen berechnet werden kann, muss die 2,5-Prozent-Regelung (§ 6 Abs. 4) einrichtungs- und quartalsbezogen überprüft werden. Erst wenn dieses Ergebnis vorliegt, können die Mindestvorgaben dann stations- und monatsbezogen final ermittelt werden. Die Einrichtungen werden daher riesige Datenmengen produzieren, die kaum noch manuell bearbeitet werden können. Da fehlerhafte Nachweise jedoch sanktioniert werden, ist eine – mindestens stichprobenartige – manuelle Überprüfung der Daten(qualität) dennoch unabdingbar. Teilweise müssen sogar individuelle Eingriffe vorgenommen werden, da die Anrechnungstatbestände (§ 8) nicht automatisiert generiert werden können. Sie sind einzelfallbezogen zu ermitteln und mit den entsprechenden Regelaufgaben zu begründen. Trotz dieser Komplexität müssen sich die Krankenhäuser gleichzeitig an sehr kurze Abgabefristen halten. Es bleibt daher festzuhalten, dass die Richtlinie die Krankenhäuser an vielen Stellen stark herausfordert: Die nachzuweisenden Daten sind kompliziert zu ermitteln, es gibt kontraintuitive Definitionen für Kennzahlen, als Ausnahmeregel gedachte Vorgaben werden schnell zum Regelfall und die Fristsetzungen sind praxisfern konzipiert.

576 Es ist davon auszugehen, dass die Nachweisführung über längere Zeit anhand der Excel-basierten Servicedokumente des IQTIG erfolgen wird. Daher empfiehlt es sich, hausindividuell geeignete Strukturen aufzubauen, um die notwendigen Daten möglichst einfach ermitteln und anschließend in die Formulare übertragen zu können. Ohne entsprechende Lösungen wird es den Krankenhäusern kaum möglich sein, die hohen Anforderungen innerhalb der kurzen Bearbeitungsfristen vollumfänglich zu erfüllen. Die konkreten Bearbeitungs- und Berechnungsschritte werden daher in den Kapiteln 11 und 12 des Buches anhand einer Best Practice-Lösung vorgestellt.

---

75 § 17d Abs. 1 S. 4 BPflV.

10.2 Psych-Personalnachweis

Neben der umfangreichen Nachweisführung zur PPP-RL (siehe Kap. 10.1) ist auch zu den für Personal vereinbarten Budgetmitteln ein Nachweis zu führen: Die Pflicht zur Übermittlung des Psych-Personalnachweises bleibt weiterhin bestehen. Somit wird das Personal-Nachweisverfahren, welches seit 2016 für psychiatrische Einrichtungen verpflichtend ist, nicht etwa durch das neue (wesentlich detailliertere) Verfahren der PPP-RL ersetzt, sondern künftig sind beide Nachweise parallel zu führen. Die Psych-Personalnachweispflichten sind in § 18 der Bundespflegesatzverordnung (BPflV) normiert, die genaue Ausgestaltung der Nachweise wird durch die Selbstverwaltung vereinbart. Dabei unterscheiden sich Inhalt, Nachweisebene, Prüfablauf, Empfänger und Turnus oder Zeitpunkt deutlich zur PPP-RL (siehe Tab. 18). Während der Psych-Personalnachweis einmal jährlich auf Basis der Vollkräfte zu erstellen ist und einen Mittelverwendungsnachweis führt, bildet der PPP-RL-Nachweis nur die erbrachten Vollkraftstunden des Tagdienstes ab und ist deutlich häufiger und kleinteiliger zu erstellen. Zudem zeichnet den Psych-Personalnachweis aus, dass er durch eine unabhängige Wirtschaftsprüfungsgesellschaft testiert werden muss (§ 18 Abs. 2 BPflV) – ein deutlicher Unterschied zum PPP-RL-Nachweis, welcher durch die Krankenkassen beauftragt vom Medizinischen Dienst überprüft werden kann.

Tab. 18: Gegenüberstellung der Nachweispflichten

	Nachweis nach PPP-RL	Nachweis nach BPflV
Inhalt	Personaleinsatz im Tagdienst (explizit ohne Ausfallzeiten, Leitungsanteile, Nachtdienste, (Ruf-)Bereitschaftszeiten	Gesamtpersonaleinsatz und Mittelverwendungsnachweis
Ebene	Vollkraftstunden (VKS)	Vollkraftäquivalente (VK)
Umfang	je Einrichtung (Standort) und Fachbereich quartals- und monatsbezogen, sowie stationsbezogen	je Einrichtung (IK-Nummer) und Fachbereich
Prüfung	Entweder nach Aufforderung durch die Vertragspartner oder im Rahmen einer Prüfung nach der Qualitätskontroll-Richtlinie (MD-QK-RL) durch den Medizinischen Dienst	Prüfung durch eine Wirtschaftsprüfungsgesellschaft mit Testat der Ergebnisse

Tab. 18: *(Fortsetzung)*

	Nachweis nach PPP-RL	Nachweis nach BPflV
Empfänger	**Nachweis A:** Vertragsparteien, IQTIG **Nachweis B:** IQTIG	Das Testat geht an das InEK und die Vertragsparteien und wird beim Krankenhausvergleich verwendet
Turnus	2020: einmalig bis April 2021 2021 – 2023: quartalsweise 2024: einmal jährlich	Einmal jährlich
Ausnahme	Bei einer Unterschreitung ist Nachweis A innerhalb von zwei Wochen nach Quartalsende abzugeben	keine

Quelle: Eigene Darstellung.

Gesetzliche Grundlage

578 Nach § 18 BPflV ist die jahresdurchschnittliche Stellenbesetzung in Vollkräften sowie die zweckentsprechende Mittelverwendung nachzuweisen. Nicht zweckentsprechend verwendete Mittel waren bis 2020 grundsätzlich zurückzuzahlen. Für die Jahre 2016 bis 2019 musste die Umsetzung der Vorgaben der Psychiatrie-Personalverordnung bestätigt werden, ab 2020 ist die Einhaltung der Mindestvorgaben der PPP-RL „sowie eine darüber hinausgehende, im Gesamtbetrag vereinbarte Besetzung mit therapeutischem Personal" nachzuweisen. Die Nachweise sind durch den Jahresabschlussprüfer zu testieren. Aus dem Nachweis müssen insbesondere die vereinbarte Stellenbesetzung, die tatsächliche jahresdurchschnittliche Stellenbesetzung, jeweils gegliedert nach Berufsgruppen, sowie der Umsetzungsgrad der personellen Anforderungen hervorgehen – alle Stellenangaben erfolgen dabei in Vollkraftäquivalenten (VK). Das Krankenhaus übermittelt den Nachweis jährlich bis zum 31.3. für das vorangegangene Kalenderjahr an die Vertragsparteien und an das Institut für das Entgeltsystem im Krankenhaus (InEK). Die Daten werden dort für die Weiterentwicklung des Entgeltsystems und für die Ermittlung der Ergebnisse des leistungsbezogenen Vergleichs verwendet. § 18 Abs. 3 BPflV befasst sich detailliert mit der eingangs beschriebenen Rückzahlungsverpflichtung für nicht zweckentsprechend verwendete Mittel und führt verschiedene Ausnahmetatbestände auf. Demnach ist eine Rückzahlung von Mitteln und damit verbunden eine Absenkung des Gesamtbetrags für die Jahre 2017 und 2018 nicht vorzunehmen gewesen, wenn das Krankenhaus nachweist, dass die im Gesamtbetrag vereinbarten Mittel für Personal vollständig für die Finanzierung von Personal verwendet wurden. Für 2019 waren eine Rückzahlung von Mitteln und eine Absenkung des Gesamtbetrags nicht vorzunehmen, wenn

das Krankenhaus nachweist, dass die vereinbarten Mittel vollständig für die Finanzierung von Personal zur Erreichung der Vorgaben der Psychiatrie-Personalverordnung verwendet wurden. Weitere Ausnahmen wurden gesetzlich nicht normiert, woraus theoretisch folgen würde, dass ab 2020 eine wirksame Rückzahlungsverpflichtung für nicht zweckentsprechend verwendete Mittel durch die Krankenhäuser besteht. Jedoch schränkt § 3 Abs. 3 BPflV diese Verpflichtung deutlich ein: Zeigt der Nachweis, dass die vereinbarte Stellenbesetzung nicht vorgenommen wurde, haben die Vertragsparteien zu vereinbaren, inwieweit der Gesamtbetrag prospektiv abzusenken ist. Es besteht somit weder eine Rückzahlungsverpflichtung noch ein Automatismus für eine Budgetabsenkung. Eine Absenkung ist nach den Budgetgrundsätzen nicht vorzunehmen, wenn das Krankenhaus nachweist, dass nur eine vorübergehende und keine dauerhafte Unterschreitung der vereinbarten Stellenzahl vorliegt.

Psych-Personalnachweis-Vereinbarungen

579 Die Selbstverwaltung hat am 26.6.2017 eine Vereinbarung zum Psych-Personalnachweis abgeschlossen. Ausgehend von dieser Vereinbarung musste die Nachweisführung für die Jahre 2016 bis 2019 in den Krankenhäusern umgesetzt werden. Zum 20.12.2019 wurde die Vereinbarung überarbeitet. Die Anpassung der ursprünglichen Vereinbarung war notwendig geworden, da die Psych-PV zum 31.12.2019 außer Kraft getreten ist und damit auch der Vergleichsmaßstab für den Nachweis entfallen ist. Für die Jahre ab 2020 mussten die Regelungen der Vereinbarung so angepasst werden, dass ein Vergleich mit der PPP-RL ermöglicht wird. Diese stellt zwar kein Personalbemessungsinstrument dar, ihre Mindestvorgaben sind aber trotzdem ein Baustein der Budgetfindung. In § 1 Abs. 5 der Vereinbarung wird so auch festgehalten, dass die vereinbarte Besetzung mit therapeutischem Personal die Einhaltung der G-BA-Mindestanforderungen gewährleisten muss. Auch stimmen die Vertragsparteien darin überein, dass unabhängig von den vorgegebenen stufenweisen Erfüllungsquoten der PPP-RL *bereits ab 2020 eine möglichst vollständige Umsetzung der Mindestanforderungen erreicht werden soll.* Dieser Absatz ist deshalb von hoher Bedeutung für die Krankenhäuser: Es handelt sich um die erste gemeinsame Absichtserklärung der Selbstverwaltungspartner, in der klargestellt wird, dass auch vor 2024 eine (mindestens) 100-prozentige PPP-RL-Erfüllung vereinbart werden kann und soll.

Systematik der Nachweisführung

580 Die weiteren Vorschriften der Vereinbarungen beschreiben die Vorgehensweise zur Nachweisführung. So wird die Herleitung des Nachweises zur tatsächlichen Stellenbesetzung und zur zweckentsprechenden Mittelverwendung näher ausgeführt. Die Krankenhäuser müssen eine mindestens nach Berufsgruppen und Leistungsbereichen differenzierende Vollkräftestatistik oder Personalkostenverrechnung führen, die eine sachgerechte Abgrenzung der Tätigkeiten und eine sachgerechte Zuordnung zu den Fachgebieten gewährleistet (§ 1 Abs. 6). Aus

Praxissicht bedeutsam ist, dass auch Personalkostenverrechnungen explizit genannt werden, solange sie eine sachgerechte Abgrenzung und Zuordnung ermöglichen. Das Personal muss somit nicht direkt den Stationen oder Fachbereichen zugeordnet sein, sondern kann auch durch geeignete Verrechnungsverfahren auf die Fachbereiche geschlüsselt werden. Diese Verfahren sind – im Hinblick auf die Prüfung durch den Jahresabschlussprüfer – detailliert zu beschreiben und hinsichtlich ihrer Eignung zur sach- und zweckentsprechenden Zuordnung zu überprüfen.

581 Nachweispflichtig sind alle Krankenhäuser und Abteilungen der Fachrichtung Psychiatrie (PSY), Psychosomatik (PSO) und Kinder- und Jugendpsychiatrie (KJP). Keine Anwendung findet die Nachweispflicht hingegen bei Modellvorhaben nach § 64b SGB V, wenn aufgrund des Modellprojekts keine Stellenbesetzung nach BPflV vereinbart wurde. Ansonsten sind die voll- und teilstationäre sowie die stationsäquivalente Krankenhausbehandlung von den Vorgaben umfasst. Nicht berücksichtigt werden darf nach § 2 Abs. 3 insbesondere Personal folgender Bereiche:

- Vor- oder nachstationäre Behandlung
- Konsildienste (außerhalb der BPflV)
- Ambulante Bereiche (PIA, MVZ, Soziotherapie gem. § 37a SGB V)
- Maßregelvollzug
- Rehabilitationsbehandlung
- Forschung und Lehre
- Krankenpflegeschulen und Praxisanleitung
- Weitere andere, nicht der BPflV unterliegende Leistungsbereiche

582 Der Nachweis selbst ist fachbereichs- (PSY, PSO, KJP) und berufsgruppenbezogen zu führen. Dabei sind Genesungsbegleiter separat auszuweisen. Anders als die PPP-RL umfasst der Nachweis alle Tätigkeiten der therapeutischen Mitarbeiter. Dies wird in § 3 der Vereinbarung ausgeführt: Neben dem therapeutischen Personal für den Regeldienst am Tag (§ 3 Abs. 3), welches durch die PPP-RL geregelt wird, sind auch weitere Einsatzbereiche einzubeziehen. Explizit benannt sind in § 3 Abs. 4 Nachtdienste der Pflege, Bereitschaftsdienste außerhalb des Regeldienstes, ärztliche Rufbereitschaft, der ärztliche Konsiliardienst (innerhalb der BPflV), Tätigkeiten in Nachtkliniken, Leitungsanteile und Genesungsbegleiter. Zudem führt § 3 Abs. 5 weiteres, über die Vorgaben von § 3 Abs. 3 und 4 hinausgehendes therapeutisches Personal auf, dass zu berücksichtigen ist. Demnach umfasst der Psych-Personalnachweis auch Personalansätze für *Besonderheiten der strukturellen und/oder organisatorischen Situation* der Einrichtung oder *zur Sicherstellung einer leitliniengerechten Versorgung*. Explizit erwähnt werden auch Ausfallzeiten des erforderlichen Personals: Nach § 3 Abs. 6 sind Ausfallzeiten als Vollkräfte zu berücksichtigen.

Die Vereinbarungswerte müssen seit 2020 nicht mehr separat dokumentiert werden, sondern können den standardisierten AEB-Psych-Formularen direkt entnommen werden Die Vereinbarungsdaten müssen zudem in Summe an das InEK übermittelt werden, um im Rahmen des leistungsbezogenen Krankenhausvergleichs (§ 4 BPflV) Verwendung zu finden. Der Nachweis der tatsächlichen Stellenbesetzung (siehe Abb. 22) erfolgt in jahresdurchschnittlichen Vollkräften, wobei auch hier auf die Vorgaben zur Abgrenzung und Zuordnung aus § 2 Abs. 3 zu verweisen ist. Dabei sind Vergütungen für Bereitschaftsdienste, Rufbereitschaftsdienste oder Überstunden in Vollkräfte umzurechnen und entsprechend zu berücksichtigen. Psychotherapeuten in Ausbildung dürfen berücksichtigt werden, sofern sie vom Krankenhaus eine Vergütung entsprechend ihres Grundberufs erhalten. Nach § 5 Abs. 2 dürfen auch Personen, die in der Pflege ausgebildet werden, berücksichtigt werden – allerdings nur im entsprechenden Verhältnis, das im PflBG geregelt wurde. Werden Personen in Pflegeausbildung im Nachweis berücksichtigt, so sind die VK-Werte, die Anzahl der Auszubildenden und der berücksichtigte Betrag im Nachweis gesondert darzustellen und zu begründen. Ihre Berücksichtigung stellt allerdings keinen Anrechnungstatbestand dar, sie sind direkt bei der Berufsgruppe der Pflegefachkräfte zu berücksichtigen.

583

Abb. 22: Nachweis der tatsächlichen Stellenbesetzung
Quelle: Psych-Personalnachweis-Vereinbarung 2020 vom 20.12.2019.

584 Anrechnungen auf die Berufsgruppen sind auch im Psych-Personalnachweis möglich. Die Vereinbarung referenziert hierbei immer auf die entsprechenden Regelungen in § 8 der PPP-RL. Folglich sind alle Anrechnungen, die im Rahmen des PPP-RL-Nachweises möglich sind, auch beim Psych-Personalnachweis möglich. Wie beim Nachweisverfahren der PPP-RL muss die Summe der Anrechnungstatbestände auch im Psych-Personalnachweis separat ausgewiesen und erläutert werden (siehe Abb. 23). Dabei sind die tatsächliche Berufsgruppe der angerechneten Fachkräfte, die Berufsgruppe bei der die Anrechnung vorgenommen wird, der Stellenumfang (in VK) und eine Begründung zu erfassen. Erfolgt eine Anrechnung von Fachkräften ohne direktes Beschäftigungsverhältnis, ist zudem die Höhe der umgerechneten Sachkosten separat auszuweisen. Explizit wird in § 5 Abs. 4 auch die Fragestellung zum Umgang mit Pflegehilfskräften beantwortet: Pflegehilfskräfte dürfen entsprechend der Vorgaben aus § 8 Abs. 5 angerechnet werden. Auszubildende der Krankenpflegehilfe dürfen unter Berücksichtigung des in § 17a Abs. 1 S. 2 KHG vorgegebenen Verhältnisses ebenfalls anteilig als Anrechnung berücksichtigt werden. Genesungsbegleiter hingegen dürfen nicht auf die therapeutischen Berufsgruppen angerechnet werden. Sie sind separat im Nachweis darzustellen.

Anrechnungstatbestand (siehe Anlage Spalten 3 bis 5)	Tatsächliche Berufsgruppe der angerechneten Fachkraft	Berufsgruppe nach § 5 PPP-RL, bei der die Anrechnung erfolgt	Angerechnete Stellenbesetzung in VK	Erläuterung[2]

Erläuterungen zur Anrechnung von Personen in der Pflegeausbildung[3]:

Die verwendeten Verfahren zur Ermittlung der tatsächlichen Stellenbesetzung und der tatsächlichen Kosten für das therapeutische Personal in Summe stellen eine sachgerechte Abgrenzung des für den Nachweis zu berücksichtigenden Personals vom Gesamtpersonal des Krankenhauses nach den §§ 5 und 6 sicher.

Bestätigung durch das Krankenhaus (Ort, Datum und Unterschrift)

Bestätigung durch den Jahresabschlussprüfer (Ort, Datum und Unterschrift)

[2] In den Erläuterungen sind die betroffenen Regelaufgaben nach Anlage 4 der PPP-RL aufzuführen. Bei Anrechnung von Fachkräften ohne direktes Beschäftigungsverhältnis mit dem Krankenhaus nach § 5 Absatz 5 sind die in VK umgerechneten Sachkosten auszuweisen.
[3] Die Berücksichtigung von Personen in Pflegeausbildung gemäß § 5 Absatz 2 Satz 1 ist zu erläutern. Dabei ist der Umfang der angerechneten Stellenbesetzung in VK, die Anzahl der Auszubildenden sowie der im Nachweis berücksichtigte Betrag auszuweisen.

Abb. 23: Nachweis von Anrechnungstatbeständen und zur Pflegeausbildung
Quelle: Psych-Personalnachweis-Vereinbarung 2020 vom 20.12.2019.

585 Für den Nachweis der zweckentsprechenden Mittelverwendung haben die Krankenhäuser die Kosten für das therapeutische Personal, die Genesungsbegleiter und die vorgenommenen und begründeten Anrechnungstatbestände auf Basis der erfassten Aufwände der Kontengruppe 60 bis 64 (Anlage 4 KHBV) zu ermitteln. Sachkosten für Personal ohne direktes Beschäftigungsverhältnis, welche nach KHBV nicht innerhalb der Kontengruppen 60 bis 64 verbucht werden, können ebenfalls berücksichtigt werden. Die ermittelten Daten sind durch den Jahresabschlussprüfer zu bestätigen. Die Übermittlung der Daten hat jährlich spätestens bis zum 31.3. für das vorangegangene Jahr stattzufinden. Liegen die Daten bis dahin noch nicht vor, ist eine Nachmeldung bis zum 31.5. möglich. Die Daten sind auf elektronischem Weg im Datenportal des InEK zu erfassen. Die vom InEK in maschinenlesbarer Form und unveränderlich gekennzeichnete Version davon (siehe Abb. 24) ist den Vertragspartnern zuzuleiten. Zudem haben die Vertragspartner Anspruch auf Vorlage des Testats durch den Jahresabschlussprüfer – in elektronischer Fassung und als Original.

586 Der Psych-Personalnachweis steht nicht nur durch die eben beschriebene Vorgehensweise in einem engen Verhältnis zum Nachweisverfahren der PPP-RL – auch der Umsetzungsgrad der PPP-RL ist dem InEK mit dem Psych-Personalnachweis zu übermitteln. In § 8 der Vereinbarung vom 20.12.2019 wird festgehalten, dass die Krankenhäuser dem InEK und den anderen Vertragsparteien die Einhaltung der Mindestvorgaben nachzuweisen haben. Dafür ist der Umsetzungsgrad quartals-, standort- und berufsgruppenbezogen entsprechend der Tabellen A5.1 und A5.2 (Servicedokument Teil A, siehe Kap. 11.5) zu ermitteln und weiterzugeben. Anders als beim PPP-RL-Nachweis selbst, muss die Datenübermittlung aber nicht quartalsweise erfolgen. Die gemeinsame Übermittlung der Nachweise für das gesamte Kalenderjahr ist ausreichend. Die Meldefristen gelten entsprechend. Sollten die Termine aufgrund von in der PPP-RL anderweitig geregelten Fristsetzungen nicht eingehalten werden können, ist die Abgabe der Daten spätestens 21 Tage nach Ablauf der in der PPP-RL genannten Abgabefrist vorzunehmen.

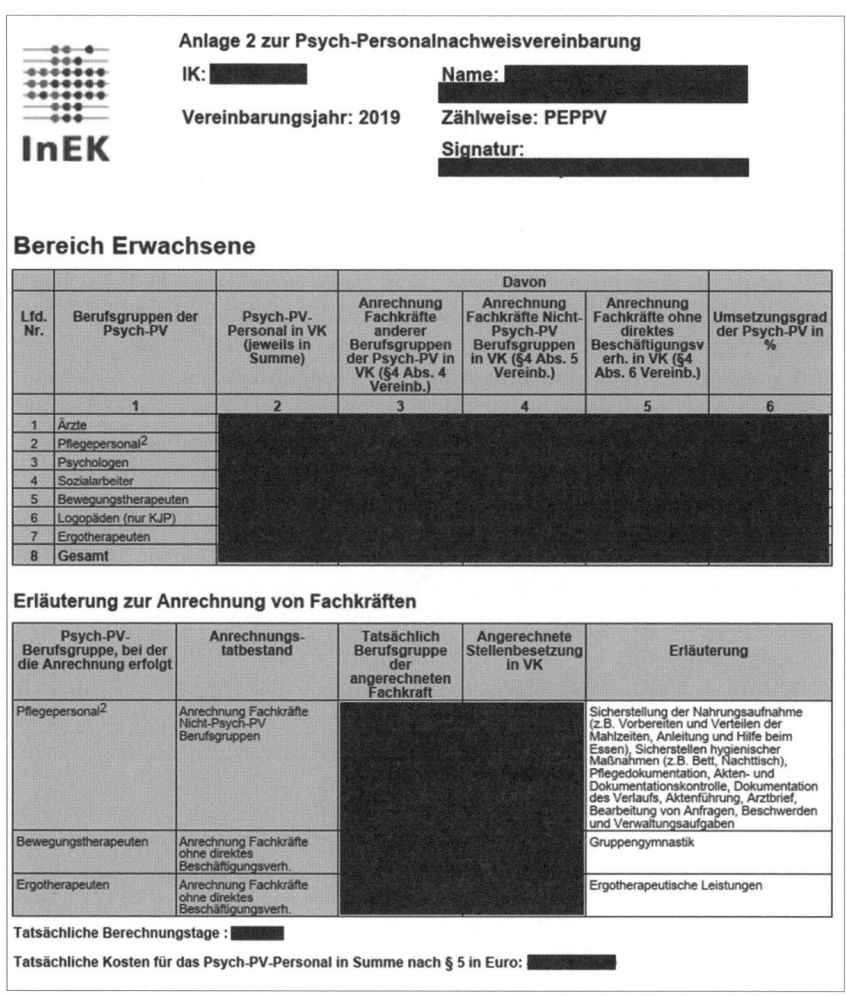

Abb. 24: Rückmeldung des InEK zur Datenübermittlung 2019
Quelle: Eigene Darstellung.

Zusammenhang zwischen Psych-Personalnachweis und PPP-RL

587 Da sich die Psych-Personalnachweis-Vereinbarung in weiten Teilen auf die Regelungen der PPP-RL stützt, sind beide Nachweisverfahren – auch wenn sie unterschiedliche inhaltliche Ebenen haben – unbedingt aufeinander abzustimmen. Die Inhalte, insbesondere das anzurechnende Personal, sind **zwischen den beiden Nachweisen zu harmonisieren, so dass die Datenqualität den Prüfungen durch den Jahresabschlussprüfer, aber auch durch den Medizinischen Dienst standhält**. Anrechnungen, die in der PPP-RL vorgenommen werden, sollten auch im Psych-Personalnachweis aufgeführt werden – und umgekehrt.

Dazu bedarf es eines logischen Aufbaus der Nachweise, der die Herleitung der Daten transparent offenlegt und hausintern und für den Jahresabschlussprüfer nachvollziehbar macht. Jeder Anrechnungstatbestand ist auch im Psych-Personalnachweis inhaltlich zu begründen und die Berechnung darzulegen (siehe Abb. 25). Anders als bei der PPP-RL müssen die Daten nicht zwingend stationsbezogen erfasst oder in einem Dienstplan aufgeführt werden – die Abgrenzung von anderen Fachbereichen ist allerdings zu gewährleisten. Da im Psych-Personalnachweis sowohl VK-Werte wie auch Kosten abgefragt werden, ist auch hier darauf zu achten, dass beide Größen miteinander korrelieren. Feste Prüfschritte bei der Nachweisführung helfen genauso dabei, die Datenqualität sicherzustellen wie ein einfacher, logischer Aufbau der Nachweisdatei. Da es für den Psych-Personalnachweis keine Servicedokumente (o. ä.) gibt, sollte sich jede Einrichtung Hilfstabellen zur Herleitung der Daten aufbauen, wie hier beispielhaft visualisiert.

	Gesamt-personalansatz	Anrechnung							
			§ 8 Abs. 3 Fachkräfte anderer Berufsgruppen		§ 8 Abs. 5 Fach- und Hilfskräfte Nicht-PPP-RL				§ 8 Abs. 4 Fachkräfte ohne direktes BV	
		Direkter Personaleinsatz	Überstunden, Zuschläge	Summe aller Einzeltatbestände	Kodierfachkräfte	Stationssekretariat	Hol-/Bringdienste	Summe aller Einzeltatbestände	Summe aller Einzeltatbestände	Fremde Therapeuten
Ärztlicher Dienst	95,00	90,00	5,00							
Pflegepersonal	349,75	325,00	3,50		21,25	7,00	12,50	1,75		
Psychologen	25,00	25,00								
Sozialpädagogen	21,00	21,00								
Bewegungstherapeuten	7,75	7,50							0,25	0,25
Spezialtherapeuten	25,25	25,00							0,25	0,25
Summe	523,75	493,50	8,50	0,00	21,25	7,00	12,50	1,75	0,50	0,50

Abb. 25: Datenermittlung zum Psych-Personalnachweis
Quelle: Eigene Darstellung.

In der Praxis hat es sich bewährt, die Daten übersichtlich in einer Excel-Matrix darzustellen – einmal für die VK-Werte, einmal für die damit verbundenen Aufwendungen. Jede Spalte, die in der Matrix verwendet wird, erhält dafür im Hintergrund ein eigenes Registerblatt in der Excel-Datei, in welchem die Herleitung der Daten dokumentiert wird und etwaige Berechnungs- und Prüfschritte erfolgen. Mit dem Jahresabschlussprüfer kann die Datei Schritt für Schritt besprochen werden, sodass die Vorgehensweise transparent offengelegt und nachvollziehbar gemacht wird. Auch die Kongruenz zum PPP-RL-Nachweis ist damit überprüfbar und darlegungsfähig. Eine erfolgreiche Nachweisführung sollte damit gelingen.

10.3 Personalnachweis im § 21-Datensatz

Das Gesetz zur Weiterentwicklung der Gesundheitsversorgung (GVWG) beinhaltet eine Veränderung, die für viele psychiatrische und psychosomatische Einrichtungen ab 2020 einen zusätzlichen Personalnachweis notwendig machen könnte. Ausgenommen von der gesetzlichen Veränderung sind lediglich Krankenhäuser, die ausschließlich dem Entgeltbereich des § 17d KHG unterliegen. Betreibt ein

Krankenhausträger unter einer IK-Nummer jedoch somatische und psychiatrisch-psychosomatische Krankenhäuser oder Abteilungen, greift die neue Vorgabe in § 21 KHEntgG. Demnach ist die Datei „Pflegepersonal.csv" künftig nicht mehr nur für die somatischen Fachbereiche auszufüllen und an das InEK zu übermitteln, sondern auch für die Psych-Fachbereiche – stationär wie auch ambulant.

590 Der Gesetzgeber begründet die zusätzlichen Nachweise damit, dass durch den Wegfall der Psych-PV auch die Notwendigkeit zur Übermittlung der diesbezüglichen OPS-Codes entfallen ist und diese Informationen für die Weiterentwicklung des Entgeltsystems notwendig sind. Deshalb müssen betroffene Einrichtungen beginnend mit der Datenübermittlung für das Jahr 2020 das insgesamt beschäftigte Pflegepersonal und die Zahl des insgesamt in der unmittelbaren Patientenversorgung auf bettenführenden Stationen beschäftigte Pflegepersonal im § 21-Datensatz erfassen und an das InEK übermitteln. Obwohl die dabei verwendeten Begrifflichkeiten aus den somatischen Fachbereichen stammen – hier werden sie im Rahmen von Pflegebudget und Pflegepersonaluntergrenzen auch in der Realität verwendet – übernimmt der Gesetzgeber diese Formulierungen nun auch für Psychiatrie und Psychosomatik.

591 Die zu übermittelnden Informationen sind durchaus umfangreich. Neben den Angaben zum Pflegepersonaleinsatz sind viele organisatorische Daten zu erfassen. Für die betroffenen psychiatrischen und psychosomatischen Einrichtungen treffen viele dabei gar nicht zu. Die Inhalte wurden im Datensatz aufgenommen, um die Weiterentwicklung der Pflegepersonaluntergrenzen und die Implementierung des Pflegepersonalquotienten umsetzen zu können. Detaillierte Informationen zur Ausgestaltung des Datensatzes finden sich in der Anlage zur Vereinbarung über die Übermittlung von Daten nach § 21 Abs. 4 und 5 KHEntgG in der Fassung vom 24.11.2020. Die wesentlichen Informationen sind auch in der Tabelle 19 zusammengefasst, die notwendigen Eintragungen werden dabei kurz beschrieben. Der gesamte § 21-Datensatz ist bis zum 31.3. jeden Jahres an das InEK zu übermitteln.

Tab. 19: Datensatzbeschreibung der Datei „Pflegepersonal"

Kennzahl	Eintragung
IK-Nummer	hausindividuelle Nummer
Standortnummer	hausindividuelle Standortnummer
Merkmal Bettenführend	hausindividuelle Zuordnung notwendig
Entgeltbereich	PSY – stationäre Versorgung
	PIA – ambulante Versorgung
Fachabteilung	Befüllung analog § 301 SGB V
Pflegesensitiver Bereich	Angabe „NON"
Merkmal Teilstationäre Behandlung	Nur teilstationäre Behandlung = 1
	Keine teilstationäre Behandlung = 0
	Voll- und teilstationär = mehrere Zeilen mit jeweils entsprechender Angabe (0, 1)

Kennzahl	Eintragung
Pflegefachpersonal (alle)	VK-Angabe
Pflegehilfspersonal (alle)	VK-Angabe
Weitere Fachkräfte (alle)	1) Medizinische Fachangestellte 2) Anästhesietechnische Assistenten 3) Notfallsanitäter → *Zuordnung gem. PpUGV*
Auszubildende (alle)	Anzahl der Auszubildenden der Pflegeberufe des Pflegefachpersonals
Pflegepersonal Gesamt (alle)	nur Summe Pflegefachpersonal (alle) und Pflegehilfspersonal (alle)
Pflegefachpersonal (Pflege am Bett)	VK-Angabe
Pflegehilfspersonal (Pflege am Bett)	VK-Angabe
Weitere Fachkräfte (Pflege am Bett)	Siehe Weitere Fachkräfte (alle), hier jedoch nur Ansätze zulässig, wenn unmittelbar in der Patientenversorgung auf betten-führenden Stationen eingesetzt
Pflegepersonal Gesamt (Pflege am Bett)	nur Summe Pflegefachpersonal (Pflege am Bett) und Pflegehilfspersonal (Pflege am Bett)
Anzahl Betten	hausindividuelle Zuordnung
Anzahl Intensivbetten	nicht relevant
Anzahl teilstationäre Behandlungsplätze	Angabe erforderlich, wenn Feld „Merkmal Teilstationäre Behandlung" befüllt wurde

Quelle: Eigene Darstellung in Anlehnung an die Anlage zur Vereinbarung über die Übermittlung von Daten nach § 21 Abs. 4 und 5 KHEntgG (24.11.2020).

Teil IV Praktische Implementierung eines Steuerungs-, Planungs- und Nachweissystems

11 Aufbau eines Steuerungs- und Nachweissystems
Stefan Günther, Ramon Krüger

Mit der Einführung der Mindestvorgaben nach PPP-RL kommen auf die Krankenhäuser umfangreiche und sehr vielfältige Nachweispflichten zu, die in Kapitel 9 ausführlich beschrieben werden. Um die Servicedokumente des IQTIG korrekt befüllen zu können, sind viele verschiedene Daten zu erheben und umfangreich aufzubereiten. Zudem müssen komplexe Berechnungen vorgenommen werden, um die erhobenen Rohdaten für die Nachweisführung verwenden zu können. Da die Datenübermittlung in den ersten Jahren quartalsweise innerhalb einer kurzen Frist – bei Unterschreitung der Mindestvorgaben sogar innerhalb von 14 Tagen nach Quartalsende – erfolgen muss, ist es unbedingt notwendig, hausindividuelle Strukturen zu entwickeln, um die notwendigen Daten EDV-gestützt aufbereiten und möglichst einfach übertragen zu können. Die IT-Anbieter der Krankenhausinformations- oder Personalbewirtschaftungssysteme haben bislang noch keine Lösungen zur Nachweisführung in die Primärsysteme implementiert, deswegen ist der Rückgriff auf Excel-basierte Lösungen zur Datenaufbereitung zu empfehlen.

Nachfolgend wird die praktische Nachweisführung am Beispiel einer Excel-basierten Lösung, die im Kontext des Praxishandbuchs durch die Herausgeber entwickelt wurde, näher beschrieben. Die dargestellten Lösungsansätze sollen die Krankenhäuser dabei unterstützen, sinnvolle Steuerungs-, Planungs- und Nachweissysteme einzuführen, um nicht nur den Nachweispflichten nachkommen zu können, sondern auch ihre Prozesse auf die veränderte Logik der PPP-RL anpassen zu können.

Das vorgestellte Tool wurde nach den folgenden Prämissen konzipiert:

- Die Dateneingabe ist auf das Notwendige beschränkt,
- die Daten werden übersichtlich und zum Ausdruck geeignet aufbereitet und stehen ohne weitere Bearbeitungsschritte unmittelbar zur Übernahme („copy & paste") in die offiziellen Servicedokumente zur Verfügung.
- Die enthaltenen Analyse- und Planungsfunktionalitäten verwenden die ohnehin bereits erfassten Daten und benötigen nur wenige weitere Eingaben.
- Zusätzliche Stationen oder Bereiche können einfach in den Stammdaten hinzugefügt werden und sind damit automatisch in allen Tabellen und Formularen ergänzt. Es ist keine neue Programmierung notwendig, wenn sich Strukturen verändern.

11.1 Strukturelle und organisatorische Stammdaten

Die beiden Nachweisdokumente des IQTIG fragen verschiedene strukturelle und organisatorische Stammdaten der Häuser ab, welche in den nachfolgenden Tabellen übersichtlich aufgeführt werden. Dabei werden die notwendigen Informationen für das Servicedokument auch direkt den Eingabemasken im dargestellten Excel-Tool zugeordnet.

596 Die Allgemeinen Stammdaten der Einrichtung (im Excel-Tool im Registerblatt „ORG2" zu erfassen) umfassen wesentliche strukturelle Angaben wie das Jahr der Nachweisführung, das nachzuweisende Quartal und übergreifende Informationen zur Einrichtung, wie die Angabe der zugeordneten Standorte (inkl. offizieller Standortnummer), die Fachabteilungsstruktur und ob eine regionale Versorgungsverpflichtung existiert (§ 6 Abs. 6). Die Stammdaten der Einrichtung (im Excel-Tool im Registerblatt „ORG3" zu erfassen) umfassen eine detaillierte Stationsstruktur für die Einrichtung mit allen notwendigen Angaben, die entweder für die Datenverarbeitung wichtig sind (z. B. regionalen Versorgungsverpflichtung wegen der Anwendung des 10-Prozent-Abschlags auf die Minutenwerte) oder aber im Servicedokument abgefragt werden (z. B. Stationstyp).

Tab. 20: Stammdaten zur Nachweisführung

Servicedokument		Excel-Tool		Beschreibung
Registerkarte	Position	Registerkarte	Position	
Angaben KH-Standort (Teil A und B)	Jahr	ORG2	Jahr	Auswahl über Dropdown-Menü
	Quartal	ORG2	Quartal	Auswahl über Dropdown-Menü
	Name der Klinik	ORG2	Einrichtung	Einmalige Erfassung
	Adresse	-	-	-
	Ansprechpartner	-	-	-
	IK-Nummer	ORG2	IK-Nummer	Einmalige Erfassung
	Standort-ID	ORG2	Standort + Standortnummer	Die Eingabe erfolgt über die Matrix, bei der jeder Standort mit den dort vorgehaltenen Fachbereichen erfasst wird. Zudem ist hier anzugeben ob eine Versorgungsverpflichtung vorliegt.
	Fachabteilung(en)	ORG2	Fachabteilung	
Formular A1	Pflichtversorgung	ORG2	Versorgungsverpflichtung	
Angaben Stationen (Teil A und B)	Fachabteilung	ORG3	Fachabteilung	Einmalige Erfassung
	Stationsbezeichnung	ORG3	Station	Einmalige Erfassung
	-	ORG3	Stationsbezeichnung	Optionale Zuordnung möglich
	-	ORG3	Bereich/Abteilung	Optionale Zuordnung möglich
	-	ORG3	Standort	Einmalige Erfassung
	-	ORG3	Besonderheiten	

Servicedokument		Excel-Tool		Beschreibung
Register-karte	Position	Register-karte	Position	
				Auswahl über Drop-down-Menü (z. B. 7-Tage-Tagesklinik; hat bei Aktivierung Auswirkung auf die Berechnungslogik)
	Stationstyp	ORG3	Stationstyp	Auswahl über Drop-down-Menü
	Stationskonzept	ORG3	Stationskonzept	Auswahl über Drop-down-Menü
Formular A2	Betten/Plätze	ORG3	Betten/Plätze	Einmalige Erfassung
Keine Übernahme	-	ORG2	Datum Stichtage	Die Eingabe der Stichtage (jeweils Angabe des Datums) ist für die weitere Datenverarbeitung/-berechnung notwendig.

Quelle: Eigene Darstellung.

Als rechnerische Grundlage für die VKS-Mind sind die Belegungsdaten der Stationen (Eingabe in Formular E1.1 und E1.2) und die Auswertungen der 14-tägigen Patienteneinstufung zu ermitteln und jeweils separat für das Vorjahr (Eingabe in Formular E2.1 bis E2.7) und das aktuelle Jahr (Eingabe in Formular E3.1 bis E3.7) zu erfassen. Eine Erweiterung um zusätzliche (eventuell hausindividuell genutzte) Behandlungsbereiche ist jederzeit möglich und unkompliziert zu realisieren. Zur vollständigen Nachweisführung sind zudem die tatsächlichen Vollkraftstunden (VKS-Ist) einzutragen (Eingabe in den Formularen E4.1 bis E4.3). Grundsätzlich sind das bereits die einzig notwendigen Dateneingaben, die zum Nachweis benötigt werden. Unterstützende Tools, wie die hier dargestellte Excel-Lösung, sollten den Krankenhäusern allerdings weitere Eingabe-, Hilfs- und Umrechnungsmöglichkeiten bieten, um den Schwierigkeiten in der Datengenerierung sowie in der internen Planung und Steuerung adäquat Rechnung zu tragen.

E1.1 - Belegung Vorjahr

Lfd. Nr.	Station	Januar 2019 VS	Januar 2019 TS	Februar 2019 VS	Februar 2019 TS	März 2019 VS	März 2019 TS
1	001A	736	0	665	0	736	0
2	001B	736	0	665	0	736	0
3	001C	736	0	665	0	736	0
4	001D	736	0	665	0	736	0
5	002A	353	251	319	228	353	240
6	002B	353	0	319	0	353	0
7	003A	589	0	532	0	589	0
8	004A	589	0	532	0	589	0
9	004B	589	0	532	0	589	0
10	004C	589	0	532	0	589	0
11	TK2	0	251	0	228	0	240
12	TK1	0	418	0	380	0	398

E1.2 - Belegung Aktuell

Lfd. Nr.	Station	Januar 2020 VS	Januar 2020 TS	Februar 2020 VS	Februar 2020 TS	März 2020 VS	März 2020 TS
1	001A	698	0	653	0	698	0
2	001B	698	0	653	0	698	0
3	001C	698	0	653	0	698	0
4	001D	698	0	653	0	698	0
5	002A	335	238	313	216	335	227
6	002B	335	0	313	0	335	0
7	003A	558	0	522	0	558	0
8	004A	558	0	522	0	558	0
9	004B	558	0	522	0	558	0
10	004C	558	0	522	0	558	0
11	TK2	0	238	0	216	0	227
12	TK1	0	396	0	360	0	378

Abb. 26: Erfassung der Belegung in Formular E1.1 und E1.2
Quelle: Excel-Tool zur Nachweisführung (eigene Darstellung).

E2.1 - Stichtagserhebung Vorjahr — Stichtag: 01.01.2019

Lfd. Nr.	Station	A1	A2	A4	A5	A6	A7	A9	S1	S2	S4	S5	S6	S9	G1	G2	G4	G5	G6	G9	P1	P2	P3	P4	KJ1	KJ2	KJ3	KJ5	KJ6	KJ7	KJ9	Σ
1	001A	5	15												2																	22
2	001B	20	3																													23
3	001C									18	3																					21
4	001D								3	18																						21
5	002A																								2	6	4		12			24
6	002B																								10	1						11
7	003A															2	18															20
8	004A														2	16																18
9	004B														20																	20
10	004C														8	9																17
11	TK2																												12			12
12	TK1				14							6																				20

Abb. 27: Erfassung der Patienteneinstufung in Formular E2 und E3
Quelle: Excel-Tool zur Nachweisführung (eigene Darstellung).

11.2 Berechnung der Mindestpersonalvorgaben

598 Ein wesentlicher Bestandteil der Nachweisführung ist die (regelmäßige) Berechnung der Mindestpersonalvorgaben, ausgehend von den Leistungszahlen der Stationen.

11.2.1 Datenaufbereitung

599 Bei der Datenaufbereitung ist zu beachten, dass alle Zwischenergebnisse kaufmännisch auf zwei Nachkommastellen gerundet werden müssen (§ 6 Abs. 1). Lediglich das finale Ergebnis – also die VKS-Mind-Vorgabe – wird ohne Nachkommastellen gerundet verarbeitet. Um die jeweils gültigen Mindestpersonalvorgaben (VKS-Mind) bestimmen zu können, müssen die quartals- und einrichtungsbezogenen Datensätze ermittelt werden. Um die Daten jedoch auf Quartals- und Einrichtungsebene kumulieren zu können, ist vorher die stationsbezogene Erfassung und Verarbeitung für das betreffende Quartal notwendig. Dazu sind die Stichtagsmeldungen zur Patienteneinstufung (sowohl für das Vorjahr wie auch für das aktuelle Jahr) stationsbezogen aufzusummieren und durch die Anzahl der abge-

fragten Stichtage zu dividieren. Daraus ergibt sich die *durchschnittliche Patienteneinstufung je Behandlungsbereich* der Stationen im entsprechenden Quartal.

	Ø-Stichtage Quartal 1 Vorjahr																														
Station	A1	A2	A4	A5	A6	A7	A9	S1	S2	S4	S5	S6	S9	G1	G2	G4	G5	G6	G9	P1	P2	P3	P4	KJ1	KJ2	KJ3	KJ5	KJ6	KJ7	KJ9	Σ
001A	5	15	0	0	0	0	0	0	0	0	0	0	0	0	2	0	0	0	0	0	0	0	0	0	0	0	0	0	0	0	22
001B	20	3	0	0	0	0	0	0	0	0	0	0	0	0	0	0	0	0	0	0	0	0	0	0	0	0	0	0	0	0	23
001C	0	0	0	0	0	0	0	18	3	0	0	0	0	0	0	0	0	0	0	0	0	0	0	0	0	0	0	0	0	0	21
001D	0	0	0	0	0	0	0	3	18	0	0	0	0	0	0	0	0	0	0	0	0	0	0	0	0	0	0	0	0	0	21
002A	0	0	0	0	0	0	0	0	0	0	0	0	0	0	0	0	0	0	0	0	0	0	0	2	6	4	0	0	12	0	24
002B	0	0	0	0	0	0	0	0	0	0	0	0	0	0	0	0	0	0	0	0	0	0	0	10	1	0	0	0	0	0	11
003A	0	0	0	0	0	0	0	0	0	0	0	0	0	0	0	0	0	0	0	2	18	0	0	0	0	0	0	0	0	0	20
004A	0	0	0	0	0	0	0	0	0	0	0	0	0	2	16	0	0	0	0	0	0	0	0	0	0	0	0	0	0	0	18
004B	0	0	0	0	0	0	0	0	0	0	0	0	0	20	0	0	0	0	0	0	0	0	0	0	0	0	0	0	0	0	20
004C	0	0	0	0	0	0	0	0	0	0	0	0	0	8	9	0	0	0	0	0	0	0	0	0	0	0	0	0	0	0	17
TK2	0	0	0	0	0	0	0	0	0	0	0	0	0	0	0	0	0	0	0	0	0	0	0	0	0	0	0	0	12	0	12
TK1	0	0	0	0	14	0	0	0	0	0	0	6	0	0	0	0	0	0	0	0	0	0	0	0	0	0	0	0	0	0	20

Abb. 28: Durchschnittliche Patienteneinstufung je Behandlungsbereiche
Quelle: Excel-Tool zur Nachweisführung (eigene Darstellung).

Anschließend werden die Behandlungstage des Quartals (für das Vorjahr und das aktuelle Jahr) mit Hilfe der soeben berechneten durchschnittlichen Patienteneinstufung stationsbezogen auf die Behandlungsbereiche verteilt. Es ergibt sich aus der prozentualen Verteilung die *Belegung je Behandlungsbereich* für die Stationen. **600**

	Ø-Verteilung Behandlungstage Quartal 1 Vorjahr																														
Station	A1	A2	A4	A5	A6	A7	A9	S1	S2	S4	S5	S6	S9	G1	G2	G4	G5	G6	G9	P1	P2	P3	P4	KJ1	KJ2	KJ3	KJ5	KJ6	KJ7	KJ9	Σ
001A	486	1.457	0	0	0	0	0	0	0	0	0	0	0	0	194	0	0	0	0	0	0	0	0	0	0	0	0	0	0	0	2.137
001B	1.858	279	0	0	0	0	0	0	0	0	0	0	0	0	0	0	0	0	0	0	0	0	0	0	0	0	0	0	0	0	2.137
001C	0	0	0	0	0	0	0	1.832	305	0	0	0	0	0	0	0	0	0	0	0	0	0	0	0	0	0	0	0	0	0	2.137
001D	0	0	0	0	0	0	0	305	1.832	0	0	0	0	0	0	0	0	0	0	0	0	0	0	0	0	0	0	0	0	0	2.137
002A	0	0	0	0	0	0	0	0	0	0	0	0	0	0	0	0	0	0	0	0	0	0	0	145	436	291	0	0	872	0	1.744
002B	0	0	0	0	0	0	0	0	0	0	0	0	0	0	0	0	0	0	0	0	0	0	0	932	93	0	0	0	0	0	1.025
003A	0	0	0	0	0	0	0	0	0	0	0	0	0	0	0	0	0	0	0	171	1.539	0	0	0	0	0	0	0	0	0	1.710
004A	0	0	0	0	0	0	0	0	0	0	0	0	0	190	1.520	0	0	0	0	0	0	0	0	0	0	0	0	0	0	0	1.710
004B	0	0	0	0	0	0	0	0	0	0	0	0	0	1.710	0	0	0	0	0	0	0	0	0	0	0	0	0	0	0	0	1.710
004C	0	0	0	0	0	0	0	0	0	0	0	0	0	805	905	0	0	0	0	0	0	0	0	0	0	0	0	0	0	0	1.710
TK2	0	0	0	0	0	0	0	0	0	0	0	0	0	0	0	0	0	0	0	0	0	0	0	0	0	0	0	0	719	0	719
TK1	0	0	0	0	837	0	0	0	0	0	0	359	0	0	0	0	0	0	0	0	0	0	0	0	0	0	0	0	0	0	1.196

Abb. 29: Durchschnittliche Verteilung der Berechnungstage auf die Bereiche
Quelle: Excel-Tool zur Nachweisführung (eigene Darstellung).

Um die Mindestpersonalbesetzung berechnen zu können, sind die auf diese Art ermittelten Behandlungstage durch sieben (bzw. die tagesklinischen Belegungstage durch fünf) zu dividieren. Dadurch ergibt sich stationsbezogen und je Behandlungsbereich die *Anzahl der Behandlungswochen*. **601**

	Behandlungswochen Quartal 1 Vorjahr																														
Station	A1	A2	A4	A5	A6	A7	A9	S1	S2	S4	S5	S6	S9	G1	G2	G4	G5	G6	G9	P1	P2	P3	P4	KJ1	KJ2	KJ3	KJ5	KJ6	KJ7	KJ9	Σ
001A	69	208	0	0	0	0	0	0	0	0	0	0	0	0	28	0	0	0	0	0	0	0	0	0	0	0	0	0	0	0	305
001B	265	40	0	0	0	0	0	0	0	0	0	0	0	0	0	0	0	0	0	0	0	0	0	0	0	0	0	0	0	0	305
001C	0	0	0	0	0	0	0	262	44	0	0	0	0	0	0	0	0	0	0	0	0	0	0	0	0	0	0	0	0	0	305
001D	0	0	0	0	0	0	0	44	262	0	0	0	0	0	0	0	0	0	0	0	0	0	0	0	0	0	0	0	0	0	305
002A	0	0	0	0	0	0	0	0	0	0	0	0	0	0	0	0	0	0	0	0	0	0	0	21	62	42	0	0	174	0	299
002B	0	0	0	0	0	0	0	0	0	0	0	0	0	0	0	0	0	0	0	0	0	0	0	133	13	0	0	0	0	0	146
003A	0	0	0	0	0	0	0	0	0	0	0	0	0	0	0	0	0	0	0	24	220	0	0	0	0	0	0	0	0	0	244
004A	0	0	0	0	0	0	0	0	0	0	0	0	0	27	217	0	0	0	0	0	0	0	0	0	0	0	0	0	0	0	244
004B	0	0	0	0	0	0	0	0	0	0	0	0	0	244	0	0	0	0	0	0	0	0	0	0	0	0	0	0	0	0	244
004C	0	0	0	0	0	0	0	0	0	0	0	0	0	115	129	0	0	0	0	0	0	0	0	0	0	0	0	0	0	0	244
TK2	0	0	0	0	0	0	0	0	0	0	0	0	0	0	0	0	0	0	0	0	0	0	0	0	0	0	0	0	144	0	144
TK1	0	0	0	0	167	0	0	0	0	0	0	72	0	0	0	0	0	0	0	0	0	0	0	0	0	0	0	0	0	0	239

Abb. 30: Berechnung der Behandlungswochen
Quelle: Excel-Tool zur Nachweisführung (eigene Darstellung).

602 Multipliziert mit den Mindestminutenwerten je Behandlungsbereich und Berufsgruppe (Anlage 1 PPP-RL) lassen sich – umgerechnet in Stunden – die VKS-Mind sowohl für den Vergleichszeitraum wie auch für das aktuelle Quartal berechnen. Die beiden Berechnungen stellen die VKS-Mindestwerte für die jeweilige Belegungssituation dar. Sie geben jedoch noch keinen Aufschluss darüber, welche Größe (Berechnung auf Vorjahresebene oder aktueller Datenbasis) im jeweiligen Quartal tatsächlich Gültigkeit erlangt. Dazu ist nach § 6 Abs. 4 zunächst eine Prüfung der Belegung bzw. deren Abweichung je Behandlungsbereich zwischen dem Vergleichszeitraum und dem aktuellen Zeitraum vorzunehmen („2,5-Prozent-Regelung").

Station	Ermittlung VKS-Mind (Vorjahresbezug)							Ermittlung VKS-Mind (Aktuell)						
	Ärzte	Pflege	Psychologen	Spezialtherapie	Bewegungs-/Physiotherap	Sozialarbeit	Logopädie (KJP)	Ärzte	Pflege	Psychologen	Spezialtherapie	Bewegungs-/Physiotherap	Sozialarbeit	Logopädie (KJP)
001A	1.229	7.079	195	583	151	368	0	1.194	6.857	185	566	143	357	0
001B	1.086	4.807	240	617	143	385	0	1.043	4.629	230	592	137	369	0
001C	1.172	4.777	315	351	177	587	0	1.126	4.634	303	335	170	566	0
001D	1.281	7.419	341	275	174	746	0	1.227	7.088	327	264	167	714	0
002A	1.354	6.692	953	663	318	650	99	1.289	6.521	900	619	297	611	92
002B	658	4.886	470	358	208	394	79	630	4.679	451	345	199	377	75
003A	931	1.853	474	374	176	167	0	887	1.774	454	358	168	158	0
004A	846	6.528	159	328	161	218	0	809	6.233	154	316	154	211	0
004B	745	5.171	228	415	143	305	0	714	4.953	218	398	137	293	0
004C	805	5.979	187	364	153	254	0	768	5.684	181	351	146	246	0
TK2	621	1.915	470	321	158	336	65	588	1.814	445	304	150	318	61
TK1	456	1.298	424	675	67	308	0	432	1.230	402	638	63	296	0

Abb. 31: Berechnung der VKS-Mindestwerte

Quelle: Excel-Tool zur Nachweisführung (eigene Darstellung).

11.2.2 Prüfung nach § 6 Abs. 4

603 Um die jeweils gültigen Mindestpersonalvorgaben zu ermitteln, ist die 2,5-Prozent-Regel (§ 6 Abs. 4) quartalsbezogen und auf Einrichtungsebene zu beachten. Die Regel besagt, dass die VKS-Mind im Regelfall auf Basis der Vorjahresbelegung und -patienteneinstufung zu berechnen sind. Weicht jedoch die Belegung in einem Behandlungsbereich (z. B. A1, A2 etc.) um 2,5 Prozent (nach oben oder nach unten) ab, müssen die VKS-Mind auf Basis der aktuellen Quartalsleistungen berechnet werden. Zur Überprüfung der Belegungsabweichung in den Behandlungsbereichen werden die stationsbezogen ermittelten Daten deshalb auf Einrichtungsebene (Fachgebiet je Standort) aufsummiert und der prozentualen Abweichungsanalyse unterzogen. Liegt in einer Einrichtung in einem Behandlungsbereich eine Abweichung zwischen der aktuellen Belegung und der Vorjahresbelegung von 2,5 Prozent vor, muss die Berechnungsbasis automatisch verändert werden.

Fachabteilung (FAB)	Standort	Abweichungsanalyse nach § 6 Abs. 4 PPP-RL [2,5 Prozent Regelung]												
		A1	A2	A4	A5	A6	A7	A9	S1	S2	S4	...	KJ9	MIN	MAX
29 - Psychiatrie (Erwachsene)	Musterstadt 1	-7,0%	4,6%	0,0%	0,0%	0,0%	-9,7%	0,0%	0,0%	-4,9%	0,0%		0,0%	-47,1%	5,4%
29 - Psychiatrie (Erwachsene)	Musterstadt 2	0,0%	0,0%	0,0%	0,0%	0,0%	0,0%	0,0%	0,0%	0,0%	0,0%		0,0%	-7,1%	0,0%
30 - Kinder- und Jugendpsychiatrie	Musterstadt 1	0,0%	0,0%	0,0%	0,0%	0,0%	0,0%	0,0%	0,0%	0,0%	0,0%		0,0%	-9,1%	9,0%
31 - Psychosomatik	Musterstadt 1	0,0%	0,0%	0,0%	0,0%	0,0%	0,0%	0,0%	0,0%	0,0%	0,0%		0,0%	-5,4%	6,4%
30 - Kinder- und Jugendpsychiatrie	Musterstadt 2	0,0%	0,0%	0,0%	0,0%	0,0%	0,0%	0,0%	0,0%	0,0%	0,0%		0,0%	-5,3%	0,0%

Abb. 32: Abweichungsanalyse nach § 6 Abs. 4 PPP-RL

Quelle: Excel-Tool zur Nachweisführung (eigene Darstellung).

11.2.3 Ermittlung der gültigen Mindestvorgaben

Erst nach der Abweichungsanalyse können die tatsächlich gültigen Mindestvorgaben ermittelt werden. Das Ergebnis der Überprüfung wird im Excel-Tool automatisch verwendet. Je nach Ergebnis werden die **VKS-Mind (Aktuell)** oder die **VKS-Mind (Vorjahresbezug)** zu den gültigen VKS-Mind, die dann unter der Überschrift **Ermittlung der gültigen VKS-Mind** in den Tabellen erscheinen.

604

Station	Ermittlung der gültigen VKS-Mind [nach Prüfung § 6 Abs. 4 PPP-RL]							
	Ärzte	Pflege	Psychologen	Spezialtherapie	Bewegungs-/Physiotherap	Sozialarbeit	Logopädie (KJP)
001A	1.194	6.857	185	566	143	357	0
001B	1.043	4.629	230	592	137	369	0
001C	1.126	4.634	303	335	170	566	0
001D	1.227	7.088	327	264	167	714	0
002A	1.289	6.521	900	619	297	611	92
002B	630	4.679	451	345	199	377	75
003A	887	1.774	454	358	168	158	0
004A	809	6.233	154	316	154	211	0
004B	714	4.953	218	398	137	293	0
004C	768	5.684	181	351	146	246	0
TK2	588	1.814	445	304	150	318	61
TK1	432	1.230	402	638	63	296	0

Abb. 33: Ermittlung der gültigen VKS-Mindestwerte
Quelle: Excel-Tool zur Nachweisführung (eigene Darstellung).

Ausgehend von dieser quartalsweisen Berechnung auf Ebene der Stationen und Einrichtungen, werden in entsprechender Berechnungsweise auch die monats- und stationsbezogenen Daten für die detaillierte Nachweisführung hergeleitet. Ausgehend von dem bereits vorliegenden Prüfungsergebnis der 2,5-Prozent-Regel für die zugehörige Einrichtung auf Quartalsebene, werden dann die jeweils gültigen Mindestpersonalvorgaben bestimmt. Zur Übersicht und weiteren Verwendung für Simulationsberechnungen werden die VKS-Mind sowohl für den Vergleichszeitraum wie auch für den aktuellen Zeitraum bestimmt und gegenübergestellt. Für jeden Monat ist daher neben den VKS-Mind für den Vergleichszeitraum und den aktuellen Zeitraum ebenfalls die Rubrik „Ermittlung der gültigen VKS-Mind [nach Prüfung § 6 Abs. 4 PPP-RL]" in den Excel-Tabellen darzustellen.

605

Station	Januar Ermittlung VKS-Mind (Vorjahresbezug)							Januar Ermittlung VKS-Mind (Aktuell)						
	Ärzte	Pflege	Psychologen	Spezialtherapie	Bewegungs/Physiotherap	Sozialarbeit	Logopädie (KJP)	Ärzte	Pflege	Psychologen	Spezialtherapie	Bewegungs/Physiotherap	Sozialarbeit	Logopädie (KJP)
001A	423	2.438	67	201	52	127	0	407	2.336	63	193	49	122	0
001B	374	1.655	83	213	49	133	0	355	1.577	78	202	47	126	0
001C	404	1.645	109	121	81	202	0	383	1.579	103	114	58	193	0
001D	441	2.555	117	95	60	257	0	418	2.415	111	90	57	243	0
002A	469	2.317	330	230	110	225	34	444	2.246	310	213	102	210	32
002B	226	1.683	162	123	72	136	27	215	1.595	154	118	68	128	26
003A	320	638	164	129	60	58	0	302	604	155	122	58	54	0
004A	292	2.248	55	113	55	75	0	276	2.123	52	108	52	72	0
004B	257	1.781	79	143	49	105	0	243	1.687	74	136	46	100	0
004C	277	2.080	64	125	53	87	0	262	1.937	62	120	50	84	0
TK2	217	668	164	112	55	117	23	205	634	155	106	52	111	21
TK1	159	454	148	236	23	108	0	151	429	140	223	22	103	0

Abb. 34: Ermittlung der monatsbezogenen VKS-Mindestwerte
Quelle: Excel-Tool zur Nachweisführung (eigene Darstellung).

606   Zur Berechnung der Mindestpersonalvorgaben und zur Erfüllung aller Nachweispflichten der Richtlinie sind auf Grundlage der Dateneingaben mindestens folgende Auswertungen notwendig:

- Quartals- und stationsbezogene Datenverarbeitung und -auswertung (A1)
- Monats- und stationsbezogene Datenverarbeitung und -auswertung (A2.1, A2.2, A2.3)
- Quartals- und einrichtungsbezogene Datenverarbeitung und -auswertung (A3)

11.3 Berechnung der tatsächlichen Personalausstattung

607   Die tatsächliche Personalausstattung des Krankenhauses ist stations- und monatsbezogen in den Nachweis einzubringen. Dabei sind die tatsächlichen Anwesenheitszeiten (im unmittelbaren oder mittelbaren Behandlungsbezug) der Mitarbeiter in Vollkraftstunden (VKS-Ist) zu erfassen. Übergreifend eingesetztes Personal (z. B. zentrale Therapiebereiche) dürfen ebenfalls berücksichtigt werden, müssen aber nach einem nachvollziehbaren Schlüssel (z. B. nach Inanspruchnahme) auf die Stationen der Einrichtung verteilt werden. Im Excel-Tool gibt es dafür pro Monat eine stations- und berufsgruppenbezogene Eingabemöglichkeit (A4.1 bis A4.3). Das PPP-RL-Personal (Berufsgruppen nach § 5) der Klinik ist dabei wie folgt zu erfassen:

- Direktes Stationspersonal (d_Station)
- Abteilungspersonal (d_Abteilung)
- Klinikpersonal (d_Klinik)
- Zentrales Personal (d_Zentral)

Berechnung der tatsächlichen Personalausstattung

Station	Ärzte							
	d_Station	d_Abteilung	d_Klinik	d_Zentral	a_§8 Abs. 3	a_§8 Abs. 4	a_§8 Abs. 5	Summe
001A	400	40	8	2	0	0	0	450
001B	275	38	22	5	0	0	0	340
001C	325	33	25	2	0	0	0	385
001D	385	25	10	6	0	0	0	426
002A	400	45	5	7	0	0	0	457
002B	213				0	0	0	213
003A	299				50	0	0	349
004A	282				0	0	0	282
004B	238				0	0	0	238
004C	270				0	0	0	270
TK2	182				0	0	0	182
TK1	143				0	0	0	143

Abb. 35: Erfassung der tatsächlichen Personalausstattung für Ärzte
Quelle: Excel-Tool zur Nachweisführung (eigene Darstellung).

Neben dem direkten PPP-RL-Personal gibt es die Möglichkeit, Anrechnungen (§ 8 Abs. 3 bis 5) vorzunehmen (nähere Informationen zu Anrechnungen finden sich in Kapitel 6). Das Tool stellt dafür monatsbezogen je Anrechnungstatbestand eine eigene Erfassungsmaske zur Verfügung. Die Station lässt sich über ein Dropdown-Menü auswählen. Anschließend können die Anrechnungstatbestände erfasst und begründet werden. Die Daten werden in die zentrale Erfassungsmaske übertragen (siehe Abb. 36).

608

Station	Ärzte	Psychologen	Begründungen
			Regelaufgaben nach Anhang 4
003A	50	-50	Psychotherapie

Abb. 36: Erfassung von Anrechnungstatbeständen
Quelle: Excel-Tool zur Nachweisführung (eigene Darstellung).

Die größte Herausforderung für Krankenhäuser wird darin bestehen, die VKS-Ist aus ihren etablierten Systemen ausleiten zu können. Bis alle Krankenhäuser soweit sind, wird es vermutlich auch übergangsweise des Einsatzes von Behelfslösungen bedürfen. Ein solcher Ansatz könnte aus den tatsächlich vorhandenen Vollkräften (VK) unter Berücksichtigung von Ausfallzeiten und Sondertatbeständen (Leitungskräfte, (Ruf-)Bereitschafszeiten, Nachtdienste etc.) sowie der tatsächlichen Anwesenheitstage der Mitarbeiter einen näherungsweisen VKS-Ist-Wert liefern. Dieser entspricht als Kalkulationswert zwar nicht genau der Definition der PPP-RL, liefert dem Krankenhaus aber eine erste dem VKS-Ist sehr nahekommende Überblicksinformation bis zur Implementierung eines funktionsfähigen Systems zur Ermittlung der tatsächlichen Werte aus der Zeiterfassung bzw. den Dienstplanungssystemen. Das Excel-Tool stellt einen entsprechenden Ansatz als Hilfstabelle zur Verfügung. Dabei lassen sich aus ohnehin vorhandenen Daten (Berufsgruppe,

609

Aufbau eines Steuerungs- und Nachweissystems

Bereichszuordnung, VK-Wert) sehr einfach VKS-Werte kalkulieren, die für einen Übergangszeitraum auch direkt in die Erfassungsmaske (Abb. 36) übertragen werden können.

610 Zudem ist eine weitere Hilfstabelle enthalten, mit der sich Arbeitszeiten übergeordnet eingesetzter Mitarbeiter einfach und nachvollziehbar auf die Stationen verteilen lassen. Bei dem Ansatz ist die Berufsgruppe, bei der die Zuordnung erfolgen soll, auszuwählen und ein VK- oder VKS-Wert zu erfassen. Sofern ein VK-Wert erfasst wird, erfolgt eine behelfsmäßige Umrechnung in Vollkraftstunden (analog der eben beschriebenen Lösung). Anschließend ist auszuwählen, nach welchem Verteilungsmuster die Verteilung erfolgen soll:

- Verteilung nach Berechnungstagen (aktuell vs. Vorjahr)
- Verteilung nach Betten/Plätzen
- Verteilung anhand der berechneten VKS-Mind

611 Die tabellarisch ermittelten verteilten Stationswerte können direkt in die Datenerfassungsmaske (siehe Abb. 36) übernommen werden.

11.4 Datenanalysen

612 Nachdem die Mindestpersonalvorgaben berechnet (Kap. 11.2) und die tatsächlichen Arbeitszeiten der Mitarbeiter (Kap. 11.3) erfasst wurden, lassen sich die Daten vergleichend analysieren. Dabei bietet es sich an, sowohl die absolute Abweichung (Abb. 37) zwischen VKS-Mind und VKS-Ist als auch den Erfüllungsgrad einrichtungs- und berufsgruppenbezogen (Abb. 38) sowie monats- und stationsbezogen auszuweisen. Die Erfüllungsgrade je Berufsgruppe stellen die zentrale Zielgröße im PPP-RL-Nachweis dar und sind deswegen besonders herauszustellen und durch eine Farbskala kenntlich zu machen.

Fachabteilung (FAB)	Standort	Abweichungen					
		Ärzte	Pflege	Psycholog.	Spezial-therapie	Bewegungs-/Physiother.	Sozialarbeit	Logopädie (KJP)
29 - Psychiatrie (Erwachsene)	Musterstadt 1	41	-1.086	81	-87	-100	-414	0
29 - Psychiatrie (Erwachsene)	Musterstadt 2	-5	-698	80	-118	-47	-91	0
30 - Kinder- und Jugendpsychiatrie	Musterstadt 1	7	82	107	-85	-82	-89	-77
31 - Psychosomatik	Musterstadt 1	130	-30	-21	-36	-16	-10	0
30 - Kinder- und Jugendpsychiatrie	Musterstadt 2	-72	299	81	31	-32	-61	44

Abb. 37: Absolute Abweichung zwischen VKS-Mind und VKS-Ist
Quelle: Excel-Tool zur Nachweisführung (eigene Darstellung).

Datenanalysen

Fachabteilung (FAB)	Standort	Erfüllungsgrad					
		Ärzte	Pflege	Psycholog	Spezial-therapie	Bewegungs/Physiother	Sozial-arbeit	Logopädie (KJP)
29 - Psychiatrie (Erwachsene)	Musterstadt 1	100,8%	95,6%	105,6%	96,4%	85,2%	82,0%	0,0%
29 - Psychiatrie (Erwachsene)	Musterstadt 2	99,8%	95,9%	114,5%	88,9%	89,3%	87,9%	0,0%
30 - Kinder- und Jugendpsychiatrie	Musterstadt 1	100,4%	100,7%	108,0%	91,2%	83,4%	91,0%	53,8%
31 - Psychosomatik	Musterstadt 1	114,7%	98,3%	95,4%	90,0%	90,3%	93,7%	0,0%
30 - Kinder- und Jugendpsychiatrie	Musterstadt 2	87,7%	116,5%	118,2%	110,2%	78,9%	80,9%	171,8%

Abb. 38: Einrichtungs- und berufsgruppenbezogener Erfüllungsgrad
Quelle: Excel-Tool zur Nachweisführung (eigene Darstellung).

Zudem ist auch der Gesamterfüllungsgrad der Einrichtung für das Quartal zu berechnen (Abb. 39), wobei eine Gewichtung (§ 7 Abs. 3 und näher erläutert in den Tragenden Gründen zur Richtlinie) stattfinden muss. Dabei ist je Einrichtung der Anteil der VKS-Mind jeder Berufsgruppe an der Summe der VKS-Mind zu ermitteln und mit dem Erfüllungsgrad der Berufsgruppe zu multiplizieren. Die berufsgruppenbezogenen Ergebnisse sind anschließend zu addieren.

Fachabteilung (FAB)	Ermittlung der gültigen VKS-Mind pro Einrichtung						
	Ärzte	Pflege	Psychologen	Spezial-therapie	Bewegungs/Physiotherap	Sozial-arbeit	Logopädie (KJP)
29 - Psychiatrie (Erwachsene)	5.022	24.438	1.447	2.395	680	2.302	0
	100,8%	95,6%	105,6%	96,4%	85,2%	82,0%	0,0%

Abb. 39: Rechenbeispiel für den gewichteten Gesamterfüllungsgrad
Quelle: Excel-Tool zur Nachweisführung (eigene Darstellung).

$$\text{Gesamterfüllungsgrad} = ((5.022 \div 36.284) \times 100{,}8\,\%) + ((24.438 \div 36.284) \times 95{,}6\,\%) + ((1.447 \div 36.284) \times 105{,}6\,\%) + ((2.395 \div 36.284) \times 96{,}4\,\%) + ((680 \div 36.284) \times 85{,}2\,\%) + ((2.302 \div 36.284) \times 82{,}0\,\%) = 95{,}7\,\%$$

Neben der Berechnung der absoluten Abweichung und des Erfüllungsgrads sollten die Einrichtungen auch Szenarienanalysen vorbereiten. Es bietet sich an, die tatsächlich geleisteten Arbeitszeiten nicht nur mit der jeweils gültigen Mindestvorgabe abzugleichen, sondern auch Simulationen mit anderen Berechnungsgrundlagen zu erstellen, die zukünftigen Personalvorgaben möglicherweise näherkommen. Das Excel-Tool bietet dafür die Möglichkeit zwischen der „Berechnung gem. PPP-RL" und einer „Simulation mit Vergleichswerten" zu wählen. Beispielsweise kann es für das Jahr 2020 sinnvoll sein, neben der tatsächlichen Mindestvorgabe auch einen Vergleich mit dem Jahr 2019 näher zu betrachten. Die Jahre 2020 und 2021 werden den Einrichtungen aufgrund der pandemiebedingten Belegungseinschränkungen kaum einen verlässlichen Benchmark liefern können. Der Vergleich mit dem Jahr 2019 – ein Jahr ohne Beeinträchtigung durch Corona – kann daher wertvolle Hinweise liefern, an welchen Stellen die Personalausstattung (oder die Belegung) noch zu optimieren wäre, um die Mindestvorgaben künftig vollumfänglich erfüllen zu können. Weitere Instrumente und Hilfestellungen für die Planung und Steuerung zukünftiger Perioden stellt Kapitel 12 vor.

11.5 Servicedokumente

615 Die Servicedokumente des IQTIG umfassen viele Tabellen, in denen detailliert Angaben zur Leistungsstruktur der Einrichtung, zu den Mindestvorgaben und zum tatsächlichen Personaleinsatz vorgenommen werden müssen (siehe Kap. 11.1). Obwohl die abgefragten Daten für sich genommen nicht besonders umfangreich erscheinen, bringt die Datenaufbereitung für das Nachweisverfahren einen hohen Aufwand mit sich. Eine EDV-Lösung sollte diese Anforderung unbedingt berücksichtigen, sodass die Datenverarbeitung zum einen eine übersichtliche Darstellung der Daten zu Planungs- und Steuerungszwecken ermöglicht, aber zum anderen auch die unkomplizierte Datenübernahme in die Servicedokumente unterstützt. Das vorgestellte Excel-Tool verarbeitet die erfassten Daten (siehe Kap. 11.1 bis 11.3) und stellt sie über Pivot-Tabellen in einer Struktur zur Verfügung, die eine unmittelbare Übernahme in die Servicedokumente des IQTIG (Version mit Gültigkeit ab 1.1.2021) ermöglicht („copy & paste").

11.5.1 Servicedokument Teil A

616 Die Servicedokumente des IQTIG zur Datenübermittlung unterteilen sich in Teil A und Teil B. Im Teil A werden die quartals- und einrichtungsbezogenen Daten erfasst.

Stammdaten

617 In den Registerblättern „Angaben KH-Standort", „Angaben Stationen" und A1 müssen notwendige Stammdaten erfasst werden (siehe Kap. 11.1). Darüber hinaus sind in Tabelle A1 aber auch Angaben zur Anzahl von Behandlungstagen bei Patienten mit gesetzlicher oder landesrechtlicher Verpflichtung zur Unterbringung bzw. Aufnahme vorzunehmen.

Nach § 2 Abs. 5 differenzierte Einrichtungen	Anzahl von Behandlungstagen bei Patientinnen oder Patienten mit ...	
	gesetzlicher Unterbringung	landesrechtlicher Verpflichtung zur Aufnahme
29 - Psychiatrie (Erwachsene)	0	0
30 - Kinder- und Jugendpsychiatrie	0	0
31 - Psychosomatik	0	0

Abb. 40: Angabe zu Unterbringungsfällen
Quelle: IQTIG Servicedokument Teil A.

618 Diese Angabe ist wichtig, da einer der Ausnahmetatbestände (§ 10 Abs. 1 Nr. 2) mithilfe dieser Angabe berechnet wird. Ausgehend von der Anzahl der hier erfassten Behandlungstage, wird bestimmt, ob im aktuellen Zeitraum der Umfang im Vergleich zum Vorjahr mehr als 110 Prozent beträgt. In der Praxis werden die Angaben jedoch gar nicht so einfach prüfsicher zu identifizieren sein (siehe dazu ausführlich in Kap. 5).

Die Formulare A2.1 und A2.2 (erst ab Datenjahr 2021) enthalten weitere Stammdaten der Einrichtungen. Während in A2.1 die Planbetten und -plätze der Einrichtung zu erfassen sind (siehe Abb. 41) erfolgt in A2.2 die Zuordnung der Stationen zu den neuen Elementen „Stationstyp" und „Schwerpunkt der Behandlung" (siehe Abb. 42).

Station (ID)	Nach § 2 Abs. 5 differenzierte Einrichtungen	Stationsbezeichnung	Planbetten der vollstationären Versorgung (Q1-2020)	Planplätze der teilstationären Versorgung (Q1-2020)

Abb. 41: Formular A2.1

Quelle: IQTIG Servicedokument Teil A.

Station (ID)	Nach § 2 Abs. 5 differenzierte Einrichtungen	Stationsbezeichnung	Stationstyp	Schwerpunkt der Behandlung	Erläuterung

Abb. 42: Formular A2.2

Quelle: IQTIG Servicedokument Teil A.

Leistungsdaten

Die Formulare A3.1, A3.2 und A3.3 fassen die Belegungs- und Leistungsdaten der Einrichtungen zusammen. Während in A3.1 die Gesamtzahl der Behandlungstage für das Quartal je Fachbereich für das Vorjahr (bzw. den Vergleichszeitraum) und das aktuelle Jahr zu erfassen sind, erfolgen in A3.2 und A3.3 detaillierte Angaben zur Einstufung der Patienten in die Behandlungsbereiche. In Formular A3.2 wird dafür die Anzahl der Patienten mit ihrer jeweiligen Einstufung stichtagsbezogen erfasst. Die anhand der durchschnittlichen Stichtagseinstufung prozentual auf die Behandlungsbereiche verteilten Behandlungstage werden dann in Formular A3.3 erfasst – jedoch ohne Angabe des Stichtags, aggregiert für das gesamte Quartal.

Nach § 2 Abs. 5 differenzierte Einrichtungen	Jahr	Gesamtanzahl Behandlungstage 1. Quartal
29 - Psychiatrie (Erwachsene)	2020	
29 - Psychiatrie (Erwachsene)	2021	

Abb. 43: Formular A3.1

Quelle: IQTIG Servicedokument Teil A.

Nach § 2 Abs. 5 differenzierte Einrichtungen	Jahr	Stichtag	Behandlungsbereiche	Anzahl Patientinnen und Patienten je Stichtag

Abb. 44: Formular A3.2
Quelle: IQTIG Servicedokument Teil A.

Nach § 2 Abs. 5 differenzierte Einrichtungen	Jahr	Behandlungsbereich	Anzahl Behandlungstage im 1. Quartal

Abb. 45: Formular A3.3
Quelle: IQTIG Servicedokument Teil A.

Tatsächliche Personalausstattung

621 Abweichend von der Grundlogik des Teils A muss in Formular A4 die tatsächliche Personalausstattung stationsbezogen erfasst werden. Zudem sind die Werte monatsbezogen einzutragen und auf die Berufsgruppen aufzuteilen. Die Angabe in A4 ist redundant und wiederholt sich in Teil B (Formular B2.1).

Station (ID)	Nach § 2 Abs. 5 differenzierte Einrichtungen	Stationsbezeichnung	Monat	Berufsgruppen	VKS-Ist Tatsächliche Personalausstattung in VKS

Abb. 46: Formular A4
Quelle: IQTIG Servicedokument Teil A.

622 Weitere Angaben zur tatsächlichen Personalausstattung werden in den Formularen A5.1, A5.2 und A5.3 notwendig. Insbesondere Formular A5.1 ist für die Einrichtungen von hohem Interesse, da hier der eigentliche Nachweis zur Erfüllung der Mindestvorgaben geführt wird. Es sind einrichtungs- und berufsgruppenbezogen die VKS-Mind und die VKS-Ist (unter Angabe von Anrechnungen nach § 8) einzutragen und die Umsetzungsgrade zu ermitteln. In A5.2 wird dann der Gesamtumsetzungsgrad der Einrichtung erfasst. Zudem muss – über ein Dropdown-Menü – erfasst werden, ob die Mindestanforderungen aller Berufsgruppen und die Mindestanforderung der Einrichtung in Summe eingehalten wurden.

Nach § 2 Abs. 5 differenzierte Einrichtungen	Umsetzungsgrad der differenzierten Einrichtung in %	Mindestanforderungen aller Berufsgruppen erfüllt?	Mindestanforderung der differenzierten Einrichtungen erfüllt?
29 - Psychiatrie (Erwachsene)			
30 - Kinder- und Jugendpsychiatrie			
31 - Psychosomatik			

Abb. 47: Formular A5.2

Quelle: IQTIG Servicedokument Teil A.

Anrechnungen

In Formular A5.1 sind die vorgenommenen Anrechnungen detailliert darzustellen. In Spalte 5 sind die Anrechnungen nach § 8 Abs. 3 (Austausch zwischen PPP-RL-Berufsgruppen) einzutragen. Spalte 6 umfasst die Anrechnungen nach § 8 Abs. 5 (Fachkräfte ohne direktes Beschäftigungsverhältnis) und Spalte 7 beinhaltet dabei die Anrechnungen nach § 8 Abs. 4 (Fach- und Hilfskräfte aus Nicht-PPP-RL-Berufsgruppen).

Nach § 2 Abs. 5 differenzierte Einrichtungen	Berufsgruppen	VKS-Mindestpersonalausstattung der differenzierten Einrichtung in VKS	VKS-Ist Tatsächliche Personalausstattung der differenzierten Einrichtung in VKS	davon			Umsetzungsgrad der Berufsgruppen in %	Mindestanforderung der Berufsgruppe erfüllt: ja/nein
				Spalte 5: Anrechnung Fachkräfte anderer Berufsgruppen nach PPP-RL in VKS	Spalte 6: Anrechnung Fachkräfte Nicht PPP-RL Berufsgruppen in VKS	Spalte 7: Anrechnung Fachkräfte ohne direktes Beschäftigungsverhältnis in VKS		

Abb. 48: Formular A5.1

Quelle: IQTIG Servicedokument Teil A.

Die weitere Dokumentation der Anrechnungen erfolgt in Formular A5.3. Hier sind alle in A5.1 aufgeführten Anrechnungen noch einmal detailliert zu erfassen und zu begründen. Neben dem Anrechnungstatbestand aus Spalte 5, 6 oder 7 sind die abgebende Berufsgruppe („Tatsächliche Berufsgruppe der angerechneten Fachkraft") und die aufnehmende Berufsgruppe („Berufsgruppe, bei der die Anrechnung erfolgt") unter wiederholter Angabe des Umfangs („Angerechnete Tätigkeit in VKS") einzutragen. Zudem erwartet das Formular eine Erläuterung des Anrechnungstatbestands anhand der Regelaufgaben aus Anlage 4.

Nach § 2 Abs. 5 differenzierte Einrichtungen	Anrechnungstatbestand (siehe Tabelle A5.1 Spalten 5 bis 7) in VKS	Tatsächliche Berufsgruppe der angerechneten Fachkraft	Berufsgruppe, bei der die Anrechnung erfolgt	Angerechnete Tätigkeiten in VKS	Erläuterung: Für welche Regelaufgaben erfolgte die Anrechnung?

Abb. 49: Auszug aus Formular A5.3 des Servicedokuments

Quelle: IQTIG Servicedokument Teil A.

625 Aufgrund der umfangreichen Nachweispflichten und der kurzen Fristsetzungen ist es empfehlenswert, sich schon vorab und unabhängig von der tatsächlichen Notwendigkeit der Anrechnung mit den Regelaufgaben aus Anlage 4 zu beschäftigen und mögliche begründende Konstrukte vorzubereiten. Sollte zu einem späteren Zeitpunkt eine Anrechnung vorgenommen werden müssen, kann das Formular dann schnell und unkompliziert befüllt werden, da die Regelaufgaben bereits den theoretisch möglichen alternativen Berufsgruppen zugeordnet wurden (siehe Kap. 6).

626 Eine separate Nachweisführung zu § 8 Abs. 2 (Pflegeausbildung, Psychotherapeuten in Ausbildung) ist nicht notwendig, jedoch ist zu beachten, dass die Ansätze zu Pflegekräften in Ausbildung auch im Psych-Personalnachweis separat auszuweisen sind (siehe Kap. 10.2).

Ausnahmetatbestände

627 Die Dokumentation von Ausnahmetatbeständen erfolgt in Formular A6. Aufgrund der Veränderungen in der Richtlinie mit Beschluss vom 15.10.2020 wird es im Jahr 2021 zwei Formulare dafür geben. Die Version A6 (*2020*) ist für die Nachweisführung des Jahres 2020 basierend auf den Regelungen der Erstfassung der Richtlinie zu verwenden. Die Version A6 (*2021*) ist dann für die Nachweisführung in 2021, basierend auf der überarbeiteten Richtlinie (Fassung vom 15.10.2020), zu verwenden.

628 In der Erstfassung der Richtlinie war die Dokumentation von Ausnahmetatbeständen noch sehr kompakt, aber gleichzeitig praxisfern vorgesehen. Neben der Angabe der betroffenen Einrichtung, des Grundes der Abweichung (als Freitext) und der Benennung des offiziellen Ausnahmetatbestands war eine Angabe „Von wann?" „Bis wann?" notwendig und es musste dokumentiert werden, „Wann wieder erfüllt" wurde.

Nach § 2 Abs. 5 differenzierte Einrichtungen	Gründe für Abweichungen (Freitext)	Auswahl eines des Ausnahmetatbestands	Von wann?	Bis wann?	Wann wieder wieder erfüllt?

Abb. 50: Formular A6 (2020)
Quelle: IQTIG Servicedokument Teil A.

629 Diese Dokumentationspraxis wurde schon mit der ersten Überarbeitung der Richtlinie verändert. Obwohl die Ausnahmetatbestände im Wesentlichen gleichgeblieben sind (Näheres zu den Ausnahmetatbeständen findet sich in Kap. 5), verteilt sich die Nachweisführung jetzt auf vier Erfassungsblöcke, um den Spezifika der einzelnen Ausnahmetatbestände bei der Dokumentation besser nachkommen zu können. So sind nun bei kurzfristigem krankheitsbedingtem Personalausfall (§ 10 Abs. 1 Nr. 1) der Zeitraum, die krankheitsbedingt ausgefallenen

Arbeitsstunden und die eigentlich notwendigen VKS-Mind anzugeben. Daraus berechnet sich die Ausfallquote. Zudem ist eine Begründung zu erfassen.

Nach § 2 Abs. 5 differenzierte Einrichtungen	Zeitraum	Krankheitsbedingte Ausfallstunden	Mindestpersonalvorgabe VKS-Mind in VKS	Ausfallquote in %	Gründe für Abweichungen (Freitext)

Abb. 51: Formular A6 (2021) – A6.1 (kurzfristiger krankheitsbedingter Ausfall)
Quelle: IQTIG Servicedokument Teil A.

Zeiten kurzfristig stark erhöhter Patientenzahlen im Bereich der Pflichtversorgung sind als Zeitraum zu erfassen. Zudem ist die Anzahl der Behandlungstage im aktuellen Jahr und für das Vergleichsjahr zu erfassen. Daraus errechnet sich der Prozentsatz der Zunahme. Erst wenn der Umfang 110 Prozent des Vergleichsumfangs beträgt, gilt der Ausnahmetatbestand als erreicht.

Nach § 2 Abs. 5 differenzierte Einrichtungen	Zeitraum	Behandlungstage im aktuellen Jahr	Behandlungstage Vergleichswert Vorjahr	Prozentsatz in %	Gründe für Abweichungen (Freitext)

Abb. 52: Formular A6 (2021) – A6.2 (kurzfristig stark erhöhte Patientenzahl)
Quelle: IQTIG Servicedokument Teil A.

Der dritte Ausnahmetatbestand (gravierende strukturelle oder organisatorische Veränderung, § 10 Abs. 1 Nr. 3) ist ebenfalls mit einem Zeitraum anzugeben. Zudem muss die Auswirkung auf die Behandlungstage und/oder die Personalausstattung vom Krankenhaus näher beschrieben werden.

Nach § 2 Abs. 5 differenzierte Einrichtungen	Zeitraum	Auswirkungen auf die Behandlungsleistungen (Freitext)	Auswirkungen auf die Personalausstattung (Freitext)	Gründe für Abweichungen (Freitext)

Abb. 53: Formular A6 (2021) – A6.3 (gravierende Veränderung)
Quelle: IQTIG Servicedokument Teil A.

Abschließend ist eine Tabelle vorgesehen, in der abweichende Zeiträume für die Gültigkeit von Ausnahmetatbeständen erfasst werden können. Hier sind nur Eintragungen notwendig, wenn einer der Ausnahmetatbestände nur in einem Teil des jeweiligen Quartals zum Tragen gekommen ist, was nach § 10 Abs. 2 nun ebenfalls möglich ist.

Nach § 2 Abs. 5 differenzierte Einrichtungen	Zeitraum ohne Ausnahmetatbestände

Abb. 54: Formular A6 (2021) – A6.4 (nicht-quartalsbezogene Zeiträume)
Quelle: IQTIG Servicedokument Teil A.

11.5.2 Servicedokument Teil B

633   Im Teil B der Servicedokumente werden die monats- und stationsbezogenen Daten der Nachweisführung erfasst. Wie in Teil A sind auch hier Stammdaten zum Krankenhaus und zu den Stationen zu erfassen. Es handelt sich um die gleichen Angaben wie in Teil A.

Leistungsdaten

634   Auch in Teil B sind die Behandlungstage und die Daten zu den Stichtagseinstufungen der Patienten zu erfassen. In Formular B1.1 erfolgt die stations- und monatsbezogene Erfassung der Behandlungstage. Formular B1.2 erwartet die Erfassung der Stichtagsmeldungen (Anzahl der Patienten je Behandlungsbereich) und in Formular B1.3 sind die anhand der durchschnittlichen Stichtagseinstufungen prozentual auf die Behandlungsbereiche verteilten Behandlungstage anzugeben.

Tatsächliche Personalausstattung

635   Orientiert an Formular A5.1, müssen in Formular B2.1 stations- und monatsbezogenen die berufsgruppenbezogenen VKS-Mind und VKS-Ist erfasst werden. Dabei ist separat auf Anrechnungstatbestände nach § 8 einzugehen. Werden Anrechnungen verwendet, sind diese in Formular B2.2 (analog zu A5.2) zu erfassen und mit Regelaufgaben aus Anlage 4 zu begründen.

Qualifikation der Berufsgruppen

636   In Formular B4 muss die Qualifikation der Mitarbeiter aufgeschlüsselt werden (siehe Kap. 9). Dabei sind die VKS-Ist der jeweiligen Berufsgruppe auf die in der Richtlinie festgelegten Qualifikationen aufzuteilen. Obwohl Teil B der Servicedokumente eigentlich die stations- und monatsbezogenen Daten sammeln soll, ist die Angabe in B4 abweichend einrichtungs- und quartalsbezogen vorzunehmen.

Nach § 2 Abs. 5 differenzierte Einrichtungen	Berufsgruppen	Teilgruppe mit zusätzlicher Qualifikation oder Anrechnung	VKS-Ist je Teilgruppe mit zusätzlicher Qualifikation (Tatsächliche Personalausstattung der differenzierten Einrichtung in VKS)

Abb. 55: Formular B4
Quelle: IQTIG Servicedokument Teil B.

Pflegerischer Nachtdienst

Als ergänzende Datenabfrage erfolgt in Formular B5 die Übermittlung von weiterführenden Angaben zum Personaleinsatz im pflegerischen Nachtdienst auf den Stationen. Obwohl es noch keine Mindestvorgabe gibt, sind die Daten für alle nachweispflichtigen Quartale zu übermitteln. Dabei ist stations- und monatsbezogen aufzuschlüsseln, wie viele Vollkraftstunden pro Nacht geleistet wurden (ggf. im Bereitschaftsdienst) und wie hoch die durchschnittliche Patientenbelegung war. Ausgehend davon wird dann die Anzahl der Patienten je Pflegefachperson (je 10 Stunden) berechnet und das Krankenhaus muss angeben, in wie vielen Nächten die Grenze von 14 und 16 VKS je Nacht unterschritten wurde.

Aufschluss über die korrekte Berechnung der einzelnen Bestandteile geben in diesem Fall die Tragenden Gründe. Demnach ist die durchschnittliche Pflegepersonalausstattung wie folgt zu berechnen:

= *Summe geleistete Nachtdienststunden (Monat/Station) ÷ (Kalendertage (Monat) × 10 Stunden)*

Die durchschnittliche Patientenbelegung wird über die Mitternachtsbestände ermittelt. Konkret muss die Berechnung wie folgt vorgenommen werden:

= *Summe geleistete Mitternachtsbestände (Monat/Station) ÷ Kalendertage (Monat)*

Station (ID)	Stationsbezeichnung	Monat	durchschnittliche Personalausstattung Pflegefachpersonen (VKS je Nacht)	davon Bereitschaftsdienst in Höhe von	durchschnittliche Patientenbelegung	Anzahl Patientinnen und Patienten je Pflegefachperson (1 Pflegefachperson = 10 Stunden)	Anzahl Nächte < 16 VKS je Nacht	Anzahl Nächte < 14 VKS je Nacht

Abb. 56: Formular B5
Quelle: IQTIG Servicedokument Teil B.

12 Umsetzung eines Planungs- und Steuerungssystems

Ramon Krüger, Stefan Günther

Die Mindestvorgaben nach PPP-RL und deren Nachweissystem stellen eines klar: Die Leistungsplanung ist nicht mehr isoliert von der Personaleinsatzplanung zu betrachten. War es früher ausreichend, einen Stellenplan aufzustellen, der die Erbringung der vereinbarten Leistung ermöglichte, so ist die Planung und Steuerung durch die PPP-RL ungleich aufwändiger geworden. Je mehr Behandlungstage zu erwarten sind, desto höher muss der Personaleinsatz sein. Klingt zunächst logisch und auch nicht neu, würden sich nicht aus der Systematik völlig neue Planungsansätze und -einheiten ergeben. Statt dem Gesamthaus- bzw. Abteilungsansatz in der Jahresperspektive sind nun die nach PPP-RL definierten Einrichtungen (Fachbereich je Standort) und jedes einzelne Quartal die Maßgabe. Zudem kann der Personaleinsatz nicht mehr nur in zugeordneten Stellen (in VK) gedacht werden – Nachweisgröße ist die tatsächliche Anwesenheit (VKS-Ist). 640

Gleichzeitig reicht eine vorrausschauende Planung von Personaleinsatz und Belegung nicht aus. Zu erfüllende Mindestvorgaben ergeben sich in aller Regel erst mit Abschluss des nachzuweisenden Quartals und können sich laufend durch Leistung oder Stichtagserhebungen verändern. Es bedarf eines laufenden Monitorings und kurzfristiger Steuerungsmaßnahmen, sollte es zu Abweichungen von den ursprünglichen Planungsgrößen kommen. Kapitel 4 beschreibt ausführlich die Notwendigkeit und die Inhalte eines Planungs- und Steuerungssystems aus Praxisperspektive. Dieser Beitrag soll aufbauend darauf konkrete Ansätze und Hilfestellungen zur Planung und Steuerung anhand der im Krankenhaus üblicherweise (spätestens im Kontext der PPP-RL-Nachweisführung) verfügbaren Routinedaten liefern. Unterstützen müssen – angesichts des Detailierungsgrades und der Datenmenge, auf der die Planung und Steuerung fußt – EDV-Ansätze, die hier am Beispiel eines Excel-Tools beschrieben werden, das die Herausgeber im Kontext dieses Praxishandbuches aufgebaut haben. Einige Daten für die Planung und Steuerung lassen sich dabei direkt aus den Nachweisen für abgeschlossene Quartale übernehmen. Deswegen finden sich die Planungsfunktionen im beschriebenen Excel-Tool in derselben Datei, die auch für die Nachweisführung (siehe Kap. 10) verwendet wird. Zur Sicherstellung der Vergleichbarkeit bietet es sich an, für die Planung eines Quartals auf die Nachweisdatei desselben Quartals im Vorjahr zurückzugreifen. Nur bei deutlicher Leistungsveränderung im dazwischenliegenden Jahr sollte die Nachweisdatei für aktuellere Quartale verwendet werden. 641

Die dargestellten Planungsfunktionen beruhen auf zwei unterschiedlichen Denkansätzen: Der eine Ansatz legt die zu erwartende (oder aus den Budgetzielen abgeleitete) Leistungsmenge zugrunde und bemisst daran das dafür mindestens einzusetzende Personal. Der zweite Ansatz geht den umgekehrten Weg und ist insbesondere dann angezeigt, wenn die Personalknappheit die wesentlich limitie- 642 rende Größe im Krankenhaus sein sollte. Dabei wird anhand des voraussichtlich verfügbaren Personals und der durchschnittlichen Patienteneinstufung die (maximal) zu erbringende Leistung (ohne sanktioniert zu werden) kalkuliert. Aus diesen Planungsansätzen lassen sich Zielvorgaben für die Praxis ableiten, die dann wiederum zu den Bezugsgrößen für das Monitoring werden und deren Abweichen Steuerungs- und Interventionsbedarf anzeigen.

12.1 Leistungsorientierte Personaleinsatzplanung

643 In diesem Planungsansatz sind Leistungserwartungen oder -vorgaben festzulegen. In der Regel erfolgt die Planung des notwendigen Personaleinsatzes auf Stationsebene, sodass Gesamtleistungserwartungen auf diese Ebene herunterzurechnen sind. Dieser Ansatz ist den psychiatrischen und psychosomatischen Häusern nicht fremd – nur die Einheit, **die Behandlungstage nach PPP-RL**, weicht vermutlich vom üblichen Ausweis der (Berechnungs-)Tage ab. Wie in Abbildung 57 dargestellt, ist dafür sowohl die direkte Eingabe von Tagen zu ermöglichen oder hilfsweise die automatische Umrechnung aus der für die Monate und Stationen erwarteten **prozentualen Auslastung**. Die Leistungserwartungen sind an der Stelle in erster Linie realistisch zu planen, allerdings ist ein zu geringer Ansatz im Sinne der anschließenden Erfüllbarkeit der damit zusammenhängenden personellen Mindestvorgaben in der Praxis gefährlicher als ein zu hoher Ansatz.

Station	Geplante Auslastung						Geplante Belegung in Tagen	Belegungsplan in Tagen
	Januar		Februar		März			
	voll-stationär	teil-stationär	voll-stationär	teil-stationär	voll-stationär	teil-stationär		
001A	92,5%		90,0%		90,0%			2.067
001B	90,0%		90,0%		90,0%			2.048
001C	85,0%		92,5%		95,0%			2.066
001D	92,5%		92,5%		95,0%			2.124
002A							1.750	1.750
002B							1.000	1.000
003A	92,5%		92,5%		92,5%			1.684
004A	92,5%		92,5%		92,5%			1.684

Abb. 57: Ausweis und Umrechnung der Belegungsziele

Quelle: Excel-Tool zur Nachweisführung (eigene Darstellung).

644 Anhand der geplanten Behandlungstage je Station sind die Personalmindestvorgaben in VKS-Mind zu simulieren. Dazu ist der **Rückgriff auf Stichtagserhebungen** notwendig. In aller Regel wäre von einer weitestgehend homogenen Entwicklung der Einstufungen auszugehen, weswegen die Stichtage des Vorjahres (-quartals) verwendet werden können. Sollten gravierende Verschiebungen der Verteilung erwartet werden, kann es notwendig werden, Einstufungen anzupassen. Üblicherweise sollte das Tool hier auf die aktuelleren Stichtage aus dem

zugrundeliegenden Nachweis zurückgreifen, ggf. mit der Möglichkeit der Anpassung auf das vorherige Jahr. Das dargestellte Excel-Tool stellt den Rückgriff auf die Vorjahresdaten standardisiert über ein Auswahlfeld zur Verfügung.

645 Es ergibt sich ein Personalbedarf in VKS-Mind, der für die planerische Zuordnung von Personal in Vollkräfte umzurechnen ist. Dafür sind in der Berechnung die Ausfallzeiten abzugrenzen. Die Ausfallzeiten (beachte veränderten Ausfallzeitenansatz – ausführlich beschrieben in Kap. 4) lassen sich pauschal für die Berechnung angeben (z. B. als berufsgruppenbezogener Ausweis) oder aus dem realdatenbasierten Abgleich der VKS-Ist aus dem Nachweis mit dem dafür eingesetzten Personal in VK übernehmen. Auch diese Auswahlmöglichkeit kann individuell im Tool festgelegt werden. Angesichts der deutlich höheren Ausfallzeiten, die sich in der Realsicht bzw. besonders in einzelnen Quartalen ergeben können, bietet sich der **Rückgriff auf die tatsächlichen Ausfallzeiten** an. Dafür sind, wie in Abbildung 58 beispielhaft visualisiert, die für den Nachweis eingesetzten Ist-VK anhand der vertraglichen Wochenarbeitszeit in „Soll-VKS" umzurechnen. Dem gegenübergestellt werden die VKS-Ist aus der Nachweisführung des Bezugsquartals, um die realen Ausfallzeiten zu bestimmen.

Station	Ärzte				
	Ist-VK	∅-Wochenarbeitszeit	Soll-VKS	Ist-VKS	Ausfallzeit
001A	2,00	40,0	1.040	850	18,3%
001B	1,50	40,0	780	630	19,2%
001C	2,50	40,0	1.300	1.080	16,9%

Abb. 58: Berechnung der tatsächlichen Ausfallzeiten aus den Nachweisdaten
Quelle: Excel-Tool zur Nachweisführung (eigene Darstellung).

646 Die anhand der Ausfallzeiten ermittelten VK-Werte, die zur Erfüllung der Leistungserwartungen mindestens einzusetzen sind, werden dann mit dem eigenen **Stellenplan in VK** abgeglichen. Die verfügbaren VK sind zur Herstellung der Vergleichbarkeit um Nicht-PPP-RL-Anteile (Nachtdienst, Bereitschaftsdienst, Konsiliardienst, Leitungsanteile etc.) zu reduzieren – eine Hilfslösung zur Bereinigung sollte daher unbedingt berücksichtigt werden. Gleichzeitig muss die Möglichkeit bestehen, auch schon für die Planung Anrechnungen auf die Berufsgruppen (§ 8 Abs. 4 und 5) oder zwischen den Berufsgruppen (§ 8 Abs. 3) vorzunehmen. Erst dann kann letztlich ein wirklicher Abgleich zwischen den zur Erfüllung tatsächlich notwendigen VK und der aktuellen Stellenplanung erfolgen. Aus der **Abweichungsanalyse** (Abb. 59) lassen sich die Stationen bzw. Bereiche identifizieren, denen mehr (oder weniger) Personal der Berufsgruppen zuzuordnen ist – oder deren Belegung kritisch überwacht werden muss. So verhilft dieser

Planungsansatz zu einer Personaleinsatzplanung, die eine Erfüllung der Mindestvorgaben bestmöglich vorbereitet und begleitet. Sicherheit bietet die Planung allerdings nicht – insbesondere kleinere Einheiten mit eigener Nachweisverpflichtung (z. B. dezentrale Tageskliniken) sind wegen ihrer Sensibilität auf kleinste Veränderungen schon in der Planung mit höherer Priorität zu berücksichtigen.

Station	Abweichungsanalyse in VK						
	Ärzte	Pflege	Psychologen	Spezialtherapie	Bewegungs-/Physiotherap	Sozialarbeit	Logopädie (KJP)
001A	-0,29	10,82	0,14	0,11	0,23	-0,09	
001B	0,02	0,11	0,06	0,06	0,24	0,29	
001C	-0,30	-0,40	-0,08	-0,14	0,17	-0,09	

Abb. 59: Abweichungsanalyse zwischen aktueller und Soll-Besetzung
Quelle: Excel-Tool zur Nachweisführung (eigene Darstellung).

12.2 Leistungsplanung nach verfügbarem Personalkontingent

647 Der zuvor beschriebene Planungsansatz setzt voraus, dass auch stets so viel Personal verfügbar ist, wie zur Erfüllung der Mindestvorgaben für die Leistungserwartungen notwendig ist. Im Sinne der Budgetziele, aber auch im Sinne einer Deckung des Versorgungsbedarfs ist dieser Ansatz vorzuziehen. Gerade in der Übergangszeit zur Einführung von Personalmindestvorgaben sind im Sinne zukünftiger Leistungsfähigkeit Personalzugewinne zu realisieren, statt den eigenen Personalbestand planerisch nur fortzuschreiben. Dennoch wird es angesichts des regionalen bzw. in Zukunft erwartbaren Fachkräftemangels auch zu Situationen kommen, in denen das verfügbare Personal die limitierende Größe darstellen wird. Hier ist der Planungsansatz dann entsprechend zu verändern, genauso wie die Berechnungsschritte, die über eine EDV-Lösung zur Planung umzusetzen sind. Ausgangspunkt ist hierbei die (zu erwartende) Personalbesetzung, die bereits um (bis zur Planungsperiode) bekannte Veränderungen anzupassen ist. Auch hier sind nur die PPP-RL-relevanten Stellenanteile zu berücksichtigen. Wiederum anhand der vorgegebenen oder der berechneten Ausfallzeiten (siehe vorheriges Unterkapitel) sind die auf der Grundlage planerisch verfügbaren VKS-Ist zu ermitteln. Hinzuzufügen oder zwischen den Berufsgruppen zu verändern sind die Anrechnungsmöglichkeiten nach § 8 PPP-RL, um abschließend die **planerisch verfügbare Personaleinsatzzeit in VKS je Berufsgruppe** auszuweisen (Abb. 60).

Station	Vorhandene VKS (PPP-RL konformer Tagdienst)						
	Ärzte	Pflege	Psychologen	Spezial-therapie	Bewegungs/Physiotherap	Sozial-arbeit	Logopädie (KJP)
001A	1.040	6.916	751	571	144	360	0
001B	1.042	4.254	230	1.126	137	876	0
001C	1.170	4.671	305	338	171	570	0

Abb. 60: Planerisch verfügbare Personaleinsatzzeiten aus VK berechnet
Quelle: Excel-Tool zur Nachweisführung (eigene Darstellung).

Unter Berücksichtigung der Stichtagserhebungen aus dem Nachweis lässt sich damit automatisch die mögliche Belegung (in Behandlungstagen) für jede Berufsgruppe berechnen. Die **maximale Belegung**, für die eine Erfüllung planerisch angenommen werden könnte, stellt aber den geringsten Wert der möglichen berufsgruppenbezogen berechneten Belegung dar. Hieraus lässt sich dann auch erkennen (Abb. 61), welche Berufsgruppe hier den größten leistungslimitierenden Faktor darstellt und folglich nach Möglichkeit bei der Personalbesetzung stärker zu berücksichtigen ist. Mögliche Anrechnungen zwischen den Berufsgruppen sind hier unbedingt zu bedenken, um die maximale Belegung nicht vermeidbar gering zu halten. Letztere lässt sich als praxisorientierte Planungs- und Steuerungskennzahl auch mit den verfügbaren Betten als (maximale) durchschnittliche Auslastung (in Prozent) ausweisen. Bei der Stationssicht ist zu berücksichtigen, dass ein Ausgleich innerhalb der Einrichtung (gem. PPP-RL) sowohl beim einzusetzenden Personal als auch hinsichtlich der Leistung stets möglich und notwendig ist.

Station	Mögliche Belegung (in Tagen) je Berufsgruppe							Maximale Belegung im Quartal
	Ärzte	Pflege	Psychologen	Spezial-therapie	Bewegungs/Physiotherap	Sozial-arbeit	Logopädie (KJP)	
001A	1.793	2.071	8.342	2.039	2.057	2.118	0	1.793
001B	2.043	1.882	2.091	3.883	1.957	4.866	0	1.882
001C	2.127	2.067	2.033	2.113	2.138	2.036	0	2.033

Abb. 61: Planung der maximalen Belegung auf Basis der verfügbaren VK je Berufsgruppe
Quelle: Excel-Tool zur Nachweisführung (eigene Darstellung).

12.3 Kennzahlenbasiertes Monitoring zur laufenden Steuerung

Aus beiden Planungsansätzen ergeben sich drei zentrale Kennzahlen, die für das Monitoring und die Steuerung im laufenden Quartal nachzuhalten sind. Als transparente Zielwerte für die Verantwortlichen der Bereiche sollten vorab für die Monate und das Quartal definiert werden:

- Einzusetzende Vollkraftstunden (VKS-Soll)
- Behandlungstage (PPP-RL) *oder* durchschnittliche Auslastung
- (Prozentuale) Verteilung zwischen Behandlungsbereichen gem. Stichtagserhebungen

650 Zum Abgleich der Zielwerte mit den Ist-Werten ist deren laufende Ermittlung und Hochrechnung notwendig. Auch das wird nur mithilfe einer EDV-unterstützten Lösung möglich sein und regelmäßig nur durch Hilfsrechenlösungen, die die Ist-Zahlen näherungsweise bestimmen. Sollten die VKS-Ist sich nicht „auf Knopfdruck" aus den Personal- bzw. Zeiterfassungssystemen ausleiten lassen, muss der tatsächliche Einsatz näherungsweise bestimmt werden. Vereinfacht ließe sich dieser aus den Anwesenheitstagen (bzw. Diensten) multipliziert mit der täglichen Arbeitszeit bzw. durchschnittlichen Dienstdauer im Tagdienst bestimmen. Die Behandlungstage sollten sich auch laufend aus den Krankenhausinformationssystemen ausleiten lassen, hier ist die neue Einheit nach PPP-RL zu berücksichtigen. Hinsichtlich der Einstufungen genügt es aus Steuerungsperspektive, die *prozentuale Verteilung* zwischen den Behandlungsbereichen nachzuhalten, die sich aus den 14-tägigen Stichtagserhebungen ergeben.

651 Steuerungs- bzw. Interventionsbedarf im laufenden Quartal könnte sich entsprechend ergeben und sollte daher im Steuerungssystem ausgewiesen werden, wenn:

- VKS-Ist (Hochrechnung) < VKS-Soll
- Berechnungstage Ist (Hochrechnung) > Berechnungstage Soll
- Prozentuale Veränderungen in den Einstufungen (insbesondere höherer Intensivanteil)

652 Hierbei sollte der Ausweis auf Stationsebene erfolgen, um eine Steuerung in der Praxis zu ermöglichen. Zur Bewertung der o. g. Abweichungen im Sinne der Mindestvorgaben sollte allerdings laufend auch die **Kumulation auf Einrichtungsebene** erfolgen sowie in Bezug auf den Personaleinsatz auf die **Nachweisgruppe** (i. S. d. Anrechnung nach § 8 Abs. 3). Das kennzahlenbasierte Monitoring sollte damit Veränderungen auf Stationsebene anzeigen und direkt die Möglichkeit bieten, deren Auswirkung auf die Einrichtung zu erkennen. Spätestens wenn einer der o. g. Warnindikatoren für die Einrichtungsebene ausgewiesen wird, besteht Interventionsbedarf oder zumindest der Bedarf, die Hochrechnungswerte hinsichtlich ihrer Erfüllungseignung erneut zu evaluieren. Interventionen im laufenden Quartal sind in aufsteigender „Eingriffsintensität" vorab zwischen den Entscheidungsträgern abzustimmen (z. B. zwischen Geschäftsführung, Abteilungs- bzw. Klinikleitung und Arbeitnehmervertretung) und umgehend einzuleiten, wenn „erfüllungsgefährdende" Entwicklungen ausgewiesen werden. Hierbei sind zunächst die Richtigkeit der Angaben (Stichtage), mögliche Anrechnungs- oder Umrechnungslösungen oder Ausnahmetatbestände nach § 10 PPP-RL zu prüfen. Reichen diese nicht aus, wäre die tatsächliche Umsetzung von Personal oder dessen kurzfristige Beschaffung zu prüfen bzw. umzusetzen. Erst wenn das nicht ausreicht, sind aus Sicht der Autoren aus Qualitätsperspektive dringend zu vermeidende

Maßnahmen einzuleiten, die den Ort, die Durchgängigkeit oder sogar die Verfügbarkeit von Behandlung für die Patienten beeinflussen. Dennoch sind zur Steuerung in letzter Konsequenz auch diese Worst-Case-Maßnahmen zu bedenken – die Verlegung, Verkürzung oder das Abweisen von elektiver Behandlung.

Teil V Die psychiatrische Versorgungslandschaft, ihre Besonderheiten und Entwicklungsmöglichkeiten

13 Systemische Rahmenbedingungen – Führungsherausforderungen unter den Bedingungen der PPP-RL

Holger Höhmann

Die bedrohliche Situation

Menschen, die ins Krankenhaus kommen, zumal zur Behandlung einer psychischen Erkrankung, werden dieses System wohl ad-hoc nicht verstehen. Außenstehende, die sich mit dem System befassen, werden sich fragen, kann das so funktionieren? Und insgesamt, nicht nur speziell in der Psychiatrie, leidet das ganze System an der Komplexität seiner Finanzierung. Dabei ist das System verbindlicher Mindestpersonalvorgaben nur ein Sub-System des ohnehin hochkomplexen Finanzierungssystems in deutschen Krankenhäusern.

Psychiatrische und psychosomatische Kliniken sind seit dem 1.1.2020 verpflichtet, Mindestvorgaben für die Personalausstattung einzuhalten. Der G-BA hat damit die Meinung vertreten, dass eine ausreichende Personalausstattung das wesentliche Merkmal von Qualität im Krankenhaus sei. Er will über Mindestvorgaben, die möglichst evidenzbasiert sein sollen, zu einer leitliniengerechten Behandlung beitragen. Dazu meint Stefan Thewes, Leiter des Fachbereichs Wirtschaftliche Steuerung des LVR-Dezernats Klinikverbund und Verbund Heilpädagogischer Hilfen: „Die aktuelle Richtlinie zur Personalausstattung verfehlt den gesetzlichen Auftrag, die qualitative Versorgung in der Psychiatrie durch eine angemessene personelle Ausstattung weiterzuentwickeln und an den zeitgemäßen Bedarf moderner Versorgungskonzepte anzupassen."[76]

Was passiert, wenn die Vorgaben nicht erfüllt werden?

Die Kliniken dürfen Patienten nur behandeln, wenn sie genug Personal einsetzen können, um die Mindestvorgaben einzuhalten. Bei Unterschreitung der quartalsdurchschnittlichen Mindestvorgaben entfällt ab 2021 der Vergütungsanspruch des Krankenhauses.

Die in den letzten Jahren angestrebten dezentralen Versorgungsstrukturen in der Psychiatrie werden dadurch zu einem Risiko für Kliniken und deren Träger. Die Mindestvorgaben werden nämlich je Standort festgelegt und somit wird ein Ausbau dezentraler Strukturen aus organisatorischer und betriebswirtschaftlicher Sicht nahezu unmöglich gemacht. Das bringt zudem auch regionale Pflichtversorger in Nöte, wenn sie in Folge von Personalmangel dem Versorgungsauftrag eigentlich

---

76 LVR-Dezernat Klinikverbund und Verbund Heilpädagogischer Hilfen Landschaftsverband Rheinland (Hrsg.): Psychen. Psychiatrie-Report LVR-Klinikverbund. Empowerment und Partizipation 2020. 2020, S. 80. Online: https://klinikverbund.lvr.de/media/klinikverbund/ueber_uns/Psychiatriereport_2020_barrierefrei.pdf [abgerufen am 24.3.2021].

nicht mehr vollständig nachkommen können. Ob sich allerdings in der Region dafür Ersatz findet, kann eher als unwahrscheinlich angenommen werden. Dann bleibt es bei der Sanktionierung und dabei, dass Leistungen nur teilweise erbracht werden können – und diese Teile anschließend vielleicht nicht refinanziert werden.

657 Als Bürokratiemonster erweist sich zudem die kleinteilige stationsbezogene Nachweispflicht. Der Dokumentations- und Bürokratieaufwand steigt dadurch ins Uferlose. Diese vorgeschriebene Dokumentation erfordert einen hohen administrativen Personalaufwand. Dazu benötigt es Fachkräfte, die sich in Stationsabläufen und in den Abläufen in der psychiatrischen Versorgung insgesamt auskennen. Diese Fachkräfte stehen dann aber zur unmittelbaren Patientenbehandlung nicht mehr zur Verfügung. Man muss nicht Betriebswirtschaftslehre studiert haben, um zu erkennen, dass dadurch ein Personalbedarf erhöht wird, der in den Zeiten des schwierigen Fachkräftemangels nicht erfüllbar ist. Der G-BA hat sich verpflichtet, die PPP-RL kontinuierlich weiterzuentwickeln. Es ist dabei unbedingt erforderlich, dass sich die Weiterentwicklung sowohl an den Bedingungen der gegebenen Leitlinien, die wiederum den aktuellen Stand der medizinischen Forschung darstellen, als auch an den Grundsätzen der psychosozialen Versorgung im Rahmen der Gemeindepsychiatrie orientiert. Dazu bedarf es differenzierter Strukturen in den Regionen und eines Angebotes von wohnortnahen Hilfen. Dies alles erscheint hierdurch erschwert, wenn nicht unmöglich.[77]

Wie kommt es zu diesem maroden System?

658 Der frühere Vorstandsvorsitzende der Daimler-Benz AG, Edzard Reuter, hat in einem Buch aus dem Jahr 2010 die Heuchelei und die nur vorgetäuschte Bürgerlichkeit der heutigen Eliten angeprangert. Er plädierte zur Rückkehr zu alten Wertvorstellungen, wie dem Ideal des ehrbaren Kaufmanns, Anstand und Augenmaß. Zum System unseres Gesundheitswesens in der Bundesrepublik Deutschland hat er sich auch geäußert:

> „[…] insofern würde übrigens allergrößte Bewunderung verdienen, wer ernsthaft den Mut aufbrächte, sich an eine grundlegendere Reform unseres Gesundheitswesens heranzumachen: Das Grabensystem, das die Ärzteorganisation, die Krankenkassen und nicht zuletzt eine nahezu allmächtige Pharmaindustrie zum Schutz ihrer jeweiligen Interessen durch das Land gezogen haben, ist undurchdringlich mit den Tarnnetzen perfekter Heuchelei überdeckt. Eine durchgreifende Sanierung wird offensichtlich nur dann eine Chance haben, wenn der endgültige Zusammenbruch vor der Tür steht."[78]

---

77 LVR-Dezernat Klinikverbund und Verbund Heilpädagogischer Hilfen Landschaftsverband Rheinland (Hrsg.): Psychen. Psychiatrie-Report LVR-Klinikverbund. Empowerment und Partizipation 2020. 2020. Online: https://klinikverbund.lvr.de/media/klinikverbund/ueber_uns/Psychiatriereport_2020_barrierefrei.pdf [abgerufen am 24.3.2021].
78 Reuter: Stunde der Heuchler. Wie Manager und Politiker uns zum Narren halten. Eine Polemik. 2010, S. 114.

Ja, es braucht hochspezialisierte, kluge Frauen und Männer, die das Dickicht der Bedingungen, wie wir sie heute vorfinden, ganz allgemein im Krankenhauswesen und insbesondere im Bereich der Psychiatrie entwirren, verstehen, vermitteln und – letztlich wichtig – bedienen. Dabei stellen wir fest, dass der administrative Aufwand, der doch eigentlich vermieden werden soll, ungebremst zunimmt. Hatte bereits die Arbeitsgemeinschaft Krankenhausleitung Psychiatrie bei einer Umfrage[79] im Jahre 2018 festgestellt, dass die therapeutischen Berufsgruppen deutlich über ein Drittel der Arbeitszeit für Dokumentation und Administration verschwenden müssen, so scheint das mit den neuen Bedingungen der Personalausstattung Psychiatrie und Psychosomatik-Richtlinie noch zuzunehmen. Kann eine psychiatrische Fachklinik oder -abteilung unter diesen Bedingungen ihre Aufgaben noch wahrnehmen? Spätestens seit der Corona-Pandemie ist klar, dass die Krankenhäuser in unserer Republik „die Lebensversicherung der Gesellschaft"[80] sind. So äußert sich der Präsident des Verbandes der Krankenhausdirektoren Deutschlands e. V., Dr. Josef Düllings, im Editorial des kürzlich erschienenen Praxisberichtes des VKD. Spätestens hier, so Dr. Düllings, wurde deutlich, „wie wichtig die Flächendeckung unserer stationären Versorgungsstruktur ist." Auch die „Kleinen" sind „systemrelevant" und auch die Menschen in den psychiatrischen Einrichtungen haben ein gehöriges Maß an Arbeit und Aufwand beigetragen, um dieser Pandemie zu begegnen.

659

In der Corona-Pandemie haben die psychiatrischen Fachkliniken und -abteilungen gezeigt, dass sie für das Funktionieren unseres Gesundheitswesens einen zentralen Beitrag leisten. Die meisten psychiatrischen Häuser haben einen Versorgungsauftrag und müssen 24 Stunden am Tag, an 7 Tagen in der Woche Patienten aufnehmen. Dies zeigte sich in der Pandemie noch verstärkt, wurde doch der ambulante Sektor zwischenzeitlich weitestgehend heruntergefahren. Stellt man sich vor, hier hätten bereits die zu erwartenden Sanktionen gewirkt, so hätte die Krisenhilfe nicht erfolgreich geleistet werden können. Zusätzlich hat diese Corona-Pandemie auch moderne Behandlungsmethoden, zum Beispiel digitale Sprechstunden wie sie im Europäischen Ausland längst üblich sind, ermöglicht. Es bleibt nun abzuwarten, wie diese Entwicklung in Zukunft mit den Restriktionen in Einklang zu bringen sein wird.

660

Den Leitungen der Fachkliniken und -abteilungen im Bereich von Psychiatrie, Psychotherapie und Psychosomatik stellt sich die Frage, welche Herausforderungen für die Führung im Krankenhaus mit der Einführung der PPP-RL verbunden sein werden. Hochkomplex, zu voreiligen Reaktionen zwingend und sanktionsbeladen, so könnte man es in wenigen Begriffen zusammenfassen. Gleichzeitig hat das Krankenhausmanagement die Aufgabe, die Institutionen langfristig überleben zu lassen. Nicht nur allein der Institution wegen, sondern weil psychiatrische

661

---

79 Drösler u. a.: Dokumentationsaufwand in der Psychiatrie. In: KU Gesundheitsmanagement 3/2018, S. 63–67.
80 Düllings: Editorial. In: VKD (Hrsg.): Praxisberichte 2020. Kliniken in Krisenzeiten. Berlin 2020, S. 3.

Krankhäuser und Abteilungen anders als somatische in aller Regel für schwer oder chronisch erkrankte Menschen ihres Einzugsbereiches die einzige Lösung sind. Sehen wir uns an, wie die Aufnahmen gestaltet sind, betrachten wir die zunehmende Nachfrage, dann wissen wir, dass Patienten nur in den wenigsten Fällen eine Auswahl haben, in welches Krankenhaus sie gehen werden. Und wenn sie dann das Pech haben, vergeblich in ein Krankenhaus aufgenommen werden zu wollen, in dem gerade an dem Tag die Besetzung der Station nicht zum Nachweis ausreicht oder gerade an dem Tag Patienten verlegt werden mussten, um Personal an anderer Stelle ad-hoc einzusetzen, dann kann man sich bildlich vorstellen, wie das Elend der Patienten weiter zunimmt.

662 Nun zu der Frage der Führung. Hierbei können wir uns bei klugen Menschen schlau machen und blicken zu Herrn Malik, der mit Recht als einer der „Managementpäpste" der letzten Jahrzehnte gewertet wird. Zur Frage der Herausforderung der Führung sagt Malik:

„Nur jene Krankenhäuser werden langfristig überleben, die der zunehmenden Komplexität und Dynamik des Krankenhausmarktes gewachsen sind. Entscheidend für die Zukunftsfähigkeit eines Krankenhauses ist die Professionalität der Führung durch Anwendung von richtigem und gutem Management."[81]

663 Malik nennt dazu drei erfolgskritische Punkte:

1. Die Komplexität des wirtschaftlichen, sozialen und politischen Umfeldes sowie die Abläufe im Inneren erfordern eine ausgeprägte Selbstorganisationsfähigkeit des Krankenhauses. Die Grundlage dafür ist ein einheitliches Managementverständnis aller Führungskräfte.
2. Führung bzw. Management ist ein Beruf, den jede Führungskraft im Krankenhaus zusätzlich zu ihrem angestammten Beruf als Arzt, als diplomierte Pflegekraft, als Physiotherapeut, Psychologe oder Betriebswirt in der Verwaltung erlernen muss. Wie jeder Beruf, so definiert sich auch der Beruf der Führungskraft über Aufgaben, Werkzeuge, Grundsätze sowie Verantwortung.
3. Erworbenes Management-Wissen und -Verständnis von Führungskräften kann nur wirksam werden, wenn die Rahmenbedingungen in einem Krankenhaus dies zulassen. Das bedeutet: Führungsqualität muss in einem Krankenhaus systematisch verankert sein. Dazu ist ein einheitliches Führungssystem auf Ebene der Gesamtorganisation, der einzelnen Kliniken sowie auch auf der Ebene der Mitarbeiterführung erforderlich. Um dies in Krankenhäusern zu verwirklichen, bedarf es eines Veränderungsprozesses mit Maßnahmen auf Ebene der Unternehmenspolitik, der Organisationsstrukturen sowie der Personalebene.

---

81 Malik: Herausforderung Führung im Krankenhau. In: Düllings/Weiser/Westerfellhaus (Hrsg.): Fokus Führung. Was Leitende Klinikmitarbeiter wissen sollten. 2016, S. 23.

„Die Herausforderungen an Führungskräfte in Krankenhäusern werden immer größer. Wirtschaft und Gesellschaft erleben, ausgelöst durch Digitalisierung und eine grundsätzliche Verschiebung der Marktinteressen eine der größten Transformationen, die es geschichtlich je gab. Ich nenne sie ‚Die Große Transformation 21', womit ich eine radikale, tiefgreifende, alle Segmente umfassende Umstrukturierung der Gesellschaft verstehe, die noch im 20. Jahrhundert begann und sich im 21. Jahrhundert vollziehen wird. Auch das Marktumfeld für Spitäler wird immer härter, Wettbewerb und Kostendruck nehmen weiter zu. Krankenkassen werden den Druck auf Krankenhäuser erhöhen. Notwendige Investitionen der öffentlichen Hand werden aufgeschoben, Krankenhäuser müssen zunehmend aus Eigenmitteln investieren.

Nur jene Krankenhäuser werden langfristig funktionsfähig bleiben und überleben, die Effizienzverbesserung durchsetzen und produktiver werden. Dabei müssen sie gleichzeitig die Qualität der Leistungserbringung erhöhen und darüber hinaus attraktiver für gute Mitarbeiter werden. Auf den Punkt gebracht: Krankenhäuser werden, mit weniger finanziellen Mitteln ausgestattet, deutlich mehr leisten müssen. Professionalität der strategischen und operativen Planungen auf Unternehmens- und Fachabteilungsebene, die Entwicklung des Produkt- und Qualitätsmanagements sowie die Planung und Koordination der Personalentwicklungsmaßnahmen einschließlich der Definition von Weiterbildungszielen sind der einzige Weg, ein Krankenhaus langfristig in einem zunehmend härteren Umfeld funktionsfähig zu machen.

Erfolgskritisch ist dabei, dass die Führungskräfte eine gemeinsame Vorstellung vom Management dieser Einheiten entwickeln. Ein gemeinsames Führungsverständnis verbindet Berufs- und Fachgruppen sowie die Angehörigen unterschiedlicher Hierarchieebenen zu einer Einheit, die auf den Nutzen der Patienten ausgerichtet ist und die sich in einem zunehmend härteren Umfeld nachhaltig zu behaupten vermag."[82]

Wie kann das in die Praxis umgesetzt werden?

Für psychiatrische und psychosomatische Kliniken soll es mehr Personal geben, so vermeldeten die einschlägigen Fachzeitungen und die Öffentlichkeit war stolz darauf, dass dadurch die Behandlung verbessert würde. Hatte doch der G-BA Mindestvorgaben für die Personalausstattung entwickelt, deren Einhaltung in einem komplexen System nachgehalten werden kann. Der G-BA legte dabei immer Wert darauf festzustellen, dass es sich nicht um eine Vorgabe handeln würde, die eine Personalbemessung normieren soll, sondern dass es der Auftrag war, ein Qualitätssicherungssystem im Patienteninteresse zu entwickeln. Offenbar wurde dabei nach dem Prinzip vorgegangen, wie es manchmal der Laie von Medizin annimmt: Viel hilft viel. Dabei wurde, so kann der Eindruck entstehen, der Rück-

664

---

82 Malik: Herausforderung Führung im Krankenhau. In: Düllings/Weiser/Westerfellhaus (Hrsg.): Fokus Führung. Was Leitende Klinikmitarbeiter wissen sollten. 2016, S. 24.

schluss gezogen: Wenn ich viel Personal und das noch in der entsprechenden Qualifikation einsetze, so stellt sich die Qualität der Leistung für Patienten quasi von selbst ein. Fragt man die in der Republik derzeit führenden Medizinethiker, so findet man diesen Vergleich so schnell nicht wieder und stellt fest, dass eine Outcome-Messung, wie sie z. B. in der Schweiz üblicherweise vorgeschrieben und publikationspflichtig ist, vielleicht einen besseren Dienst leisten könnte.

665 Bereits zu Beginn der Qualitätsdiskussion des G-BA zeichnete sich ab, dass es eher um die Messung von Strukturqualität als um Ergebnisqualität gehen wird. Lassen Sie mich an dieser Stelle ein dahingehendes Beispiel beschreiben, welches auf die Ausführung von Thomas Zauritz, Geschäftsführer der Klinik der AWO Niedersachsen in Königslutter, zurückgeht. Er beschreibt, dass dort bereits seit Längerem ein großes Interesse an der Ergebnisqualität bestand. Auch als sich die Umrisse der PPP-RL abzeichneten, hatte das dortige Psychiatriezentrum den Wunsch, die eigene Qualität für die internen Prozesse zu messen, um mit den Ergebnissen den Weiterentwicklungsprozess zu fördern.

666 Als Ziele wurden seinerzeit in Königslutter formuliert:
- die standardisierte Verlaufsmessung am Fall,
- die Abbildung der klinischen Profile der Behandlungsklientel,
- die Erfassung der Ergebnisqualität mittels der Berechnung von Effektstärken und deren Benchmark für externe Vergleiche der Arbeitsqualität.

667 Inspiriert durch einen Vortrag bei der Tagung der Bundesarbeitsgemeinschaft der Träger psychiatrischer Kliniken durch J. Friedli zum Thema „Nationale Qualitätsmessungen in der Psychiatrie, Ergebnisse und Erfahrungen aus der Schweiz"[83] entschied man sich, eine Fremd- und eine Selbstbeurteilung, wie sie in der Schweiz schon gebräuchlich sind, als Instrumente einzuführen. Für die Fremdbeurteilung sollte der Health of the Nations Outcome Scales (HoNoS) und für die Selbstbeurteilung der DSM-5-Syndromübergreifende Erhebung auf Ebene I verwendet werden. „Dies", so war Zauritz der Meinung, „wäre der bessere Weg der Qualitätsverbesserungen gewesen. Es gibt im Europäischen Ausland einige Beispiele, die für einen geeigneteren Weg sprechen, als den, der uns jetzt mit der PPP-RL offeriert wurde".[84]

Was bedeutet das denn jetzt für die Fachkliniken und Abteilungen?

668 Auf den erhöhten Dokumentationsaufwand durch stationsbezogene Nachweisverfahren habe ich bereits hingewiesen. Dieser Aufwand wird nicht mit dem vorhandenen Personal zu bewältigen sein, sondern es werden dazu zusätzliche Fachkräfte (Medizincontrolling, Dokumentationskräfte etc.) benötigt werden.

---

83 Friedli: Nationale Qualitätsmessungen in der Psychiatrie. Ergebnisse und Erfahrungen aus der Schweiz. Vortrag BAG Bundesarbeitsgemeinschaft für Psychiatrie v. 5.11.2015 (nicht veröffentlicht).
84 Zauritz: Klinische Kennzahlen im APZ. Vortrag v. 17.11.2020 (nicht veröffentlicht).

Diese Fachkräfte werden der Arbeit mit und an den Patienten entzogen. Es bleibt abzuwarten, wie sich die Richtlinie weiterentwickeln wird und ob das von vieler Seite beklagte „Bürokratiemonster" noch gebändigt werden kann.

669 Angesichts dieser strukturellen Zweckentfremdung der Arbeit der psychiatrischen Kliniken stellt sich die Frage nach dem Patientenwohl. Zur Beantwortung greift man am besten auf den Deutschen Ethikrat zurück, der schon im Jahr 2016 – zwar nicht zu den speziellen Fragen der PPP-RL, aber generell – die Auffassung vertritt:

„Versteht man das Patientenwohl als ethisches Leitprinzip einer ‚guten' Behandlung, deuten zahlreiche Entwicklungen darauf hin, dass das stationäre Versorgungssystem in Deutschland zunehmend hinter diesem Anspruch zurückbleibt. Im Vordergrund von patientenbezogenen Entscheidungen stehen gegenwärtig als Outcome-Parameter vor allem die Effektivität und Effizienz der Behandlung, während andere für das Patientenwohl relevante Aspekte, wie zum Beispiel die Sorge den Patienten oder der Respekt vor seiner Selbstbestimmung, nicht angemessen beachtet werden."[85]

670 Der Deutsche Ethikrat meinte weiter „diese Faktoren sind ökonomisch nur schwer operationalisierbar und können einer vorrangig ökonomischen Sichtweise entgegenstehen. Insbesondere für die Patientengruppen mit besonderen Bedarfen treten zudem die Aspekte eines gleichen Zugangs zu Behandlungsleistungen oder der gerechten Verteilung von Ressourcen hinter Kriterien der Effizienz und Effektivität" zurück. Der Deutsche Ethikrat benennt hiermit zentrale Konfliktfelder und stellt gleichzeitig drei Kriterien des Patientenwohls in den Vordergrund, die aktueller nicht ein könnten: „selbstbestimmungsermöglichende Sorge", „hochwertige Behandlungsqualität" „gleicher Zugang – gerechte Verteilung von Ressourcen".

Was können, was müssen die Verantwortlichen in den Kliniken tun?

671 Die zahlreichen Maßnahmen während der Corona-Pandemie, die zunächst das Weiterleben der Krankenhäuser gewährleistet haben, können nicht darüber hinwegtäuschen, dass es nach wie vor einen Investitionsstau in allen deutschen Krankenhäusern gibt. Den gibt es insbesondere bei der psychiatrischen Versorgung. Wenn sich die psychiatrischen Kliniken in einem Vergleich messen, so sehen wir, dass der Investitionsstand ganz unterschiedlich ist, aber ein anzustrebender Standard auch für die psychiatrischen Patienten, wie zum Beispiel Zwei-Bett-Zimmer, Nasszelle, angemessene Rückzugsräume, große und lichtdurchflutete Räume usw., längst noch nicht an jeder Stelle der Republik umgesetzt werden konnte. Das hat damit zu tun, dass die Länder ihren gesetzlichen Verpflichtungen zur Krankenhausfinanzierung kaum bis gar nicht nachkommen und von daher ein sehr großer

---

85 Deutscher Ethikrat: Patientenwohl als ethischer Maßstab für das Krankenhaus. Stellungnahme. 2016. Online: https://www.ethikrat.org/fileadmin/Publikationen/Stellungnahmen/deutsch/stellungnahme-patientenwohl-als-ethischer-massstab-fuer-das-krankenhaus.pdf [abgerufen am 23.3.2021].

Investitionsstau entstanden ist. In Hinblick auf eine Diskussion, die diese gravierenden Missstände offensichtlich nur über den verpflichtenden Einsatz von Personal kompensieren möchte, sind die Prioritäten doch zu hinterfragen.

672 Dieser Investitionsstau zeigt sich insbesondere, wenn es um die vielbeschworene Digitalisierung geht. Die Krankenhäuser können heute auch in der Psychiatrie längst noch nicht mit allen möglichen Erleichterungen arbeiten, sondern weit verbreitet ist noch ein doppeltes Vorhalten von elektronischer (Teil-)Patientenakte und das Weiterarbeiten mit Papier und Stift. Auch hier sind dringend Investitionen erforderlich, damit die Krankenhäuser zukünftig an dieser Stelle durch angemessene Digitalisierung entlastet und nicht zusätzlich belastet werden. Es sei noch einmal darauf hingewiesen, dass den Patienten über ein Drittel der zur Verfügung stehenden Arbeitszeit durch administrativen Aufwand, durch das von mir beschriebene Bürokratiemonster, verloren geht. Dies muss künftig unbedingt verringert oder ganz verhindert werden und deshalb bedarf es der notwendigen Investitionsmittel für funktionsfähige, dem Krankenhausgeschehen angepasste Datenverarbeitungssysteme. In dem Zusammenhang vom zukünftigen Einsatz künstlicher Intelligenz etc. zu sprechen, ist sicherlich verfrüht, wäre aber der Komplexität und Unübersichtlichkeit des Systems durchaus angemessen.

673 Vor dem Hintergrund der Fragestellung nach wirksamer Führung in psychiatrischen Krankenhäusern und Abteilungen unter den Bedingungen der PPP-RL könnte man auf die Idee verfallen, dass sich ein gutes Management allen Bedingungen anpassen muss. Dies wird auch zur existenziellen Sicherung der Einrichtung erforderlich sein. Auf der anderen Seite muss das Management aber Rücksicht darauf nehmen, dass bestimmte Grundsätze nicht verloren gehen dürfen. Hier ist zu beachten:

„Eine Änderung des Bedingungsrahmens war schon immer eine Herausforderung an die Führung von Unternehmungen. So ist die Entwicklung der Managementsysteme und -ansätze als stetige Reaktion auf die im Zeitablauf gewandelten Anforderungen zu sehen. Ergebnisse waren ein kontinuierlicher Strom neuer Methoden und Ansätze zur Bewältigung der Führungsaufgaben. Es wäre aber ein Fehler, und darauf muss in aller Deutlichkeit hingewiesen werden, anzunehmen, dass durch neue Methoden und Ansätze ältere immer ersetzt oder wertlos würden."[86]

674 Wenn auch unter den Restriktionen, die den Kliniken und Abteilungen durch die PPP-RL auferlegt sind, eine wirksame Führung stattfinden soll, so bedeutet das nichts anderes, als dass Kommunikation über das Notwendige auch so an der „Basis" ankommt, dass es von den handelnden Personen verstanden und mitgetragen wird. Führungskräfte müssen wissen, dass der Weg zu einer gemeinsamen wirksamen Führung der Weg vom „Ich" zum „Wir" ist. Nur das „Wir" wird auch auf allen Ebenen ein allgemein verbindliches Vorgehen ermöglichen. Personal,

---

86 Hammer: Unternehmensplanung. Lehrbuch der Planung und strategischen Unternehmensführung. München/Wien 1998, S. 111.

Mitarbeiter und Kollegen sind kein Kostenfaktor, sondern sind in der „Gesundheitsproduktion" letztlich diejenigen, die dafür sorgen, dass sie funktioniert. Man möge mir das Wort Produktion im Krankenhaus verzeihen, es ist keinesfalls ein Beitrag zur weiteren Ökonomisierung des Krankenhauses. Und beim Stichwort Ökonomisierung denke ich an einen mir sehr gut bekannten Chefarzt einer psychiatrischen Abteilung in einer großen Fachklinik, der mir bei unserer gemeinsamen und wie ich glaube erfolgreichen Arbeit häufiger vorhielt: „Die Ökonomisierung der Kliniken muss ein Ende haben." Grundsätzlich kann man das so natürlich nicht sagen, aber die uns von außen auferlegte Last der Regulierung, die immer mehr ansteigt, ist nicht wirklich ökonomisch: Denn die Ökonomie dient am Ende der Qualität des Produkts. Die Qualität des Produkts ist eine leitliniengerechte medizinisch und psychosozial einwandfreie Behandlung der Patienten. Dabei kommt der guten Behandlung der Patienten absoluter Vorrang zu. Es kann und darf nicht sein, dass Behandlung, Versorgung und Betreuung von vornherein so gestaltet werden, dass sie in jedem Fall prüfungssicher sind. Leitungen in Krankenhäusern dürfen es nicht als selbstverständlich verstehen, dass alle wissen, was nun erneut auf die Institutionen zugekommen ist, und sich entsprechend verhalten. Stattdessen gibt es hohen Bedarf der Erläuterung, der Erklärung und der Einbeziehung aller Mitarbeiter in den Kliniken, um Verständnis zu wecken – was am ehesten noch die Wirksamkeit der Führung gewährleisten kann. Halten wir uns im Zweifel an Konfuzius: „Niemand von uns kann so viel bewirken wie wir alle miteinander."

675 Es wird den Leitungspersönlichkeiten in den deutschen Krankenhäusern als notwendig erscheinen, diese Regeln zu beachten. Die Regeln, die uns durch die PPP-RL auferlegt werden, sind jedoch zum Teil nicht kompatibel mit dem, was Best Practice für Patienten bedeutet. Dies stürzt die Mitarbeiter unter Umständen in Konflikte und nötigt schwierige Entscheidungen ab, sodass hier von Leitungsseite klare Vorgaben gemacht werden müssen. Es reicht hierbei nicht, diese aufzuschreiben, sondern sie müssen erläutert, diskutiert und konsentiert werden und auch in der Einrichtung gelebt werden. Es wird für alle Beteiligten schwierig werden, Nachteile für Patienten zu vermeiden. Ob es gelingt, kann heute kaum beurteilt werden. Es ist eine nur sehr schwer lösbare Aufgabe, unter diesen Restriktionen ein Krankenhaus oder eine Fachabteilung leitliniengerecht, dezentral und patientenzentriert zu managen. Compliance für die notwendigen Umgangsweisen zu erreichen, wird eine schwierige Führungsaufgabe sein.

676 Betrachten wir das Ganze nochmal unter den Vorzeichen einer ethischen Vorgehensweise und vielleicht ist das folgende Zitat eine Möglichkeit, das Ganze zu bewältigen:

„Die originäre Aufgabe von Krankenhäusern besteht in der Versorgung von Patienten durch Medizin und Pflege. Genauso wie Ethik und fachliche Qualität unverzichtbare Elemente einer guten Medizin sind, so ist auch ein Krankenhaus nur dann ein gutes Krankenhaus, wenn unsere Ansprüche an fachliche Qualität und Ethik erfüllt werden, wobei sich letztere nicht nur auf die angemessene Befriedigung von Patien-

tenwünschen, sondern auch den Umgang mit Mitarbeitern und Ressourcen beziehen. Durch gesundheitspolitische Vorgaben, zunehmenden Wettbewerb und Kostensteigerungen bei den Produktionsfaktoren hat aber in den letzten Jahren noch ein weiteres Kriterium für die Beurteilung eines Krankenhauses zunehmend an Bedeutung gewonnen: die Wirtschaftlichkeit, bzw. die Rentabilität. Der finanzielle Druck und die daraus resultierende chronische Ressourcenknappheit können dabei zwei entgegengesetzte Wirkung auf die Qualität haben, die unterschiedlich stark in den verschiedenen Bereichen der Krankenhäuser ausgeprägt sind:

1. *Das Bestreben nach Rentabilität führt zu einer Steigerung der Effizienz bei gleichbleibender oder sogar steigender Qualität.*
2. *Das Bestreben nach Rentabilität führt zu einer Reduktion der Qualität, um Kosten zu sparen oder Erlöse zu steigern, insbesondere in Bereichen, in denen Qualität nicht transparent ist oder wenig Einfluss auf den Wettbewerb hat.*"[87]

677 Wenn man versucht, die Meinung der Herren Wehkamp und Markmann in der aktuellen Situation und bei den bestehenden Reglementierungen der PPP-RL anzuwenden, so wird man feststellen, dass gerade durch die getroffenen Maßnahmen, durch die Sanktionen und durch die quasi Zerschlagung einer dezentralen Versorgung die Aufrechterhaltung der Qualität sehr schwierig werden könnte. Wenn Leitungskräfte in psychiatrischen Fachkliniken und Abteilungen nicht gut aufpassen mit den Ressourcen und insbesondere der menschlichen Ressource, also den Kollegen, sorgsam umgehen und die Notwendigkeiten immer wieder erläutern, wird es sicherlich schwierig, die Konflikte, die durch die Auflagen der PPP-RL entstehen, im Sinne der Notwendigkeit einer angemessenen, guten, modernen medizinisch und psychosozial auf dem Level der Zeit befindlichen Versorgung aufzulösen.

678 Es ist mir leider nicht gelungen, hier eine gute Lösung anzubieten. Es wird sicherlich auch von den regionalen Besonderheiten und vom Geschick der Verhandelnden von Budgets abhängig sein. Aber die Verhängung solch drastischer Sanktionen, wie sie zurzeit in Rede stehen, ist eine Entwicklung, die die psychiatrische Versorgung beeinträchtigt. Mit der ersten Beschlussfassung im Jahr 2019 meinte der damalige Präsident der DKG, dass die deutsche Psychiatrie um 40 Jahre zurückgeworfen wird. Er selbst hat inzwischen viele intensive Anstrengungen unternommen, um dies abzumildern. Übrig geblieben sind trotzdem immer noch Bestimmungen, die die Arbeit für die psychisch Kranken verkomplizieren bis unmöglich machen.

---

87 Wehkamp/Markmann: Ethikmanagement im Krankenhaus. In: Debatin u. a. (Hrsg.): Krankenhausmanagement. 2017, S. 100.

14 Versorgungsperspektiven aus Sicht der Krankenhausträger

Dr. Margitta Borrmann-Hassenbach

Die Bundesarbeitsgemeinschaft der Träger Psychiatrischer Krankenhäuser (BAG Psychiatrie) wurde bereits 1969 im nordrhein-westfälischen Viersen als fachpolitische Interessenvertretung und Austauschplattform der Träger der psychiatrischen Versorgung in Deutschland gegründet. Mitglieder waren zunächst die Träger der psychiatrischen Versorgungspflicht im Sinne der Daseinsvorsorge aus allen Bundesländern, also die staatlichen und kommunal-bezirklichen Träger, die eine regionale psychiatrische Versorgung für alle Bürger zu gestalten und zu verantworten hatten. Ergänzt wurde die Runde der Mitglieder durch kirchliche Einrichtungsträger und durch die freigemeinnützigen Wohlfahrtsträger und schließlich erweitert um private Klinikgesellschaften mit regionalem Pflichtversorgungsauftrag. Heute vertritt die BAG Psychiatrie etwa 90 Prozent aller Klinikträger mit Pflichtversorgungsauftrag in Deutschland, was etwa 65 Prozent aller psychiatrischen und psychosomatischen Betten und Plätze in Deutschland umfasst.

Psychiatriepolitische Basis der BAG Psychiatrie

Unter der Leitung von Prof. Dr. Caspar Kulenkampf vom Landschaftsverband Rheinland (LVR) legte 1975 die vom Bundesgesundheitsministerium eingesetzte Psychiatrie-Enquete ihren epochalen Bericht über die „Lage der Psychiatrie in der Bundesrepublik Deutschland" vor, der auch im Jahr 2021 als systemische Grundlage und Mahnung zur Entwicklung einer humanen, regional verfügbaren und modernen psychiatrischen Versorgung gilt, die aber bis heute noch nicht umfassend verwirklicht ist. Nordrhein-Westfalen und hier insbesondere der LVR als Träger der psychiatrischen Versorgung waren psychiatriepolitisch in diesen Zeiten Taktgeber und Meinungsbildner der großen psychiatrischen Krankenhausträger. Auch wenn sich seit 1975 in vielen Bereichen bereits sehr vieles verbessert hat, sind wir in Bezug auf eine sektorenübergreifende durchlässige psychiatrische Versorgung – flexibel über die Bereiche der Sozialgesetzbücher hinweg – kaum vorangekommen. Somit können wir immer noch nicht davon sprechen, dass in Deutschland eine, auf den jeweiligen Bedarf von Menschen mit psychischen Erkrankungen zentrierte Versorgung geschaffen wurde, die den Patienten wohnweltnah ein bestmöglich selbstbestimmtes Leben und Teilhabe an der Gesellschaft ermöglicht.

Entwicklung der psychiatrischen Versorgungslandschaft und Ökonomisierung der Gesundheitsversorgung in Deutschland

Etwa bis zur Jahrtausendwende kann durchaus behauptet werden, dass sich größere private Krankenhausträger nicht relevant für die psychiatrische Versorgung in Deutschland interessierten oder sich überhaupt daran beteiligten wollten, obwohl zwischenzeitlich die Psych-PV als Personalbemessungsinstrument für die Psychiatrie mit erheblich verbesserten Finanzierungsansprüchen für die Leistungserbringer etabliert worden waren. Im Zuge der Privatisierungswelle im somatischen Krankenhauswesen in Deutschland übernahmen die größeren privaten Klinikträger aber auch immer wieder Allgemeinkrankenhäuser mit dort regionalisierten psychiatrischen Abteilungen und auch zum Kauf angebotene „Gesamtpakete" aus der Trägerschaft von Ländern enthielten die ein oder andere psychiatrische Versorgungsklinik.

682　Da das ökonomische Prinzip einer Marktwirtschaft – auch im Gesundheitsmarkt – darauf basiert, dass privatwirtschaftlich nur in Produkte investiert wird, wenn diese zu einem höheren Preis verkauft werden können, als sie in der Herstellung ursprünglich kosten, also ökonomischer Mehrwert produziert werden kann, wurden mit Einführung des pauschalierenden DRG-Systems Anfang der 2000er-Jahre entsprechende Anreize zunächst nur im Vergütungssystem der somatischen Kliniken gesetzt. Das System erwies (und erweist) sich bisher für die private Gesundheitswirtschaft durchaus erfolgreich.

683　Wenngleich schon bald nach Einführung des DRG-Systems gezeigt werden konnte, dass insbesondere in der Pflege massiver Personalabbau und Leistungsverdichtung und eine starke Ausweitung von ökonomisch überbewerteten „elektiven medizinischen Leistungen", die planbar und gewinnmaximierend skalierbar sind – wie eine industrielle Fließbandproduktion –, kaum tauglich sein dürften, um das Gesundheitssystem in Deutschland qualitativ hochwertig und finanziell für die Volkswirtschaft tragfähig zu entwickeln, wurde dieser Weg bis kurz vor der Jahrhundertwende stoisch weiterverfolgt. Pauschalierung durch „gleiches Geld für gleiche Leistung" war die gesundheitspolitische Losung für die Umsetzung des DRG-Systems seit 2004 – völlig losgelöst davon, dass Grund- und Bodenpreise, Lebenshaltungskosten, Gehaltsniveau und Verfügbarkeit von Fachkräften in Deutschland keinesfalls in den Regionen vergleichbar sind. Pauschalierung von Vergütung bei real existierender und relevanter Ungleichheit bedeutet Ungerechtigkeit für alle. 50 Prozent der beteiligten Kliniken werden ungerechtfertigt übervergütet und 50 Prozent werden ungerechterweise untervergütet. Und dies in einem solidarisch durch die Versicherten finanzierten System.

684　Dennoch sollten mit Einführung des PEPP-Systems 2012 ähnliche Entwicklungen wie in der somatischen Krankenhauslandschaft auch für die psychiatrische Krankenhausversorgung etabliert werden. Aufgrund der integrierten Kritik aller relevanten psychiatrischen Verbände und Fachgesellschaften konnte 2016 erreicht werden, dass die krankenhausindividuellen und regionalen Unterschiede im Rahmen des PsychVVG mit Stärkung der Verhandlungspartner auf der Ortsebene ab 2017 wieder Relevanz und Gehör finden können. Allerdings sind die Instrumente zur Regulierung des Systems – wie der bundesweite Krankenhausvergleich und die PPP-RL – erhebliche bürokratische Belastungen, deren Mehrwert als

Regulierungsinstrumente maximal in Frage zu stellen sind und deren Schadenspotenzial maximal hoch einzuschätzen ist.

Entwicklung der psychiatrisch-psychotherapeutischen Fallzahlen

In den Fachgebieten wurden 2019 über 1 Mio. Patienten versorgt. Das entspricht einer Fallzahlsteigerung von 0,5 Prozent im Vergleich zum Jahr 2018. Während jedoch die vollstationäre Behandlung im Bereich der Erwachsenenpsychiatrie und Kinder- und Jugendpsychiatrie leicht rückläufige Zahlen aufweist, nahm die vollstationäre psychosomatische Behandlung, sowie die tagesklinische Versorgung in allen Fachbereichen zu. Die Zahlen zeigen, dass die Prämisse teilstationär vor vollstationär in der Psychiatrie durchaus Beachtung findet.

Tab. 21: Fallzahlentwicklung 2018–2019

Versorgungsbereiche	Fallzahlen 2019	Entwicklung zu 2018
Erwachsenenpsychiatrie vollstationär	737.008	– 1,0 %
Kinder- und Jugendpsychiatrie vollstationär	57.409	– 2,0 %
Psychosomatik vollstationär	78.567	+ 1,9 %
Tagesklinik Erwachsenenpsychiatrie	137.064	+ 2,6 %
Tagesklinik Kinder- und Jugendpsychiatrie	20.943	+ 3,6 %
Tagesklinik Psychosomatik	18.621	+ 2,5 %
Prästruktur	6.056	+ 0,5 %
Gesamtleistungen	**1.055.668**	**+ 0,5 %**

Quelle: BAG Psychiatrie (eigene Darstellung).

Auswertungen des Statistischen Bundesamts zeigen, dass die Verweildauer der Patienten und die Auslastung der Kapazitäten in den vergangenen Jahren in allen drei Fachgebieten relativ stabil auf einem Niveau geblieben sind. Lediglich in der Kinder- und Jugendpsychiatrie zeigt sich von 2016 auf 2017 ein leichter Rückgang in der Auslastung.

Tab. 22: Entwicklung von Auslastung und Verweildauer 2016–2017

	Verweildauer		Auslastung	
	2017	2016	2017	2016
PSY	23,8	23,4	94,4	94,0
PSO	42,9	42,7	90,3	90,9
KJP	34,4	35,5	91,7	93,0

Quelle: Destatis (eigene Darstellung).

Fakten zur Versorgungslandschaft

Das Trägerverhältnis der BAG-Mitglieder repräsentiert weitgehend das Trägerverhältnis in der Bundesrepublik. Mit Stand 2017 betrieben die Mitglieder der BAG Psychiatrie mehr als 52.750 Akut-Betten und tagesklinische Plätze in den

Fachgebieten Erwachsenenpsychiatrie und Psychotherapie, Kinder- und Jugendpsychiatrie und Psychotherapie sowie in der Psychosomatik und Psychotherapie. Von den mehr als 10.000 bundesweit registrierten psychosomatischen Klinikbetten in Deutschland werden bisher knapp 40 Prozent (Stand 2020) von psychiatrischen Pflichtversorgungsträgern der BAG Psychiatrie betrieben.

688 In Deutschland gibt es bei den psychiatrischen, kinder- und jugendpsychiatrischen und psychosomatischen Krankenhäusern und Abteilungen eine Vielzahl verschiedener Konstrukte der Trägerschaft. Diese reicht von kommunalen, freigemeinnützigen oder kirchlichen Trägern über private Betreiber bis hin zu universitären staatlichen Einrichtungen. Den größten Anteil der Versorgung übernehmen dabei traditionell die kommunalen und öffentlich-rechtlichen Träger (60 Prozent), gefolgt von kirchlichen und freigemeinnützigen (18 Prozent) und privaten Trägern (17 Prozent). Die universitären Einrichtungen haben einen Versorgungsanteil von 5 Prozent.

689 All diese Einrichtungen sind im Besonderen von den Regelungen der PPP-RL betroffen und müssen sich mit den angestoßenen Veränderungen – den vermeintlich guten, wie den weniger guten – intensiv auseinandersetzen und ihre Strategien im Umgang mit der Richtlinie entwickeln. Ziel der gemeinsamen Anstrengungen ist es, die strukturellen und finanziellen Versorgungsbedingungen für die klinisch-stationäre, teilstationäre aber auch für die komplex-ambulante Versorgung von Menschen mit psychischen, psychosomatischen und neuropsychiatrischen Erkrankungen zu verbessern und dadurch abzusichern – im Sinne einer qualitativ hochwertigen Behandlung der psychisch erkrankten Menschen.

14.1 Kommunale und öffentlich-rechtliche Träger

Dr. Margitta Borrmann-Hassenbach

690 Die kommunalen und öffentlich-rechtlichen Krankenhausträger verantworten in Deutschland den größten Teil der voll- und teilstationären (und stationsäquivalenten) psychiatrisch-psychotherapeutischen Krankenhausversorgung von Erwachsenen, Kindern und Jugendlichen und leisten darüber hinaus mit den Psychiatrischen Institutsambulanzen (PIA) einen wichtigen Teil der ambulanten Versorgung und sind dadurch – auch für schwer erkrankte Patienten – in unterschiedlichen Settings für die Behandlung der Menschen vor Ort erreichbar.

691 Die durch die Einführung der PPP-RL angestoßenen Veränderungen betreffen die kommunalen und öffentlich-rechtlichen Träger daher in besonders hohem Maße und stellen sie vor vielfältige Herausforderungen. Diese sind in ihrer Wirkweise umso gravierender zu bewerten, da die Häuser aufgrund ihrer Trägerschaft meist kaum oder nur sehr begrenzte Reaktionsmöglichkeiten im Sinne der PPP-RL-Nachweise haben. Zum einen sind die Kliniken bei der Wahl der zu behandelnden Patienten nicht frei: Da die Häuser in aller Regel Pflichtversorger für ihre Regionen

sind, lassen sich behandlungsbedürftige Menschen nicht einfach abweisen. Da die Pflichtversorgung regionale Zuständigkeiten definiert, gibt es in den Regionen praktisch keine redundanten Kapazitäten für diese Aufgaben. Auch ist eine Abmeldung von der Notfallversorgung, wie es in somatischen Krankenhäusern üblich ist, im psychiatrischen Bereich nicht vorgesehen. Die Ausnahmetatbestände der PPP-RL ermöglichen hier einen gewissen Spielraum, greifen in ihrer Wirkweise jedoch viel zu kurz, als dass den betroffenen Häusern damit wirklich geholfen wäre. Zum anderen sind die Möglichkeiten der kommunalen und öffentlich-rechtlichen Träger auch in der personellen Steuerung sehr beschränkt. Die Häuser sind zumeist tarifgebunden und über Arbeits- und Mitbestimmungsrecht an strikte Regelwerke gebunden. Das beschränkt (zurecht) die Möglichkeit über Personal hinsichtlich des Einsatzortes und der Einsatzzeit frei zu verfügen – ganz davon abgesehen, das psychiatrische Arbeit für alle Berufsgruppen des multiprofessionellen Teams insbesondere „Beziehungsarbeit" ist, die nicht beliebig disponibel ist. Auch gewähren die Tarife weitreichende Ansprüche auf Urlaub, persönliche Fort- und Weiterbildung, Familien- und Pflegezeiten sowie Ausgleiche für Schichtmodelle – alles „Ausfallzeiten" im Sinne der PPP-RL. Ebenso können in der Personalgewinnung durch die Bindung an die Tarife des öffentlichen Dienstes Restriktionen entstehen. Die tarifrechtlichen Vergütungsspielräume des (knappen) Fachpersonals ist begrenzt und auch monetäre Gratifikationen nur sehr beschränkt möglich. Viele individuelle Ansätze der Personalgewinnung, die private Träger ohne Tarifbindung steuernd einsetzen können, bleiben den kollektivrechtlich gebundenen Häusern deshalb verwehrt. Zunehmende Überregulierung und fehlende Handlungsspielräume, die sich durch die Trägerschaft und die Versorgungspflicht ergeben, müssen die Klinikträger und ihre Einrichtungen mit systemischem Weitblick und strategischer Versorgungsplanung begegnen.

Die Kliniken des Bezirks Oberbayern (kbo) sind als Kommunalunternehmen mit ihren klinischen Tochtergesellschaften und dem Sozialpsychiatrischen Zentrum insbesondere für die Versorgung der Bevölkerung von Oberbayern in den Fachgebieten Psychiatrie und Psychotherapie, Psychosomatik und Suchtmedizin im Bezirk Oberbayern für Kinder, Jugendliche und Erwachsene zuständig. kbo ist ein Team mit über 7.500 Mitarbeitenden. In den stationären, teilstationären und ambulanten Einrichtungen des Unternehmens werden an mehr als 50 Standorten jährlich rund 130.000 Patienten behandelt, gepflegt und betreut.

Unabhängig von der PPP-RL setzt sich der kbo-Verbund regelmäßig mit der Weiterentwicklung und Verbesserung der psychiatrischen Versorgung in Oberbayern auseinander und versucht, dafür nachhaltige strategische Meilensteine zu erarbeiten und konsequent deren Umsetzung voranzubringen. Grundlage ist die Psychiatrie-Strategie[88] von kbo. Darin ist beschrieben, wie der kbo-Verbund die

---

88 kbo (Hrsg.): Planungsgrundsätze zur kbo-Weiterentwicklung der Psychiatrie, Psychotherapie, Psychosomatik und Suchtmedizin im Bezirk Oberbayern 2017 – Erwachsene (ohne Maßregelvollzug). 2017. Online: https://kbo.de/fileadmin/user_upload/Veroeffentlichungen/Broschueren/Planungsgrundsaetze-kbo.pdf [abgerufen am 14.1.2021].

klinischen Versorgungsangebote weiterentwickeln möchten, welche Werte dabei im Fokus stehen und wie dabei alle Beteiligten – Kliniken, Einrichtungen, Zu-/Einweiser, Patienten, Betroffene, Angehörige und Mitarbeiter – aktiv und wertschätzend in den Prozess einbezogen werden können.

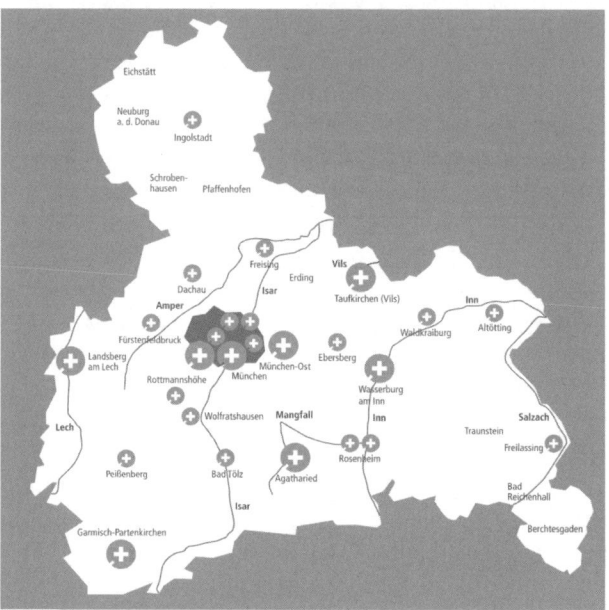

Abb. 62: kbo-Versorgungsgebiet
Quelle: kbo. Online: https://kbo.de/kbo-in-ihrer-naehe [abgerufen am 14.1.2021].

694 Im Fokus stehen dabei vor allem folgende Punkte:

- **Regionale Verantwortung übernehmen:** Weiterentwicklung der Versorgung in den bestehenden Regionen als regionaler Vollversorger.
- **Stärkung von Nähe und Erreichbarkeit:** Weiterentwicklung von möglichst wohnortnahen klinischen und komplex-ambulanten Versorgungsangeboten sowie Ausbau spezialisierter regionaler und überregionaler Angebote.
- **Stärkung der sektorenübergreifenden Versorgung:** Es wird ein „gemeinsamer Eingang" für alle Patienten angestrebt, was eine enge Vernetzung der stationären und ambulanten Versorgungsangebote voraussetzt. Zudem soll die klinische Versorgung eng mit Vor- und Nachsorgeeinrichtungen zusammenarbeiten.
- Weiterentwicklung und Vernetzung von außerklinischen und präventiven Angeboten (z. B. Krisendienst, Beratungsangebote etc.).
- Förderung der Teilhabe von Menschen mit psychischen Erkrankungen.
- Fokussierung auf Qualitätsmanagement.

Durch die intensive Auseinandersetzung mit den eigenen Strukturen, Stärken und möglichen Schwächen lassen sich klare Ziele für die weitere Entwicklung festlegen. Trotz dieser guten, transparenten Ausgangsbasis beeinträchtigten die Vorgaben der PPP-RL die Zielerreichung aber erheblich. Neben der Tatsache, dass die Richtlinie ein überbordendes Maß an zusätzlicher Bürokratie für die Kliniken schafft, schränken die Vorgaben die Flexibilität in der Unternehmensentwicklung, der gerade kommunale und öffentlich-rechtliche Träger mit großer Sorgfalt im Sinne des Patienten- und Mitarbeiterwohls nachkommen, erheblich ein. Flexibilität bei der Personaleinsatzplanung einzufordern wird im Kontext der PPP-RL oftmals als etwas Schlechtes postuliert. Krankenhausträger stehen dadurch unter Generalverdacht, Personal das für die Patientenversorgung gedacht ist, nicht auf den Stationen einzusetzen, sondern anderen Bereichen zuzuführen. Dabei wird übersehen, dass der individuelle Patientenbedarf nicht statisch ist und erst recht nicht durch eine (auf veralteten Annahmen basierende) Richtlinie prognostiziert werden kann. Die Richtlinie fördert weder eine flexible, auf die tatsächlichen Bedarfe der Patienten ausgerichtete Personaleinsatzplanung, noch unterstützt sie dabei, die Sektorengrenzen zu überwinden. 695

In der Behandlung und Versorgung durch öffentlich-rechtliche Träger haben ambulante, teilstationäre und aufsuchende Behandlungsformen mittlerweile schon einen gleichrangigen, fallzahlenmäßig oft sogar höheren Stellenwert erhalten und können durch personenzentrierte Steuerung zum Einsatz kommen. Als Folge kann es fachlich indiziert sein, dass Patienten während der Behandlung häufiger das Behandlungssetting wechseln. Die therapeutisch sinnvollen Übergänge stellen hohe Anforderungen an die Strukturen der Klinik und an das therapeutische Personal – und erfordern Behandlerkontinuität über alle Sektorengrenzen hinweg. Das ist nur durch eine neue, zeitgemäße Form der Flexibilisierung von setting-ungebundener Behandlung in Kombination mit einer guten Personalausstattung in multidisziplinären Teams möglich. Eine gute Personalausstattung meint damit nicht die starre Abgrenzung der Berufsgruppen und deren vermeintlich exklusiver Kompetenzen, sondern ausreichend gut qualifiziertes Personal, das mit unterschiedlichen fachlichen und methodischen Schwerpunkten gemeinsam die besonderen Herausforderungen patientenzentrierter Versorgung annimmt. 696

Die schon in der Enquete von 1975 formulierte Notwendigkeit, sektorenübergreifende, flexible Versorgungsübergänge in der psychiatrischen Versorgung zu schaffen, ignoriert die PPP-RL vollständig. Bei der Entwicklung der PPP-RL wurde erneut eine Forderung des BMG im PsychVVG nicht beachtet, nämlich die Wirkungen von G-BA-Richtlinien und -Beschlüssen auf die Versorgung vor deren Inkrafttreten zu beleuchten und sich transparent mit diesen Wirkungen zu befassen. Nicht grundsätzlich die Personalmindestvorgaben der PPP-RL, sondern die komplizierten und überregulierenden Nachweisverfahren und die übermäßigen Sanktionsmechanismen werden dazu führen, dass nicht nur die Grenzen zwischen den Behandlungssektoren künftig noch weniger durchlässig sind als bisher – auf Einrichtungsebene wird die institutionalisierte Dominanz in der 697

Versorgung weiter zementiert. Die bisherige Flexibilität der Kliniken, die Settings vollstationär, stationsäquivalent, teilstationär oder ambulant bedarfsgerecht am individuellen Patientenbedarf auszurichten und in der Behandlung zu nutzen und zu wechseln, wird aus organisatorischen und administrativen Gründen mit den Vorgaben zu den Nachweisen der PPP-RL nicht mehr beherrschbar.

698 Gerät eine stationäre Einrichtung in die Situation, dass Patienten versorgt werden müssen (Versorgungsverpflichtung) und kein Ausnahmetatbestand geltend gemacht werden kann, aber gleichzeitig nicht genügend Personal vor Ort ist, werden andere Versorgungsangebote, die versorgungspolitisch gestärkt werden sollten, von den Trägern nur noch eingeschränkt betrieben werden können. Fortschritt und Innovation gelangen dadurch schnell ins Hintertreffen. Die Weiterentwicklung moderner Versorgungsformen, z. B. im Rahmen von Modellprojekten nach § 64b SGB V, bietet viel Entwicklungspotenzial für eine patientenbedarfsorientierte Versorgung und die Überwindung institutionalisierter und eingeübter Versorgungskultur. Solche flexiblen Versorgungsformen lassen sich aber nirgends in das starre Korsett der PPP-RL pressen.

699 Krankenhausträger, die den Mut haben, sich auf das Abenteuer einer allseits anerkannten und notwendigen, tatsächlich flexiblen und bedarfsorientierten vollständigen Versorgungsumstellung mit ihren Gestaltungsmöglichkeiten einzulassen, brauchen die Krankenkassen, die Krankenhausplanung und die Politik als verlässliche Partner. Grundlage dafür ist aber gegenseitiges Vertrauen in die redlichen Absichten des anderen. Die weitgehende bundesweite Zentralisierung der Mitverantwortung der Krankenkassen für die Sicherstellung regionaler Versorgungsnotwendigkeiten hat leider zu einer vollständigen Atomisierung jeder Mitverantwortung der Krankenkassen auf Bundesebene geführt und ist einer unerträglichen und entwicklungsfeindlichen Misstrauenskultur gewichen.

700 Die PPP-RL steht damit stark im Kontrast zu den elementaren Strategiezielen der öffentlich-rechtlichen Krankenhausträger, wie sie hier beispielhaft dargestellt wurden: Regionale Verantwortung übernehmen, Nähe und Erreichbarkeit stärken, Sektorengrenzen überwinden und Stärkung der Vernetzung mit außerklinischen, präventiven Angeboten und Vor- und Nachsorgeeinrichtungen. Die Politik, die seit der Psychiatrie-Enquete von 1975 genau diese Ziele verfolgt und gemeinsam mit den Krankenhausträgern Schritt für Schritt umgesetzt hat, steht nun in der Pflicht, sich weiterhin für eine qualitativ hochwertige, auf die Teilhabe der Menschen mit psychischen Erkrankungen ausgerichtete Versorgung einzusetzen und die Erfolge der Vergangenheit nicht fahrlässig zu gefährden. Das Ziel kommunaler und öffentlich-rechtlicher Krankenhausträger und ihres Versorgungsauftrags sollte es weiterhin sein, **nah am Alltag und am Lebensumfeld der Betroffenen behandeln zu können** – dieser Grundsatz sollte wieder bundesweit in den Fokus gerückt werden.

14.2 Private Krankenhausträger

Dr. Mate Ivančić

Seit der Verankerung der psychosomatischen Medizin in der Approbationsordnung der Ärzte im Jahre 1970 und der Einführung des „Arztes für Psychotherapeutische Medizin" im Jahre 1992 gehört die Psychosomatik in Deutschland zu einem obligaten Bestandteil der medizinischen Aus- und Weiterbildung. Neben niedergelassenen Fachärzten erfolgt die Behandlung von psychosomatischen Erkrankungen in Deutschland vor allem in psychosomatischen Akutkrankenhäusern und psychosomatischen Rehabilitationskliniken. Im Jahr 2004 existierten insgesamt 4.412 Betten für psychosomatische Behandlungsangebote in Deutschland. Seitdem ist die Anzahl psychosomatischer Krankenhausbetten nach Angaben des Statistischen Bundesamtes auf 11.410 im Jahr 2017 gestiegen. Im gleichen Jahr wurden in der Psychosomatik 87.634 Patienten mit einer durchschnittlichen Verweildauer von 42,9 Tagen stationär versorgt.[89]

Seit jeher findet die stationäre Krankenhausversorgung als Bestandteil der allgemeinen Versorgung und innerhalb des vom Krankenhausfinanzierungsgesetz vorgegebenen Rahmens auch durch private Träger statt. Krankenhäuser in privater Trägerschaft – nicht zu verwechseln mit reinen Privatpatientenkliniken – sind hinsichtlich der angebotenen medizinischen Inhalte mit öffentlichen oder konfessionellen Trägern vergleichbar und haben in rechtlicher Hinsicht dieselben Voraussetzungen zu erfüllen bzw. denselben Regeln zu folgen. Die Schön Klinik-Gruppe wurde 1985 in Prien am Chiemsee gegründet und hat sich in den letzten 35 Jahren zur führenden privaten und größten familiengeführten Klinikgruppe Deutschlands entwickelt. Insgesamt betreibt die Gruppe deutschlandweit 20 (Tages-)Kliniken und 18 Medizinische Versorgungszentren bzw. Institute; hinzu kommen vier Kliniken in Großbritannien.

An insgesamt 6 Standorten – es handelt sich dabei um die Schön Kliniken in Bad Bramstedt, Bad Arolsen, Eilbek, Berchtesgadener Land, Bad Staffelstein und Roseneck – bietet die Gruppe psychosomatische Behandlungen an. Insgesamt ergeben sich damit knapp 1.600 stationäre Betten und rund 180 Behandlungsplätze für psychosomatische Patienten. Mit einem Marktvolumen von rund 16 Prozent aller verfügbaren psychosomatischen Krankenhausbetten in Deutschland hat die Schön Klinik-Gruppe in den letzten Jahren eine Führungsrolle bei den psychosomatischen Kliniken einnehmen können.

---

89 Gesundheitsberichterstattung des Bundes: Fachabteilungen, Betten (Anzahl und je 100.000 Einwohner), Fälle, Berechnungs-/Belegungstage (jeweils Anzahl), Nutzungsgrad und Verweildauer in Krankenhäusern und Vorsorge- oder Rehabilitationseinrichtungen. Gliederungsmerkmale: Jahre, Deutschland, Art der Fachabteilung. 2017. Online: https://www.gbe-bund.de/gbe/pkg_isgbe5.prc_menu_olap?p_uid=gast&p_aid=14376526&p_sprache=D&p_help=0&p_indnr=547&p_indsp=&p_ityp=H&p_fid= [abgerufen am 24.3.2021].

Kritikpunkte an der PPP-RL

a) Keine eigenen Minutenwerte für die Psychosomatik

704 Die ersten konkreten Überlegungen zur personellen Ausstattung in der Psychiatrie und der Psychosomatik gehen ins Jahr 2016 zurück. Damals hat der Bundestag das Gesetz zur Weiterentwicklung der Versorgung und der Vergütung für psychiatrische und psychosomatische Leistungen (PsychVVG) verabschiedet und dem Gemeinsamen Bundesausschuss (G-BA) den Auftrag erteilt, neue Mindestvorgaben für die psychiatrischen und psychosomatischen Kliniken zu erarbeiten.

705 Aus Sicht der psychosomatischen Kliniken war positiv zu werten, dass eigene Minutenwerte für die psychosomatischen Kliniken vorgesehen waren, da dies inhaltlich auch zwingend geboten war. Doch ein Versuch des G-BA, den Personalbedarf für psychosomatische Kliniken auf Basis evidenzbasierter Studien zu ermitteln, hatte viele fachliche und rechtliche Fragen offengelassen. Die erarbeitete Studie konnte schlussendlich in den Beratungen nicht berücksichtigt werden.

706 In Ermangelung eigener Werte übertrug der G-BA folglich die psychiatrischen Werte aus der alten Psych-PV mit einem pauschalen Korrekturwert von 10 Prozent auf die Psychosomatik. Mit diesem „Geburtsfehler" trat die Richtlinie zur Personalausstattung in der Psychiatrie und Psychosomatik (PPP-RL) zum 1.1.2020 in Kraft – allerdings versehen mit der Auflage des Bundesministeriums für Gesundheit, die Mindestvorgaben für die Psychosomatik zu überprüfen und ggf. erforderliche Anpassungen vorzunehmen. Diese Prüfung unterblieb bislang jedoch, sodass es weiterhin keine aus der Behandlungsrealität der Psychosomatik hergeleiteten Minutenwerte gibt.

b) Die Höhe der Minutenwerte

707 Aus Sicht psychosomatischer Kliniken war es zunächst als positiv zu werten, dass mit der PPP-RL die gestiegene Bedeutung psychosomatischer Behandlungsangebote berücksichtigt wurde und zwei neue Behandlungsbereiche – P1 (Regelbehandlung) und P2 (Komplexbehandlung) eingeführt wurden. Mit der Überarbeitung der Richtlinie im Oktober 2020 kamen zwei weitere Behandlungsbereiche – P3 und P4 für die teilstationäre Behandlung – hinzu. Im Vergleich mit psychiatrischen Kliniken – hier wurden 19 Behandlungsbereiche (bzw. 26, wenn die Kinder- und Jugendpsychiatrie hinzugezählt wird) definiert – sind dies aber immer noch zu wenige unterschiedliche Einstufungsmöglichkeiten.

708 Die in den jeweiligen Behandlungsbereichen pro Berufsgruppe hinterlegten Minutenwerte sind zudem in ihrer Höhe nicht realistisch und auch nicht geeignet, die Behandlungsrealität abzubilden. Sie sind entweder zu hoch – dies betrifft die Berufsgruppe der Pflege – oder zu niedrig – dies betrifft die Gruppe der Psychologen. Ein Beispiel: Für einen Patienten, der in Behandlungsgruppe P2 aufgenommen wurde (und das ist die überwiegende Mehrzahl der Patienten), sieht die PPP-RL die Vorhaltung von 8,5 Stunden Pflege je Woche vor. Demgegenüber stehen

lediglich knapp über zwei Stunden Psychotherapie. Hier stellt sich die Frage der Sinnhaftigkeit, denn ein psychosomatischer Patient benötigt vor allem eines: ausreichende Psychotherapie! Bei zwei Stunden pro Woche kann aber realistischerweise nur noch eine Einzeltherapie je Woche erbracht werden, was viel zu wenig ist. Auf der anderen Seite sind die wenigsten Patienten tatsächlich pflegebedürftig; im Gegenteil: Es ist geradezu erwünscht, dass sie möglichst viele Tätigkeiten in Eigenverantwortung übernehmen. Da sie nicht bettlägerig sind, besteht auch kein medizinisch zu rechtfertigender Grund für eine intensive pflegerische Tätigkeit.

Um den Patienten unter diesen Umständen dennoch das Maximum an therapeutischer Behandlung zuteilwerden zu lassen, bilden die Schön Kliniken einen Teil ihrer Pflegekräfte zu sogenannten Co-Therapeuten aus (siehe Kap. 6.1). Hierbei handelt es sich um Pflegekräfte, die im Rahmen einer rund 2 Jahre dauernden Weiterbildung Aufgabenbereiche von Therapeuten erlernen und diese fortan selbstständig bzw. in enger Abstimmung mit den Bezugstherapeuten übernehmen. Während sie für die Zwecke der PPP-RL offiziell weiter der Berufsgruppe der Pflegekräfte zugeordnet werden, verrichten sie in Wahrheit therapeutische Aufgaben. Damit kann der fachliche Anspruch an adäquate therapeutische Versorgung der Patienten bei gleichzeitiger Erfüllung der formalen Kriterien aufrechterhalten werden. Dieses erweiterte Berufsbild eignet sich zudem auch als Maßnahme, um Pflegekräfte zurückzugewinnen, die aufgrund der körperlich schwierigen Arbeitsbedingungen in den Krankenhäusern ihren Beruf nicht mehr ausüben möchten.

c) Fehlende Anrechenbarkeit

In ihrer gegenwärtigen Fassung erlaubt die PPP-RL in gewissen Grenzen, dass die Tätigkeiten einer Berufsgruppe auf die Minutenwerte einer anderen Berufsgruppe angerechnet werden. Dies betrifft aber einerseits nur die Ärzte und Psychologen und andererseits das Pflegepersonal mit den übrigen Therapeuten. Dagegen ist es nicht möglich, Psychologen und andere Therapeuten aufeinander anzurechnen. Auch eine Anrechnung von Psychologen auf die Pflegewerte ist nicht möglich, obwohl hier Übereinstimmungen bei den Regelaufgaben, etwa bei den Aufnahmegesprächen, der Krisenintervention oder den Angehörigengesprächen festzustellen sind und es in der Praxis sehr gute Konzepte zur Übernahme weiterer therapeutischer Regelaufgaben – siehe dazu den beschriebenen Co-Therapeuten Ansatz – gibt. Hier besteht dringend Nachbesserungsbedarf in der Richtlinie.

d) Vergütungsausfall bei Nichteinhaltung

Regelrecht existenzgefährdend wird der Sanktionsmechanismus der PPP-RL. Das Jahr 2020 galt als sanktionsfreies Übergangsjahr. Mit dem Beschluss vom 15.10.2020 wurde diese Phase auch um das Jahr 2021 erweitert. Ab 2022 sollen aber quartalsweise Unterschreitungen der Mindestvorgaben ermittelt und sanktioniert werden. Der Sanktionsmechanismus sieht vor, dass eine „Gesamt-Verfehlungsquote" berechnet und mit einem Straffaktor von 1,2 (2022) bzw. 1,7 (2023) multipliziert wird. Dieser Faktor wird dann auf das Quartalsbudget der Einrichtung angewendet und der sich ergebende Betrag legt die Sanktionshöhe fest. Da die aktuellen Vorgaben für die Psychosomatik zuvor nie maßgebend waren und v. a. bei der Pflege begründet noch nicht passen, sind so Budgetabsenkungen von bis zu 50 Prozent möglich, was die Existenz vieler Kliniken gefährden würde.

Optionen für Kliniken zur Einhaltung der PPP-RL

712 Welche Möglichkeiten haben die psychosomatischen Kliniken nun, auf die Schwächen der PPP-RL zu reagieren?

a) Einhaltung der Minutenwerte

713 Am naheliegendsten wäre natürlich, die Kliniken bemühten sich, die Minutenwerte einzuhalten. Das würde im Klartext bedeuten: Sie müssten deutlich mehr Pflegekräfte einstellen und gleichzeitig Psychologen und Psychotherapeuten entlassen. Denn diese werden in der vorgehaltenen Menge zur Erfüllung der Richtlinie nicht benötigt. Während Letzteres möglich, aber nicht zielführend wäre – denn die Patienten brauchen schließlich Therapie – wäre Ersteres weder wünschenswert noch realisierbar. Seit Jahren wird über den Mangel an Pflegekräften diskutiert. Laut dem Institut der deutschen Wirtschaft in Köln könnten in Deutschland in der stationären Versorgung bis zum Jahr 2035 rund 307.000 Pflegekräfte fehlen. Die Versorgungslücke im Pflegebereich insgesamt könnte sich bis zu diesem Jahr auf insgesamt knapp 500.000 Fachkräfte vergrößern. Darauf zu hoffen, dass der Markt zusätzliche Pflegekräfte bereithält, ist daher vergebens.

714 Psychosomatische Krankenhäuser könnten aber in diesem Zusammenhang veranlasst sein, Pflegekräfte aus somatischen Häusern abzuwerben. Und die Tätigkeit in einer psychosomatischen Klinik ist für viele Pflegekräfte sicher grundsätzlich attraktiv: Nachtschichten werden deutlich reduziert und es besteht mehr Zeit für die individuelle Pflege der Patienten. Doch diese Lösung kann nicht erstrebenswert sein, denn diese Pflegekräfte würden auf den Normal- oder Intensivstationen der somatischen Krankenhäuser fehlen. Noch absurder wird der Gedanke, wenn man sich vergegenwärtigt, dass diese Pflegekräfte in einer psychosomatischen Fachklinik gar nicht adäquat beschäftigt werden können, weil es den Arbeitsanfall in dieser Form bei den behandelten Patienten gar nicht gibt.

b) Reduktion von Therapieplätzen

715 Die zweite Strategie könnte darin bestehen, die Zahl der verfügbaren Betten zu reduzieren, bis die Minutenwerte inklusive der zulässigen Anrechenbarkeit innerhalb der Berufsgruppen wieder als erfüllt gelten. Da psychosomatische Kliniken anders als psychiatrische Kliniken nicht verpflichtet sind, Patienten aufzunehmen, könnten sie mühelos ganze Stationen schließen. Berechnungen aus Controlling-

Abteilungen kommen zum Schluss, dass die Minutenwerte dann sanktionsfrei eingehalten werden könnten, wenn rund 30 Prozent der Therapieplätze gestrichen würden.

Wenn ersichtlich wäre, dass der Therapiebedarf zurückgeht, wäre das ein gangbarer Weg. Doch das Gegenteil ist der Fall. Seit Jahren steigt die Notwendigkeit von psychosomatischen Behandlungsangeboten. Daten der gesetzlichen Krankenkassen und der Rentenversicherung belegen seit Langem eine Zunahme psychischer Erkrankungen. Inzwischen sind sie der zweithäufigste Grund für Fehltage von Arbeitnehmern. Corona wirkt sich zusätzlich auf die seelische Gesundheit vieler Menschen aus: Depressionen, Ängste, Schlaf- oder Essstörungen haben enorm zugenommen; jüngste Studien verzeichnen einen Anstieg um 80 Prozent seit Beginn der Corona-Pandemie. Statt von einem Abbau müsste daher tatsächlich von einem Ausbau der Therapieplätze gesprochen werden, um den hohen Bedarf adäquat und ohne unmenschlich lange Wartezeiten abdecken zu können.

Wie beschrieben, erfordert die PPP-RL in ihrer aktuellen Fassung auch eine Absenkung der Therapiestunden mit gravierenden Konsequenzen für die Patienten. Weniger Psychotherapieangebot bedeutet automatisch eine längere individuelle Therapiedauer. Von mehr Pflege kann diese Art der Gesprächstherapie niemals adäquat ersetzt werden. Damit könnte sich die Aufenthaltsdauer für Patienten um das Vier- bis Fünffache verlängern. Anhand eines konkreten Beispiels wird der Effekt deutlich: Die Therapiedauer eines Patienten mit Depressionen, die in der Regel 6 Wochen beträgt, würde nach der neuen PPP-RL auf mehr als 20 Wochen ansteigen, wenn die gleiche Dosis an Psychotherapie erbracht und sich der gleiche Behandlungserfolg einstellen soll. Als unerwünschter Nebeneffekt vervierfacht sich auch die Wartezeit für neue Patienten. Schon heute warten depressive Menschen rund sechs bis sieben Monate auf einen Therapieplatz, bei Essstörungen müssen noch längere Wartezeiten von bis zu 10 Monaten hingenommen werden. Da die Anzahl der Behandlungsplätze unter den aktuellen Rahmenbedingungen nicht erhöht werden kann, heißt das für Betroffene: Sie warten im Schnitt länger als zwei Jahre auf einen Therapieplatz. Würden die Plätze verringert, wären es fast drei Jahre.

Lösungsansätze für die Defizite der PPP-RL

Diese Ausführungen zeigen: Die PPP-RL in ihrer gegenwärtigen Form ist existenzgefährdend für die psychosomatischen Kliniken. Keine der Optionen zur Einhaltung der PPP-RL ist tauglich oder empfehlenswert. Welche möglichen Auswege gibt es alternativ?

a) Erarbeitung eigener Minutenwerte für die Psychosomatik

Am naheliegendsten ist es, die Minutenwerte anzupassen, d. h. die Werte für die Pflege zu reduzieren und die Werte für die Therapeuten zu erhöhen. Es geht den psychosomatischen Kliniken nicht darum, Personal einzusparen. Es geht darum, das richtige Personal in der erforderlichen Menge für die bestmögliche Behandlung psychisch kranker Menschen zur Verfügung zu haben. Die PPP-RL sieht vor, dass die Sanktionierung bis Ende 2021 ausgesetzt bleibt. Dies ist absehbar zu kurz, um über eine adäquate Studie zu geeigneten Vorgaben für die Psychsomatik zu gelangen. Die psychosomatischen Einrichtungen sollten ihre Daten zur Verfügung stellen, um gesichert bessere Mindestvorgaben zu erhalten. Dies ist im Übrigen nicht nur eine Forderung der Kliniken, sondern entspricht dem gesetzlichen Auftrag aus dem Jahr 2016 im Rahmen der Verabschiedung des überarbeiteten PsychVVG. Bis dahin sollte die Sanktionierung der Verfehlung aktueller Vorgaben ausgesetzt bleiben.

b) Anrechenbarkeit flexibilisieren

720 Wie bereits ausgeführt, besteht ein Problem an der gegenwärtigen Fassung der PPP-RL darin, dass sie nur bestimmte Anrechenbarkeiten zwischen Berufsgruppen zulässt. Doch die negativen Auswirkungen der Richtlinie könnten sehr leicht vermieden werden, indem die volle Anrechenbarkeit zwischen Psychologen, Pflege und anderen Therapeuten (gerne mit Ausnahme der Bewegungstherapeuten) zugelassen wird. Inhaltlich wäre das absolut vertretbar, weil ihre Regelaufgaben in der Psychosomatik vergleichbar und austauschbar sind.

c) Keine Sanktionierung bei nachgewiesener Qualität

721 Eine dritte Möglichkeit besteht darin, fehlendes Personal durch geeignete Maßnahmen ausgleichen zu können und so die Sanktionierung zu vermeiden. Eine solche Maßnahme wäre der Nachweis besonderer Behandlungsqualität. Generell unterliegt die Erbringung ärztlicher bzw. psychotherapeutischer Leistungen umfangreichen Qualitätsanforderungen. Diese müssen neben Struktur- und Prozessqualität auch Ergebnisqualität umfassen.

722 Die Erhebung der Ergebnisqualität, also die Messung, wie gut die Behandlung wirkt, wird häufig in psychosomatischen Kliniken vernachlässigt. An den psychosomatischen Fachkliniken der Schön Klinik-Gruppe werden hingegen seit vielen Jahren systematisch Messungen der Behandlungsergebnisse mithilfe psychometrischer Skalen durchgeführt und systematisch ausgewertet. Mit dem Global Severity Index (GSI) steht eine bewährte, diagnoseunabhängige Kennzahl zur Qualitätsmessung zur Verfügung. Der GSI gibt Ausdruck über die grundsätzliche psychische Belastung eines Patienten und wird z. B. durch die Symptom-Checkliste bei psychischen Störungen, die sog. Brief Symptom Inventory (BSI) ermittelt. Eine GSI-Effektstärke $\geq 0{,}8$ weist objektiv nach, dass die Therapie große Effekte hatte. Die Qualität der Behandlung kann daneben auch durch indikationsspezifische Effektstärken nachgewiesen werden. Allgemein weisen hohe Effektstärken die hohe Qualität der Behandlung nach. Die PPP-RL und in letzter Konsequenz auch die Bundespflegesatzverordnung sollten dahingehend weiterentwickelt werden, dass psychosomatische Kliniken bei nachgewiesener hoher Qualität keine Budgetkürzungen erhalten, selbst wenn die vorgegebene Stellenzahl im Pflege-

bereich gemäß PPP-RL unterschritten wird. Denn letztlich handelt es sich bei der PPP-RL nicht um ein Personalbemessungsinstrument, sondern um eine Qualitätsrichtlinie, die nicht unterschreitbare Mindestvorgaben definiert.

Fazit

Es ist dringend geboten, die gestiegene Bedeutung der Psychosomatik und die Notwendigkeit einer flächendeckenden psychosomatischen Versorgung in den existierenden Regelwerken zu berücksichtigen. Sowohl die 2019er-Fassung der PPP-RL als auch die überarbeitete Fassung aus dem Jahr 2020 haben die Hauptdefizite nicht beseitigt. Eine erneute Überarbeitung der Richtlinie unter Einbeziehung von Vertretern der psychosomatischen Kliniken ist dringend geboten. Die weitere Aussetzung der Sanktionen ist das Mindeste, bis neue, allseits akzeptierte Werte vorliegen. Die Schön Klinik-Gruppe steht gerne bereit, ihre durch jahrelange Tätigkeit in diesem Bereich erworbenen Erfahrungen und Daten transparent in diesen Diskussionsprozess einzubringen.

14.3 Universitätskliniken

Prof. Dr. Rainer Rupprecht, Prof. Dr. Alexandra Philipsen, Prof. Dr. Peter Falkai, Prof. Dr. Andreas J. Fallgatter

Die Versorgung psychischer Störungen im stationären und teilstationären Bereich wird neben Fachkliniken und Abteilungen an Allgemeinkrankenhäusern auch durch die Einrichtungen der Universitätsmedizin erbracht. Diese zeichnet sich neben ihrer aktiven Beteiligung an der Krankenversorgung durch ihren prägenden Einfluss auf die Weiterentwicklung der Fachgebiete durch Lehre und Forschung aus. Die PPP-RL und deren Ausgestaltung hat wie in anderen Kliniken auch einen unmittelbaren Einfluss auf die Steuerung der Krankenversorgung, aber auch auf Lehre und Forschung. Im Folgenden sollen einige Spezifika der Universitätsmedizin im Hinblick auf die Versorgung psychisch Kranker dargestellt werden, ohne allgemeine Ausführungen zur Richtlinie, die selbstverständlich auch die universitären Einrichtungen betreffen, an dieser Stelle wiederholen zu wollen.

Strukturelle Aspekte

Finanzierung:

Derzeit gibt es in der Bundesrepublik Deutschland 37 staatliche universitäre Einrichtungen mit medizinischen Fakultäten sowie vier Privatuniversitäten, an welchen ein Medizinstudium möglich ist. Die Mittel für Forschung und Lehre werden hierbei von den jeweiligen Bundesländern bzw. Privatuniversitäten bereitgestellt; die Aufwendungen für die Krankenversorgung kommen von den entsprechenden Krankenhausträgern, die wiederum ihr Budget von den Kostenträgern (Krankenkassen) erhalten. Hinsichtlich der klaren Abgrenzung zwischen

Krankenversorgung einerseits und Forschung und Lehre andererseits kann keine einheitliche Aussage getroffen werden. Es gibt Einrichtungen, die eine entsprechende Trennungsrechnung vorhalten, an anderen Standorten wiederum wird den einzelnen Kliniken vom Krankenhausträger ein Globalbudget zugewiesen, welches Mittel sowohl für Krankenversorgung als auch für Forschung und Lehre beinhaltet.

726 Ein weiterer Aspekt ist, dass sich auf der Ebene einzelner Personen (Ärzte, Psychologen, Study Nurses etc.) die jeweiligen Aufgaben nur schwer trennen lassen und dies auch inhaltlich nicht anzustreben ist. Zum einen soll der Nachwuchs entsprechend in Lehre und Forschung qualifiziert werden, zum anderen ist es für den Medizinstandort Deutschland von großer Wichtigkeit, dass sich Wissenschaftler in der klinischen Forschung engagieren, was eine Tätigkeit sowohl in Krankenversorgung als auch in Forschung bzw. Lehre voraussetzt. Hierzu sei auf Bestrebungen von DFG und BMBF zur Etablierung von Clinician Scientists Programmen hingewiesen.

Regionale Struktur:

727 Die Universitätsmedizin ist größtenteils an universitären Standorten und demnach in Universitätsstädten verortet, nimmt dort die Aufgaben der universitären Maximalversorgung und Spitzenmedizin wahr und beteiligt sich in der Regel auch an der regionalen Pflichtversorgung. Bis auf wenige Ausnahmen betreiben die universitären Träger keine kleineren Standorte in der Fläche, halten aber ambulante wie stationäre Spezialangebote vor.

Fächerstruktur:

728 Die Fachgebiete Psychiatrie und Psychotherapie, Psychosomatische Medizin und Psychotherapie sowie Kinder- und Jugendpsychiatrie und Psychotherapie werden von der Universitätsmedizin abgedeckt. Allerdings sind nicht an allen Standorten alle Fachgebiete in gleicher Form vertreten. So gibt es nicht an jeder medizinischen Fakultät einen Lehrstuhl für Kinder- und Jugendpsychiatrie und Psychotherapie (bislang kein approbationspflichtiges Fach). Im Fachgebiet Psychosomatische Medizin und Psychotherapie reicht das Spektrum vom Lehrstuhl mit entsprechender Klinik über Abteilungen an unterschiedlichen Lehrstühlen bis hin zur Integration in Kliniken für Psychiatrie, Psychosomatik und Psychotherapie. Die jeweilige Fächerstruktur findet ihren Niederschlag in der Organisation der entsprechenden Träger- und Klinikstruktur.

Krankenhausträger der Universitätsmedizin

729 In der Regel sind die Universitätsklinika die Träger der Universitätsmedizin. Diese sind Einrichtungen der Bundesländer und bilden das Fächerspektrum der Medizin breit ab, was bedeutet, dass die jeweiligen Kliniken zur Behandlung psychischer Störungen in das Gesamtklinikum integriert sind. Es gibt jedoch auch Kooperationsmodelle, z. B. in Regensburg, Augsburg oder Düsseldorf. In solchen

Kooperationsmodellen nimmt das entsprechende Klinikum, das auch die Versorgung für die Bevölkerung sicherstellt, z. B. ein Bezirks- oder Landeskrankenhaus, auch die universitären Aufgaben in Forschung und Lehre wahr. Dies bedeutet, dass sich auch das Patientenklientel je nach struktureller Ausrichtung der Trägerstruktur in der Universitätsmedizin unterscheiden kann. Eine entsprechende Entwicklung ist auch bei der Ausgestaltung universitärer Ausbildung in strukturschwachen Regionen bzw. bei der Kooperation von Krankenhausträgern mit Privatuniversitäten zu beobachten.

Leistungsspektrum

Prinzipiell bilden die Einrichtungen der Universitätsmedizin das gesamte Leistungsspektrum in der Behandlung psychischer Störungen ab. Dies ist allein schon aus Weiterbildungsgründen erforderlich. Aufgrund der jeweiligen Forschungsaktivitäten bilden sich jedoch häufig besondere Schwerpunkte auch in der Krankenversorgung heraus, die sich im jeweiligen (teil)stationären und ambulanten Angebot niederschlagen. Als Beispiele seien bestimmte Formen der Psychotherapie, der Hirnstimulation, der Versorgung bestimmter Patientengruppen in Spezialambulanzen, z. B. ADHS oder Schlafstörungen, oder interdisziplinäre Zentren für seltene Erkrankungen genannt. Auch die Versorgung somatisch schwer erkrankter Patienten mit psychischen Störungen fällt in das Aufgabengebiet der Universitätsmedizin. Insofern leisten universitäre Einrichtungen neben dem Primat von Forschung und Lehre einen wichtigen Beitrag zur Krankenversorgung, vor allem im Hinblick auf die Implementierung neuer Forschungsergebnisse zu Diagnostik sowie pharmakologischen wie psychotherapeutischen Behandlung in die klinische Praxis.

Aus- und Weiterbildung

Neben der studentischen Lehre ist die Aus- und Weiterbildung an universitären Einrichtungen ein besonderes Charakteristikum der Universitätsmedizin. Dies ist zum einen mit einem erhöhten Betreuungsaufwand verbunden, zum anderen mit einer naturgemäß hohen Fluktuation an Weiterzubildenden. Diese Aspekte werden bei den Zuführungsbeiträgen der Bundesländer für Forschung und Lehre jedoch nicht berücksichtigt.

Mögliche Auswirkungen der PPP-RL auf die Universitätsmedizin

Die prinzipiellen Auswirkungen der PPP-RL sind die gleichen wie auch in Fachkliniken und Abteilungen in Allgemeinkrankenhäusern. Die entsprechenden Gesichtspunkte hinsichtlich Flexibilität und Bürokratieaufwand gelten auch hier. Auf einige Besonderheiten sei an dieser Stelle jedoch hingewiesen. So könnte eine Situation eintreten, dass umliegende Kliniken Stationen/Berciche abbauen, um den personellen Vorgaben der Richtlinie zu genügen, was wiederum faktisch den Versorgungsdruck auf die universitären Einrichtungen erhöhen würde und so zu einer Beeinträchtigung von Lehre und Forschung führen könnte. Auch besteht die Gefahr, dass je nach Ausgestaltung der Trennungsrechnung angesichts des Finanzierungsdrucks schleichend Mittel aus Forschung und Lehre zur Erfüllung der PPP-RL abgezogen werden. Derartige Mechanismen würden nicht nur zu einer verminderten Leistungsfähigkeit in Lehre und Forschung mit entsprechenden Konsequenzen für den Wissenschaftsstandort Deutschland und die Versorgungsqualität schwer betroffener Patienten führen, sondern auch das Vorhalten wichtiger Spezialangebote entsprechend einschränken. Es bleibt daher zu hoffen, dass die Weiterentwicklung der Richtlinie bzw. die Etablierung neuer Personalbemessungsinstrumente, z. B. des Plattformmodells, die universitären Aspekte entsprechend berücksichtigt.

15 Modellvorhaben nach § 64b SGB V

Rene Berton, Paul Bomke

Das Pfalzklinikum als psychosozialer Komplexanbieter mit Angeboten der Gemeindepsychiatrie, des Maßregelvollzugs, der Erwachsenen- sowie Kinder- und Jugendpsychiatrie, Psychosomatik und Psychotherapie an 14 Standorten hat sich im Jahr 2019 gemeinsam mit Vertretern der gesetzlichen Krankenkassen dazu entschlossen, das Thema Modellvorhaben erneut aufzugreifen, nachdem 2013 konkrete Verhandlungsgespräche dazu eingestellt wurden. Grundsätzliche Motivation hierfür war die Weiterentwicklung des Landeskrankenhausplans (2020 bis 2025) in Rheinland-Pfalz. Dieser sah aufgrund der aufgezeigten Versorgungsbedarfe für die psychiatrischen, psychosomatischen und psychotherapeutischen Fachgebiete des Pfalzklinikums eine deutliche Bettenausweitung vor. Um die damit verbundene budgetäre Ausweitung sowie die erforderlichen Investitionsbedarfe nachhaltiger in der Versorgung einzusetzen, kamen die Verhandlungspartner zu dem Entschluss, dass eine Neuausrichtung der Versorgungsangebote des Pfalzklinikums in Form eines Modellvorhabens nach § 64b SGB V eine sinnvolle Alternative zur klassischen Weiterentwicklung der Versorgungsstruktur sein könnte.

Der gesundheitspolitische Rahmen

Bevor die weiteren Details des Modellvorhabens am Pfalzklinikum erläutert werden, ist es notwendig – neben den landesplanerischen Überlegungen –, den gesundheitspolitischen Rahmen, in welches das Modellvorhaben am Pfalzklinikum eingebettet ist, zu skizzieren. Wir bauen hierbei auch auf den Überlegungen zu Gliederungspunkt 6 (s. u.) und den aktuellen gesundheitspolitischen Debatten auf. Und mit Blick auf die besonderen Herausforderungen für alle Gesundheitssysteme in der derzeitigen pandemischen Krise erscheinen die schon in 2019 herausgearbeiteten strategischen Eckpunkte des Modellvorhabens von besonderer Bedeutung. Das Modellvorhaben orientiert sich in diesem Zusammenhang an zwei Leitplanken. Das ist zum einen eine *dezentrale Versorgungsidee* mit klarer sozialräumlicher Orientierung und eine *konsequente Ausrichtung* an den Bedarfen und Notwendigkeiten der *Nutzenden*. Wir nennen die beiden Leitplanken: das *Primat der dezentralen Angebote* und das *Primat der Nutzerinteressen, verbunden mit der Idee der gemeinsamen Aushandlung.*

Das Primat der dezentralen Angebote

Versorgungsstrukturen, welche dezentral organisiert werden, haben den Vorteil, dass die Akteure vor Ort die konkreten Rahmenbedingungen vereinbaren können. Diese Grundidee, die sich in der sozialrechtlichen Verfasstheit des Sozialstaates wiederfindet, hat z. B. in der aktuellen Pandemie die Deutsche Krankenhausgesellschaft als entscheidenden Vorteil gewertet – im Übrigen nicht nur für die psychosoziale Versorgung.[90] Sektorenübergreifende gestufte regionale Versorgungsangebote führen grundsätzlich zu leistungsfähigen und flexiblen Reaktionen und effektiven Ergebnissen, so die DKG weiter.[91] Diese Grundidee der dezentralen Versorgung ist ein Eckpfeiler der Reform der psychosozialen Versorgung seit den 1970er Jahren.[92] Diese Grundidee ist ferner auch in der sogenannten Public Health-Literatur weit verbreitet und akzeptiert (ein solcher an sozialräumlicher Effektivität ausgerichteter Ansatz findet sich z. B. im Modell der OECD für eine gute Gesundheitsversorgung[93]).

736 Auf der anderen Seite scheinen dezentrale Strukturen einen höheren Ressourcenverbrauch zu erzeugen als zentrale Versorgungsformen. Ein Argument, was auch in der Debatte um das Modellvorhaben im Pfalzklinikum häufig von verschiedenen Seiten vorgebracht wurde. Hierbei kommt es auf das Auge des Betrachters an. Konkret geht es um den Spannungsbogen zwischen der mikroökonomischen Effizienz zentraler Strukturen und der makroökonomischen Effektivität dezentraler Strukturen.[94] Dieser scheinbare Gegensatz spiegelt sich dann auch in den sozialrechtlich normierten Finanzierungssystemen wider. Klassische Finanzierungsmodelle transportieren z. B. mehr Erlöse und höhere Deckungsbeiträge über die stationäre Versorgung (mikroökonomische Effizienzthese), während mobile, dezentrale und damit einhergehende meist ambulante Versorgungsmodelle (makroökonomische Effektivitätsthese) sich an kleinteiligen Einzelleistungsvergütungen orientieren. Noch immer wird die Versorgung ausgerichtet am Paradigma von „ambulant vor stationär". Dabei wird auf einer zweiten Tonspur – meist implizit – davon ausgegangen, dass ambulant ja auch immer billiger sei oder sein muss. Verhandler vor Ort kennen dieses Dilemma und es wurde auf Ortsebene gerade bei der Einführung der stationsäquivalenten Behandlung sehr deutlich. Dem versorgungspolitischen Dilemma folgt ein finanzierungsrechtliches Paradigma (ambulant bindet weniger Ressourcen), welches sich in den letzten Jahrzehnten allerdings von der Weiterentwicklung der Versorgungsformen entkoppelt hat und somit selbst wieder versorgungspolitische Realitäten schafft – ein Teufelskreis!

---

90   DKG: Lehren aus der Pandemie für gute Krankenhauspolitik. 2020, S. 2. Online: https://www.dkgev.de/fileadmin/default/Mediapool/1_DKG/1.7_Presse/2020-06-30_Lehren_Pandemie_Positionspapier.pdf [abgerufen am 18.7.2020].
91   Siehe hierzu DKG: Lehren aus der Pandemie für gute Krankenhauspolitik. 2020, S. 9. Online: https://www.dkgev.de/fileadmin/default/Mediapool/1_DKG/1.7_Presse/2020-06-30_Lehren_Pandemie_Positionspapier.pdf [abgerufen am 18.7.2020].
92   Friedrich-Ebert-Stiftung, Abteilung Wirtschafts- und Sozialpolitik (Hrsg.): Es ist Zeit für einen neuen Aufbruch! Handlungsbedarfe zur Reform der psychosozialen Versorgung 44 Jahre nach der Psychiatrie-Enquete. (WISO Diskurs 7/2019). 2019.
93   Siehe hierzu Arah u. a.: A conceptual framework for the OECD - Health Care Quality Indicators Project. In: International Journal for Quality in Health Care Supplement 1/2006, S. 5–13.
94   Siehe hierzu Arah u. a.: A conceptual framework for the OECD - Health Care Quality Indicators Project. In: International Journal for Quality in Health Care Supplement 1/2006, S. 5–13.

Noch deutlicher wird dies zum Beispiel im Rahmen der Debatte zu § 92 Abs. 6b SGB V, die den G-BA zur Verabschiedung einer „Richtlinie zu einer berufsgruppenübergreifenden, koordinierten und strukturierten Versorgung, insbesondere für schwer psychisch kranke Versicherte mit einem komplexen psychiatrischen oder psychotherapeutischen Behandlungsbedarf" verpflichtet. So hat z. B. die Aktion psychisch Kranke e. V. (APK) im Spätjahr 2020 bemerkt, dass deren kleinteilige Versorgung, orientiert an ambulanten Vergütungsmodellen des niedergelassenen Bereichs, nicht zu den Wirkungen führen kann, die eigentlich notwendig wären. Konkret fordert die APK die gesonderte Finanzierung von Komplexleistungen, die derzeit im vertragsärztlichen Bereich nicht möglich sind.[95] Komplexleistungen scheinen dem stationären Sektor vorbehalten zu sein, weil die Finanzierungsgröße das „hochpreisige" Bett ist. Und dieser Versorgungsform sind dann eben auch nur hochpreisige Budgets zuzubilligen. Alle anderen Versorgungsformen müssen zwangsläufig kostengünstiger betrieben werden. Wie bereits bemerkt, ein inhaltliches und ein finanzierungs-rechtliches Dilemma!

Die Grundidee des Modellvorhabens am Pfalzklinikum war es daher auch, eine neue Finanzierungslogik zur Anwendung zu bringen. Es ging um die Finanzierung von integrativen Gesamtleistungen und nicht um die Finanzierung eines „Bettes". Hierzu gehört, die Erlöse auch über die Vielzahl von Leistungen, die dezentral erbracht werden, zu „transportieren". So entfalten alle Leistungseinheiten im Modell auch ökonomisch eine steuernde Wirkung: Es geht um den Gleichklang von Nutzeranforderungen und ökonomischer Bewertung der Leistung. Konkret soll ein System entstehen, bei dem Leistungen nicht nur deshalb angeboten oder abgelehnt werden, weil sie in das ökonomische Kalkül von Kostenträger und Leistungserbringer passen.

Wichtig ist es also, die Versorgung nicht von der stationären Einheit aus zu denken, sondern von den Nutzenden aus zu planen (Wo und für wen sollen Angebote entstehen? Wie sollen die Angebote organisiert sein?), um die beste Versorgungsqualität zu gewährleisten und ein effektives Ergebnis (Outcome) zu erreichen. Dies führt zwangsläufig zum zweiten Primat!

Das Primat der Nutzerinteressen verbunden mit der Idee der gemeinsamen Aushandlung

Dezentrale Strukturen können eine bessere Versorgung und eine stärkere Emanzipation der Nutzer gewährleisten und sind leichter an die sich wandelnde Bedarfe anzupassen als große Einheiten. Eine Erkenntnis, die wiederum in der derzeitigen

---

95 APK: Stellungnahme der Aktion Psychisch Kranke (APK) zum Referentenentwurf des Bundesministeriums für Gesundheit - Entwurf eines Gesetzes zur Weiterentwicklung der Gesundheitsversorgung (Gesundheitsversorgungsweiterentwicklungsgesetz – GVWG) vom 12.11.2020, S. 4. Online: https://www.apk-ev.de/fileadmin/downloads/Stellungnahmen/201112_STN_APK_Gesundheitsversorgungsgesetz.pdf [abgerufen am 21.3.2021].

Pandemie weitere Schlagkraft erreicht hat.[96] Und zentrale Strukturen tragen die Gefahr in sich, sich mitunter von den Nutzenden zu entfernen. Polanyi[97] beschreibt dies z. B. als die Logik der Hierarchie bzw. die Logik von Organisationen, die auf hierarchische Austauschbeziehungen setzen. Dem stehen wechselseitige, sogenannte reziproke Austauschmodelle gegenüber. Beide Beziehungssysteme haben ihre Berechtigung und beides muss miteinander verbunden werden. Der Vollständigkeit halber muss noch die von Polanyi beschriebene dritte Austauschdimension erwähnt werden, die des marktlichen Austausches.[98] Sie spielt in diesem Zusammenhang, in der der Gesetzgeber die damit verbundene preisliche Lenkung ausgeschlossen hat, praktisch keine Rolle und kann daher vernachlässigt werden. Aus Sicht der Nutzenden haben Organisationsmodelle, die per se wechselseitige Austauschbeziehungen ermöglichen, den entscheidenden Vorteil, dass die Interessen und Bedarfe der Betroffenen auf Augenhöhe mit den Experten verhandelt werden können. Wird diese zweite Leitplanke als ein Grundpfeiler neuer Angebote und eines alternativen Steuerungsmodells akzeptiert, muss auch die Organisation und Steuerung der Angebote sich strukturell so entwickeln, dass Wechselseitigkeit gefördert und nicht behindert wird. Und dies gelingt ganz praktisch eher in dezentralen, selbststeuernden als in großen Einheiten und z. B. im Kontext einer Klinikhierarchie.[99] Nicht umsonst hat sich die Idee der Deinstitutionalisierung als ein wichtiges Element der reformpsychiatrischen Ansätze herauskristallisiert.[100]

741 Diese beiden Leitplanken (Primat der Dezentralität und das Primat der Nutzerinteressen) waren sozusagen die strukturellen Grundannahmen für die Entwicklung des Modellvorhabens am Pfalzklinikum. Nicht immer wurden diese offensichtlich, sie bestimmten und bestimmen aber die wesentlichen Management- und Strukturentscheidungen im Modell.

Das Verfahren

742 In zahlreichen Verhandlungsgesprächen konnte innerhalb von neun Monaten im Jahr 2019 ein unterschriftsreifer Vertrag erarbeitet werden, den alle verhandlungsberechtigten gesetzlichen Krankenkassen unterschrieben haben. Während der vielen Verhandlungsrunden wurde aus dem klassischen Gegeneinander einer

---

96 Mezzina u. a.: Mental health at the age of coronavirus: time for change. In: Social psychiatry and psychiatric epidemiology 8/2020, S. 965–968.
97 Polanyi: The Economy as Instituted Process. In: Polanyi u. a. (Hrsg.): Trade and market in Early Empires. 1957, S. 243–270.
98 Siehe auch Bomke: (Agil) Führen in der Krise. In: VDK (Hrsg.): Praxisberichte 2020. Kliniken in Krisenzeiten. 2020, S. 72–77.
99 Bomke: (Agil) Führen in der Krise. In: VDK (Hrsg.): Praxisberichte 2020. Kliniken in Krisenzeiten. 2020, S. 72–77.
100 Siehe auch Friedrich-Ebert-Stiftung, Abteilung Wirtschafts- und Sozialpolitik (Hrsg.): Es ist Zeit für einen neuen Aufbruch! Handlungsbedarfe zur Reform der psychosozialen Versorgung 44 Jahre nach der Psychiatrie-Enquete. (WISO Diskurs 7/2019). 2019.

Budgetverhandlungssituation ein sehr konstruktives Miteinander mit dem Ziel, einen innovativen Modellvertrag zu gestalten.

Veränderung der Abrechnung

Die Ziele waren hoch gesetzt. Es sollte eine Vertragsform gefunden werden, die die Patientenversorgung verbessert, das soziale Umfeld der Patienten einbezieht, die Mitarbeitendenzufriedenheit erhöht, das Abrechnungssystem vereinfacht und auch noch das Ausgabenvolumen im Vergleich zur Umsetzung des Regelsystems reduziert. Nicht alle Ziele konnten erreicht werden, aber viele. Mit viel Engagement ist man angetreten, um das Abrechnungssystem drastisch zu vereinfachen. Es gab die Vorstellung, dass es innerhalb eines Kalenderjahres nur eine Rechnung für jeden Versicherten im Modell gibt – unabhängig davon wie viel Leistungen in Anspruch genommen würden. Aufgrund zahlreicher abrechnungstechnischer und systemtechnischer Erfordernisse konnte eine Umsetzung, die für alle Krankenkassen umsetzbar sein musste, nicht erzielt werden. Daher sind die klassischen Abrechnungsparameter des Regelsystems erhalten geblieben.

743

Vielleicht war es auch zu viel erwartet, wenn voll- und teilstationäre Leistungen sowie Leistungen der psychiatrischen Institutsambulanzen, der ambulanten psychiatrischen häuslichen Krankenpflege und der ambulanten Ergotherapie unter einen Hut gebracht werden sollten. Von der Grundidee her sind das Pfalzklinikum sowie einzelne Kassenvertreter nach wie vor begeistert. Die Idee ist im Prinzip ganz einfach: Das vereinbarte Gesamtbudget wird durch die Anzahl der vereinbarten Versicherten geteilt und das Ergebnis ist ein Durchschnittentgelt für jeden Versicherten pro Kalenderjahr, dass einmalig in Rechnung gestellt wird und zwar beim ersten Behandlungskontakt zwischen Versicherten und Leistungserbringer. Mit dieser Vorgehensweise hätte gegebenenfalls das weiter oben beschriebene finanzierungsrechtliche Dilemma zwar nicht aufgelöst aber abgemildert werden können. Es besteht die Hoffnung, dass auch das Finanzierungsmodell am Ende der Laufzeit der angedachten Ideallinie näherkommt.

744

Reorganisation bestehender Strukturen

Der Abschluss des Modellvertrages ist für das Pfalzklinikum das größte Reorganisationsprojekt seit Bestehen. Es geht darum, alle psychiatrischen, psychosomatischen und psychotherapeutischen Leistungen und alle Leistungssektoren sowie die zahlreichen Standorte unter einen Hut zu bringen und eine einheitliche Finanzierung zu ermöglichen. Dessen waren sich die Geschäftsführung, die Mitarbeitendenvertretung sowie alle Chefärzte und Pflegedienstleitungen bewusst und einig, dass es hierfür eine sauber aufgestellte Projektstruktur geben muss. Diese wurde auch Vertragsbestandteil. Geführt wird die Projektstruktur von einem Lenkungsausschuss, der sowohl von Vertretern aller Vertragspartner und Vertreter des Pfalzklinikums besetzt ist. Der Lenkungsausschuss trifft sich viermal im Jahr und hat sich selbst eine Geschäftsordnung gegeben sowie eine Regelagenda, um erfolgskritische Faktoren immer wieder in den Fokus zu holen und

745

gemeinsam deren Entwicklung zu bewerten. Aufgrund der Bedeutung dieses Projektes für das Pfalzklinikum wurde ein Mitglied der Geschäftsführung zur Projektleitung ernannt, um möglichst kurze Wege zu ermöglichen.

746 Um handlungsfähig zu werden, wurden auf der Ebene des Pfalzklinikums als Träger aller beteiligten Kliniken sechs Teilprojekte etabliert:

1. Administrative Steuerung
2. Behandlung im Modell
3. Strukturen und Unterstützung
4. Personal- und Organisationsentwicklung
5. Evaluation und Forschung
6. Kommunikation

747 Damit diese übergeordneten Themen auch in die Einrichtungen bzw. Kliniken getragen werden können, ist auch in jeder Einrichtung ein Teilprojekt ins Leben gerufen worden. Diese haben es sich wiederum zur Aufgabe gemacht, das vertraglich vereinbarte Behandlungskonzept in die Versorgungsrealität umzusetzen. An dieser Stelle werden natürlich Unterschiede zutage kommen und auch notwendig sein, denn die Versorgungsstrukturen in den jeweiligen Regionen und Fachgebieten bringen unterschiedliche Anforderungen mit sich – auch wenn alle dasselbe Behandlungskonzept umsetzen werden.

748 Glücklicherweise hatte das Pfalzklinikum vor Vertragsabschluss schon zahlreiche Erfahrungen mit sektorenübergreifender und aufsuchender Behandlung. Diese wurden gesammelt in einem integrierten Versorgungsvertrag nach § 140d SGB V, der den Grundgedanken eines Modellvorhabens in klein (also mit einem Kostenträger und einem ausgewählten Diagnosespektrum) umsetzte. Darüber hinaus gab es mit der Realisierung der stationsäquivalenten Behandlung wichtige Erfahrungswerte. Auch die jahrzehntelange Erfahrung in der aufsuchenden Arbeit über die Institutsambulanzen und den ambulanten psychiatrischen Pflegedienst konnten eingebracht werden. Hierdurch entstand bei der Konzeptionierungsarbeit zum Behandlungskonzept sehr schnell ein klares Bild davon, was mit dem Modellvorhaben erreicht werden soll.

Projektstruktur

749 Zum weiteren Verständnis des Modellvorhabens im Pfalzklinikums ist es an dieser Stelle wichtig zu erläutern, welche Aufträge die Teilprojekte auf Konzernebene erfüllen sollen.

1. Administrative Steuerung

750 Kernaufgabe dieses Teilprojektes war es zu Beginn, die Erarbeitung des Vertrages sicherzustellen. Hierbei muss erwähnt werden, dass dies ohne die Unterstützung auf Kassenseite nie möglich gewesen wäre. Gerade der hohe Sachverstand auf dieser Seite war sehr zielführend für die Vertragsgestaltung. Inzwischen konzentriert sich die Teilprojektgruppe auf die Gewinnung neuer Beitrittskassen sowie

die Gestaltung eines aussagefähigen Berichtswesens zur Leistungsabbildung im Modell. Gerade hier verlassen wir die „alte Welt" und müssen uns an neue Leistungsparameter gewöhnen, die allen Beteiligten fremd sind. Herausgehoben sei hier der Parameter „Anzahl Versicherter". Bisher spielte der Versicherte als Kennzahl keine Rolle. Fälle, Berechnungstage, Anzahl Kontakte oder Scheine waren vertraute Kenngrößen, die man schnell einzuordnen wusste. Doch wie viele Versicherte sich dahinter verbergen und wann diese zum ersten Mal im Jahr behandelt werden war bisher eine Unbekannte. Doch zukünftig wird dies eine, wenn nicht sogar die wesentliche Kennzahl des Modellvertrages sein. Darüber hinaus sind neben Effizienzkennzahlen solche zu entwickeln, die die Effektivität der Interventionen bewerten.

2. Behandlung im Modell

Dieses Teilprojekt hat als Aufgabenpaket, das Behandlungskonzept in die Tat umzusetzen und dabei darauf zu achten, ob es eine Best Practice bei der Vielzahl an Umsetzungsvarianten gibt. Als zentrale Frage stellt sich hier – auch im Sinne der fachlichen Weiterentwicklung des Modells –, welche Personalressource die richtige für die vorgesehene Struktur und Leistung ist. Auch hier bewegt sich das Pfalzklinikum auf unbekanntem Terrain. Behandlerkontinuität steht im Vordergrund, doch aus welcher Perspektive? Der stationären oder ambulant-aufsuchenden oder beiden? Auch die Organisationsform der sektorenübergreifenden Arbeit muss probiert und bewertet werden und die Leitplanke der Nutzerorientierung hat sich in reziproken Steuerungsmodellen wiederzufinden. Wann ist es sinnvoll, die aufsuchende Arbeit von der Station aus zu organisieren und mit Personal zu versehen? Wann muss dies als eigenständiges multiprofessionelles Team aufgestellt werden, möglichst dezentral vom klinischen Standort? Für die nächsten Vertragsjahre wird auch der Zeitpunkt von Bedeutung sein, wann stationäre Kapazitäten in aufsuchende Strukturen umgewandelt werden können.

3. Strukturen und Unterstützung

Dieses Teilprojekt ist mit Sicherheit das vielfältigste von allen. Technische Bedarfe der aufsuchenden Beschäftigten müssen eruiert und vereinheitlicht werden. Routenplanung sowie administrative Organisation der aufsuchenden Arbeit muss möglichst ressourcenschonend umgesetzt werden. Auch hierbei gilt es herauszufinden, ob ein zentrales Backoffice oder dezentrale Lösungen effizienter sind. Weiterhin muss gerade das Thema Mobilität in städtischen sowie ländlichen Regionen für die Beschäftigten organisiert werden. Dazu gehört auch die Frage, wo die Arbeitszeit beginnt – zu Hause oder bei Abholung des Fahrzeuges an einem zentralen Standort. Auch die Art und Weise, wie mit den Patienten inzwischen kommuniziert wird, hat sich durch die Corona-Krise stark verändert. Videokommunikation ist inzwischen im Behandlungsalltag angekommen. Hierfür braucht es Lösungen, die den zahlreichen Anforderungen gerecht werden. Und last but not least ist der Emanzipationsgedanke, der mit der Nutzerperspektive verbunden ist, in geeignete (digitale) Kommunikations- und Beteiligungsformate zu übersetzen.

4. Personal- und Organisationsentwicklung

753 Wenn man davon ausgeht, dass 20 bis 30 Prozent der stationären Kapazitäten im Laufe von acht Vertragsjahren in andere Versorgungsformen überführt werden können, muss auch mitbedacht werden, dass 20 bis 30 Prozent der Beschäftigten eine Transformation ihrer Arbeit erleben. Und zu Beginn eines Modellvorhabens sind diese Mitarbeitenden bzw. die damit verbundenen Kompetenzen nicht zwangsläufig vorhanden. Daher müssen sie entsprechend geschult und qualifiziert werden. Dazu bedarf es eines Qualifizierungsprogrammes sowie eines begleitenden Einstieges in das neue Arbeitsfeld, das völlig neue Anforderungen mit sich bringt als der bisher gewohnte stationäre Arbeitsalltag.

5. Evaluation und Forschung

754 Gesetzlich ist eine wissenschaftliche Evaluation vorgesehen und vertraglich vereinbart worden. In diesem Modellvorhaben besteht sie aus zwei Bestandteilen. Zum einen findet eine quantitative Evaluation statt, die von Seiten der Kostenträger ausgeschrieben und später auch organisiert wird. Zum anderen findet eine qualitative Evaluation statt, die glücklicherweise von Seiten des Gesundheitsministeriums des Landes Rheinland-Pfalz mitfinanziert wird und in der Umsetzungsverantwortung des Pfalzklinikums steht.

6. Kommunikation

755 Erwartungsgemäß wird bei der Umsetzung eines Modellvorhabens sehr viel kommuniziert – nicht nur intern, sondern auch sehr viel extern. Alle Partner in der jeweiligen Versorgungsregion sind über das Projekt und die zukünftige gemeinsame Arbeit zu informieren und auf dem Laufenden zu halten. Aufgrund der Größe dieses Modellvorhabens gibt es auch fachliches Interesse an der Umsetzung von verschiedenen Institutionen und Verbänden. Und dabei nicht zu vergessen ist der Versicherte und sein soziales Umfeld. Gerade hier muss intensiv darüber informiert werden, was sich in der bisher erlebten Versorgungswelt ändert und warum. Neu ist hierbei, dass Peers aktiv in die Kommunikationsarbeit einbezogen werden. Neu ist auch die Notwendigkeit, die Marketingaktivtäten der Kostenträger zu begleiten und gegebenenfalls zu harmonisieren. Durch den Beitritt aller gesetzlichen Kostenträger bzw. deren Verbände kann dieses Modellvorhaben nicht als Differenzierungselement einer einzelnen Kasse oder eines Kassenverbandes genutzt werden. Ein gemeinsames Kommunikationsmodell aller Kostenträger steht im Mittelpunkt. Diese Aufgabe ist für die Verhandler auf der Ortsebene neu.

Personalbewirtschaftung

756 Wie kann die Personalbewirtschaftung in einem sich verändernden Umfeld, wie es bei einem Modellvorhaben gefühlt jeden Tag der Fall ist, gut funktionieren und dabei auch noch die internen und externen Anforderungen berücksichtigen. Nicht auf jede Frage gibt es trotz der vielen Freiheitsgrade in der sektorenübergreifenden

Versorgung eine Antwort. Und leider trifft dies auch auf die Personalbewirtschaftung zu. Die PPP-RL ist dem Grunde nach keine echte Weiterentwicklung, sondern eine Fortschreibung der alten Psych-PV. Beide Varianten haben keine Antwort darauf, wie viel Personal für eine sektorenübergreifende Versorgung benötigt wird. Auch in der OPS-Beschreibung zur stationsäquivalenten Behandlung gibt es nur Angaben darüber, welche Berufsgruppen mindestens vertreten sein müssen, um die Leistung anhand eines OPS-Codes dokumentieren zu dürfen. Daher muss der Blick über die deutschen Grenzen hinaus gerichtet werden. Im niederländischen FACT (Flexbile Assertive Community Treatment) gibt es für die dezentralen ACT-Teams Anhaltszahlen für die Personalausstattung, die als Orientierung dienen könnten. Passen diese jedoch auch auf die deutschen Versorgungsverhältnisse? Diese Frage bleibt zum aktuellen Zeitpunkt unbeantwortet. Somit kann im Alltag nur auf die Erfahrungswerte der bisherigen Angebotsstrukturen zurückgegriffen und vor Ort ausprobiert werden, was funktioniert. Leider eignet sich diese Vorgehensweise eher schlecht für Personalnachweise, die nach der PPP-RL gefordert sind.

Im Modellvorhaben des Pfalzklinikums hat man sich vertraglich darauf festgelegt, dass die Nachweise nach Psych-PV-Systematik inklusive der aufsuchenden Versorgungsstruktur erbracht werden müssen. Aber diese einfach klingende Regelung ist in der Praxis nicht ganz so leicht umzusetzen. Die Eckdaten der Pflegesatzvereinbarung, die für die Ermittlung des hundertprozentigen Erfüllungsgrades nach Psych-PV gedient haben, sind nun fragwürdig, wenn strukturell Kapazitäten umgewandelt werden. Sinkt dann einfach der Erfüllungsgrad oder muss eine neue Grundgesamtheit definiert werden? Weiterhin wird bei den unterschiedlichen Organisationskonzepten die Personalzuordnung zu den einzelnen Leistungsbereichen nicht einfach herzustellen sein. Wie viel Vollzeitäquivalente erbringt das Personal für nichtstationäre Angebote, wenn es in einem integrierten Team arbeitet, welches alle Leistungsbereiche bedient. Gehören die offenen Gruppen, die von allen Patienten genutzt werden können, zum stationären oder ambulanten Ressourcenverbrauch? Braucht es hier eine sehr detaillierte Arbeitszeiterfassung mit Zügen einer Leistungsauftrennung, wie sie aus InEK-Kostenkalkulation bekannt ist? Fragen über Fragen und leider nur wenige Antworten. In den nächsten Jahren werden sie wohl gemeinsam mit den Krankenkassen erarbeitet werden.

Förderrechtliche Sachverhalte

Das Modellvorhaben wirkt in seiner Umsetzung auch nach außen. So wie sich die Rahmenparameter für den Personalnachweis verändern, so verändern sich auch die Eckdaten für die förderrechtlichen Tatbestände. Auch an dieser Stelle gibt es leider mehr Fragen als Antworten. Wie verhält es sich mit Gebäuden und Anlagegütern, die für die stationäre Versorgung aus Fördermitteln finanziert wurden und im Laufe des Projektfortschrittes vermehrt, wenn nicht sogar vollständig für ambulante und/oder aufsuchende Tätigkeiten verwendet werden. Sind dann förderrechtliche Sachverhalte rückabzuwickeln? Genauso verhält es sich mit der Ermittlung der Datengrundlage für die pauschalen Fördermittel. In Rheinland-Pfalz werden diese überwiegend über die Fallzahl verteilt. Was passiert aber, wenn die Fallzahl sinkt? Sinken dann auch die pauschalen Fördermittel? Diese und weitere Fragen sind individuell zwischen dem entsprechenden Ministerium und dem Leistungserbringer zu klären, denn hierfür gibt es keine Regelung.

Veränderung oder Überdenken von etablierten Organisationsstrukturen

759   Das Pfalzklinikum ist in der psychiatrischen, psychosomatischen und psychotherapeutischen Versorgung nach SGB V in fünf Einrichtungen aufgeteilt, die jeweils von einer Doppelspitze aus Chefarzt und Pflegedirektion geleitet werden. Teilweise sind mehrere Einrichtungen an einem Standort vertreten und andere wiederum bedienen ein komplettes Versorgungsgebiet alleine. Im Sinne der sektorenübergreifenden Versorgung möglichst an allen Punkten des Versorgungsgebietes widerstrebt die aktuelle Organisationsstruktur der gewünschten Zielerreichung. Wird es mit dem Modellvorhaben nun erforderlich, auch diese Strukturen zu überdenken? Braucht es regionale Einrichtungen, die sich in ihrem Führungsalltag um ein Versorgungsgebiet vollständig kümmern, unabhängig davon, ob es sich beim Patienten um einen Jugendlichen oder einen Menschen höheren Alters handelt oder sind die Führungsstrukturen eher an dem Behandlungskonzept und seinen Bausteinen auszurichten? Wie setzen wir das Primat der Dezentralität dann konkret in Organisationshandeln und Wechselseitigkeit mit den Nutzenden um? Und wie ist das mit der Therapeutenkontinuität vereinbar? Auch hier zeigt sich wieder, dass es keine Erfahrungswerte gibt, an denen man sich orientieren kann.

Alternativen zur Regelversorgung

760   Aus der Managementperspektive heraus betrachtet, ist die Umsetzung eines Modellvorhabens das reinste Chaos. An den wichtigsten Stellen fehlen klare Rahmenbedingungen und nachvollziehbare Regelungen. Also warum entscheidet sich dann eine Geschäftsführung voller Stolz zu so einem „Himmelfahrtskommando"? Wie bei jedem Gesundheitsdienstleister steht der Mensch mit seinen Bedürfnissen im Vordergrund. Und gerade in der psychosozialen Versorgungslandschaft sind die Bedürfnisse in der Patientenversorgung nicht immer klar und das soziale Umfeld durch vielfältige Faktoren nicht immer geeignet, den Therapieprozess zu unterstützen. Daher bedarf es neuer Wege, um mit den begrenzten Ressourcen im System das Optimale zu leisten. Und die Umsetzung eines Modellvorhabens leistet hier einen großen Beitrag, um herauszufinden, wie die Regelversorgung weiterentwickelt werden kann – auch wenn hierbei viele praktische Versuche in der Sackgasse landen und später als Fehler bezeichnet werden. Und das Modellvorhaben bietet derzeit die besten Möglichkeiten, die beiden Leitplanken, die gesundheitspolitisch für die Arbeit des Pfalzklinikums definiert wurden, umzusetzen.

Daher bietet das Modellvorhaben die einmalige Chance zur Verbesserung der Versorgung, die die Geschäftsführung und vor allem die Beschäftigten dazu motiviert, viele neue ungewisse Wege zu gehen. Wir glauben auch, dass dieses Modellvorhaben auch in der Weiterentwicklung der PPP-RL und dringend gesuchter Personalbemessungssysteme (z. B. Plattformmodell) wichtige Impulse und Erfahrungswerte liefern kann. Im Übrigen schafft es das, was die Regelsysteme noch vermissen lassen – ein partnerschaftliches Miteinander der Selbstverwaltungspartner.

16 Regionale Pflichtversorgung

Stefan Günther

Die regionale Pflichtversorgung ist eine Besonderheit der Versorgung psychisch erkrankter Menschen in Deutschland. Die Begrifflichkeit wurde bereits vor über 40 Jahren im Rahmen der Psychiatrie-Enquete etabliert[101] und in der Psych-PV als Abgrenzungs- und Unterscheidungsmerkmal berücksichtigt. Auch in der PPP-RL spielt die regionale Pflichtversorgung eine entscheidende Rolle, da sie bereits seit Inkrafttreten die Höhe der Mindestvorgaben bestimmt und deren Einfluss auf die Qualitätssicherung in den folgenden Weiterentwicklungsschritten noch ausdifferenziert werden soll. Allerdings ist die regionale Pflichtversorgung bislang nicht definiert oder gar operationalisiert worden. Es ist weder festgelegt, was oder wer davon im Detail umfasst wird, noch, wer sich daran regelhaft beteiligt oder in welcher Intensität dies geschieht.

762

Dem Endbericht zur Begleitforschung der Einführung des PEPP-Systems[102] zufolge liegt der regionalen Pflichtversorgung die Idee einer wohnortnahen und über die Behandlungssektoren vernetzten Erbringung medizinischer Dienstleistungen an psychiatrischen Patienten zugrunde. In der Theorie ist die Aufnahmepflicht für psychiatrische Krankenhäuser und Fachabteilungen für Patienten eines bestimmten Einzugsgebiets, die gesetzlich oder nach landesrechtlicher Verpflichtung unterzubringen oder aufzunehmen sind, ein wesentlicher Bestandteil der regionalen Pflichtversorgung. Jedoch gibt es nicht in allen Bundesländern fest definierte Einzugsgebiete, für die Krankenhäuser vollumfänglich zuständig sind. Zudem sind auch die rechtlichen Rahmenbedingungen in den Bundesländern unterschiedlich geregelt.

763

Trotz der Unterschiede in der konkreten Handhabung ist die Abfrage zur regionalen Versorgungsverpflichtung auch Bestandteil der jährlichen Datenmeldung nach § 21 KHEntgG und war schon Gegenstand einer Überprüfung durch das InEK im Zuge der Weiterentwicklung des PEPP-Entgeltsystems. Das Institut nahm auf Vorschlag einer Fachgesellschaft eine Analyse vor, um die regionale Pflichtversorgung als gesonderten Kostentrenner zu überprüfen. Jedoch konnten im Ergebnis die spezifischen Kosten für eine Teilnahme an der regionalen Pflichtversorgung – auch aufgrund der unterschiedlichen landesspezifischen Regelungen – nicht näher bestimmt werden. Auch im § 21-Datensatz handelt es sich lediglich um eine dichotome (Ja oder Nein) Abfrage im Sinne einer Selbstauskunft ohne

764

---

101 Deutscher Bundestag: Bericht über die Lage der Psychiatrie in der Bundesrepublik Deutschland – Zur psychiatrischen und psychotherapeutisch/psychosomatischen Versorgung der Bevölkerung. BT-Drs. 7/4200.
102 HCHE/BQS: Begleitforschung zu den Auswirkungen der Einführung des pauschalierenden Entgeltsystems für psychiatrische und psychosomatische Einrichtungen. Auftrag nach § 17d Abs. 8 KHG. Endbericht für die Datenjahre 2011–2018. 2020, S. 53 ff.. Online: https://www.dkgev.de/fileadmin/default/2_Forschungszyklus_Endbericht_gem.____17d_Abs._8_KHG.pdf [abgerufen am 17.3.2021].

verpflichtenden Charakter – die Kriterien bleiben weiterhin unspezifisch und ohne Definition. Die Auswertung der Kalkulationsstichprobe zeigte eine Teilnahmequote von 97,7 Prozent der Häuser. Für die Grundgesamtheit aller psychiatrischer Krankenhäuser im Bereich des § 21-Datensatzes lag die Quote bei 79,6 Prozent. Da somit faktisch nahezu alle an der Kalkulation beteiligten Krankenhäuser angegeben haben, sich auch an der Pflichtversorgung zu beteiligen, und dabei keine Angabe zum Grad bzw. der Intensität der Beteiligung vornehmen mussten, war es dem InEK nicht möglich, relevante Kostenunterschiede in der Kalkulationsstichprobe herauszufinden.[103]

765 Weitere relevante Auseinandersetzungen mit der regionalen Pflichtversorgung fanden im Anschluss nicht mehr statt, weshalb die diesbezügliche Versorgungsrealität weiter nicht abgebildet wird. Ungeachtet dessen wird der Begriff vielfach verwendet und erhält zum Teil maßgeblichen Einfluss in psychiatriespezifischen Regelungen – zuletzt über die Berücksichtigung bei der Berechnung der Mindestvorgaben der PPP-RL.

Was zeichnet Pflichtversorger aus?

766 Bei Einrichtungen mit Versorgungsverpflichtung liegt die Anzahl von ungeplanten (Not-)Aufnahmen regelhaft höher als bei anderen Einrichtungen. Obwohl auch Pflichtversorger elektive Behandlung anbieten, zeichnen sie sich doch dadurch aus, dass sie alle Patienten, unabhängig vom Krankheitsbild, aufnehmen und darüber hinaus an jedem Tag und zu jeder Uhrzeit – also insbesondere auch an Wochenenden, Feiertagen und in den Nachtstunden – aufnahmebereit sind. Damit geht gleichzeitig ein hoher institutioneller Personalaufwand einher: Die Patientenaufnahme ist rund um die Uhr ausreichend zu besetzen, es sind vermehrt (Ruf-)Bereitschaftsdienste zu leisten und zur Krisenintervention, etwa bei Selbst- oder Fremdgefährdung, ist eine höhere therapeutische und pflegerische Besetzung einzelner Bereiche – insbesondere auch im Nachtdienst – notwendig. Darüber hinaus gibt es auch strukturelle Voraussetzungen zur Erfüllung des Versorgungsauftrags, die von Haus zu Haus unterschiedlich ausfallen können. So muss neben dem Akutgeschehen auch die nahtlose Weiterversorgung im Sinne einer regionalen Vernetzung und der Kooperation mit anderen Leistungserbringern und -sektoren sichergestellt werden. Die Intensität und Breite der Teilnahme und der damit verbundene finanzielle Aufwand sind für die teilnehmenden Krankenhäuser sehr unterschiedlich, was sich aber durch den etablierten Mechanismus nicht darstellen lässt.

---

103 InEK: Abschlussbericht Weiterentwicklung des pauschalierenden Entgeltsystems für Psychiatrie und Psychosomatik (PEPP) für das Jahr 2016. 2015. Online https://www.g-drg.de/content/download/6689/50667/version/1/file/Abschlussbericht_PEPP-System_2016.pdf [abgerufen am 17.3.2021].

Auftrag der PPP-RL

Auch ohne Definition oder gesetzliche Grundlage für die Regelung der regionalen Pflichtversorgung wurde in der PPP-RL eine bestehende Regelung aus der Psych-PV übernommen, wonach bei Einrichtungen ohne Versorgungsverpflichtung die Minutenwerte zur Berechnung der Mindestvorgaben um 10 Prozent zu reduzieren sind (§ 6 Abs. 6). Damit soll dem höheren Personalbedarf bei Einrichtungen mit Pflichtversorgung Rechnung getragen werden. Jedoch formuliert die Richtlinie in § 14 Vorgaben zur Anpassung der Richtlinie zum 1.1.2022. Demnach soll u. a. der Anteil der Minutenwerte für die regionale Pflichtversorgung bis 30.9.2021 überprüft werden. Je nach Ergebnis der Überprüfung sind die Vorgaben dann entweder anzupassen oder gänzlich neu zu definieren.

767

Ansatz zur graduellen Darstellung von regionaler Pflichtversorgung

Ausgehend von der fehlenden Definition und unterschiedlichen praktischen Handhabung der Begrifflichkeit, entwickelte die Arbeitsgruppe Versorgungsforschung am Lehrstuhl für Psychiatrie und Psychotherapie der Universität Regensburg im Kontext des PPP-RL-Prüfauftrags einen methodischen Ansatz zur Operationalisierung der regionalen Pflichtversorgung. Dabei standen folgende Kriterien im Zentrum der Überlegungen:

768

- **Keine Zusatzdokumentation:** Die Dokumentationspflichten der Krankenhäuser nahmen in den letzten Jahren stetig zu. Die Arbeitsgruppe suchte daher nach einem Ansatz, der sich völlig auf Routinedaten (z. B. § 21-Datensatz) stützen kann und keine zusätzlichen Datenerhebungen notwendig macht.
- **Leistungsgerechtigkeit:** Wenn Häuser sich stärker an der regionalen Pflichtversorgung beteiligen, soll dieses Engagement auch bei der Operationalisierung berücksichtigt werden können.
- **Graduelle Abbildung, keine dichotome Abbildung:** Die bislang praktizierte dichotome Abfrage im Sinne einer Selbstauskunft greift unter Würdigung der Kennzeichen regionaler Pflichtversorgung zu kurz und bildet die Versorgungsrealität nicht ab. Es gibt unter den Häusern, die sich nach der Rückmeldung im § 21-Datensatz an der Pflichtversorgung beteiligen, sowohl Häuser, die sich vollumfänglich einbringen, wie auch welche, die sich nur in geringerem Umfang am Pflichtversorgungsauftrag beteiligen. Im Sinne der Leistungsgerechtigkeit darf daher nicht nur abgefragt werden, ob ein Krankenhaus sich beteiligt, sondern es muss – auf einfache Art und Weise – auch graduell gemessen werden, wie stark und umfangreich sich Häuser beteiligen.
- **Keine Generierung von Fehlanreizen:** Das InEK hat in seiner Untersuchung im Abschlussbericht 2016 die Aufnahmeuhrzeit und hier insbesondere die Nachtaufnahmen zwischen 22:00 Uhr und 5:30 Uhr als Surrogatparameter für die Beteiligung an der regionalen Pflichtversorgung herangezogen. Würden einzig solche festen, klinikseitig beeinflussbaren Kriterien (wie z. B. der Aufnahmezeitpunkt) die Teilnahme an der regionalen Pflichtversorgung messen,

könnte das Anreize setzen, in diesem Sinne steuernd einzugreifen. Diese Merkmale wären insofern nicht manipulationssicher und könnten Fehlentwicklungen generieren. Alle Kriterien wurden daher diesbezüglich überprüft und bewertet.
- **Keine zusätzlichen MD-Prüffelder:** So wie auf zusätzliche Dokumentation verzichtet werden soll, sind auch weitere Prüffelder für den Medizinischen Dienst (MD) im Sinne von Strukturprüfungen zu vermeiden.
- **Keine Abhängigkeit von der Rechtsgrundlage:** Ein wesentlicher Bestandteil der regionalen Pflichtversorgung ist die Versorgung gesetzlich oder nach landesrechtlicher Verpflichtung unterzubringender Patienten. Darüber hinaus gibt es aber auch eine Vielzahl von Notfallaufnahmen, die ohne gesetzliche oder landesrechtlich geregelte Unterbringungsbeschlüsse vorgenommen werden. Freiwillige Aufnahmen sind aus grund- und menschenrechtlicher Sicht immer vorzuziehen – es sollte kein Anreiz zur Schaffung von Rechtsgrundlagen erzeugt werden. Zudem ist die öffentlich-rechtliche Unterbringung landesrechtlich geregelt und damit auch regional unterschiedlich ausgestaltet und nicht durch die Krankenhäuser zu beeinflussen. Kein Krankenhaus sollte aufgrund von standortbezogenen Einflussfaktoren benachteiligt werden.

769 Unter Berücksichtigung dieses Kriterienkatalogs ergaben sich verschiedene Kennzahlen, die prinzipiell geeignet erschienen, um zur Operationalisierung der regionalen Pflichtversorgung herangezogen werden zu können. Die Überprüfung der Kriterien erfolgte im Jahr 2019 im Rahmen einer Studie[104] (siehe Tab. 23).

---

[104] Ziereis u. a.: Regionale Pflichtversorgung in der stationären Psychiatrie und Psychotherapie. Ein alternativer Ansatz zur Operationalisierung des Begriffs. In: Nervenheilkunde 3/2020, S. 167–176.

Tab. 23: Klassifikationsmatrix der Regionalen Pflichtversorgung

Systematik	Perspektive	Parameter		§ 21-Daten	Kennzahl
„Regional"	Versorgung	Versorgungsregion	Hauptversorgungsgebiet	Ja	Spezieller Algorithmus zur Geoklassifikation, es ist keine Zuweisung eines Pflichtversorgungsgebiets notwendig
		Art, Schwere, Akuität	Gerichtliche Unterbringung	Nein	–
		Art	Diagnosespektrum	Ja	Kongruenz Verteilungsmuster
		Schwere	Verweildauer	Ja	Mittelwert
					Median
					Standardabweichung
„Pflicht"	Patient		Zahl der Aufnahmen je Patient	Ja	Mittelwert
					Standardabweichung
		Akuität	Aufnahmeanlass Notfall	Ja	Anteil
			Aufnahmegrund Notfall	Ja	Anteil
			Aufnahmezeitpunkt	Ja	Anteil
					Standardabweichung
Versorgung	Versorgung	Sektorenübergreifende Versorgung	Voll- und teilstationäre Behandlung	Ja	Anteil
			Ambulante und stationäre Behandlung	Ja	Anteil

Quelle: Eigene Darstellung.

770 Während für viele der dargestellten Kennzahlen ein Zusammenhang mit der regionalen Pflichtversorgung festgestellt werden konnte, zeigten insbesondere drei Kennzahlen im Zusammenspiel eine große Wirkung und entsprachen gleichzeitig den Auswahlkriterien. Werden Aufnahmezeitpunkt, Diagnosespektrum und das Hauptversorgungsgebiet miteinander in Verbindung gesetzt, lässt sich ein prozentualer Grad der Teilnahme an der regionalen Pflichtversorgung berechnen. Das Hauptversorgungsgebiet muss dem Krankenhaus dabei nicht extra zugewiesen werden, sondern berechnet sich individuell durch einen speziellen geoklassifizierenden Algorithmus anhand der tatsächlichen Versorgungssituation. Dadurch kann die Kennzahl auch für all die Regionen eingesetzt werden, wo keine offiziellen Hauptversorgungsgebiete zugewiesen werden. Dem weiteren Berechnungsansatz des prozentualen Grads der Teilnahme an der regionalen Pflichtversorgung liegt die Annahme zugrunde, dass ein „hundertprozentiger" regionaler Pflichtversorger alle Patienten zu jeder Zeit aufnimmt und sich dabei eine Kongruenz zu einem durchschnittlichen Diagnosespektrum abbildet. Je höher die Kongruenz ist, desto umfassender ist die Teilnahme an der regionalen Pflichtversorgung – vorausgesetzt, dass auch die übrigen Kennzahlen Übereinstimmung aufzeigen. Eine „hundertprozentige" Pflichtversorgung ist deswegen bewusst nur modellhaft angenommen. In der Praxis werden selbst große Einrichtungen, die sich nachweisbar sehr umfassend an der Pflichtversorgung beteiligen, immer einen Teilnahmegrad unterhalb von 100 Prozent erreichen.

Projektmethodik

771 Die Auswahl bzw. Einschränkung der Kriterien war das Ergebnis der Pilotstudie. In der Studie wurden alle potenziellen Parameter gleich intensiv untersucht, ehe die Fokussierung auf die drei ausgewählten Kriterien im weiteren Fortgang der Studie vorgenommen wurde. Die Untersuchung fand in der Oberpfalz (Bayern) für drei unterschiedlich große Einrichtungen statt und wurde mit einer Expertenschätzung validiert.

772 Bei Einrichtung A handelt es sich um ein großes Klinikum (ca. 500 Betten) an einem zentralen Standort. Einrichtung B ist ein kleinerer dezentraler Standort (ca. 50 Betten) in ländlicher Umgebung. Einrichtung C ist ein mittelgroßes Klinikum (ca. 175 Betten) in ebenfalls eher ländlicher Umgebung. Bei Betrachtung der *Aufnahmezeitpunkte* in Verbindung mit dem geoklassifizierenden Algorithmus der Studie zeigt sich, dass alle drei Standorte im Regeldienst ein eigenständiges *Einzugsgebiet* versorgen. Werden die Aufnahmen außerhalb des Regeldienstes (nach 18:00 Uhr und an Wochenenden und Feiertagen) betrachtet, verändert sich die Situation: Standort B zieht sich zu diesen Zeiten fast vollständig aus der Versorgung zurück und lässt die Standorte A und C die notwendigen Aufnahmen in seinem Einzugsgebiet übernehmen. Bei einer dichotomen Abfrage würde Standort B aber dennoch als Pflichtversorger eingestuft werden, da er in vereinzelten Spezialfällen auch außerhalb des Regelbetriebs Aufnahmen übernimmt und sich auch sonst in den Versorgungsstrukturen engagiert (voll- und teil-

stationäre Behandlung, Ambulanz etc.). An diesem Beispiel zeigt sich bereits, dass der derzeit praktizierte Umgang mit der Regionalen Pflichtversorgung nicht der Versorgungsrealität entspricht.

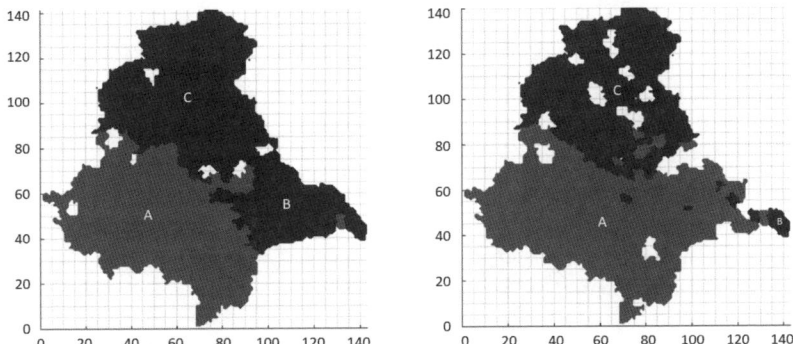

Abb. 63: Regionale Versorgungsstrukturen nach Aufnahmezeit
Quelle: GeoVIP Copyright by medbo\Ziereis.

Im nächsten Schritt wurde das *Diagnosespektrum* der Einrichtungen mit dem durchschnittlichen Diagnosespektrum der InEK-Kalkulationsstichprobe abgeglichen. Eine hohe Kongruenz deutet darauf hin, dass es sich bei der Einrichtung nicht um einen Spezialversorger handelt, sondern ein breites Behandlungsangebot vorgehalten wird – ein Zeichen für einen regionalen Pflichtversorger, der alle Patienten unabhängig von ihrer Diagnose aufnehmen wird.

Regionale Pflichtversorgung

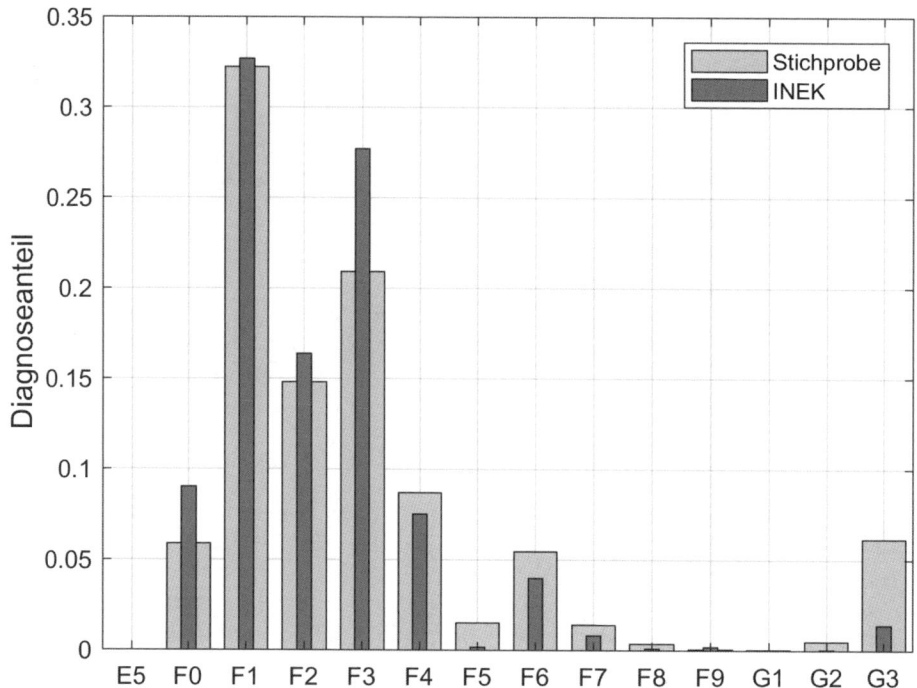

Abb. 64: Kongruenzanalyse des Diagnosespektrums
Quelle: GeoVIP Copyright by medbo\Ziereis.

774 Werden die beiden Analysen miteinander in Verbindung gesetzt, lassen sich die Deckungsgrade aus beiden Untersuchungen statistisch verarbeiten und zu einer Dezimalzahl aggregieren: **der Grad der Teilnahme an der regionalen Pflichtversorgung.** Im Ergebnis weist die Studie für Standort A einen Grad i. H. v. 96,15 Prozent aus. Standort B liegt hingegen nur bei 26,83 Prozent und Standort C erreicht einen Grad von 92,20 Prozent. Damit bestätigt das berechnete Ranking der Standorte die Experteneinschätzung aus der Beobachtung der Versorgungsrealität.

Anwendungsbeispiele

775 Der Grad der Teilnahme an der regionalen Pflichtversorgung wurde in einer Studie mit kleiner Stichprobe und in einer Region erforscht. Die Arbeitsgruppe hält die Ergebnisse auf dieser Grundlage für valide und den Berechnungsansatz für ausgereift. Dennoch sollte der Ansatz vor einer flächendeckenden Anwendung mit einer größeren Stichprobe validiert werden. Bewahrheitet sich, dass das gewählte Verfahren einen belastbaren Gradmesser für den Umfang der Teilnahme an der regionalen Pflichtversorgung darstellt, wäre die neue Größe an vielen Stellen einsetzbar. Sie könnte sowohl innerhalb der PPP-RL verwendet werden, wie auch

beim Psychiatrie-Krankenhausvergleich und den örtlichen Budgetverhandlungen zur Festlegung von „regionalen oder strukturellen Besonderheiten" (§ 3 Abs. 3 S. 4 Nr. 2 BPflV). Bezogen auf die PPP-RL sollte der Ansatz dazu führen, dass die Krankenhäuser den für die regionale Pflichtversorgung notwendigen Personalmehrbedarf leistungsgerecht abbilden können. Der aktuelle Ansatz einer Absenkung der Nachweishöhe befördert die Nichtteilnahme, statt zur (qualitativen) Teilnahme zu befähigen.

Ziel: Leistungsgerechte Abbildung der Regionalen Pflichtversorgung

Die Studie der Arbeitsgruppe des Lehrstuhls für Psychiatrie und Psychotherapie der Universität Regensburg liefert erstmals eine Möglichkeit zur Operationalisierung der Pflichtversorgung. Durch die graduelle Abbildung wäre nicht länger eine dichotome Entscheidung über die Teilnahme durch die Krankenhäuser zu treffen, sondern es lassen sich die verschiedenen Konstellationen der Versorgungsrealität abbilden. Je höher der Grad ausfällt, desto umfassender beteiligt sich ein Krankenhaus an der regionalen Pflichtversorgung. Liegt hingegen ein niedriger Grad vor, erfolgt zwar keine umfassende Beteiligung, aber dennoch wird ein spürbarer Beitrag zur Versorgung psychisch erkrankter Menschen in Notsituationen geleistet. Durch die leistungsgerechte Ausgestaltung werden alle Beiträge zur regionalen Pflichtversorgung wertgeschätzt. Da die Operationalisierung über mehrere Merkmale hinweg erfolgt, besteht zudem eine hohe Resistenz gegen Fehlanreize und die Verwendung von Standarddaten erfordert keine zusätzliche Dokumentation oder Prüfung. Um die Versorgungsrealität künftig besser abbilden zu können und damit auch objektive Grundlagen für finanzierungsrelevante Regelungen zu schaffen, sollte der Ansatz auf breiterer Datenbasis überprüft und validiert werden. Nur so kann auch im Kontext der PPP-RL eine Akzeptanz und Leistungsgerechtigkeit im Umgang mit der regionalen Pflichtversorgung erreicht werden.

776

17 Versorgungssituation und -bedarf psychisch erkrankter Menschen

17.1 Versorgung in die Zukunft denken: bedarfsorientiert und strukturiert

Bernadette Rümmelin

Debatten zur Veränderung der psychiatrisch-psychosomatischen Versorgungsstrukturen sind längst ein „Klassiker" in der Gesundheitspolitik. Seit der Veröffentlichung der Psychiatrie-Enquete 1975 befindet sich die psychiatrische Versorgungslandschaft quasi in einem Dauerreformprozess, um die Zielsetzungen und Errungenschaften der Enquete weiter umzusetzen und zu festigen. Der Grundgedanke einer personenzentrierten, bedarfsgerechten und gemeindenahen Versorgung aller psychisch Kranken in ihrem Familien- und Lebensumfeld bildet dabei bis heute die Basis.

Finanzierungs- vs. Versorgungsperspektive

Allerdings ist in Folge der DRG-Finanzierungssystematik in der Somatik mit all ihren Begleitthemen der gesundheitspolitische Fokus auch in der psychiatrischen Versorgung in den letzten Jahren stark auf finanzierungs- und abrechnungstechnische Fragen gerichtet worden – und dies vor allem im stationären Versorgungsbereich. Mit der Einführung des § 17d KHG zur Entwicklung eines pauschalierenden Entgeltsystems im Jahr 2009 sollte die Krankenhauspsychiatrie „DRG-fit" gemacht werden, um wie in der Somatik mehr Leistungsbezug und mehr Wettbewerb zu implementieren. Damit kam die psychiatrische und psychosomatische Versorgungslandschaft in Bewegung. Die Entwicklung von Erfassungs-, Kalkulations- und Nachweisinstrumenten stand im Vordergrund. Die Interessen und Bedarfe der Betroffenen gerieten im Rahmen der neuen Systementwicklung jedoch zeitweise aus dem Fokus und mit ihnen der ganzheitliche Public Health-Ansatz des Enquetereformprozesses.

Heute – über 10 Jahre später – wurde die Psych-Vergütungssystematik durch das PsychVVG auf eine neue Basis gestellt. Die PEPP-Entgelte dienen nur noch zur krankenhausindividuellen Budgetfindung. Abgerechnet wird nach tagesgleichen Vergütungssätzen und ergänzenden Tagesentgelten. Die nach Psych-PV ermittelte Personalbesetzung sollte in den Budgetverhandlungen zu 100 Prozent von den Krankenkassen refinanziert werden. Parallel dazu wurde ein aufwendiges Nachweisverfahren für die Verwendung der Personalmittel entwickelt. Seit 2020 wird das Budget nun auf Basis von verbindlichen Personalvorgaben des G-BA festgelegt. Bei Nichteinhaltung der PPP-RL-Vorgaben greifen rigide Sanktionsmechanismen, sodass die Kostenträger damit ein direktes, erlösrelevantes Regulierungsinstrument in der Hand haben. Darüber hinaus sollen über einen bundesweiten Krankenhausvergleich die einzelnen Krankenhausbudgets aneinander angepasst werden, um damit mehr Transparenz über das Leistungsgeschehen und eine stärkere Leistungsorientierung in den Kliniken zu generieren. Ein Maßstab für die Definition einer qualitativ guten Patientenversorgung, an dem sich eine gute Leistung zu orientieren hat, fehlt jedoch bis dato noch. Dieser ist entgegen der wiederholten Argumentation der Kostenträger nicht durch die Einführung der PPP-RL gegeben. Unter anderem, da sich die darin festgelegten Mindestvorgaben für die Personalausstattung in den Kliniken an den Minutenwerten einer veralteten Psych-PV-Version orientieren, die nicht an die heutigen Behandlungsstandards angepasst wurden. Ergebnisse aus durchgeführten Experten-Workshops und einer umfangreichen Studie zur bundesweiten Erhebung einer leitliniengerechten Personalausstattung in den Kliniken sollten diese Aktualisierungslücke füllen. Sie wurden jedoch letztlich im G-BA nicht aufgegriffen. Auf die Verwendung empirisch erhobener Daten und wissenschaftlicher Expertise wurde somit bewusst verzichtet.

780 Auch deshalb reißt seit Einführung der Richtlinie die Kritik daran nicht ab. Fachgesellschaften und Ärzte kritisieren, dass eine leitliniengerechte und menschenrechtskonforme Versorgung in psychiatrisch-psychotherapeutischen, kinder- und jugendpsychiatrischen sowie psychosomatischen Kliniken unter den gegenwärtigen Umständen immer schwerer zu gewährleisten ist. Betroffenenverbände haben beim Bundestag gar eine Petition eingereicht, um Maßnahmen für ausreichend Personal und genügend Zeit im Behandlungsprozess einzufordern. Mittlerweile warnen Experten aus der Praxis vor der Gefährdung des regionalen Pflichtversorgungsprinzips, einer bundesweiten Reduzierung von stationären und teilstationären Behandlungskapazitäten und damit einhergehenden Leistungseinschränkungen und Versorgungsengpässen. Dies wären Entwicklungen, die dem Ziel einer patientenorientierten, sektorübergreifenden und gemeindenahen psychiatrischen Versorgung im Sinne der Enquete entgegenstehen. Sollte die PPP-RL im Ergebnis aber nicht genau dazu dienen?

781 In der Theorie ist sie als ein Instrument zur Verbesserung der Behandlungsqualität gedacht. Die Umsetzung in der Praxis wird jedoch relativ schnell zeigen, dass das knappe Fachkräftepersonal nur noch stationsbezogen im stationären Bereich und damit strukturkonservierend eingesetzt werden kann. Das verhindert die notwendige Flexibilität im Sinne einer sektorübergreifenden Betreuungskontinuität. Strukturinnovative Behandlungskonzepte, die mancherorts aus der Klinik heraus entwickelt wurden und sich auf eine gestufte, koordinierte Versorgung im Rahmen von gemeindenahen Versorgungnetzwerken richten, werden dadurch unterbunden.

782 Aus der Versorgungsperspektive lag die Revolution in den letzten 10 Jahren viel mehr „im Kleinen" – in der Entwicklung von IV-Verträgen für die Versorgung spezifischer Patientengruppen, in Modellprojekten nach § 64b SGB V, in neuen Regelungen für die Behandlung an Institutsambulanzen, in Innovationsfondsprojekten und nicht zuletzt in der gesetzlichen Einführung der „Stationsäquiva-

lenten Behandlung" nach § 115d SGB V. Dies alles ermöglicht eine konkretere Ausrichtung der Versorgung am individuellen Behandlungsbedarf der psychisch erkrankten Menschen und eine bessere Verzahnung der Leistungsstrukturen über die Sektoren hinweg. Und genau das sollte eigentlich der Maßstab für die politisch gewünschte Leistungs- und Qualitätsorientierung sein.

Für eine zukunftsfähige, bedarfsgerechte und patientenorientierte Versorgung aller psychisch kranken Menschen bieten die Finanzierungsregelungen des PsychVVG inklusive PPP-RL hingegen nicht die richtigen Ansätze. Dafür müssen andere Instrumente und Versorgungskonzepte auf die politische Agenda gesetzt werden. Zielgerichtete Empfehlungen dafür sind bereits vorhanden. 783

Instrumente für eine zielgerichtete Versorgungsgestaltung

Der Sachverständigenrat zur Begutachtung der Entwicklung im Gesundheitswesen (SVR) hat 2018 ein umfassendes Gutachten zur Beurteilung der Versorgungssituation psychisch erkrankter Menschen in Deutschland vorgelegt und Empfehlungen für die Weiterentwicklung des psychiatrisch-psychosomatisch-psychotherapeutischen Versorgungssystems formuliert.[105] 784

Demnach zeigt sich in der aktuellen Versorgungssituation in Deutschland, dass die Prävalenz psychischer Erkrankungen moderat zunimmt, die Inanspruchnahme medizinischer Leistungen aber deutlich stärker steigt, ebenso ihre ökonomische Relevanz. Psychische Erkrankungen (17 Prozent) verursachen nach Muskel-Skelett-Erkrankungen (23 Prozent) die meisten AU-Tage. Die Behandlungsrate hat sich von 1998 bis 2011 um 25 Prozent erhöht.[106] In den Kliniken findet eine Leistungsverdichtung statt, da immer mehr Therapien in immer kürzerer Zeit durchgeführt werden müssen. Ein koordiniertes Entlassmanagement scheitert häufig an den Lücken im ambulanten Versorgungsangebot und langen Wartezeiten auf ambulante Therapietermine. Zudem erfolgten laut Statistik der Deutschen Rentenversicherung 43 Prozent aller Erwerbsminderungsrenten im Jahr 2017 aufgrund psychischer Erkrankungen. 785

Die beschriebenen Schwierigkeiten liegen großteils in der besonderen Komplexität des Versorgungssystems für Menschen mit psychischen Erkrankungen und der Vielzahl unterschiedlicher Leistungserbringer begründet. Verbesserungen können daher nur erreicht werden durch die Überwindung der Sektorengrenzen und das Auflösen des Paradoxons einer steigenden Zahl an Leistungserbringern bei gleichzeitig längeren Wartezeiten gerade im niedergelassenen Bereich. Vor allem in der psychiatrischen Grundversorgung im ambulanten Versorgungsbereich findet eine 786

---

105 SVR: Bedarfsgerechte Steuerung der Gesundheitsversorgung. Gutachten 2018. 2018. Online: https://www.svr-gesundheit.de/fileadmin/user_upload/Gutachten/2018/SVR-Gutachten_2018_WEBSEITE.pdf [abgerufen am 30.1.2021].
106 Vgl. Mack u. a.: Self-reported utilization of mental health services in the adult German population – evidence for unmet needs? Results of the DEGS1-MentalHealthModule (DEGS1-MH). In: Int. J. Methods Psychiatr. Res. 2014. DOI: 10.1002/mpr.1438.

Fehlsteuerung statt: Rund 60 Prozent der Patienten in den Notaufnahmen der psychiatrischen Kliniken könnten laut SVR-Befragung von niedergelassenen Fachärzten für Psychiatrie versorgt werden, wenn es denn einen ambulanten Therapietermin gäbe.

787 Die aktuelle Behandlungssituation psychisch kranker Menschen in Deutschland leidet unter der komplett zersplitterten Versorgungs- und Finanzierungssystematik. Eine Verbesserung kann durch die verbindliche Kooperation und Koordination ambulanter und stationärer Leistungserbringer erfolgen. Die Systemsteuerung kann anhand gestufter, regional vernetzter Behandlungsangebote und Stepped-Care-Modelle, die am Patientenbedarf ausgerichtet sind, besser gelingen. Daher beziehen sich die Empfehlungen des SVR richtigerweise auf den Ausbau ambulanter und teilstationärer Kapazitäten und die Schaffung weiterer intensiv-ambulanter Angebote wie dem multimodalen Behandlungsansatz der PIA. Instrumente zur Stärkung der Behandlungskoordination mit klar verorteter Koordinationsverantwortung und angemessenen Koordinationspauschalen, eine Einbettung psychiatrisch-psychosomatisch-psychotherapeutischer Behandlungsangebote in lokale Gesundheitszentren und die stärkere Nutzung digitaler Angebote können zielgerichtet dazu beitragen, eine sektorübergreifende, wohnortnahe und regional vernetzte Versorgungsstruktur zu schaffen, die am Bedarf der Betroffenen und ihrem Lebensumfeld ausgerichtet ist und somit eine ganzheitliche Versorgungsperspektive ermöglicht.

788 Perspektivisch könnte es das Ziel eines solchen Entwicklungsprozess sein, durch die Ambulantisierung dem im vollstationären Bereich wieder zu beobachtenden Bettenaufwuchs der letzten Jahre entgegenzuwirken, indem ambulante Strukturen gezielt vor allem für die psychiatrische Grundversorgung aufgebaut werden (im Gegensatz zu dem in letzter Zeit überproportional angewachsenen Anteil rein psychotherapeutischer und psychosomatischer Leistungsanbieter). Bevor stationäre Versorgungskapazitäten aber ersatzlos zur Disposition gestellt werden, müssen alternative ambulante und teilstationäre Versorgungskonzepte geschaffen werden. So sollten positiv evaluierte Modellprojekte und Innovationsfondsprojekte auch tatsächlich Eingang in die Regelfinanzierung finden und durch eine Flexibilisierung des Personaleinsatzes und der Vergütungssystematik neue Versorgungsformen zwischen dem regulären ambulant-psychiatrischen und dem stationären Leistungsangebot möglich werden.

789 Diesem Ansatz muss die politische Rahmengesetzgebung folgen und Anreize für deren schnelle Umsetzung schaffen. Der überwiegende Teil der Vorgaben des PsychVVG und insbesondere die PPP-RL mit all ihren beschriebenen Folgewirkungen tragen dagegen nicht zur Etablierung einer solchen regional vernetzten Versorgungstruktur im Sinne der Betroffenen bei. Sie fokussieren auf theoretische und damit künstlich apodiktische Vorgaben für eine Versorgungsqualität im Einzelfall – ungeachtet der realen Versorgungssituation (welche Leistungsange-

bote stehen zur Verfügung) und der spezifischen Versorgungsbedarfe der Betroffenen vor Ort.

Empirische Datengrundlagen schaffen zielgerichtete Versorgungsansätze

Strukturveränderungen sind erst dann sinnvoll angesetzt, wenn sie am regionalen Versorgungsbedarf festgemacht werden. Nur so gelingt die Definition einer durchlässigen, gestuften Versorgungsstruktur, in der zukünftig stationäre, teilstationäre, ambulante und digitale Leistungsangebote gut miteinander verzahnt und abgestimmt sind und sich zielgerichtet an der individuellen Behandlungsnotwendigkeit des einzelnen Patienten ausrichten. Dazu sollten in Zukunft viel häufiger die zur Verfügung stehenden Versorgungsdaten und wissenschaftliche Studienergebnisse herangezogen werden. Aus der Evaluation bestehender Versorgungskonzepte (z. B. der Modellprojekte nach § 64b SGB V), der Ableitung von Best Practice-Modellen oder aus Nutzerbefragungen zum Monitoring der Ergebnisqualität lassen sich ebenso Daten generieren, die in die Versorgungsgestaltung einfließen können. Auf der Basis von Datenmodellen können zudem Versorgungssituationen abgebildet und die Auswirkungen geplanter Strukturveränderungen in einer Region vorab simuliert werden. Das würde die Diskussion um neue Versorgungskonzepte versachlichen und die Ergebnisse bedarfsgerechter machen.

In der Ausgestaltung von Gesetzgebungsprozessen für die psychiatrisch-psychosomatische Versorgung und bei der nachgeordneten Erstellung von versorgungsspezifischen Richtlinien im G-BA wurde in den letzten Jahren viel zu wenig auf die Instrumente der Versorgungsforschung gesetzt. Dabei könnten datengestützte Auswirkungsanalysen aufzeigen, welche Folgewirkung z. B. durch die Einführung der PPP-RL im Versorgungsgeschehen zu erwarten sind, bevor die Richtlinie ungeachtet der regionalen Gegebenheiten bundesweit umzusetzen ist und bestehende Versorgungsnetzwerke aufgrund überdimensionierter Sanktionsregelungen Gefahr laufen durchlöchert zu werden.

Im nachstehenden Kapitel wird ein Datenmodell erläutert, das eine gute Grundlage bilden kann für eine bedarfsorientierte Versorgungsplanung unter Public Health-Aspekten.

17.2 Zusammenhang zwischen Krankenhauslandschaft und Versorgungslandschaft

Dr. Michael Ziereis

793 Grundsätzlich kann das System der Gesundheitsversorgung in drei Betrachtungs- und Interventionsebenen gegliedert werden:

- Auf der obersten Ebene werden die nationalen, gesundheitspolitischen Weichen gestellt und die Rahmenbedingungen in Form von Gesetzgebung und Richtlinien geschaffen.
- Auf der mittleren Ebene werden die gesetzten Rahmenbedingungen umgesetzt. Dabei kommt den regionalen Gegebenheiten vor Ort eine besondere Bedeutung zu.
- Auf der untersten Ebene bildet sich schließlich die Versorgung und Behandlung des Einzelnen ab.

794 Obwohl für die Beurteilung der Qualität der gesundheitlichen Versorgung auf die bewährten Instrumente von Struktur-, Prozess- und Ergebnisqualität zurückgegriffen werden kann, scheitert eine belastbare Gesamtanalyse oftmals an der Komplexität der zugrunde liegenden Zusammenhänge. So nehmen in aller Regel Instrumente zur Überprüfung der Strukturqualität wesentlich mehr Raum ein als Instrumente zur Messung der Ergebnisqualität. Auch wird zumeist mehr Wert auf Analysen auf Individualebene als auf regionaler Ebene gelegt. Eine noch größere Herausforderung stellen daneben Crossover-Analysen zur Untersuchung von Zusammenhängen zwischen den drei Betrachtungsebenen dar.

795 Die PPP-RL ist dabei ein Beispiel dafür, wie mit Regelungen auf der nationalen Ebene versucht wird, die Ergebnisqualität auf der individuellen Behandlungsebene zu verbessern, daraus aber Auswirkungen auf der regionalen Ebene resultieren können, die initial gar nicht intendiert waren. So kann insbesondere ein unverhältnismäßig gestalteter Sanktionsmechanismus im Zuge der Personalbemessung zu einer wirtschaftlichen Gefährdung von einzelnen Krankenhausstandorten führen.

796 Im Folgenden soll nun genauer darauf eingegangen werden, mit welchen Auswirkungen in der regionalen Versorgungssituation gerechnet werden muss, wenn sich die Krankenhauslandschaft strukturell verändert. Als gut messbarer Indikator für die Versorgungssituation wird dabei die **Inanspruchnahme der Krankenhausbehandlung** herangezogen. Die Zusammenhänge zwischen Krankenhausstandorten und Inanspruchnahme sind grundsätzlich multifaktoriell. Zu berücksichtigen sind insbesondere

- rechtliche Rahmenbedingungen,
- regionale Gegebenheiten wie Bevölkerungsdichte und Bevölkerungsentwicklung,
- Angebotsvariablen wie Erreichbarkeit, Angebotsdichte und Angebotsattraktivität und
- Nutzervariablen wie Krankheitsbild, Erkrankungsschwere und Alter.

Wichtig ist in diesem Zusammenhang der Hinweis auf die Besonderheiten der Versorgung von psychisch Kranken. Da bei einer nicht unerheblichen Anzahl von psychischen Erkrankungen eine mangelnde Krankheitseinsicht oder eine reduzierte Compliance immanenter Bestandteil der Erkrankung ist, werden dort die Auswirkungen von bestehenden oder neu entstehenden Zugangshemmnissen besonders deutlich.

Für die persönliche Behandlungsentscheidung eines wahnhaften Patienten ist es eher unerheblich, ob politische Entscheidungsträger oder auch Gerichtsentscheidungen eine bestimmte Wegezeit als „zumutbar" festgelegt haben. Vielmehr setzt der aus der Literatur bekannte **Distanzreibungs- oder Jarvis-Effekt** nicht erst abrupt ab einer bestimmten Wegezeit ein, sondern wirkt sich mit zunehmender Distanz zum Krankenhaus kontinuierlich und zunehmend verstärkt aus.

Um den Zusammenhang zwischen den Krankenhausstandorten und der Versorgungssituation von psychisch kranken Menschen nachvollziehen zu können, wird der Zusammenhang zwischen Behandlungsdistanz und Inanspruchnahme im vorliegenden Beitrag am Beispiel von Behandlungsdaten in konkreten Regionen untersucht und dargestellt. Beabsichtigt ist dabei die verwendete Methodik zukünftig weiter zu verallgemeinern, sodass sie perspektivisch als Basis für die Entwicklung von datengestützten Prognosemodellen für die Planung komplexer Versorgungssituationen Verwendung finden kann.

17.2.1 Die Versorgungslandschaft als Matrixmodell – Beschreibung der Methodik

Aufbau eines georeferenzierten Datenmodells

Als Basis für sämtliche weitere Betrachtungen wurden die zur Verfügung stehenden Daten in ein einheitliches, georeferenziertes Datenmodell überführt. Zu diesem Zweck wurde in einem ersten Schritt ein Gitternetz mit 1 mal 1 Kilometer Gittergröße über die Versorgungsregion Deutschland gelegt. Für die Abbildung der gekrümmten Erdoberfläche auf das Gitternetz wurde ein einfaches Projektionsverfahren mit größtmöglicher Entfernungstreue verwendet. Ausgehend vom Referenzpunkt bei 8,90 Grad westlicher Länge und 47,2 Grad nördlicher Breite wurde das Gitternetz gemäß der in Abbildung 65 gezeigten Vorgehensweise aufgebaut. Daraus resultierte eine Basismatrix mit einer Größe von 866 mal 758 Koordinatenpaaren, welche mit einer Genauigkeit von 8 Nachkommastellen berechnet werden konnten. Zu erkennen ist, dass mit dem gewählten Projektionsverfahren alle horizontalen Koordinatenpunkte auf einem konstanten Breitengrad zu liegen kommen, während bei den vertikalen Koordinatenpunkten nur diejenigen auf dem gleichen Längengrad abgebildet werden, die auf dem „internen Nullmeridian" von 8,90 Grad westlicher Länge liegen.

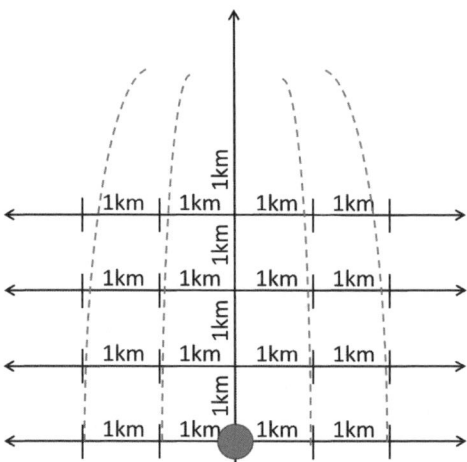

Abb. 65: Prinzip der verwendeten Projektion mit Darstellung des Referenzpunktes (Kreis), der schematisierten Längengrade (gestrichelte Linien) und des generierten Gitternetzes (durchgezogene Linien)

Quelle: Eigene Darstellung.

801 Die Gitterweite von 1 Quadratkilometer wurde gewählt, da mit einer feineren Gitterweite ein deutlich höherer Rechenaufwand und längere Rechenzeiten verbunden wären, ohne dass dies zu einem weiteren Erkenntnisgewinn beitragen würde, da die meisten Daten lediglich in einer deutlich gröberen Granularität (z. B. Gemeindekennziffern) vorliegen. Gleichzeitig ist die Gitterweite aber so fein, dass damit Daten aus unterschiedlichen Referenzsystemen in einer einheitlichen Datenbank abgebildet werden können. Damit wird dem allen sektorenübergreifenden Versorgungsanalysen anhaftenden Problem der sektorenspezifisch präferierten Referenzsysteme begegnet. Zu analysierende Daten können mit der gewählten Gitterweite unabhängig davon, ob sie mittels Postleitzahlen, mittels Gemeindekennziffern oder mittels Zuordnung zu Kreisen geokodiert sind, in der gleichen Matrix abgebildet werden. Dies ist sogar noch möglich, wenn die Daten auf einem komplexen bzw. individuellen Referenzsystem beruhen, wie dies etwa bei einigen Planungsbereichen der Kassenärztlichen Vereinigung (KV) gegeben ist.

802 Voraussetzung für die Datenverarbeitung ist lediglich noch die Zuweisung der Gitterpunkte zu den benötigten Referenzsystemen. Dazu wurden jedem Gitterpunkt mittels eines kommerziellen Kartenprogramms (hier EasyMap®) die korrespondierende Postleitzahl sowie die korrespondierenden Kennziffern für die Gemeinde, den Kreis, den Regierungsbezirk, das Bundesland und den Staat zugewiesen und in jeweils einer Matrix hinterlegt.

Zur Illustration des verwendeten Gitternetzes dient Abbildung 66, welche beispielhaft eine Datenmatrix zu einer 52 mal 64 Kilometer großen Region wiedergibt und die sich in starker Vergrößerung ergebende Pixeldarstellung für die abgebildeten Postleitzahlgebiete veranschaulicht.

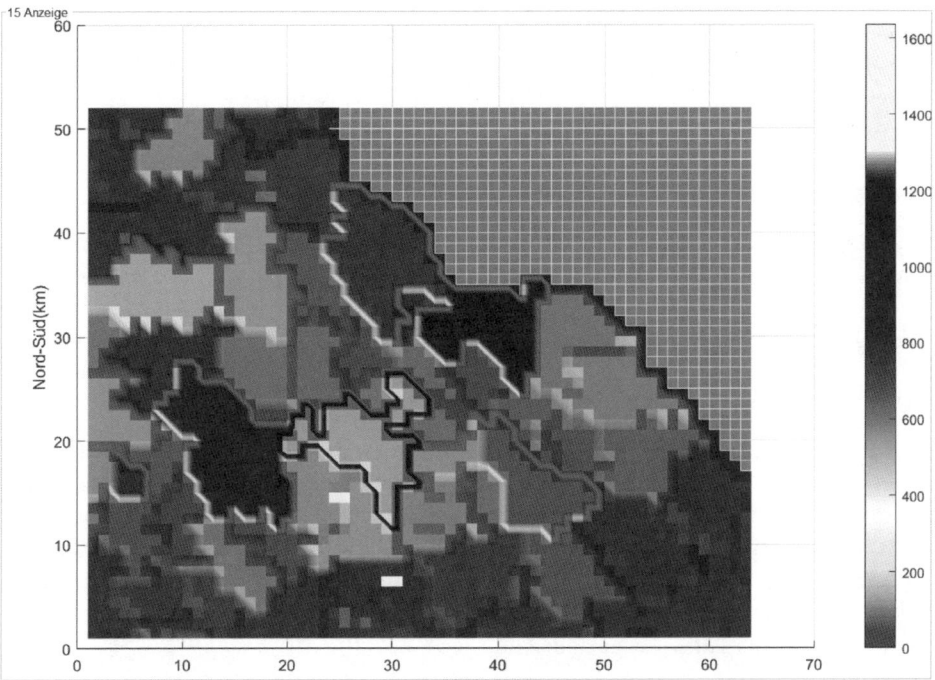

Abb. 66: Stark vergrößerte Darstellung eines visualisierten Matrixausschnittes

Im rechten oberen Drittel des Bildes ist eine Region außerhalb der deutschen Landesgrenzen dargestellt. Für diesen Bereich liegen keine Versorgungsdaten vor. Gut erkennbar ist hier das Gitternetz der zugrunde liegenden Matrixstruktur. Innerhalb von Deutschland sind die Postleitgebiete mit unterschiedlicher Färbung dargestellt. Auch hier findet sich die Pixelstruktur der Matrix wieder.

Quelle: Eigene Darstellung.

Verarbeitung soziodemografischer Informationen

In einem zweiten Schritt wurden Matrizen für die basalen soziodemografischen Informationen erstellt. So wurde die auf Postleitzahlebene vorliegende Information über die Einwohnerzahlen in die vorbereitete Matrixstruktur überführt und für weitere Berechnungen zur Verfügung gestellt. Sämtliche Berechnungen wurden dabei automatisiert unter Verwendung des Programms MATLAB R2017a® durchgeführt.

Verarbeitung klinischer Versorgungsdaten

805 In einem dritten Schritt wurden anschließend in analoger Weise Matrizen für die auszuwertenden klinischen Versorgungsdaten erstellt. Hierzu wurde ein anonymisierter Teildatensatz des § 21-Datensatzes 2019 von sechs exemplarisch ausgewählten psychiatrischen Krankenhausstandorten aus Nordrhein-Westfalen und Bayern verwendet, welcher lediglich die fallbezogenen, aber anonymisierten Informationen zur Standortnummer, zur Postleitzahl, zur Fachabteilung, zur Hauptdiagnose und zum Geburtsjahr enthielt (pseudonymisierte Standortbezeichnungen: A, B, C, D, E und F).

Verarbeitung weiterer soziodemografischer und klinischer Daten

806 Abschließend wurden weitere sekundär aus soziodemografischen und klinischen Daten errechnete Matrizen erstellt. Vorrangig wurde dabei auf die Datenstruktur „Fälle je 1.000 Einwohner je Postleitzahl" zurückgegriffen, da sich diese für die vorliegende Fragestellung als am geeignetsten erwiesen hat.

Arithmetische Weiterverarbeitung der Daten

807 Das so generierte Matrizenset liefert damit die Grundlage für jegliche arithmetische Weiterverarbeitung der hinterlegten Daten sowie für eine ergänzende Darstellungsmöglichkeit der vorliegenden Daten in Form einer dreidimensionalen Versorgungslandschaft. Beispielhaft ist in Abbildung 67 die Versorgungssituation, zusammengefasst für alle vier in Bayern untersuchten Standorte, anhand des Sekundärparameters „Stationäre Fälle im Fachbereich Psychiatrie je 1.000 Einwohner je Postleitzahl" dargestellt.

Zusammenhang zwischen Krankenhauslandschaft und Versorgungslandschaft

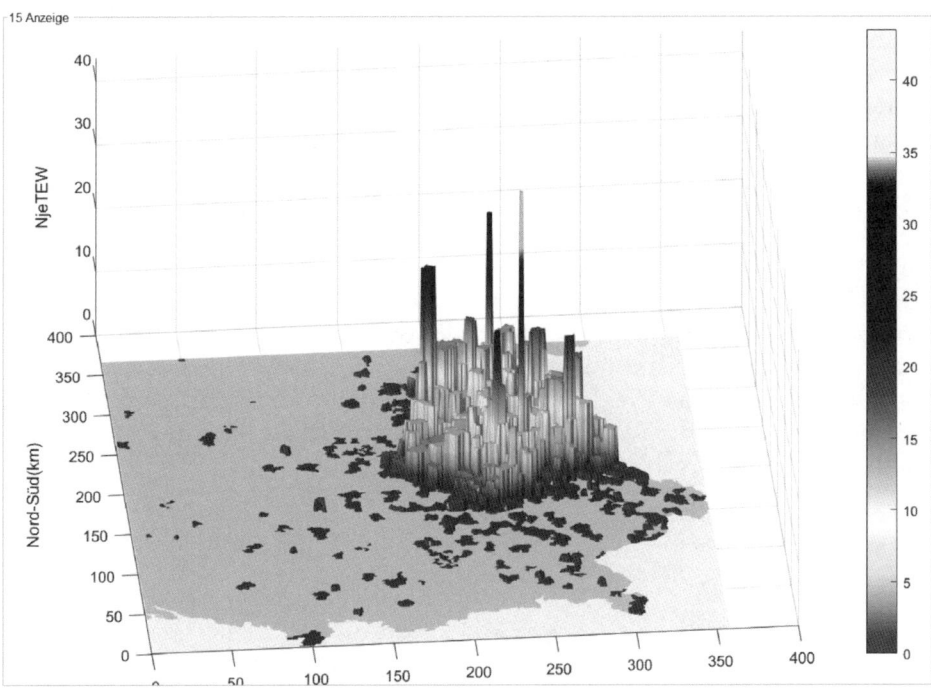

Abb. 67: Dreidimensionale Darstellung einer Versorgungslandschaft mit Daten aus 4 bayerischen Krankenhausstandorten

Auf der Z-Achse ist die Inanspruchnahme einer stationären Krankenhausbehandlung im Fachbereich Psychiatrie im Jahre 2019 in Fällen je 1.000 Einwohner je Postleitregion aufgetragen (NjeTEW). Die Ausprägung des Z-Wertes ist dabei noch zusätzlich farblich codiert (vgl. Farblegende rechts). Die X- und Y-Werte stellen die untersuchte Region in Kilometern dar. Regionen außerhalb der deutschen Landesgrenzen sind hell dargestellt.

Quelle: Eigene Darstellung.

Glockenmodell der Inanspruchnahme

In der Tat wurde auch für die weiteren Analysen der Sekundärparameter „Stationäre Fälle im Fachbereich Psychiatrie je 1.000 Einwohner je Postleitzahl" ausgewählt, da sich der Parameter aufgrund seiner integrierten Bevölkerungsadjustierung sehr gut für eine allgemeingültige Modellentwicklung eignet. Nach Auflösung des in Abbildung 67 gezeigten Datenkonglomerats auf die einzelnen Krankenhausstandorte ergeben sich einzelne „Versorgungsberge", die bei visueller Analyse am ehesten einer Glockenform gleichen.

Entsprechend wurde auch für die Modellierung der Versorgungssituation eine glockenförmige Verteilungskurve gewählt, welche im Zuge von Iterationsschritten langsam der „natürlichen" Versorgungsverteilung angenähert wurde. Die folgenden Abbildungen zeigen die Transformation des Glockenmodells im Iterations-

Versorgungssituation und -bedarf psychisch erkrankter Menschen

verlauf. Beispielhaft wird die Inanspruchnahme einer stationären Krankenhausbehandlung im Fachbereich Psychiatrie am Standort B modelliert. Auf der Z-Achse sind die Fälle je 1.000 Einwohner je Postleitregion aufgetragen. Die X- und Y-Werte stellen die untersuchte Region in Kilometern dar. Zu diesem Zweck wurde die am Standort behandelte Anzahl an Fällen in der Startphase der Modellierung komplett in die Postleitregion des Standorts projiziert (vgl. Abb. 68). Von dort wurden die Fälle dann in der Verteilungsphase mittels Mittelwertbildung zwischen benachbarten Gitternetzwerten sukzessiv auf die umliegenden Regionen verteilt (vgl. Abb. 69). Entscheidend war dabei die laufende Kontrolle der Gesamtzahl der Fälle, da sich bei Verteilung des Wertes „Fälle je 1.000 Einwohner" zwischen Postleitgebieten mit unterschiedlicher Einwohnerdichte Differenzen des Wertes „Fälle gesamt" ergeben, die nach jedem Iterationsschritt wieder korrigiert werden mussten. Je weiter der Iterationsprozess fortschreitet, desto niedriger wird damit der Scheitel und desto breiter wird die Basis des modellierten Versorgungsberges (vgl. Abb. 70).

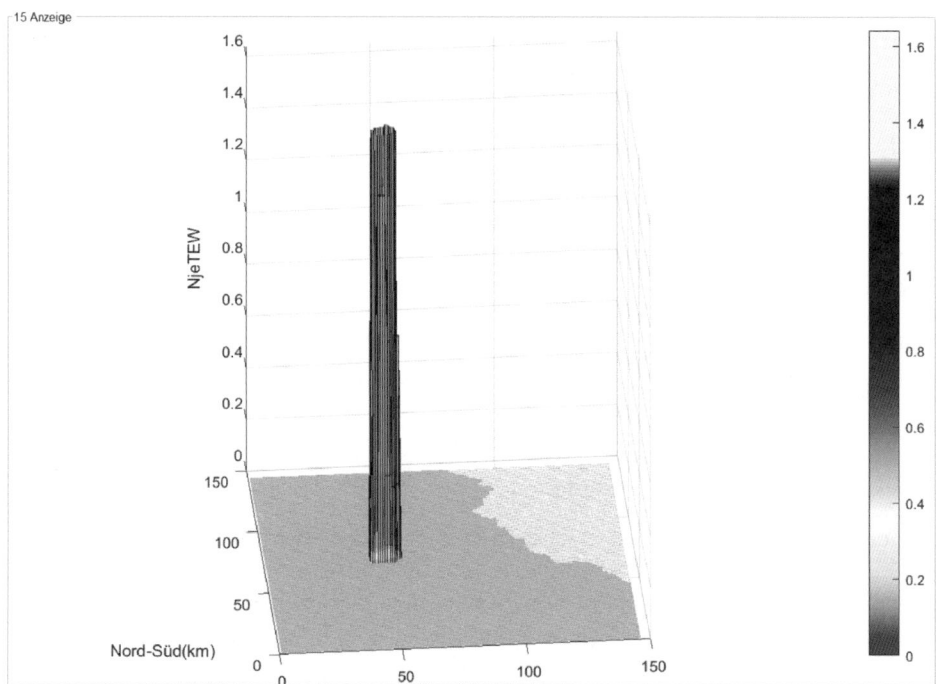

Abb. 68: Startphase des Modells nach dem ersten Iterationsschritt
Alle 150 Fälle sind innerhalb der Postleitregion am Krankenhausstandort verortet.
Quelle: Eigene Darstellung.

Zusammenhang zwischen Krankenhauslandschaft und Versorgungslandschaft

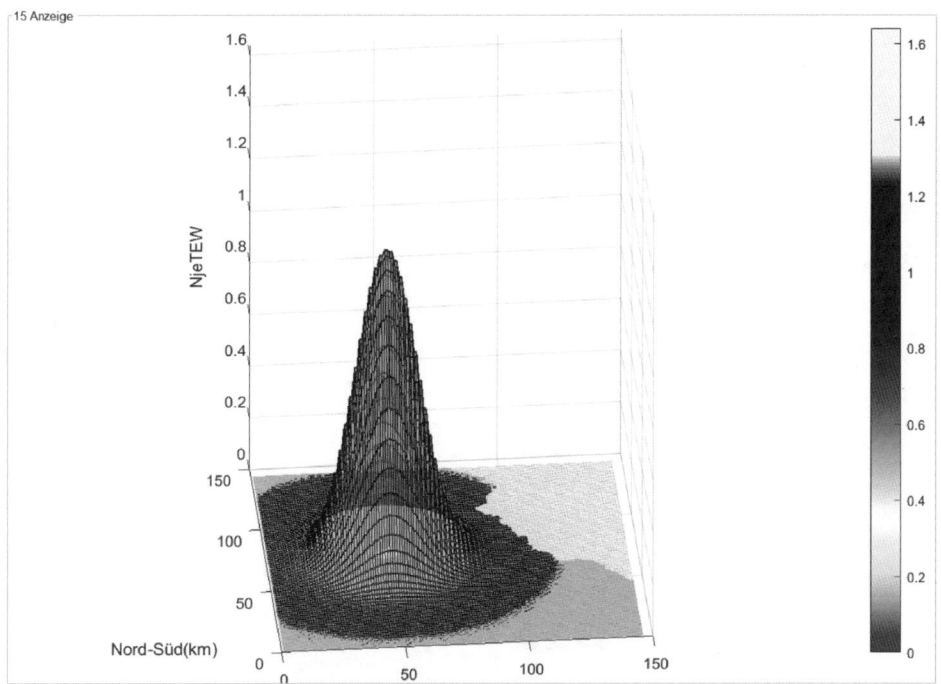

Abb. 69: Verteilungsphase des Modells nach 77 Schritten

Die Fälle sind auf die benachbarten Regionen aufgeteilt. Das Versorgungsmodell weist dabei ein Einzugsgebiet mit einem Radius von ca. 40 km auf.

Quelle: Eigene Darstellung.

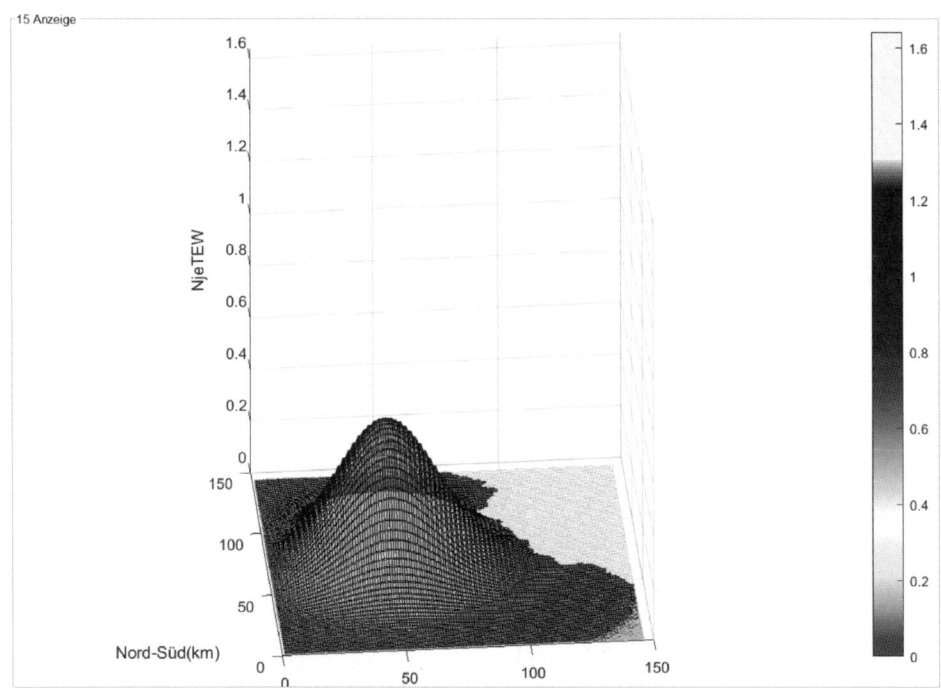

Abb. 70: Späte Verteilungsphase des Modells nach 200 Schritten. Die Fälle sind noch weiter auf die benachbarten Regionen aufgeteilt. Das Versorgungsmodell weist jetzt ein Einzugsgebiet mit einem Radius von ca. 60 km auf.

Quelle: Eigene Darstellung.

810 Während des Iterationsvorgangs erfolgte eine laufende Überprüfung der Passung des Modells. Dabei werden die Schwankungen des realen Wertes „Fälle je 1.000 Einwohner" um seinen Mittelwert statistisch berechnet (Ausgangsvarianz RA^2) und ins Verhältnis zu den Schwankungen des realen Wertes „Fälle je 1.000 Einwohner" um die Modellkurve gesetzt (Modellvarianz RM^2). Das Verhältnis zwischen Ausgangsvarianz und Modellvarianz liefert dabei die mit dem jeweiligen Schritt erzielte Varianzaufklärung R^2:

$$R^2 = 1 - (RM^2 \div RA^2)$$

811 Ein R^2-Wert von 0,1 bedeutet somit, dass die Schwankungen des realen Wertes „Fälle je 1.000 Einwohner" um die Modellkurve noch 90 Prozent der Ausgangsvarianz betragen. Ein R^2-Wert von 0,9 bedeutet, dass die Schwankungen des realen Wertes „Fälle je 1.000 Einwohner" um die Modellkurve nur noch 10 Prozent der Ausgangsvarianz betragen. Nach einer erwartungsgemäß schlechten Varianzaufklärung in der Startphase konnte bei allen untersuchten Standorten eine mit fortschreitenden Iterationsschritten zunehmend höhere Varianzaufklärung erreicht werden, die nach Erreichen eines Maximums im weiteren Verlauf

wieder abnahm, da sich die modellierte Verteilungskurve bei Durchführung zu vieler Iterationsschritte wieder verschlechterte. Abbildung 71 zeigt den zu den Glockenkurven aus den Abbildungen 68 bis 70 korrespondierenden Verlauf der Varianzaufklärung R^2.

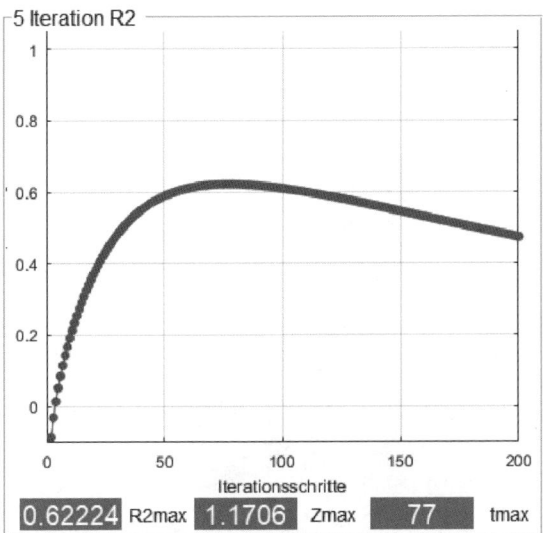

Abb. 71: Exemplarischer Verlauf der durch das Iterationsmodell für den Standort B erreichten Varianzaufklärung R2 im Verlauf von 200 Iterationsschritten. Separat ausgewiesen ist zusätzlich, dass nach 77 Iterationsschritten (t_max) eine optimale Varianzaufklärung (R2_max) in Höhe von 0,62224 erreicht werden konnte. Für diesen Status errechnet das Modell einen Wert für die Inanspruchnahme am Standort in Höhe von 1,1706 Fällen je 1.000 Einwohnern (Z_max).

Quelle: Eigene Darstellung.

Erkennbar ist, dass bei dem ausgewählten Standort eine optimale Modellpassung nach 77 Iterationsschritten erreicht werden konnte, welche den Scheitelwert des modellierten Versorgungsberges mit 1,17 Fällen je 1.000 Einwohner ausweist. Die mit dem Modell maximal erzielbare Varianzaufklärung lag mit 0,62224 in einem verhältnismäßig hohen Bereich. Der Wert kann dahingehend interpretiert werden, dass die Verteilung der Fallzahl in der Region zu 63 Prozent mit einem Ansatz erklärt werden kann, der im Wesentlichen die Entfernung zwischen Wohnort und Krankenhausstandort berücksichtigt.

Abbildung 72 veranschaulicht die Ergebnisse der Analyse mittels Gegenüberstellung der „natürlichen" Verteilung der Inanspruchnahme (aus den tatsächlichen Versorgungsdaten der Einrichtungen) und dem Modellergebnis nach Durchführung von den als optimal ausgewiesenen 77 Iterationsschritten. Bereits optisch ist dabei die sehr gute Übereinstimmung zwischen dem gewählten Modell

Versorgungssituation und -bedarf psychisch erkrankter Menschen

und der „natürlichen" Verteilung erkennbar. Diese optische Passung entspricht der rechnerischen Varianzaufklärung von 63 Prozent.

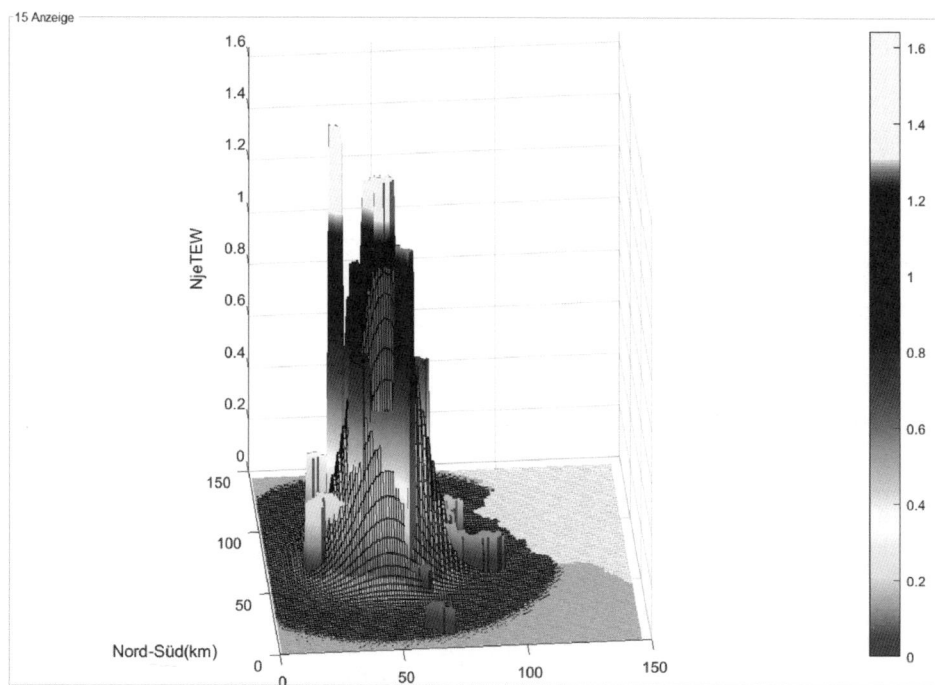

Abb. 72: Gegenüberstellung des „natürlichen" Versorgungsberges (ungleichmäßige Säulenstruktur, zusätzliche Farbcodierung) mit der modellierten Versorgungsverteilung nach 77 Iterationsschritten (gleichmäßige Gitterstruktur) am Standort B

Quelle: Eigene Darstellung.

814 Die in Abbildung 72 erkennbaren Abweichungen zwischen Modell und Vorlage können als visualisierte Residuen interpretiert werden und sind allen nicht im Modell berücksichtigten Einflussfaktoren geschuldet. Dies sind sowohl zufällige Schwankungen der Inanspruchnahme, die nicht weiter aufgeklärt werden können, als auch strukturelle Besonderheiten der untersuchten Region, welche prinzipiell noch einer weiteren Aufklärung zugeführt werden könnten.

17.2.2 Die Versorgungslandschaft in der Praxis

815 Die Erkenntnisse der Modellierung werden in Tabelle 24 für die sechs untersuchten Krankenhausstandorte zusammengefasst.

Tab. 24: Kennwerte des Modells zu den untersuchten sechs Standorten

Standort	Fallzahl	R^2_max	Z_max	t_max
A	791	60,9 %	6,1907	128
B	150	62,7 %	1,1701	77
C	6.473	43,4 %	6,1242	599
D	2.655	63,9 %	10,1349	267
E	5.391	64,0 %	9,3394	26
F	4.801	36,8 %	6,7919	31

R^2_max: optimale Varianzaufklärung, Z_max höchster Wert für „Fälle je 1.000 Einwohner" bei optimaler Varianzaufklärung, t_max: Iterationsschritte bis zur optimalen Varianzaufklärung.
Quelle: Eigene Darstellung

Deutlich wird, dass für die Mehrzahl der Krankenhausstandorte Varianzaufklärungen über 60 Prozent erzielt werden konnten. Im Falle der niedrigeren R^2-Werte für die Standorte C und F konnten unter Kenntnis der realen Versorgungssituation vor Ort den Abweichungen strukturelle Besonderheiten in der Region zugeordnet werden. So lag am Standort C ein „natürliches" mehrgipfliges Verteilungsmuster vor, welches auf die Versorgung von externen Heimstandorten und auf externe Versorgungsangebote des Krankenhauses ohne eigene Vollversorgungsfunktion zurückzuführen war. Am Standort F lag dagegen eine sektorale Realversorgung vor, die sich in Form eines nur segmental ausgebildeten Versorgungsgebietes niedergeschlagen hat. Naturgemäß konnte das Modell in seiner ersten Entwicklungsstufe beide Gegebenheiten noch nicht adäquat abbilden. 816

Das gewählte Iterationsmodell auf Matrixbasis bietet jedoch den Vorteil, dass derartige regionale Besonderheiten beim Modellaufbau grundsätzlich berücksichtigt werden können, soweit diese Besonderheiten bekannt oder vorhersehbar sind. So passt sich das Modell bereits in der vorgestellten, ersten Entwicklungsstufe in der Verteilungsphase flexibel an geografische Grenzen an. In Abbildung 73 ist dies gut am Modellverlauf entlang der Landesgrenze erkennbar. 817

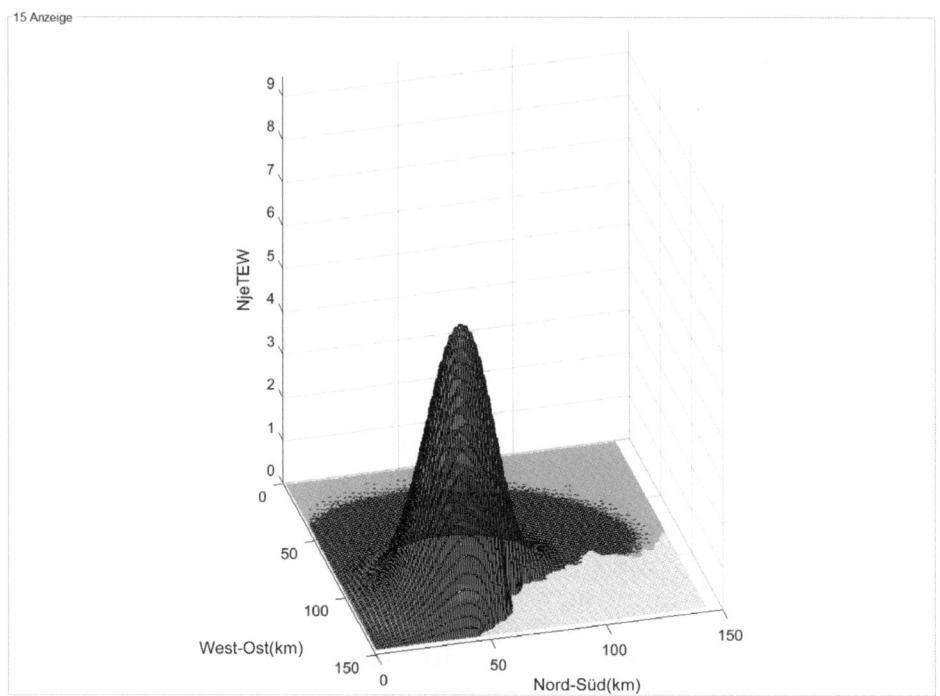

Abb. 73: Optimierte Modellausprägung für den Standort A mit automatischer Berücksichtigung der Landesgrenze während der Verteilungsphase (rechts außen wird das Streuungsmuster unterbrochen)

Quelle: Eigene Darstellung.

818 Analog sind auch segmental aufgebaute Versorgungsgebiete abbildbar, soweit sie georeferenziert definiert sind. Daneben ist auch eine mehrgipflige Modellentwicklung leicht realisierbar, sodass im Rahmen von weiteren Entwicklungsstufen des Modells perspektivisch alle erkennbaren strukturellen Besonderheiten abgebildet werden können.

819 Im Rahmen der Weiterentwicklung des vorgestellten Modells sind gleichzeitig noch die gefundenen Unterschiede der Kennzahl „Anzahl der Iterationsschritte bis zur Erreichung des Optimums" (t_max) einer systematischen Untersuchung zuzuführen. Aus methodischen Gründen sind hierbei insbesondere die regionalen Gegebenheiten wie die unterschiedlichen Bevölkerungsdichten in den Postleitgebieten zu berücksichtigen. Aufgrund der multifaktoriellen Zusammenhänge zwischen Krankenhausstandorten und Inanspruchnahmeverhalten sind außerdem noch Angebotsvariablen, wie Setting und Angebotsattraktivität, sowie Nutzervariablen, wie Krankheitsbild, Erkrankungsschwere oder Alter, zu analysieren.

17.2.3 Fazit und Ausblick

In der vorliegenden Untersuchung wurde der Zusammenhang zwischen der Inanspruchnahme einer stationären psychiatrischen Behandlung und dem Wohnort des Patienten am Beispiel von konkreten Behandlungsdaten an sechs Krankenhausstandorten untersucht.

Zum Ansatz kam dabei ein georeferenziertes Matrixmodell, welches sowohl die tatsächliche Versorgungsleistung als auch die tatsächlichen regionalen Gegebenheiten sehr gut abbilden kann. Ein auf dieser Basis entwickeltes, dreidimensionales Iterationsmodell für die Inanspruchnahme konnte an den meisten Standorten eine sehr gute statistische Passung erzielen, sodass über 60 Prozent der Varianz mit einem Ansatz erklärt werden konnte, welcher im Wesentlichen die Entfernung zwischen Wohnort und Krankenhausstandort berücksichtigt.

Diese hohe, mit einer einzigen Variable erreichbare Varianzaufklärung weist auf die entscheidende Bedeutung hin, welche die für eine Behandlung zu überwindende Entfernung für psychisch kranke Menschen darstellt.

Methodische Perspektive

Das vorgestellte Modell weist vielfältige Vorteile für weitere Anwendungsentwicklungen auf. So kann das Modell Daten aus unterschiedlichen Georeferenzsystemen verarbeiten; es eignet sich somit besonders für sektorenbergreifende Analysen von ambulanten und stationären Versorgungsdaten. Daneben kann das Modell flexibel auf regionale Besonderheiten reagieren und vorhersehbare Besonderheiten – wie segmentale oder mehrgipflige Versorgungssituationen – auf Matrixebene einrechnen. Gefundene Unterschiede in den Kennzahlen des Modells am Beispiel der untersuchten Krankenhausstandorte müssen jeweils noch einer anschließenden, systematischen Untersuchung zugeführt werden, sodass das Modell zukünftig auch für echte Versorgungsprognosen – ohne Bezug auf eine konkrete Versorgungssituation – genutzt werden kann. Aufgrund der verwendeten Matrixbasis kann die erforderliche Varianzaufklärung entweder konventionell mittels multifaktorieller Analyse oder perspektivisch mittels Einsatz von Methoden der künstlichen Intelligenz erfolgen und somit als Basis für die Entwicklung von datengestützten Prognosemodellen für die Planung komplexer Versorgungssituationen Verwendung finden.

Versorgungspolitische Perspektive

Die für stationäre Behandlungen in der Psychiatrie gefundenen Resultate weisen darauf hin, dass der Entfernung zwischen Wohn- und Behandlungsort bei psychisch kranken Menschen eine entscheidende Bedeutung zukommt. Dieses – unabhängig von regionalen Besonderheiten – gefundene Ergebnis zeigt, dass sich die Vorhaltung von psychiatrischen Krankenhausstandorten nicht an apodiktischen Vorgaben orientieren darf, die vordergründigen wirtschaftlichen Überlegungen folgen, sondern eine besonnene Planung erfordert, die das tatsächliche Inanspruchnahmeverhalten von psychisch kranken Menschen adäquat berücksichtigt. Analoge Überlegungen sind dabei auch in denjenigen Fällen anzustellen, die nicht auf eine gezielte Reduktion von Krankenhausstandorten abzielen, sondern diese billigend in Kauf nehmen. Genau dies muss im Zuge der Umsetzung der PPP-RL befürchtet werden, wenn ein unverhältnismäßig gestalteter Sanktionsmechanismus zu einer wirtschaftlichen Gefährdung von einzelnen, vor allem kleineren, regional ausgerichteten Krankenhausstandorten führt. Wie gravierend die Auswirkungen auf die regionale Versorgungssituation sein können, zeigt dabei das in Abbildung 74 dargestellte Szenario von Standortschließungen auf, welches ebenfalls mit dem oben dargestellten Matrixmodell errechnet wurde.

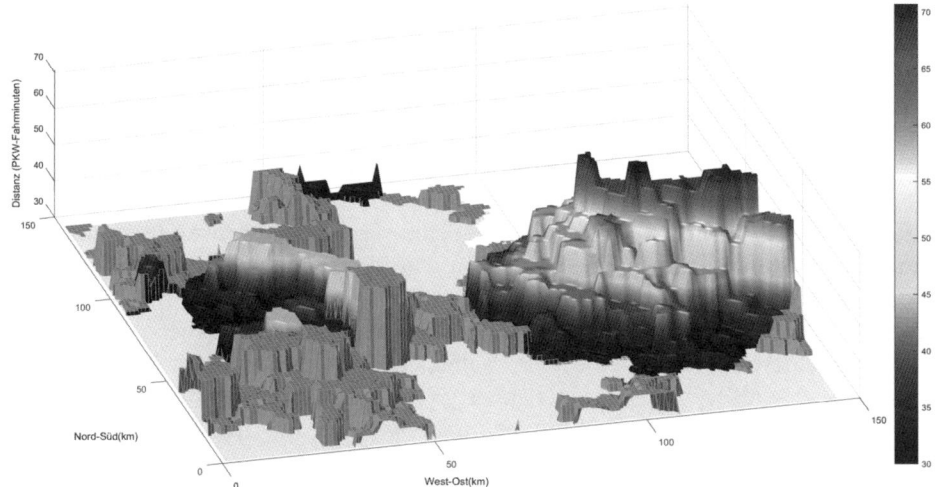

Abb. 74: 3D-Darstellung der Erreichbarkeit der durch die Krankenhausstandorte A, B, C und D versorgten Region in PKW-Fahrminuten

Die hellblaue/hell schraffierte Fläche markiert die häufig verwendete Schwelle von 30 Minuten Fahrzeit. Patienten aus hell eingefärbten Regionen erreichen den nächsten psychiatrischen Krankenhausstandort in weniger als 30 Minuten. Patienten aus gelb/dunkel schraffiert eingefärbten Regionen benötigen mehr als 30 Minuten Fahrzeit. Daneben zeigen die weiter nach oben gehenden Versorgungsberge (rechts außen) Regionen, in denen sich im Falle von Standortschließungen in A und B erheblich längere Fahrzeiten (bis zu 70 Minuten) für die dort wohnenden Patienten ergeben.

Quelle: Eigene Darstellung.

825 Ansätze wie die PPP-RL, welche zu einer Verbesserung der Behandlungsqualität auf individueller Ebene führen sollen, können so ungewollt negative Auswirkungen auf der regionalen Versorgungsebene entfalten, die mittel- und langfristig eine individuelle Behandlung sogar konterkarieren können. Die gefundenen Ergebnisse belegen eindrucksvoll die Richtigkeit der Grundannahmen der Psychiatrie-Enquete hinsichtlich des Paradigmas einer gemeindenahen Versorgung. Zu hoffen

ist, dass über 40 Jahre danach – trotz eines zwischenzeitlich deutlich verbesserten Kenntnisstandes zur Versorgungssituation und verbesserten Methoden der Versorgungsforschung – keine Rückabwicklung der damals erzielten Errungenschaften befürchtet werden muss.

18 Digitalisierungsstrategien

Stefan Günther

Während sich IT-Unterstützung bereits seit Jahren zunehmend in den Krankenhäusern etabliert (z. B. durch die Ablösung der Papierakte), birgt die Digitalisierung noch weit mehr Möglichkeiten. Digitale Elemente können nicht nur zur Entlastung bei (administrativen) Unterstützungsprozessen beitragen, sondern auch im Therapiebereich großen Nutzen aufweisen. Aufgrund unzureichender Investitionsmittelfinanzierung war die Umsetzung in den Häusern bislang jedoch deutlich gehemmt. Auch aus diesem Grund unterstützen der Bundesgesetzgeber und die Bundesländer ab Herbst 2020 mit dem Krankenhauszukunftsgesetz (KHZG) gezielt Maßnahmen der Digitalisierung in Krankenhäusern. Wie an nachfolgendem Praxisbeispiel gezeigt wird, kann die Digitalisierung von Behandlungsprozessen auch im Rahmen der PPP-RL einen entscheiden Faktor zur Erfüllung der Mindestvorgaben darstellen. 826

Die Medizinischen Einrichtungen des Bezirks Oberpfalz (medbo) betreiben an sechs verschieden großen Standorten in der Oberpfalz psychiatrische Kliniken und gewährleisten damit die stationäre, teilstationäre und ambulante Behandlung in der Region. Neben dem größten Standort im Süden (Regensburg) gibt es zwei unterschiedlich große Standorte im Norden der Oberpfalz (Wöllershof und Weiden) sowie drei weitere kleinere Standorte, die zur Versorgung der ländlicheren Regionen im Osten (Cham) und Westen (Amberg und Parsberg) des Bezirks konzipiert wurden. Das Behandlungsangebot erstreckt sich über die Fachbereiche Psychiatrie, Psychosomatik und Kinder- und Jugendpsychiatrie und deckt dabei alle Behandlungsschwerpunkte ab. Die Standorte sind unterschiedlich groß: Es gibt dezentrale, alleinstehende Tageskliniken mit 12 bis 20 Plätzen, eine Klinik mit 50 Betten, eine Klinik mit 175 Betten, aber auch ein Universitätsklinikum mit über 500 Betten. Die Entfernung zwischen den fünf größeren Standorten liegt im Minimum bei 45 Kilometern und maximal sogar bei über 100 Kilometern. 827

Digitalisierungsstrategien

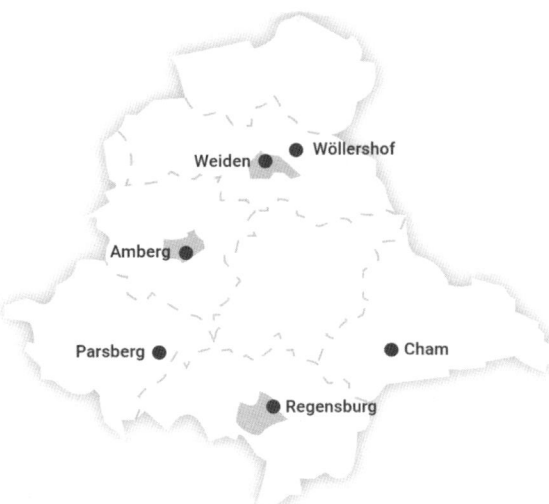

Abb. 75: Standortverteilung der medbo in der Oberpfalz
Quelle: https://www.medbo.de/informationen/startseite.

828 Ausgehend von der komplexen Angebotsstruktur und der Vielzahl von sehr unterschiedlichen Einzelstandorten, erfolgte im Kontext der PPP-RL eine Auseinandersetzung mit möglichen Digitalisierungsstrategien. Dabei wurden konkrete Anwendungsbereiche identifiziert, in denen zur Aufrechterhaltung der umfassenden Versorgungsangebote, zur Erfüllung des Pflichtversorgungsauftrags und zur Sicherstellung der regionalen, wohnortnahen Versorgung Digitalisierungsmaßnahmen umgesetzt werden sollen.

Aufnahme- und Entlassungsmanagement

829 Digitalisierung kann dazu beitragen, den hohen administrativen Aufwand der Krankenhäuser zu verringern. Mit der Implementierung eines **digitalen Aufnahmemanagements** werden die geplant aufzunehmenden Patienten in die Lage versetzt, ihre persönlichen Daten direkt von zu Hause zu erfassen. Patienten können die notwendigen Angaben in ihrem privaten Umfeld ohne Zeitdruck und notwendigenfalls mit Hilfe von Familienangehörigen vornehmen und müssen sich nicht der möglicherweise belastenden Aufnahmesituation im Krankenhaus aussetzen. Die Krankenhäuser erhalten die Daten so bereits vorab in digitaler Form – übertragbar in das Krankenhausinformationssystem (KIS). Am Aufnahmetag sind bereits alle beteiligten Stellen über den Behandlungsbeginn informiert und es entsteht kein weiterer administrativer Aufwand. Zudem ist es möglich, bereits vor der Aufnahme mit dem Patienten in Kontakt zu treten, um z. B. benötigte Untersuchungsergebnisse anzufragen oder sich bis zum Beginn der Behandlung regelmäßig nach dessen Befindlichkeit zu erkundigen.

Ein Krankenhaus mit Pflichtversorgungsauftrag (siehe Kap. 16) hat weit weniger Gestaltungsspielraum hinsichtlich der Belegung als ein Krankenhaus mit einem hohen Anteil an elektiv (geplant) durchgeführten Aufnahmen. Unabhängig davon müssen sich durch die PPP-RL alle Krankenhäuser aber die gleichen Fragen stellen: Wie viele Patienten kann ich mit dem vorhandenen Personal behandeln? Oder umgekehrt, wie viel Personal benötige ich, um die vorhandenen Patienten entsprechend der Richtlinie versorgen zu können? Da in Zeiten allgemeinen Fachkräftemangels zusätzliches Personal nur schwierig und – wenn überhaupt – mit deutlichem Zeitversatz eingestellt werden kann, müssen sich die Krankenhäuser intensiv damit beschäftigen, wie viele Mitarbeiter eingesetzt werden (im Sinne tatsächlich erbrachter Arbeitszeit) und wie viele Patienten durch diese behandelt werden dürfen. Das **Belegungsmanagement** muss diese Frage künftig beantworten können. Ausgehend davon, sind Steuerungsempfehlungen abzuleiten und an die Führungskräfte zu kommunizieren (siehe Kap. 11 und 12). Dieser Prozess ist – je nach Größe des Krankenhauses – äußerst komplex und undurchsichtig. Er kann nur durch geeignete Software-Anwendungen realisiert werden. Im Rahmen ihrer Digitalisierungsstrategien sollten Krankenhäuser vor diesem Hintergrund ein zentrales Belegungsmanagementsystem einrichten und EDV-technisch mit der Personaleinsatzplanung verknüpfen. Daraus abgeleitet, lassen sich den Führungskräften der Bereiche geeignete Tools zur Steuerung im Sinne der PPP-RL Mindestvorgaben anbieten.

830

Digitale Therapieangebote

Als in der Nachweisführung besonders kritische Bereiche wurden die kleineren, regional ausgerichteten Standorte zur wohnortnahen Versorgung eingestuft. Nach den Regeln der PPP-RL ist jeder Fachbereich (PSY, PSO, KJP) an jedem Standort einzeln nachweispflichtig und muss die Mindestvorgaben einhalten. Bei Unterschreitung der Mindestvorgaben erfolgt ab 2022 eine empfindliche monetäre Sanktion, die in ihrem Umfang dazu geeignet ist, die wirtschaftliche Existenz eines Standorts zu gefährden. Davon abgesehen ist eine bedarfsgerechte Personalbesetzung und damit verbundene Einhaltung der Mindestvorgaben oberstes Ziel der Klinikleitungen. Das kann aber mit den aktuell verfügbaren bzw. finanzierten Personalressourcen vor allem an kleinen Standorten oftmals nicht durchgängig gewährleistet werden.

831

Eine besondere Rolle spielt hierbei der **Fachkräftemangel**. Während die Gewinnung von Ärzten und Psychologen in Ballungsräumen noch leichter fällt, so fehlt ihre Arbeitskraft oftmals in den ländlicheren Räumen. Umgekehrt verhält es sich bei Pflegekräften: Sie sind im ländlichen Raum meist leichter zu gewinnen als in Ballungsräumen mit hohen Lebenshaltungskosten. Hinzu kommen die **äußerst kleinteiligen Mindestvorgaben** der PPP-RL. Bei kleinen Einzelstandorten (z. B. dezentrale Tageskliniken) ergeben sich in der Berechnung für die kleineren Berufsgruppen (z. B. Spezialtherapie oder Logopädie) schwer besetzbare Stellenanteile (siehe Abb. 76).

832

Digitalisierungsstrategien

Station	Plätze	KJ7	Ermittlung berufsgruppenbezogene VKS-Mind						
			Ärzte	Pflege	Psychologen	Spezial-therapie	Bewegungs/Physiotherapie	Sozial-arbeit	Logopädie (KJP)
KJP-TK	12	12							
VKS-Mind in Stunden			653	2.013	494	338	166	353	68
VKS-Mind in VK			1,36 VK	4,36 VK	1,07 VK	0,73 VK	0,36 VK	0,76 VK	0,15 VK

Abb. 76: Mindestpersonalvorgaben für eine KJP-Tagesklinik mit 12 Plätzen (je Quartal)

Quelle: Eigene Darstellung.

833   Da es sich hierbei um Mindestvorgaben handelt, die zu jeder Zeit zu erfüllen sind, muss die tatsächliche Besetzung ausfallsicher erfolgen. Selbst für diese kleinen Stellenanteile – in diesem Beispiel 0,15 VK für Logopäden – genügt es so nicht, nur einen Mitarbeiter einzuplanen. Dieser hat Anspruch auf (auch längere) Urlaubszeiten und könnte zudem längerfristig krankheitsbedingt ausfallen – der Stellenanteil sollte daher ausfallsicher durch mindestens zwei Mitarbeiter besetzt werden. Erscheint es im ländlichen Raum generell schon schwierig, Mitarbeiter mit entsprechend geringem Stundenumfang einzustellen, so wird das Problem dadurch natürlich potenziert.

834   Mit dieser Problematik konfrontiert, stellte die medbo frühzeitig Überlegungen an, wie die dezentralen Standorte, die in Zukunft als risikobehaftet im Sinne des PPP-RL-Nachweises bewertet werden, durch Digitalisierungsmaßnahmen gesichert werden könnten.

835   Ein wichtiger Denkanstoß waren dabei die Lehren aus der Corona-Pandemie. Als es plötzlich galt, Abstand zu halten und persönliche Kontakte zu vermeiden, mussten die therapeutischen Angebote der psychiatrischen Kliniken innerhalb kurzer Zeit konzeptionell verändert werden. Gerade in der psychiatrisch-psychotherapeutischen Therapie spielen Gruppenangebote, Nähe und persönlicher Austausch eine wichtige Rolle. Es konnte somit nicht ersatzlos auf jeden Austausch zwischen Patienten und Therapeuten verzichtet werden. Alternativen mussten gesucht und unmittelbar in der Praxis erprobt werden. Digitale Angebote – z. B. die Online-Sprechstunde – haben sich hierbei schnell bewährt. Sie ersetzen natürlich nicht persönliche Gespräche oder die Teilnahme an einer Gruppentherapie, können aber durchaus eine geeignete Ergänzung und einen zeitweiligen Ersatz darstellen. Zudem kann bei einem virtuellen Austausch auf das Tragen von Mund-Nasen-Schutz verzichtet werden. Dadurch ist die Mimik sowohl für den Patienten wie auch für den Therapeuten uneingeschränkt erkennbar – gerade im psychiatrisch-psychotherapeutischen Behandlungskontext ein wichtiges Mittel.

836   Aus diesem Ansatz entstand die Idee, über digitale Angebote die standortübergreifende Zusammenarbeit der Kliniken zu stärken. Konkret wurden alle Standorte in die Lage versetzt, Patienten der jeweils anderen Standorte virtuell (mit) zu

versorgen. Damit vergrößert sich auch der zur Verfügung stehende Personalpool, was die Personaleinsatzplanung und das Ausfallmanagement der kleineren Standorte wesentlich erleichtern kann.

Einzeltherapie sollte idealerweise als persönliches Gespräch vor Ort stattfinden. Allerdings ermöglicht die Digitalisierung der Therapieangebote, dass im begründeten Bedarfsfall (z. B. bei kurzfristigem Personalausfall an einem kleinen Standort) die Therapeuten der größeren Klinikstandorte einspringen und die Patientengespräche virtuell durchführen können. Der Patient befindet sich dabei in den Räumen der Klinik und wird weiter von den Mitarbeitern vor Ort (z. B. des Pflegedienstes) betreut. Therapeuten des zentralen Klinikstandorts übernehmen dann geplante Therapiesitzungen mit dem Patienten. Die Entscheidung über die Art der Durchführung obliegt natürlich immer dem Patienten. Digitale Angebote können jedoch die patientenbezogene Verfügbarkeit von Therapieangeboten kurzfristig erhöhen. 837

Zur Durchführung von **gruppentherapeutischen Angeboten** können sich die Kliniken zu einem gemeinsamen Therapieangebot zusammenschließen. Dies ist – unabhängig von Personalengpässen – in zwei Fällen besonders sinnvoll: Handelt es sich um ein spezialisiertes Gruppenangebot, das nicht an jedem Standort angeboten wird, kann es für Patienten hilfreich sein, sich virtuell der Spezialgruppe anschließen zu können. Andererseits sind auch einfachere Gruppenangebote für eine virtuelle Erweiterung geeignet. Beispielsweise ist es vorstellbar, dass eine Gruppentherapiesitzung (z. B. Kreativ- oder Bewegungstherapie) virtuell übertragen wird und die Patienten sich an ihrem Standort an den Übungen beteiligen. Der Kursleiter muss dafür im Umgang mit der verwendeten Software geschult werden, damit er die Fragen der Teilnehmer beantworten und deren Mitwirken beurteilen kann. Zudem sind die Teilnehmer über alle datenschutzrechtlichen Fragestellungen aufzuklären, da sie selbst für bestimmte Angebote gefilmt werden müssten (jedoch immer ohne Aufzeichnung). 838

Die hybriden Therapieangebote sind unter therapeutischen Gesichtspunkten sicherlich nicht für alle Themen und alle Patienten gleichermaßen geeignet. Daher sollten die Klinikleitungen zu allererst alle Angebote, die grundsätzlich auch virtuell möglich sind, in einen standortübergreifend verfügbaren Therapieplan einpflegen. Aus diesem Plan heraus können die Verantwortlichen vor Ort – in Abstimmung mit den Patienten – die Gruppentherapie direkt buchen. Die Patienten, die sich am Ort des Therapieangebots befinden, können persönlich an der Sitzung teilnehmen oder sich in Abstimmung mit ihrem Behandler ebenfalls virtuell dazu schalten. Alle Patienten, die nicht vor Ort sind, werden virtuell zur Gruppentherapie eingeladen und vor Ort vom Stationspersonal betreut. Diese Art des hybriden Therapieangebots bedarf einer guten Planung und Organisation. Alle Klinikstandorte müssen auf den zentralen Plan zugreifen können, welcher das Therapieangebot und die maximale Teilnehmerzahl sowie den Buchungsstand (freie Plätze) anzeigt. Es müssen an allen Standorten geeignete Räumlichkeiten zur 839 virtuellen Teilnahme vorgehalten werden. Diese müssen nicht nur zur Therapieform passen – ein bewegungs- oder sportorientiertes Angebot hat andere Voraussetzungen als eine reine Gesprächstherapie –, sondern auch über die notwendige technische Ausstattung verfügen, sodass ein Austausch über den virtuellen Kanal möglich ist.

Therapie: Psychotherapie (Gruppe) II

Maximale Teilnehmerzahl:

| vor Ort: | 10 | verfügbar: | 8 |
| virtuell: | 5 | verfügbar: | 2 |

Standort	Tag	Uhrzeit	
Regensburg	Montag	09:00 - 09:45 Uhr	*buchen*
		10:00 - 10:45 Uhr	*buchen*
		11:00 - 11:45 Uhr	*buchen*
Wöllershof	Dienstag	09:00 - 09:45 Uhr	*buchen*
		10:00 - 10:45 Uhr	*buchen*
Cham	Dienstag	13:00 - 13:45 Uhr	*buchen*
Regensburg	Mittwoch	09:00 - 09:45 Uhr	*buchen*
		13:00 - 13:45 Uhr	*buchen*
Amberg	Mittwoch	14:00 - 14:45 Uhr	*buchen*
Wöllershof	Donnerstag	09:00 - 09:45 Uhr	*buchen*
		10:00 - 10:45 Uhr	*buchen*
		14:00 - 14:45 Uhr	*buchen*

Abb. 77: Buchungsübersicht aus dem zentralen Therapieplan
Quelle: Eigene Darstellung.

840 Da es sich bei den geschilderten standortübergreifenden Therapien um individuell erbrachte Leistungen von Mitarbeitern handelt, muss die Arbeitszeit der Therapeuten anschließend auf die beteiligten Standorte verteilt werden. Im Falle eines kurzfristigen Personalengpasses an einem kleineren Standort kann dadurch die Unterschreitung der Mindestpersonalvorgaben abgewendet werden. Bei den hybriden Therapieangeboten handelt es sich somit um ein Instrument des Ausfallmanagements – nur muss hierbei kein Mitarbeiter physisch zwischen zwei Standorten pendeln. Die gesparte Arbeitszeit kann zum Wohle der Patienten eingesetzt werden. Wenn die Ansätze der hybriden Therapieangebote konsequent weiterverfolgt werden, kann es somit trotz der eingangs beschriebenen Benachteiligung der dezentralen Standorte in der PPP-RL gelingen, die wohnortnahe psychiatrische Versorgung trotz drohender Sanktionszahlungen weiterhin aufrechtzuerhalten.

Digitale Angebote zur Therapiebegleitung

Ergänzend zu den hybriden, individuellen Therapieplänen, ermöglicht es die Digitalisierung auch, Angebote zu machen, die Patienten eigenständig nutzen können. In der therapiefreien Zeit können sich die Patienten individuell mit therapeutisch wichtigen Inhalten auseinandersetzen und davon im weiteren Verlauf der Behandlung profitieren. Diese Form der digitalen Therapiebegleitung umfasst dabei die Bereitstellung therapeutisch wichtiger Informationen: Entspannungstechniken, Informationen der Diätassistenten, Aufzeichnungen von kleineren bewegungs- oder sporttherapeutischen Angeboten, die einfach im Patientenzimmer nachgemacht werden können. Voraussetzung für die Umsetzung ist die entsprechende technische Ausstattung der Stationen bzw. der Patienten mit digitalen Endgeräten. Die Angebote können entweder im Aufenthaltsraum der Station gezeigt oder auf eigenen Geräten der Patienten abgespielt werden. Zudem ist es im Sinne der kontinuierlichen Nachversorgung möglich, dem Patienten geeignete digitale Angebote direkt mit nach Hause zu geben. Die ergänzenden Angebote zur eigenständigen Beschäftigung mit den therapeutischen Inhalten sind zwar für die Erfüllung der PPP-RL nicht relevant – und auch bisher nicht abrechenbar im Sinne des PEPP-Systems – runden aber dennoch das therapeutische Gesamtkonzept ab, indem digitale Bausteine die patientenbezogene Verfügbarkeit von Therapie und therapeutischen Inhalten erhöhen. **841**

Wenn die Möglichkeiten der Digitalisierung richtig genutzt werden, können sie die Qualität der Krankenhausbehandlung deutlich verbessern. Digitale Elemente im Aufnahmeprozess erleichtern die Datenverarbeitung, minimieren den administrativen Aufwand und erhöhen die Datenqualität. Gleichzeitig erleichtern sie auch den Patienten den Aufnahmeprozess. Der Ausbau der Digitalisierung in der Behandlungssteuerung unterstützt das Krankenhaus bei der Belegungsplanung und Ressourcenverteilung. Darüber hinaus können hybride Therapieangebote eine qualitätssteigernde Ergänzung des klinischen Therapieangebots sein und zudem auch das Ausfallmanagement im Sinne der PPP-RL-Nachweissicherung unterstützen. Sie ermöglichen dabei, (kurzfristige) personelle Ausfälle schnell und unkompliziert zu kompensieren, und begrenzen so therapiefreie Zeiten. Die Ergänzung der Behandlung um digitale Angebote zur selbstständigen Nutzung wirkt zudem stabilisierend und unterstützt die Patienten während des Aufenthalts und nach der Entlassung. Allerdings müssen Digitalisierungsstrategien gut geplant werden. Während der Bundesgesetzgeber die Digitalisierung in den Fokus stellt, ist die Krankenhausgesetzgebung der Bundesländer sehr unterschiedlich ausgestaltet und oftmals noch nicht auf dem bundesgesetzlich vorgesehenen Stand. So ist insbesondere zu prüfen, wie im Hinblick auf die Verarbeitung von Patientendaten mit cloudbasierten Datendiensten umgegangen wird (Stichwort Datenverarbeitung außerhalb des Krankenhauses) oder welche Medien für hybride Therapieangebote genutzt werden dürfen. Es ist daher unbedingt zu empfehlen, den zuständigen Datenschutzbeauftragten in die Erarbeitung der Digitalisierungsstrategie einzubeziehen. **842**

Teil VI Versorgungspolitische Sichtweisen

19 Historische Entwicklung und versorgungspolitische Einordnung

Prof. Dr. Heinrich Kunze

843 Nach 30 Jahren ist die Psych-PV – als eine Rechtsverordnung der Bundesregierung – seit dem 31.12.2019 ungültig. Der Gesetzgeber hat den G-BA beauftragt, durch Richtlinien den Bedarf für das therapeutische Personal und die Indikatoren für Qualität der psychiatrischen und psychosomatischen Versorgung – insbesondere in der stationären Behandlung – zu regeln. In eigener Zuständigkeit verwendet der G-BA dazu Teile der Psych-PV, insbesondere die Minutenwerte für „Behandlungsbereiche" zur Bestimmung des Personalbedarfs. In diesem Kapitel geht es um die Entwicklung der Krankenhausversorgung vor und im Kontext der Psych-PV[107] und die Frage, inwieweit die PPP-RL eine Weiterentwicklung fördern kann.

844 In einer Pressemitteilung vom 30.4.1990 kündigte der Bundesminister für Arbeit und Sozialordnung an:

„Rund 5.000 zusätzliche Stellen für die stationäre Psychiatrie [...]. Die geplante Verordnung dient vor allem dem Ziel, in der Psychiatrie eine Therapie zu ermöglichen, die die Patienten befähigt, außerhalb stationärer Einrichtungen ihr Leben weitgehend selbständig zu gestalten, sie also wieder in die Gesellschaft einzugliedern. [...] eine aufgabenbezogene Personalbemessung [wurde] entwickelt."[108]

845 1992 schrieb der Referatsleiter im BMG, zuvor BMA, Eberhard Luithlen, der die Vorbereitung der Psych-PV geleitet hatte, „[...] dass es erstmals gelungen ist, die Personalbemessung an den diagnostischen und therapeutischen Bedürfnissen der Patienten zu orientieren; das Bett als Maßstab hat ausgedient"[109]. Mit der Psych-PV wurden Personalbemessung und Qualitätsziele verknüpft. Luithlen bezieht sich auf die Amtl. Begründung, IV Grundätze des Verordnungskonzepts, „1. [...] außerdem sollen die im stationären Bereich behandelten Patienten soweit wie möglich befähigt werden, außerhalb der Klinik zu leben, das ist Kernpunkt einer ausreichenden, zweckmäßigen und wirtschaftlichen stationären Behandlung."

---

107 Kunze u. a. (Hrsg.): Psychiatrie-Personalverordnung. 6., akt. u. erw. Aufl. 2010.
108 Pressemitteilung des Bundesministers für Arbeit und Sozialordnung v. 30.4.1990 zitiert nach Kunze u. a. (Hrsg.): Psychiatrie-Personalverordnung. 6., akt. u. erw. Aufl. 2010, S. 211.
109 Zitiert nach Kunze u. a. (Hrsg.): Psychiatrie-Personalverordnung. 6., akt. u. erw. Aufl. 2010, S. 14 u. 54 (Amtl. Begründung) (Hintergrund: Die Krankenkassen versuchten Bezahlung der stationären KH-Behandlung abzulehnen, das sei Ziel von amb. Behandlung. Die Schlüsselbegriffe „ausreichend ... zweckmäßig ... wirtschaftlich" definieren hier stationäre Behandlung als Pflichtleistung mit dem Ziel „außerhalb der Klinik zu leben").

Damaliger Reformbedarf

846   Die Psychiatrie-Enquete (1975)[110], und danach die „Empfehlungen der Expertenkommission" (1988)[111] bewerteten die Zustände in vielen psychiatrischen Anstalten als inhuman. Darauf bezogen hob die Amtliche Begründung zur Psych-PV hervor:

„Insbesondere bei den großen, historisch belasteten psychiatrischen Krankenhäusern, die im 19. Jahrhundert gemeindefern als überregionale Einrichtungen betrieben wurden, wird das für die psychiatrische Versorgung festgestellte Defizit vor allem in einer unzureichenden Personalausstattung deutlich; diese Einrichtungen haben den Weg von einer ‚Verwahrpsychiatrie' zu einer ‚Behandlungspsychiatrie' noch immer nicht zurückgelegt."[112]

847   Wer kann sich das heute noch konkret vorstellen? Diese Versorgungspraxis erlebte ich bei einer Rundreise im Auftrag der Psychiatrischen Abteilung des Max-Planck-Institutes (MPI) München durch die Bayerischen Nervenkrankenhäuser und das Psychiatrische Landeskrankenhaus (PLK) Weinsberg[113] und ab Herbst 1973 als Arzt in Weiterbildung im PLK Weinsberg. Dieses PLK bei Heilbronn war für etwa 1 Mio. Einwohner zwischen Ludwigsburg und Würzburg sowie östlich bis zur bayerischen Landesgrenze zuständig, einschließlich der Langzeitversorgung für sog. „Pflegefälle" und forensisch untergebrachter Patienten, außer wenigen forensischen Patienten, die zur Sicherung im „Festen Haus" im PLK Wiesloch verwahrt wurden. Der Ärztliche Direktor des PLK Weinsberg, Prof. Reimer, und Verwaltungsdirektor Rokasky z. B. verzögerten möglichst lange die Renovierung von leeren Stationen. Warum? Dann konnten sie deren im Landeshaushalt finanzierte Personalstellen zur therapeutischen Weiterentwicklung anderer Stationen (z. B. Aufnahme, Sucht, Gerontopsychiatrie und Psychotherapie) nutzen, bis die nächsten Stationen zur Sanierung geleert wurden. Die Räumung von Langzeitstationen erfolgte ab 1969 zunächst durch „Verschubung" der Patienten in Bussen in Begleitung eines Sozialarbeiters in leer gewordene Lungensanatorien im Schwarzwald. Prof. Reimer und die Beteiligten unterstützten mich durch Freistellung von meinen Stationsaufgaben für die kritische Evaluation dieser forcierten Umhospitalisierung – und die (therapeutische) Enthospitalisierung, inszeniert in der Region vom PLK mit dem Paritätischen Kreisverband Heilbronn (Vorsitzender Prof. Reimer).[114]

---

110   Deutscher Bundestag: Bericht über die Lage der Psychiatrie in der Bundesrepublik Deutschland – Zur psychiatrischen und psychotherapeutisch/psychosomatischen Versorgung der Bevölkerung. BT-Drs. 7/4200.
111   BMJFFG (Hrsg.): Empfehlungen der Expertenkommission der Bundesregierung zur Reform der Versorgung im psychiatrischen und psychotherapeutisch-psychosomatischen Bereich. 1988.
112   Zitiert nach Kunze u. a. (Hrsg.): Psychiatrie-Personalverordnung. 6., akt. u. erw. Aufl. 2010, S. 52 f.
113   Kunze/Kunze-Turmann: Ansatz zur Evaluation der soziotherapeutischen Orientierung von Nervenkrankenhäusern. In: Psychiat Prax 2/1975, S. 101–109.
114   Kunze: Psychiatriereform zu Lasten der chronischen Patienten? In: Nervenarzt 2/1977, S. 83–88; Kunze: Komplementäre Dienst und Heime. Eine Untersuchung der nichtkli-

Der Ärztliche Direktor des PLK Weissenau, Prof. Hole, pflegte gute Beziehungen zu örtlichen Medien, z. B. zur „Schwäbischen Zeitung", die seine Kritik an den Missständen in der Psychiatrie regional verbreitete. Die Landesverwaltung mahnte ihn, seine Kritik zurückzuhalten. Im SPIEGEL erklärte er 1987 die Unterscheidung zwischen seinen Pflichten als Beamter und seiner Verantwortung für die Patienten: 848

„Als Beamter stehe ich durchaus loyal zu meinem Dienstherrn, dem Sozialministerium und der Landesregierung in Stuttgart. Da trage ich einen Maulkorb. Aber als Arzt muß ich das Maul aufmachen, wenn irgend etwas zum Nachteil der Patienten geschieht. Das haben wir Psychiater uns nach dem Untergang der Psychiatrie im Dritten Reich geschworen."[115]

Entsprechend dem „WIR" kamen auch Oberärzte und Stationspfleger in dem SPIEGEL-Beitrag zu Wort. Der Veraltungsdirektor Gessler beklagte die Kürzung des jährlichen Landeszuschusses für die neun Landeskrankenhäuser. Er sah sich nicht mehr in der Lage, „im Sinne unseres Teams und unserer Patienten zu wirtschaften [...]. In einem strengen Winter können die Heizkosten verhindern, daß ich einen Sozialarbeiter, einen Psychiater oder einen Pfleger anstellen kann"[116]. 849

Die Missstände erreichten die Öffentlichkeit und das Landesparlament, ein Untersuchungsausschuss forderte über 600 neue Stellen im therapeutischen und pflegerischen Bereich, die von den Krankenkassen zu finanzieren seien. **Prof. Hole war damit einer der Wegbereiter für die Psych-PV.** 850

Nicht nur das immense Personaldefizit behinderte die Versorgung der Patienten. Am Beispiel des Landes Baden-Württemberg wird dargestellt, welche Hemmnisse in nahezu allen Bundesländern bestanden. Die PLK waren in Baden-Württemberg als sogenannte „Untere Sonderbehörden" Teil der Landesverwaltung. Dadurch galten für sie das Haushaltsrecht und alle weiteren bürokratischen Regelungen einer zentralistischen Bewirtschaftung einschließlich Bauverwaltung. Die vielen Berichte und Anträge an das Ministerium mussten auf dem Dienstweg über die Regierungspräsidien geleitet werden. 851

Die Vorgabe für die PLK-Verwaltung waren die Mittel des Landeshaushaltsplans. Die Anzahl der Personalstellen war im Stellenplan festgeschrieben. Dies bedeutete u. a., dass eine von den Kassen finanzierte zusätzliche Personalstelle aus haushaltsrechtlichen Gründen erst besetzt werden konnte, wenn im Stellenplan eine Stelle frei oder bei Vollbesetzung im nächsten Haushaltsplan geschaffen war. Es gab keinen Unterschied zu einer Behörde. Auch Ärzte und Pflegepersonal waren Beamte. 852

---

nischen-stationären Einrichtungen im Einzugsbereich eines psychiatrischen Krankenhauses. In: Nervenarzt 10/1977, S. 541–547; Kunze: Psychiatrische Übergangseinrichtungen und Heime. Psychisch Kranke und Behinderte im Abseits der Psychiatriereform. 1981 (externe Habilitation).
115 »Als Arzt muß ich das Maul aufmachen«. In: DER SPIEGEL 17/1987, S. 41.
116 »Als Arzt muß ich das Maul aufmachen«. In: DER SPIEGEL 17/1987, S. 50.

853 Ab 1979 waren die PLK sogenannte Nebenbetriebe, d. h. ausgegliederte Teile der Landesverwaltung. Kaufmännische Buchführung wurde eingeführt, Bilanzen wurden erstellt und das Anlagevermögen aufgenommen. Im staatlichen Haushalt war nur noch der Zuschussbedarf in einer Summe enthalten, jedoch immer noch der verbindliche Stellenplan. Erst 1996 konnten sich die PLK in Baden-Württemberg **im operativen Bereich angemessen von der staatlichen Verwaltung lösen**, als sie mit neuer Bezeichnung, „Zentrum für Psychiatrie" (ZfP) in Anstalten des öffentlichen Rechts überführt wurden. In anderen Bundesländern wurde die Handlungsfähigkeit durch Rechtformen wie gGmbH/GmbH oder Privatisierung erreicht. In der bürokratischen Vorzeit steckten patientenorientierte Krankenhausleitungen bundesweit viel administrative Phantasie und Energie in die Überwindung der alten Anstalten.

854 Die vielen Langzeitpatienten in Landeskrankenhäusern wurden mit sehr niedrigen Pflegesätzen von der staatlichen Fürsorge (heute Jugend- bzw. Eingliederungshilfe) finanziert. Die Kosten für Patienten in psychiatrischen Abteilungen an somatischen Kliniken und Universitätskliniken übernahmen die Krankenkassen vollumfänglich, mit besseren Pflegesätzen und besserer Personalausstattung. Kein Wunder – wer konnte, mied die Landeskrankenhäuser: „In die psychiatrische Abteilung darfst du, ins Landeskrankenhaus musst du". Die krassen Unterschiede nach Finanzierung, Qualität und Behandlungsort mussten überwunden werden. Ein historisches Hindernis war der „Halbierungserlass".

> Hintergrund: Der „Halbierungserlass" von 1942 (Rechtsgrundlage: Erlass des Führers und Reichskanzlers vom 28.8.1939) hatte den unverdächtigen Zweck, die Bürokratiekosten zu senken, indem der Verwaltungsstreit um die Unterscheidung von sog. „Behandlungs- und Verwahrfällen bei den geisteskranken Versicherten" wegfiel. Wenn bei krankenversicherten „Geisteskranken" in einer „Heil- und Pflegeanstalt" wegen chronischem Verlauf die Fürsorge Kostenträger wurde, dann hatte die Krankenkasse die Hälfte davon zu erstatten, „ungeachtet der Gründe". – Kommentar: Das war für beide Seiten vorteilhaft: Der Fürsorgeverband bekam die Hälfte seines niedrigen Pflegesatzes erstattet, die Krankenkasse hatte viel geringere Kosten als bei weiterer Behandlung in ihrer Zuständigkeit – und im „vaterländischen Krieg" war die Last der Versorgung von psychisch kranken Menschen reduziert. Produktive Arbeit der in den Anstalten „Untergebrachten" wurde nicht vergütet, sondern zur Unterhaltung des Betriebs eingesetzt. Die Leitung des PLK Weinsberg ermittelte Anfang der 1970er Jahre: „Wenn alle mitarbeitenden Kranken krank würden, müssten zur Aufrechterhaltung des Betriebs über 90 zusätzliche Stellen besetzt werden."
>
> Außerdem: Die Fürsorge- bzw. Jugend- und Sozialhilfebehörden wälzten die Pflegekosten zum Teil auf die Eltern und Angehörigen ab bzw. zogen Vermögen der Patienten ein, diese „Heranziehung" wird in der Jugendhilfe, Eingliederungshilfe und für Pflegeheime (hier seit 2017 als „Eigenanteil") noch immer „im

Rahmen der Zumutbarkeit" praktiziert.[117] Mit dem BTHG wurden die Anrechnungsgrenzen erhöht und der „Angehörigenanteil" entfiel nunmehr erst im Jahr 2020 für Eingliederungshilfeleistungen bei Erwachsenen. Noch 1959 und 1961 bestätigte das Bundessozialgericht den „Halbierungserlass" als geltendes Recht, erst 1981 wurde er abgeschafft. Die niedrig gehaltenen Aufwendungen (pro Tag, aber nicht nach ihrer Dauer) für die Kostenträger haben dazu beigetragen, dass die Logik des Halbierungserlasses von den Kostenträgern politisch verteidigt wurde. Die Steuerungswirkung der „Unterfinanzierung in der Psychiatrie (hat) zu einer Perpetuierung der Bewahrfälle" geführt. Erst nach der Umsetzung der Psychiatrie-Personalverordnung 1991 war es möglich, in großem Stil Kapazitäten in der Psychiatrie und in der Kinder- und Jugendpsychiatrie zu reduzieren und die ambulante und teilstationäre Versorgung auszubauen – und sich damit wieder dem anzunähern, was in der Weimarer Republik bereits begonnen worden war.[118]

855 Die Expertenkommission schrieb 1975 in ihrem „Bericht über die Lage der Psychiatrie" an die Bunderegierung in ihrer Präambel:

„Auch in Zeiten knapp bemessener Mittel aber muss sich eine Gesellschaft der Frage stellen, wieviel sie einsetzen will, um das Schicksal derer zu erleichtern, die als psychisch Kranke oder Behinderte auf Hilfe angewiesen sind."[119]

856 Für uns heute konkretisiert: Unter den jetzt im § 39 SGB V aufgeführten fünf Formen wird „vollstationäre" Krankenhausbehandlung nur noch als eine neben vier weiteren geführt: stationsäquivalent, teilstationär, vor- und nachstationär sowie ambulant. Um auch diese vier weiteren stärker zu nutzen anstelle der vollstationären, sind noch zusätzliche Voraussetzungen zu schaffen, z. B. auch durch die PPP-RL des G-BA, ausgehend von dem zu Psych-PV-Zeiten Erreichten.

Entstehung der Psych-PV

857 Damals wurden von Patienten mit psychiatrischen Diagnosen mehr als die Hälfte in somatischen Krankenhausbetten versorgt. Die Analyse erfasste 27.238 psychisch kranke AOK-Versicherte in Bayern, die im Jahr 1983 stationär versorgt wurden.[120] In den riesigen Versorgungsbereichen der PLK gab es erst wenige

---

117 Schepker: Finanzierung von Krankenhausbehandlung in den 50-Jahren unter dem Fortwirken des „Halbierungserlasses". In: Fangerau u. a. (Hrsg.): Kinder- und Jugendpsychiatrie im Nationalsozialismus und in der Nachkriegszeit. 2017, S. 484.
118 Schepker: Finanzierung von Krankenhausbehandlung in den 50-Jahren unter dem Fortwirken des „Halbierungserlasses". In: Fangerau u. a. (Hrsg.): Kinder- und Jugendpsychiatrie im Nationalsozialismus und in der Nachkriegszeit. 2017, S. 506.
119 Deutscher Bundestag: Bericht über die Lage der Psychiatrie in der Bundesrepublik Deutschland – Zur psychiatrischen und psychotherapeutisch/psychosomatischen Versorgung der Bevölkerung. BT-Drs. 7/4200, S. 5.
120 Böcker: Versorgung psychisch Kranker in somatischen Abteilungen. In: Krankenhauspsychiatrie Sonderheft 4/1993, S. 9–12.

psychiatrische Abteilungen an Allgemeinkrankenhäusern und an Universitätskliniken, z. B. im Einzugsbereich des PLK Weinsberg die Psychiatrische Fachabteilung im Klinikum Ludwigsburg, in Tauberbischofsheim eröffnete das PLK Weinsberg eine erste Außenstelle, die dann zur Psychiatrischen Fachabteilung des Klinikums in der Stadt wurde.

858 Eine Rechtsverordnung wurde formal notwendig[121], weil die nach KHG zuständigen Selbstverwaltungspartner (Verbände der Krankenkassen und Krankenhäuser) – auch bei Verlängerung der Fristen – bis 1988 zur Reform der Personalbemessung keine Einigung zustande brachten. Für Landeskrankenhäuser gab es Empfehlungen nur für ärztliches und Pflegepersonal und dafür viel zu wenig Stellen (ein Stationsarzt für 150 bis 200 Betten). Für die nach dem Prinzip der „Spezialisierung" entwickelten über 20 Stationstypen wurde der Personalbedarf gefordert. Die neuen Abteilungen an Allgemeinkrankenhäusern organisierten ihre Stationen nach dem Prinzip der „Durchmischung" nach Diagnosen, meist aber ohne regionale Versorgungsverpflichtung. Universitätskliniken interessierten sich für Patienten, die zu ihren Forschungsvorhaben passten. Die „alten" Fachkrankenhäuser waren also für riesige Gebiete versorgungpflichtig: für die psychiatrischen Patienten, die von den somatischen und den neuen psychiatrischen Abteilungen an Allgemeinkrankenhäusern und Universitätskliniken nicht aufgenommen wurden.

859 Die vom BMA berufenen zwei Expertengruppen[122] und weitere Arbeitsgruppen berücksichtigten entsprechende Vorschläge der „Expertenkommission der Bundesregierung"[123], die mit einem **funktionalen Ansatz** erreichen wollte, den Personalbedarf personenbezogen zu beschreiben[124] – als Leistungen für Patienten und nicht Personal zur Ausstattung von institutionellen Bausteinen je nach Organisationsformen von Landeskrankenhäusern oder Abteilungen an Allgemeinkrankenhäusern.

860 In der Amtlichen Begründung stehen dazu bemerkenswerte Punkte[125]:
- „Der beachtliche Bettenabbau [...] seit 1970 [...] kann nur fortgesetzt werden, wenn insbesondere die langfristig Schwerkranken durch eine auf den einzelnen Patienten bezogene, aktive Therapie in die Lage versetzt werden, außerhalb des Krankenhauses zu leben; eine solche Therapie ist personalaufwändig."

---

121 Kunze u. a. (Hrsg.): Psychiatrie-Personalverordnung. 6., akt. u. erw. Aufl. 2010, S. 20.
122 Kunze u. a. (Hrsg.): Psychiatrie-Personalverordnung. 6., akt. u. erw. Aufl. 2010, S. 361 f.
123 BMJFFG (Hrsg.): Empfehlungen der Expertenkommission der Bundesregierung zur Reform der Versorgung im psychiatrischen und psychotherapeutisch-psychosomatischen Bereich. 1988.
124 Kunze: Rehabilitation and Institutionalism in Community Care in West Germany. In: British Jounal of Psychiatry 3/1985, S. 261–265.
125 Zitiert nach Kunze u. a. (Hrsg.): Psychiatrie-Personalverordnung. 6., akt. u. erw. Aufl. 2010, S. 53 f.

- Psych-PV Maßstab: „[...] [die] Patienten soweit wie möglich befähigt werden, außerhalb der Klinik zu leben; das ist der Kernpunkt einer ausreichenden, zweckmäßigen und wirtschaftlichen stationären Behandlung."
- In Bezug auf Kinder und Jugendliche (sowie junge Erwachsene) wird ausgeführt: „Diese Personaldefizite sind vor allem folgenschwer, weil – so schon die Psychiatrie-Enquete – hierdurch präventive Maßnahmen, u. a. auch Früherkennung und Frühbehandlung, zur Verhinderung und Minderung späterer Schäden weitgehend unterbleiben."
- Das BMA berief verbandsunabhängige leitende Ärzte, Verwaltungsdirektoren und Leiter des Pflegedienstes sowie des MDK[126] in die Expertenkommission.

861 Die Behandlungsbereiche A4, S4, G4 sowie KJ6/5 mit hohen Minutenwerten über lange Zeiten ermöglichten den PLK die Behandlung mit dem Ziel der Enthospitalisierung von Patienten, bei denen über Jahre und Jahrzehnte in der Anstalt die Krankheit unzureichend behandelt worden war, aber die schwere Behinderung des „Anstaltssyndroms"[127] induziert wurde. Eine wichtige Voraussetzung dafür war die Einführung von „neuen" therapeutischen Berufsgruppen: Diplompsychologen, Ergotherapeuten, Bewegungstherapeuten, Krankengymnasten, Physiotherapeuten, Sozialarbeiter und Sozialpädagogen, für die eine viel stärkere Zunahme vorgesehen wurde als für die „alten" Berufsgruppen.

862 Das bemerkenswerte Ergebnis der Prüfgesellschaft Ernst & Whinney zur Personalausstattung für das PLK in Bad Emstal-Merxhausen im Jahr 1984 wird in diesem Kontext verständlich: **Das PLK arbeitet unwirtschaftlich, weil es unterbesetzt ist** (Kurzfassung). Die Krankenkassen hatten von den Angeboten das teuerste durchgesetzt[128], nachdem die Prüfung des PLK Bremen-Ost durch diese Firma bekannt geworden war. Für die Erhebung der patientenbezogenen Leistungen durch Personal wurde die Differenzierung vereinbart: (a) durch Pflegesatz finanziert, (b) durch ca. 70 Arbeitsbeschaffungsmaßnahmen (ABM)-Stellen: überwiegend für neue Berufsgruppen, zusätzlich vom Arbeitsamt finanziert, (c) darüber hinaus fachlich notwendiges Personal. In der nächsten Pflegesatzverhandlung ließen die Krankenkassen das Ergebnis gelten und vereinbarten die Umsetzung der 70 ABM-Stellen in reguläre Stellen, in drei Jahres-Stufen. Die beiden Prüfberichte für Bremen-Ost und Bad Emstal-Merxhausen waren dem BMA/BMG bekannt.

863 Die „Regelaufgaben" der Psych-PV für alle therapeutischen Berufsgruppen definieren typische Tätigkeiten und Zeitbedarfe für die Budgetfindung, also keine

---

126 Dr. Dieter Banaski, Psychiatriereferent a. D. MDK Nordrhein (Angaben zu den Autoren und Herausgebern aus Kunze u. a. (Hrsg.): Psychiatrie-Personalverordnung. 6., akt. u. erw. Aufl. 2010, S. 2.
127 Freudenberg: Das Anstaltssyndrom und seine Überwindung. In: Nervenarzt 33/1962, S. 165–172.
128 Der Krankenhausträger wollte Kosten sparen und fürchtete die Untersuchung der Pauschalumlage, die er sich für nicht definierte Leistungen von den Krankenhäusern erstatten ließ.

Vorgaben für einzelne Patienten. Für eine Krankenhausbehandlung waren damals noch nicht selbstverständliche Tätigkeiten z. B.:

- Pflegepersonal: „Begleitung bei Hausbesuchen...", „Mitwirkung an speziellen psychotherapeutischen Maßnahmen" (Erwachsenen-Psychiatrie)
- Diplom-Psychologen: Patientenbezogene Zusammenarbeit mit Stellen außerhalb des Krankenhauses, Rehabilitations- und Nachsorgeplanung (Kinder- und Jugendpsychiatrie)
- Bei allen Berufsgruppen: Zeitaufwände für Teamarbeit

Entwicklungen seit Inkrafttreten der Psych-PV

864 Die Psych-PV ist inzwischen – auch infolge ihrer eigenen Wirkung – in Verbindung mit den Fortschritten der Pharmako-, Psycho- und Soziotherapie sowie der somatischen Behandlung der psychiatrischen Patienten in einigen Teilen überholt.

865 Die Verweildauer in den Behandlungsbereichen hat sich seitdem drastisch verkürzt. Den „Regelaufgaben" für die „Behandlungsbereiche" A1 bis G6 und KJ1 bis KJ7 wurden – nach dem Erfahrungsstand 1990 – Behandlungsdauern zugrunde gelegt, die nach der „Leistungsverdichtung" (s. u.) zum Teil kaum noch zur neuen Realität passen, Extrembeispiel A4: 700 stationäre Behandlungstage. Heute geht es um die notwendige Behandlungsdauer durch das Krankenhaus in der individuellen Abfolge der möglichen fünf Krankenhausbehandlungsformen nach § 39 Abs. 1 SGB V. Auch der Zu- und Abgang sowie die Wechsel erfolgen viel häufiger und deutlich individueller: ambulant oder teilstationär, ggf. kurzfristig dann doch vollstationär – der Abgang kann individuell aus jeder Behandlungsform mit den Patienten verhandelt werden. Für individuell flexible Behandlungspfade fehlen aber noch die personenbezogenen Indikatoren (s. u. § 136a Abs. 2 SGB V).

866 Die Behandlungsbereiche der Ebene 4 (A4, S4, G4 der Psych-PV) sind weniger geworden durch Enthospitalisierung der „alten" Langzeitpatienten und durch intermittierende Akutbehandlung von Patienten mit längerem Verlauf ihrer Erkrankung. Das gilt analog auch für die rehabilitative Behandlung (A3), die nun meist tagesklinisch, ggf. auch intermittierend, erfolgt, oder als mehrmonatige Behandlung in einer RPK (Rehabilitationseinrichtung für psychisch kranke Menschen) – als individuelle, realitäts- und wohnortnahe, zunehmend „ganztagsambulante", medizinische und berufliche Rehabilitation. S3-Patienten werden in Rehakliniken für Suchtkranke behandelt. Tagesklinische Behandlung wird zunehmend für akute Patienten genutzt. 2009 wurde die „inhaltliche Beschreibung der aufgabentypischen Schwerpunkte" der Behandlungsbereiche der Psych-PV für Erwachsene sowie für Kinder und Jugendliche überarbeitet: „Gemeinsame Empfehlung zur Eingruppierung in die Behandlungsgruppen der Psychiatrie-Personalverordnung (Psych-PV) für die Entwicklung eines pauschalierenden Entgeltsystems gemäß § 17 d KHG" der Selbstverwaltungspartner.[129]

---

129 Kunze u. a. (Hrsg.): Psychiatrie-Personalverordnung. 6., akt. u. erw. Aufl. 2010, S. 340–360; Eingruppierung PsychPV – Gemeinsame Empfehlung 2009–12. In: Schlottmann

Einen Versuch der Weiterentwicklung der Psych-PV stellen die sogenannten „Schussenrieder Tabellen" des Zentrums für Psychiatrie (ZfP) Südwürttemberg dar.[130] Sie belassen – ebenso wie die PPP-RL – das Grundgerüst der Psych-PV, entwickelten aber eine aktuelle „medizinisch leistungsgerechte Personalbemessung in der Psychiatrie und Psychosomatik" (Version 2018/2020). Die Behandlungsbereiche sowie die Tätigkeiten und Zeitwerte wurden den neuen Erfordernissen nach ZfP-Expertenkonsens angepasst. Mit dieser Fortentwicklung kann der aktuelle Personalbedarf für ein leistungsgerechtes Budget ermittelt werden, bis die PPP-RL zusätzlich zur „Mindestanforderung" diese Zwischenlösung ablösen kann.

867

Verbesserungen des Versorgungssystems

Die Psych-PV wurde zweimal im Auftrag des BMG von der Aktion Psychisch Kranke e. V. (APK) evaluiert:

868

- nach Abschluss der 5-jährigen Einführung, APK-Vorsitzender Volker Kauder (CDU)[131]
- zur Vorbereitung des KHRG, unter der APK-Vorsitzenden Regina Schmidt-Zadel (SPD)[132]

Die beiden Namen sind Indikatoren für die parteiübergreifende Kooperation im Zuge der Psychiatriereform.

869

Folgende Veränderungen im Versorgungssystem waren zu verzeichnen:

870

- Die Ausstattung der Krankenhäuser mit Psych-PV-Personal nahm um 24 Prozent zu.
- Eine Leistungsverdichtung war zu erwarten, aber das Ausmaß überraschte (siehe folgende Tabelle).

Tab. 25: Veränderungen von 1991 (= 100 Prozent) bis 2004 für die stationären Fälle

Kennzahlen	Erwachsene	Kinder- und Jugendliche
Fälle	+ 80,0 %	+ 82,9 %
Verweildauer	– 63,0 %	– 65,5 %
Pflegetage	– 33,0 %	– 36,8 %
(Aufgestellte) Betten	– 37,0 %	– 41,9 %

Quelle: Eigene Darstellung.

(Hrsg.): Pauschalierendes Entgeltsystem für die Psychiatrie und Psychosomatik – Materialien und Erläuterungen. Version 2011. 2011, S. 69–94.
130 ZfP Südwürttemberg: Schussenrieder Tabellen, für Erwachsene, KiJu, PSM. Online: https://www.zfp-web.de/unternehmen/organisation-und-struktur/schussenrieder-tabellen/ [abgerufen am 22.3.2021].
131 APK u. a. (Hrsg.): Bundesweite Erhebung zur Evaluation der Psychiatrie-Personalverordnung. 1998.
132 APK (Hrsg.): Evaluation der Psychiatrie-Personalverordnung: Abschlussbericht der Psych-PV-Umfrage 2005. 2007.

- Maßgeblich für die Personalbemessung wurde die durchschnittliche Zahl der Patienten (pro Jahr), denen anhand ihrer Verteilung auf die „Behandlungsbereiche" Minutenwerte zugeordnet wurden. Sie tragen entscheidend zur Budgetfindung bei, konstituieren aber keinen individuellen Anspruch für Patienten.
- Für die Organisationsformen des Personaleinsatzes wurden die Krankenhäuser zuständig. Behandlungskontinuität oder -wechsel sollten gleichermaßen flexibel möglich sein, auch mit tagesklinischer und institutsambulanter Behandlung, das muss auch für die weiteren Krankenhausbehandlungsformen nach § 39 SGB V gelten. Die Behandlungsbereiche sind keine Vorgabe zur Organisation von Stationen.
- Die Unterscheidung zwischen der Behandlung durch Psych-PV-Personal und dem Personal für Nicht-Behandlungsfälle („Pflegefälle") befähigte die Landeskrankenhäuser, ihre „Langzeitbereiche" aufzulösen, in Kooperation mit den für Teilhabe und Pflege zuständigen Leistungserbringern und -trägern. Ergebnis war eine Umhospitalisierung bzw. Enthospitalisierung.
- Eine wichtige Voraussetzung für die Entwicklung und Entstigmatisierung der alten Landeskrankenhäuser war die regelhafte Ermächtigung zur institutsambulanten Behandlung seit Ende der 1970er-Jahre. Die generelle Zulassung für Institutsambulanzen erhielten die Abteilungen erst im Jahr 2000. Für die psychosomatischen Kliniken gilt das seit 2012, wenngleich eine Rahmenvereinbarung erst in 2019 geschlossen werden konnte. Psychosomatische Institutsambulanzen dürfen nach § 118 Abs. 3 SGB V nur auf Überweisung eines niedergelassenen Facharztes arbeiten.
- Außerdem ermöglichte diese Unterscheidung von Behandlungs- und Nichtbehandlungsfällen den Krankenhäusern, in den Budgetverhandlungen mit den Krankenkassen das Psych-PV-Personal offensiv zu fordern. Denn zuvor wurde die Krankenhausleitung schon bei der Vorbereitung intern gebremst, wenn der Krankenhausträger (als Kommunalverband oder Land) zugleich der Kostenträger für Nichtbehandlungsfälle war – sein Interesse: Kostensteigerung für Sozialhilfefälle vermeiden.
- Die Zahl der psychiatrischen Abteilungen an somatischen Krankenhäusern nahm erheblich zu und fast alle übernahmen die regionale Pflichtversorgung – sogar Abteilungen von Universitätskliniken, um den Anspruch auf 100 Prozent Psych-PV zu begründen. Damit wurden die bis dahin viel zu großen Pflichtversorgungsregionen der Fachkrankenhäuser erheblich verkleinert.
- Nahezu überall wurde für die Bevölkerung mindestens eine psychiatrische Klinik wohnortnah erreichbar, nur für Kinder und Jugendliche weiterhin nicht.

871 Fachkrankenhäuser und Abteilungen entwickelten sich auf einander zu:
- in Bezug auf Wohnortnähe: besonders durch Abteilungen, auch Fachkrankenhäuser mit interner Sektorisierung und Außenstellen, z. T. als Abteilungen

räumlich an Allgemeinkrankenhäusern platziert, die teils auch von diesen übernommen wurden
- Fachkrankenhäuser entwickelten die Durchmischung von stationärer, teilstationärer und institutsambulanter Behandlung durch dieselbe Station, dies ermöglicht Kontinuität (zu Therapeuten intern und extern sowie zum sozialen Umfeld)
- Abteilungen orientierten sich auch an den diagnostischen Bereichen der Psych-PV-Bereiche: Allgemeinpsychiatrie, Sucht- & Gerontopsychiatrie (und Psychotherapie)[133].

Schwierigkeiten mit der Finanzierung

Bis zum Ende der Einführung der Psych-PV waren jährlich die zusätzlichen Stellen als Ausnahmetatbestand zu finanzieren. Andere Personalbedarfe für Zeiten außerhalb der Regelaufgaben waren hausindividuell zu verhandeln. 872

Danach wurde von Kassenseite der Leistungsbezug verneint, die Unterschiede zwischen den Budgets und Pflegesätzen der Kliniken seien rational nicht erklärbar. Nur in Hessen schlossen die Kassen- und die Krankenhauseite Rahmenvereinbarungen nach § 4 Abs. 4 Psych-PV zur Vorbereitung der Budgetverhandlungen ab (siehe § 18 BPflV „Übergangsvorschriften"), die Kontrollen ermöglichten, womit im Gegenzug aber auch die umfassende Finanzierung erreichbar wurde: 873

1. Zuordnung der Patienten zu den Behandlungsbereichen, geprüft durch den MDK
2. Prüfung, ob die Personalausstattung nach dieser Verordnung in ein entsprechendes Behandlungsangebot umgesetzt wurde (Systemprüfung)[134]

In anderen Bundesländern ging es eher zu wie auf einem Basar: Die beiden Seiten einigten sich auf eine Budgetsumme unterhalb der (ungeprüften) Forderung nach Psych-PV und einen vereinbarten Stellenrahmen. Die Krankenhausträger erhielten dafür die nicht transparente Verfügungsgewalt über die Budgetsumme. Die Kassen verzichteten darauf zu prüfen, ob die vereinbarten Personalstellen sowie ein geeignetes Behandlungsangebot realisiert waren. Damit war das leistungsgerechte und ausfinanzierte Budget als schiedsstellenfähige Krankenhausforderung vom Tisch. Die für Genehmigung der Pflegesätze zuständigen Ministerien prüften nur formal und ignorierten, dass oft die nach Psych-PV vereinbarten Personalstellen sowie die Personaldurchschnittskosten und damit die Budgetsumme eher „Luftnummern" waren. 874

---

133 Kunze u. a.: PsychVVG und die Perspektiven. In: APK (Hrsg.): Verantwortung übernehmen. Verlässliche Hilfen bei psychischen Erkrankungen. Bonn 2017, S. 67–85; Kunze: Psychisch krank in Deutschland. 2015, Kap. 3-3 (Versorgungs- und Qualitätsziele), S. 84–92 und Kap. 3.4 (Von der alten Psych-PV lernen), S. 92–96.
134 Ernst: Quo vadis? 17 Jahre Strukturprüfungen und -gespräche mit den psychiatrischen Einrichtungen in Hessen. 7. Qualitätskonferenz des G-BA v. 1.10.2015. Online: https://www.apk-ev.de/fileadmin/downloads/2015-10-01_Strukturpru__fung-psychiatr-Einrichtungen-Hessen__R_Ernst.pdf [abgerufen am 22.3.2021].

875 Allerdings müssen die VK-Äquivalente seit 2016 dem InEK gemeldet werden (Psych-Personalnachweis-Vereinbarung vom 26.6.2017), das eine Bestätigung des Wirtschaftsprüfers für die Personalausstattung sowie die zweckentsprechende Mittelverwendung benötigt. Eine Konvergenz mit den Nachweisen nach der PPP-RL ist vorgesehen. Vor dieser Intervention waren die Realitäten von den Verordnungsinhalten teilweise meilenweit entfernt. Vergleichsweise ist es nicht vorstellbar, dass der ADAC und die Polizei stillschweigend vereinbaren, Teile der Straßenverkehrsordnung nicht anzuwenden – Rechtsverordnung ist Rechtsverordnung, und ob eine Richtlinie des G-BA stärkere Verbindlichkeit hat, bleibt abzuwarten.

876 Die Akteure sollen damit nicht pauschal abqualifiziert werden, denn die Vorgaben der beiden Verordnungen, BPflV und der Psych-PV, waren oft nicht vereinbar. In der Bewertung deutlich zu unterscheiden sind die Gründe von Querfinanzierungen: zum Wohle der Patienten, zum Erhalt und zur Weiterentwicklung des Krankenhauses oder um dem Krankenhaus Finanzmittel zu entziehen:

- Kompensation der erheblichen Unterfinanzierung der Investitionsmittel durch die Länder: Gebäude erhalten, Anpassungen an veränderte Behandlungsprozesse bis zu Verlagerungen in Wohnortnähe, moderne IT, auch infolge gesetzlicher Vorgaben
- Fortschritte werden erreicht durch modernes Management in Verbindung mit Gemeinnützigkeit
- Quersubventionierung – zur Besitzstandswahrung? Für veraltete Abläufe im Verwaltungsbereich, verbeamtetes Personal, Pensionsrücklagen?
- Quersubventionierung von unwirtschaftlichen somatischen Abteilungen eines Klinikums und damit Kompensation von DRG-Auswirkungen
- Finanzmittel werden dem System entzogen – wenn Einsparungen z. B. für externe Investmentfonds, Pensionsfonds oder Aktionäre abgeführt werden

Was überfällig ist

877 Die Psych-PV hat die Abkehr vom belegten Bett als maßgebliche Einheit eingeleitet. Maßgeblich ist die **Verantwortung** des Krankenhauses für seine Behandlungsaktivitäten – und zwar auch die, die seit der Psych-PV räumlich außerhalb stattfinden. Die von interessierter Seite verbreitete Definition „Krankenhausbehandlung findet *im* Krankenhaus statt" ist seit dem KHRG endgültig obsolet. Der § 39 Abs. 1 S. 1 SGB V formuliert knapp und klar: „Die Krankenhausbehandlung wird vollstationär, stationsäquivalent, teilstationär, vor- und nachstationär sowie ambulant erbracht." In Abs. 1a wird auch das Entlassmanagement als Aufgabe des Krankenhauses aufgeführt und in § 11 Abs. 4 SGB V auch das Zugangsmanagement genannt. Übrigens ist die Geltung nicht auf psychiatrische Krankenhausbehandlung eingeschränkt.

878 In § 136a Abs. 2 S. 2 SGB V steht nun als Aufgabe für den G-BA: „Dazu bestimmt er [der G-BA] insbesondere verbindliche Mindestvorgaben für die Ausstattung

der stationären Einrichtungen mit dem für die Behandlung erforderlichen therapeutischen *Personal sowie Indikatoren zur Beurteilung* der Struktur-, Prozess- und Ergebnisqualität für die einrichtungs- und sektorenübergreifende Qualitätssicherung in der psychiatrischen und psychosomatischen Versorgung." Vorgaben für therapeutisches Personal und die Beurteilung der Versorgungsqualität gehören zusammen!

Individuell flexibilisierte Behandlungsprozesse sind ein zentrales Merkmal für Qualität. Denn dies ermöglicht es, auf individuelle Besonderheiten von Patienten einzugehen im Spektrum von z. B. blindem Vertrauen in die ärztliche Autorität oder der Erwartung, die Krankheit und die Behandlung zu verstehen wollen – der Patient wird zum Experten, mit dem seine individuelle Behandlung verhandelt wird. Diese Kompetenzentwicklung beim Patienten und den Therapeuten ermöglicht informierte Compliance und eigenverantwortliche Feinabstimmung zwischen Symptomen und Befindlichkeiten, Wirkungen und Nebenwirkungen von Medikamenten sowie Psycho- und Soziotherapie, Anpassungen bei Belastungen oder positiven Entwicklungen. Das verbessert die Nachhaltigkeit der Behandlung erheblich. Deshalb ist die Unterscheidung der Funktionen so wichtig: Daten für Budgetfindung und Abrechnung? Oder Daten zur Steuerung der individuellen Behandlungsqualität?

Mit den sich daran anschließenden offenen Fragen werden sich die nächsten Kapitel dieses Buchs beschäftigen. Ist die PPP-RL des G-BA dazu geeignet, die Qualität der Versorgung von Krankenhausbehandlung weiter zu verbessern und dies nachvollziehbar transparent zu machen – für die Patienten und ihre Angehörigen sowie die Leistungserbringer und die Leistungsträger?[135]

Dass sich die PPP-RL gemäß gesetzlichem Auftrag eng an der Psych-PV orientiert, ist positiv zu bewerten, denn die Psych-PV hat sich als Orientierungsrahmen bewährt. 30 Jahre nach deren Inkrafttreten besteht allerdings Änderungsbedarf. Die Chance zu einer stärker auf personenzentrierte Behandlung ausgerichteten Weiterentwicklung wurde mit der PPP-RL nur bedingt genutzt. Es bleibt spannend, ob die Verlängerung der Modellvorhaben nach § 64b SGB V auf bis zu 15 Jahre dazu führen wird, dass sie die jetzige PPP-RL überleben – und diese dann, mit all den Erfahrungen aus den Modellen, neu gedacht werden kann?

---

135 Kunze u. a.: PsychVVG und die Perspektiven. In: APK (Hrsg.): Verantwortung übernehmen. Verlässliche Hilfen bei psychischen Erkrankungen. Bonn 2017, S. 67–85; Kunze: Psychisch krank in Deutschland. 2015, S. 74 ff.; Deuschle u. a.: Track-Behandlung in der Psychiatrie: das ZI-Track-Modell zur Überwindung von Sektorengrenzen. In: Nervenarzt 1/2020, S. 50–56; Kunze/Schepker: Qualität der psychiatrischen (Krankenhaus-)Versorgung – Perspektiven? In: Psychiat Prax 6/2020, S. 332–336.

20 Versorgung psychisch erkrankter Menschen durch Krankenhäuser

20.1 Welche Auswirkungen hat die PPP-RL auf die Gemeindepsychiatrie?

Prof. Dr. Peter Brieger, Susanne Menzel

Die Psychiatrie-Personalverordnung als Motor der psychiatrischen Versorgung

Die Psychiatrie-Personalverordnung (Psych-PV), die am 1.1.1991 in Kraft trat, kann in ihrer Bedeutung für das psychiatrische Versorgungssystem nicht überschätzt werden: Die Idee, dass – ausgehend von empirischen Zahlen – eine Verordnung die stationäre und teilstationäre Personalausstattung im Krankenhaus rechtlich normiert und somit den Krankenkassen und Krankenhausträgern verbindliche Vorgaben macht, hat in den 1990er-Jahren zu einer äußerst wichtigen und längst überfälligen Qualitätsverbesserung in psychiatrischen Krankenhäusern geführt. Die Tätigkeitsumfänge der verschiedenen Berufsgruppen Ärzte, Pflegekräfte, Psychologen, Sozialpädagogen, Ergo-, Bewegungs- und Physiotherapeuten wurden mittels Minutenwerten verbindlich festgelegt. Dabei wurden die jeweiligen Personalbedarfe für verschiedene Patientengruppen dargestellt – sortiert nach Allgemeinpsychiatrie, Sucht, Gerontopsychiatrie und Kinder- und Jugendpsychiatrie.

Da die Psych-PV auf empirischen Daten der 1980er-Jahre basierte, führte diese Regelung spätestens zu Beginn der 2000er-Jahre zu einer problematischen Entwicklung: Diese Datenbasis bildete nicht mehr die Realität moderner psychiatrischer Versorgung ab. Die psychiatrischen Kliniken und Abteilungen, aber auch die gemeindepsychiatrische Versorgung an sich hatten sich grundlegend gewandelt. Ein Beispiel ist der Wandel des Tagesklinikkonzepts in dieser Zeit von der sozialrehabilitativen Tagesklinik der 1980er-Jahre zur Akuttagesklinik mit Krisenfunktion in den 2000er-Jahren. Andere Veränderungen waren beispielsweise die Verkürzung der Verweildauer, die wachsende Bedeutung multiprofessioneller Teams oder die Relevanz von Psychotherapie in der psychiatrischen Versorgung. Vor allem die Idee, dass Stationen und Tageskliniken mit Mindestbesetzungen aller Berufsgruppen eines eng kooperierenden multiprofessionellen Teams ausgestattet sein müssen, ist Ausdruck einer nachhaltigen und auf Veränderung des psychiatrischen Arbeitens abzielenden Qualitätsvorgabe.

Die Aushöhlung der Psych-PV

In den 1990er- und 2000er-Jahren war es vielerorts zur Realität von Budgetverhandlungen geworden, dass Budgets zwischen Kassen und Krankenhäusern vereinbart wurden, die sich realiter nicht mehr an der Psych-PV orientierten – in der Regel lagen sie darunter, da andere gesetzliche Regelungen zur Budgetfindung die Verhandlungen beeinträchtigten und die Steigerungsraten nicht den tariflichen Steigerungsraten der Lohn- und Einkommenskosten folgten. Schließlich war die Tendenz zu beobachten, dass – nicht nur private – Klinikträger das Budget im Personalbereich zwar vereinnahmten, die Mittel tatsächlich aber anderweitig einsetzten. Es ist ein offenes Geheimnis, dass die Finanzlücken wegen unzureichender Krankenhausfinanzierung der Länder, die für Bau- und Investitionsmaßnahmen zuständig sind, regelhaft mithilfe der Psych-PV-Budgets geschlossen wurden. Versuche, Psych-PV-Erfüllungsquoten darzustellen, erbrachten uneinheitliche Resultate. Zugleich wurde immer offenkundiger, dass die Psych-PV die Realität der psychiatrischen Krankenversorgung und deren Personalausstattung immer weniger abbilden und normieren konnte, da die zugrundeliegenden Annahmen und Konzepte „in die Jahre gekommen waren".

885   Zunehmend fehlten in der Fachrichtung Psychiatrie und Psychotherapie verfügbare Fachkräfte, insbesondere im Bereich des ärztlichen und pflegerischen Personals, ein weiterer Faktor der dazu beitrug, dass in manchen Krankenhäusern die Ist-Personalausstattung weit unter dem geforderten Erfüllungsgrad der Psych-PV von 100 Prozent lag.

DRGs als Spiegel der Ökonomisierung der Medizin

886   Ab 2003 wurden in der somatischen Medizin die DRGs eingeführt, die zu dramatischen Veränderungen des somatischen Krankenhauses führten (z. B. Verkürzung der Verweildauern, Verdichtung der Tätigkeiten, Orientierung der Angebote an der Vergütung). Zunächst bestand der Plan, DRGs auch für die psychiatrisch/psychotherapeutische Krankenhausbehandlung einzuführen. Es gab aber zahlreiche Hinweise, dass die Konzeption der DRGs, die sehr stark auf Diagnosen orientiert sind, den tatsächlichen Versorgungsbedarf in Psychiatrie und Psychotherapie wie auch in der Psychosomatik nur unzureichend abbilden können, denn Art und Intensität des Behandlungsbedarfs einer psychischen Erkrankung hängen viel stärker von der Schwere der Erkrankung und dem Krankheitsverlauf ab als von der Diagnose. Schließlich wurde für die Psychiatrie eine gesetzliche Sonderregelung beschlossen, die zunächst den Fortbestand der Psych-PV und der darauf begründeten Finanzierung sicherte.

887   Nach Abschluss der langen Konversionsphase zur Einführung des DRG-Systems in der Somatik sollte auf Wunsch der Fachwelt nun auch für die Psychiatrie ein neues Finanzierungssystem eingeführt werden. Der Gesetzgeber erteilte der Selbstverwaltung einen entsprechenden Auftrag – heraus kam das PEPP-System, durch dessen ausschließlichen Leistungsbezug mit landeseinheitlichen Preisen die Psych-PV ihre Geltung ersatzlos verlieren sollte.

888   Nachdem das PEPP-System sich als untauglich erwiesen hat für eine leistungsbezogene Vergütung qualitätsgesicherter Behandlungsleistungen, intervenierte der Gesetzgeber mit dem PsychVVG erneut. Statt mit einem einheitlichen Preissystem auf PEPP-Basis ist die finanzielle Ausstattung danach wieder krankenhausindividuell zu ermitteln, auf Grundlage des notwendigen therapeutischen

Personals. Gleichzeitig erteilte der Gesetzgeber den Auftrag an die Selbstverwaltung, in einer Richtlinie verbindliche Mindestvorgaben für die Ausstattung der stationären Einrichtungen mit dem für die Behandlung erforderlichen therapeutischen Personal festzulegen (§ 136a Abs. 2 SGB V) – und damit eine Nachfolgeregelung der Psych-PV zu schaffen. In der Folge wurde die Richtlinie zur Personalausstattung in Psychiatrie und Psychosomatik (PPP-RL) entwickelt. Der an gleicher Stelle gesetzlich vorgegebene Auftrag, Indikatoren zur Beurteilung der Struktur-, Prozess- und Ergebnisqualität für die einrichtungs- und sektorübergreifende Qualitätssicherung in der psychiatrischen und psychosomatischen Versorgung zu bestimmen, ist hingegen noch unerfüllt.

Zur Systematik der PPP-RL

889 Die PPP-RL trat zum 1.1.2020 in Kraft. Grundsätzlich ist es zu begrüßen, dass Personalmindestvorgaben festgelegt werden. Im Zuge dieses Vorgehens kann durchaus auch ein Vergütungsabschlag angezeigt sein, wenn Personalmindestvorgaben nicht eingehalten werden. Nur durch ausreichende Qualifikation und ausreichende Ausstattung des Personals kann die Qualität psychiatrischer Kliniken gesichert werden.

890 Um eine umfassende Erhebung und Analyse des Ist-Zustandes der Personalausstattung in den Krankenhäusern und Abteilungen der Fachgebiete Psychiatrie und Psychotherapie, Psychosomatische Medizin und Psychotherapie sowie Kinder- und Jugendpsychiatrie und Psychotherapie durchzuführen und hier eine einheitliche empirische Datengrundlage zu patientenbezogenen und anderen Tätigkeiten des Personals bzw. der Personalgruppen zu gewinnen, hatte der G-BA einer Forschungsgesellschaft einen entsprechenden Auftrag übertragen. In einer groß angelegten bundesweiten Studie „Personalausstattung in der Psychiatrie und Psychosomatik (PPP)" unter Leitung von Prof. Dr. Hans-Ulrich Wittchen wurden Erhebungen und Analysen durchgeführt. Die Ergebnisse dieser Studie wurden dem G-BA vorgelegt. Sie sind jedoch aufgrund des Vorwurfs der Datenmanipulation bis heute nicht publiziert worden und der umfangreiche Datensatz ist nicht nutzbar. Damit fehlt eine breite empirische Datengrundlage, um – auch im Abgleich mit der Empirie der Psych-PV – zu beurteilen, welche Berufsgruppe heutzutage welche Tätigkeiten im psychiatrischen Krankenhaus durchführt.

891 Die momentane Version der PPP-RL bestimmt **Mindestvorgaben**. Damit unterscheidet sie sich von der Psych-PV, die eine **Personalausstattung** festgelegt hatte. Letztendlich orientiert sich die PPP-RL in ihrer Grundstruktur aber an der Psych-PV: Patienten werden nach bestimmten Behandlungsbereichen eingestuft, was für jede Berufsgruppe einen nach Minutenwerten aufgeschlüsselten Mindestpersonalbedarf auslöst. Diese Minutenwerte wurden gegenüber der Psych-PV verändert, in den Berufsgruppen Pflege und Psychologen – nicht jedoch bei Ärzten – kam es zu einer milden Erhöhung der Werte. Bestimmte Kategorien wurden neu eingeführt (z. B. A7 für psychotherapeutische/psychosomatische Komplexbehandlung; und

A9 für stationsäquivalente Behandlung), die Psychosomatik erhielt eigene „P"-Ziffern. Damit wurden gesetzliche Bestimmungen umgesetzt. Darüber hinausgehende Strukturimpulse zu einer Weiterentwicklung des psychiatrisch-psychotherapeutischen Behandlungsangebots enthält die Richtlinie nicht. Die wechselseitige Anrechnung zwischen Berufsgruppen wurde stärker reglementiert. In der ersten Fortschreibung der Richtlinie wurden Sanktionsmechanismen für die Unterschreitung einer Mindestpersonalausstattung festgelegt, die Vergütungsbeschränkungen auslösen. Letztlich entstand hieraus ein System mit einem hohen Aufwand an Nachweispflichten und Bürokratie für die Kliniken, der aber nicht gesondert vergütet wird. Hoffnung auf eine stärkere Anpassung der Personalausstattung an gestiegene Erwartungen an moderne psychiatrische, psychosomatische und kinder- und jugendpsychiatrische Krankenhausbehandlung wurden nicht erfüllt. Besonders diskrepant erscheint das im Bereich der Alterspsychiatrie.

892 Die Minutenzahlen für die Personalausstattung und die dahinter liegenden Sanktionsmechanismen bei Unterschreitung führten zu einer unerwarteten Diskussion: Obwohl die Krankhäuser von jeher um eine ausreichende Personalausstattung kämpfen, wurden nun von Vertretern derselben Krankenhäuser zu hohe Mindestvorgaben mit hohen Untergrenzen und scharfen Sanktionsmechanismen als bedrohlich erkannt, da sie hier angesichts des wachsenden Fachkräftemangels in eine entsprechende Sanktionsspirale zu geraten befürchten.

Das Fehlen innovativer Ansätze

893 Seit der Verabschiedung der Psych-PV im Jahr 1990 haben sich Grundprinzipien psychiatrischer Versorgung verändert: Die Institutionszentrierung wurde verlassen, stattdessen haben sich die personenbezogenen Hilfen entwickelt. Diese Personenzentrierung hat die Grundidee, dass Hilfeangebote unter Berücksichtigung der individuellen Präferenzen gestaltet werden, die auf das einzelne Individuum und dessen Wünsche und Bedarfe bezogen sind, und dass insbesondere Menschenrechte und Aspekte der sozialen Gerechtigkeit und Teilhabe zu berücksichtigen sind.

894 Mit der PPP-RL lassen sich solche Herangehensweisen kaum realisieren. Der Stationsbezug als Grundprinzip der PPP-RL führt dazu, dass längst überkommen geglaubte Strukturen der Krankenhausorganisation erneut zementiert werden. Die klassische Krankenhausorganisation mit relativ großen offenen, fakultativ offenen und geschlossenen Stationen wird zum Maßstab. Freiheitsentziehende Maßnahmen wie mechanische Fixierung lösen 1:1-Betreuungen aus, die sich dann in erhöhtem Personalbedarf widerspiegeln. Moderne Konzepte, bei denen Hilfsangebote flexibel – je nach aktuellem individuellem Hilfebedarf – stationär, teilstationär, stationsäquivalent oder intensiv-ambulant erbracht werden, sind mit einer solchen Herangehensweise nicht realisierbar. Anreize für innovative Herangehensweisen, die Stationen öffnen und freiheitsentziehende Maßnahmen

reduzieren, werden nicht gesetzt. Stattdessen wird ein traditionelles, überkommenes Konzept eines psychiatrischen Krankenhauses festgeschrieben.

Der zeitgemäßen Gestaltung multiprofessioneller Teams, die je nach Versorgungskonzept und regionalen Gegebenheiten – auch des Arbeitsmarktes – und in Abstimmung mit den anderen Beteiligten des gemeindepsychiatrischen Verbundes oder regionalen Versorgungssystems zu sehen ist, wird hier nicht Rechnung getragen. Die Idee, dass zu allen relevanten Themen trialogische Abstimmungsprozesse mit Betroffenen und Angehörigen erfolgen, fehlt gänzlich. Die Erfahrungen mit der erfolgreich eingeführten neuen Behandlungsform der Stationsäquivalenten Behandlung (StäB) gemäß § 115d SGB V haben demgegenüber deutlich gezeigt, dass eine strikte formalistische Trennung von Berufsgruppen nur bedingt sinnvoll ist: Den Besuch zu Hause kann die Ergotherapeutin, die Pflegekraft, der Psychologe oder der Arzt jeweils mit eigenen Kompetenzen durchführen – auch wenn es ein medizinisches Primat der ärztlichen Verantwortung gibt. Die individuell unterschiedlichen Bedarfe der Patienten führen zu vielfältigen Angeboten, die durch ein multiprofessionelles Team flexibel organsiert werden können. Solche individuellen Herangehensweisen, die in den Modellen gemäß § 64b SGB V – beispielsweise zum Regionalbudget – regelhaft abgebildet sind, finden in der PPP-RL keinen Niederschlag, und damit geht ein wesentliches Movens der psychiatrischen Entwicklungen der letzten 10 Jahre verloren. 895

Die Positionierung der Genesungsbegleiter (EX-IN) in der PPP-RL ist ambivalent zu sehen. Zum einen bedeutet sie einen großen Entwicklungsschritt, da die Genesungsbegleiter nun als Berufsgruppe benannt und somit Teil der Regelversorgung geworden sind. Ihr Einsatz und ihre Bemessung werden aber „stiefmütterlich" behandelt und nicht genauer bestimmt. 896

Bedauerlich ist auch, dass Schnittstellen zur gemeindepsychiatrischen Versorgung, wie beispielsweise gemeinschaftliche Koordinierungsbesprechungen (z. B. im Sinne von komplexen Hilfebedarfsbesprechungen), nicht PPP-RL-relevant sind. Themen der Steuerung von Hilfsangeboten fehlen. Auch die Schnittstelle zu den anderen Sozialgesetzbüchern, die in der Wirklichkeit psychiatrischer Versorgung eine hohe Relevanz haben (z. B. SGB IX, SGB XII, SGB VIII und SGB II/III) bildet sich nicht ab. 897

Die säulenhafte Festlegung auf bestimmte Berufsgruppen mit bestimmten vermeintlichen oder tatsächlichen Qualifikationsmerkmalen, die dann in der PPP-RL zu pseudo-exakten Regelaufgaben führen (vgl. Anlage 4), bringt keinerlei Gewinn an Qualität, sondern wird zu unnötigen Diskussionen mit Kostenträgern und Medizinischem Dienst führen, ohne dass sich die Versorgung dadurch verbessert. 898

Abschließende Bewertung

Die PPP-RL als Mindestvorgabe zur Personalausstattung kann eine Chance dafür darstellen, Qualitätsmindeststandards nicht zu unterlaufen. Wenn die PPP-RL als 899

Instrument dafür gesehen wird, Mindeststandards in der Personalausstattung zu sichern, dann ist sie bedeutsam, weil hier die Krankenhäuser die Chance erhalten, gegenüber den Kostenträgern entsprechende Budgets zu verhandeln. Auf keinen Fall dürfen jedoch diese Mindeststandards als Obergrenzen missverstanden oder als Regelgrößen festgeschrieben werden.

900 Die Sanktionsmechanismen erscheinen überschießend, da sie nicht den Wirklichkeiten eines Krankenhauses folgen, sondern mit einem Impetus des Bestrafens einhergehen. Sie können insbesondere in Regionen mit Fachkräftemangel nachhaltig die psychiatrische Versorgung beschädigen, wenn hieraus durch den sukzessiven Wegfall von Budgetteilen Qualitätseinbußen und schlimmstenfalls konsekutive Krankenhausschließungen erwachsen. Der Bürokratieaufwand ist groß. Die Chance, sich von den inzwischen veralteten Grundannahmen der Psych-PV zu lösen und weiterzuentwickeln, wurde nicht genutzt. Innovative Behandlungskonzepte werden nicht nur nicht initiiert, sondern durch viele kleinteilige Regelungen erschwert. Chancen der Innovation und Weiterentwicklung sind im engen Korsett der Mischung aus kleinteiliger bürokratischer Regelung und überschießenden Sanktionsmechanismen bei fixiertem Stationsbezug schwerlich zu sehen.

901 Insofern kann man die Sicherung einer personellen Mindestausstattung begrüßen, muss aber ansonsten die Hoffnung darauf setzen, dass die Richtlinie bis zum 31.12.2022 evaluiert wird und der G-BA alle zwei Jahre überprüft, ob eine weitere Anpassung der Richtlinie erforderlich ist. Zu empfehlen ist, dass dabei Fachverbände (selbstredend inklusive Selbsthilfe) und die sonstige Fachwelt stärker einbezogen werden, als es bei der Erstellung der Erstfassung der Richtlinie der Fall war. Gleichzeitig sollte ein fachlicher und politischer Prozess fortgeführt werden, an dessen Ende nicht nur Mindestvorgaben stehen, sondern eine Personalbemessung, die moderne personenzentrierte und gemeindeintegrierte Behandlung und Versorgung durch Krankenhäuser ermöglicht und befördert.

20.2 Perspektive der Betroffenen, Angehörigen und der Selbsthilfe

Christian Zechert, Hermann Stemmler, Werner Holtmann

Der versorgungspolitische Hintergrund der klinischen Psychiatrie

902 Vor 30 Jahren lag die vollstationäre Verweildauer psychiatrischer Patienten noch bei über 60 Tagen, mittlerweile ist sie auf weit unter 20 Tage gesunken. Dies hat unmittelbare Auswirkungen auf die Qualität der Versorgung, die Stabilität des Gesundheitszustands bei Entlassung der Patienten und auf das Entlassmanagement. Der Weg aus einer psychischen Krise braucht in erster Linie Zeit. Alle für die Behandlung Verantwortlichen stehen aber enorm unter Zeitdruck und müssen mit der Aufnahme quasi schon die Entlassung vorbereiten. Eine ökonomische Notwen-

digkeit, die häufig auf dem Rücken der betroffenen Patienten und deren sozialem Umfeld ausgetragen wird. Erschreckend ist, in welchem akuten Krankheitszustand Patienten teilweise in die ambulante Weiterversorgung entlassen werden. Kritische Stimmen nennen das „blutige Entlassung". Alternative Behandlungsformen wie die stationsäquivalente Behandlung (StäB) und Hometreatment sind noch nicht verbindlich und flächendeckend ausgebaut, Tageskliniken und psychiatrische Institutsambulanzen ächzen unter der Terminfülle und dem Behandlungsdruck. Gleichzeitig leiden Einrichtungen unter deutlichem Fachkräftemangel – das zur Erfüllung des Bedarfs notwendige Personal ist häufig nicht verfügbar.

Abhilfe kann nur ein verbindliches, gut abgestimmtes und engmaschig kooperierendes Versorgungsnetzwerk im direkten Lebensumfeld bieten. Es bedarf dringend gesetzlicher Anpassungen im SGB V und an den Schnittstellen zwischen den Behandlungssektoren (ambulant/stationär), um abgestimmte Komplexleistungen zu ermöglichen: Dazu gehören gemeinsame Hilfeplanung, Überleitungsmanagement und ein durchgängiges Bezugspersonensystem. Die komplexen Hilfen müssen bei den betroffenen Menschen „wie aus einer Hand" ankommen, ansonsten drohen Behandlungsabbrüche, Rückfälle, Beziehungsabbrüche, Vertrauensverlust und eine Chronifizierung der Erkrankung mit „drehtürartigen" Wiederaufnahmen. Gemeindepsychiatrische Verbundsysteme (GPV) haben hinlänglich ihre abgestimmte und verbindliche Komplexleistungsfähigkeit bewiesen. Es sollten Anreizsysteme aufgebaut werden, in eine verbindliche GPV-Vernetzungsarbeit einzusteigen, um damit eine flächendeckende gemeinsame Versorgungsverpflichtung in den Regionen zu fördern. Die derzeit fragmentierte Versorgungslandschaft ist durch eine gemeinsame, integrierte Hilfeplanung für Menschen mit einem komplexen Hilfebedarf zu ersetzen. Durch die unmittelbare Beteiligung der Leistungserbringer im GPV würde die notwendige Kontinuität und Qualität in einer personenorientierten bzw. -zentrierten Versorgung zusätzlich gestärkt werden.

903

Professionelle Leistungserbringer sind aufgerufen, die Empowerment- und Recovery-Haltung sowie die unterstützende Entscheidungsfindung in diesem System zu unterstützen und damit dem Patienten die Mitverantwortung für seine Genesung und Gesundheit zurückzugeben. Gleichzeitig ist ihm die Chance zu eröffnen, sich aus der Einrichtungs- bzw. Behandlerzentrierung innerhalb der psychiatrischen Versorgung zu befreien. Der Expertenkonsens in der S3-Leitlinie „Psychosoziale Therapien" hierzu ist eindeutig:

904

„Menschen mit psychischen Erkrankungen haben ein Recht darauf, in ihren besonderen Bedürfnissen und ihrem individuell unterschiedlichen Hilfebedarf wahrgenommen zu werden und sollten befähigt und in die Lage versetzt werden, ihre Interessen selbst durchzusetzen, sich zu organisieren sowie ihre Lebensverhältnisse individuell bestimmen zu können"[136]

---

136 DGPPN (Hrsg.): S3-Leitlinie Psychosoziale Therapien bei schweren psychischen Erkrankungen. S3-Praxisleitlinien in Psychiatrie und Psychotherapie. 2. Aufl. 2018, S. 9.

905 Innerhalb dieses Umstrukturierungsprozesses bietet sich für die „neue" Berufsgruppe der Genesungsbegleiter jetzt die große Chance, das eigene professionelle Profil zu schärfen und aktiv Verantwortung in der Versorgung zu übernehmen. Denn das Wesen dieses neuen beruflichen Profils liegt in der Möglichkeit des empathischen Beziehungsaufbaus auf dem Hintergrund der eigenen Krisenerfahrung und der praxisbewährten Bewältigungsstrategien. Die eigene Recovery- und Empowerment-Erfahrung „des professionellen Peers" leistet einen unverzichtbaren, niedrigschwelligen Übersetzungsbeitrag zur bedürfnisorientierten Qualität in der Versorgung. Sie kann den Patienten – auch durch die exemplarische Vorbildfunktion – ermutigen, den Genesungsprozess zuzulassen bzw. selbst in die Hand zu nehmen. Der Wunsch und die Hoffnung auf ein selbstbestimmtes und sinnhaftes Leben im individuellen Lebensfeld schlummern manchmal tief verborgen in jedem psychisch erkrankten Menschen.

„Regelaufgaben" der Genesungsbegleiter

906 Auch wenn in der Anlage 4 der PPP-RL eine Darstellung der Regelaufgaben der Genesungsbegleiter fehlt, sollte so früh wie möglich ein erster Entwurf dafür vorgelegt werden. Soll deren Einsatz zukunftsfähig, flächendeckend und qualitativ nachweisbar sein, bedarf es einer gemeinsamen Grundlage, an der sich alle Akteure orientieren können. Dabei genügt eine rein förmliche Darstellung nicht, sondern die spezifischen Eigenschaften der EX-IN-Qualifikation müssen ebenfalls deutlich werden. Als Arbeits- und Diskussionsgrundlage für den Weiterentwicklungsprozess im G-BA haben die Autoren – analog zu den Darstellungen der anderen PPP-RL Berufsgruppen – das nachfolgende Muster für Regelaufgaben der Genesungsbegleiter erarbeitet (siehe ergänzende Hinweise und Ausführungen in Kap. 1.3, Rn. 99 f.).

Tab. 26: Mögliche Regelaufgaben der Genesungsbegleiter

Grundversorgung
• Mitwirkung bei der psychosozialen Anamnese und Befunderhebung durch Einbringung der Patientenperspektive
• ggf. Fremdanamnese durch Kontakte zu Angehörigen oder Bezugspersonen unter Beachtung der informationellen Selbstbestimmung des Patienten
• Mitwirkung am Therapieplan durch Einbringen der subjektiven Sichtweise des Patienten
• Beteiligung an Visiten je nach örtlicher Situation
• eigene Dokumentation der Tätigkeiten/Beteiligung an der ggf. elektronischen Aktenführung
• Teilnahme an täglichen Verlaufsbesprechungen im Team
• Teilnahme an Oberarztvisite/Kurvenvisite wie alle beteiligten Berufsgruppen
Feste Zuordnung zu einer, maximal zwei Stationen. Möglichst kein übergeordneter Fachdienst
Einzelfallbezogene Behandlung
• Mitwirkung an der Behandlungsplanung mit Methoden der Selbsthilfe: WRAP (Wellness Recovery Action Planning), Recovery Star, Krisen- und Genesungsplan

- Einzelgespräche mit den Methoden der Genesungsbegleitung
- Unterstützung der professionellen Behandler bei der Deeskalation von Krisensituationen
- Familien-/Bezugspersonengespräche in Abstimmung mit dem Patienten
- Kontaktaufnahme zur Lebenswelt des Patienten in Abstimmung mit dem Patienten
- Recovery-Planung und Vermittlung zur Selbsthilfe als Teil des Entlassmanagements
- Unterstützung in Unterbringungsverfahren bzw. bei deren Vermeidung
- Information und Beratung zur Behandlungsvereinbarung

Gruppentherapie
- Teilnahme an themenspezifischen Gruppen
- Initiierung und Führung einer Selbsthilfegruppe
- Begleitung einer internen oder externen Angehörigengruppe
- Teilnahme an Stationsversammlungen

Mittelbare patientenbezogene Tätigkeiten
- Teilnahme an den Ärzte-/Psychologenkonferenzen
- Teilnahme an den Therapiekonferenzen
- Konzeptbesprechungen im Team
- Teilnahme an hausinternen Maßnahmen zur Fort- und Weiterbildung
- Supervision, Balintgruppen
- Teilnahme an Außenkontakten zu ambulanten und komplementären Diensten
- Kontakte zu externen Selbsthilfe- und Angehörigengruppen
- Teilnahme an EX-IN-Netzwerkarbeit
- Vorträge und Außendarstellung
- Mitwirkung beim Qualitäts- und Beschwerde-Management
- Mitwirkung bei der Erstellung des Qualitätssicherungsberichtes anhand eigener Daten zur geleisteten Arbeit

Quelle: Eigene Darstellung.

Die Rolle von Peers für Psychische Gesundheit und Prävention

§ 20 SGB V, Prävention und Gesundheitsförderung, sollte dahingehend angepasst werden, dass eine umfassende Prävention nicht nur primär, sondern auch sekundär und tertiär neben der Gesundheitsförderung ermöglicht wird. Sowohl die Aus- und Fortbildung als auch der berufliche Einsatz von selbsterfahrenen Peers für Betroffene als Vertrauensperson sowie für professionelle Arbeitsteams wie bei Team-Entwicklungsprozessen könnten förderfähig werden. Empowerment-, Recovery- und Resilienz-Programme wie z. B. in „Recovery-Colleges" würden so eine wesentliche und auch für sie notwendige Stärkung erfahren und könnten aktiv zur Erhaltung und Wiederherstellung der psychischen Gesundheit beitragen. Auch computergestützte, virtuelle Selbsthilfe könnte aufgewertet werden und einen wichtigen Beitrag leisten in Sondersituationen – so wie es z. B. der Verein Rettungsring (www.rettungsring.de) während der COVID-19-Pandemie mit gutem Beispiel gezeigt hat. Viele Betroffene mit Sozial- und Kontaktstörungen sind virtuell leichter erreichbar, ebenso Jugendliche und junge Erwachsene. Seit vielen Jahren gibt es bewährte Bildungs- und Schulprojekte wie z. B. BASTA (www.bastagegenstigma.de) unter Beteiligung von Peers, die einen wertvollen Beitrag zur Sensibilisierung und Aufklärung zum Thema psychische Erkrankung und psychische Gesundheit leisten und zum Abbau von Stigmatisierung beitragen. All diese Projekte werden getragen durch das hohe soziale Engagement meist ehrenamtlich tätiger Betroffener, Angehöriger und professionell Ausgebildeter. Alters-, aber auch „frustrationsbedingtes" Ausscheiden von Leistungsträgern führt immer mal wieder zur Auflösung ganzer Initiativen. Ein finanziell getragenes Anreiz-, Förderungs- und Finanzierungssystem eröffnet die Möglichkeit, mehr Interessierte zu finden und zu halten, die sich dieser wertvollen präventiven Aufgabe widmen.

908 Im Rahmen der im Oktober 2020 ausgerufenen „Offensive psychische Gesundheit" des Bundesministeriums für Gesundheit, des Bundesministeriums für Arbeit und Soziales sowie des Bundesministeriums für Familie, Senioren, Frauen und Jugend[137] könnte zudem ein wichtiger Beitrag und gemeinsamer Impuls über alle hilfeleistenden Sozialgesetzbücher hinweg zur psychischen Gesundheit und Entstigmatisierung geleistet werden. Gesellschaftspolitisches Ziel muss dabei sein, die vorherrschenden krankheitsorientierten Denkmuster durch auf seelische Gesundheit ausgerichtete, ressourcen- und befähigungsorientierte Perspektiven zu ersetzen und ein möglichst selbstbestimmtes und zufriedenstellendes Leben unter den Schlagwörtern Resilienz und Heilung zu ermöglichen.[138]

Perspektiven gestalten – Notwendigkeiten zur Weiterentwicklung klinischer Genesungsbegleitung

909 Empirisch nicht belegt, aber grob geschätzt, dürften im Jahr 2020 zwischen 25 bis 50 psychiatrische Kliniken und Abteilungen bereits Genesungsbegleiter einsetzen. Dies würde derzeit einem Anteil zwischen 3 bis 6 Prozent der ca. 800 psychiatrischen und psychosomatischen Behandlungseinrichtungen entsprechen. Um mittel- und langfristig tatsächlich 70 bis 90 Prozent aller Kliniken mit Genesungsbegleitung auf allen Stationen bzw. Behandlungsbereichen wie StäB auszustatten, bedarf es in den kommenden Jahren noch erheblicher Anstrengungen. Der klinische Bereich muss in seiner Gesamtheit lernen, diese neue Berufsgruppe konfliktarm zu integrieren, adäquat zu bezahlen und den qualitativen Zugewinn

---

137 BMG: Heil, Giffey und Spahn starten „Offensive Psychische Gesundheit". Pressemitteilung v. 5.10.2020. Online: https://www.bundesgesundheitsministerium.de/presse/pressemitteilungen/2020/4-quartal/offensive-psychische-gesundheit.html [abgerufen am 21.3.2021].
138 Siehe hierzu auch die Stellungnahme des Bundesnetzwerks Selbsthilfe seelische Gesundheit (NetzG 2020) zum 4. Dialog im BMG/APK Projekt „Weiterentwicklung der Hilfen für psychisch erkrankte Menschen". 2020. Online: https://www.psychiatriedialog.de/fileadmin/downloads/Stellungnahmen_4_Dialog/Stellungnahme_NetzG_D_4.pdf [abgerufen am 21.3.2021].

auszuweisen. Auch der EX-IN-Sektor muss sich klar werden, dass langfristig ca. 3.000 bis 4.000 EX-IN-Beschäftigungsverhältnisse für ausgebildete und qualifizierte Genesungsbegleiter zu besetzen sind. Die flächendeckende Implementierung als Berufsgruppe dürfte 10 bis 15 Jahre dauern und erfolgt nicht von selbst. Dafür erforderlich ist eine qualifizierte Beratung der Arbeitgeber und Arbeitnehmer, die Festlegung klarer Standards, die Definition der Regelaufgaben, die Einbindung in Tarifverträge sowie eine Klärung der Ausbildungsfinanzierung jenseits der privaten und persönlichen Kostenträgerschaft. Kostenübernahmen für die Qualifizierung durch Sozialhilfeträger, die Agentur für Arbeit, die Rentenversicherung oder sogar durch die Krankenkassen sind nicht bundeseinheitlich geregelt, sondern beruhen auf Einzelfallentscheidungen der Leistungsträger. Ausbildungen in der öffentlichen Verwaltung und in der freien Wirtschaft werden üblicherweise durch die Arbeitgeber oder das Sozialwesen getragen.

Derzeit aber variieren die Beschäftigungsverhältnisse in der Praxis – von einer rein ehrenamtlichen Tätigkeit, bei der ggf. nicht einmal die Fahrtkosten bezahlt werden, bis hin zu einem regulären tarifgebundenen Beschäftigungsverhältnis z. B. auf dem Niveau der Sozialarbeit. Ein nicht geringer Anteil der Beschäftigten dürfte derzeit aber auf Basis von Minijobs mit 450 EUR monatlich bezahlt werden. Das liegt auch daran, dass eine Reihe von Genesungsbegleitern gleichzeitig Erwerbsminderungsrenten bezieht und aus diesem oder anderen Gründen nur geringfügig arbeiten darf. Auch die individuelle Bereitschaft, sich beruflich und zeitlich einzusetzen, ist unterschiedlich ausgeprägt. Neben dem Wunsch, den Lebensunterhalt durch bezahlte Tätigkeiten zu verdienen oder aufzubessern, gibt es auch vielfach das Bedürfnis, die eigene Erfahrung als individuelle Unterstützungsleistung zeitlich nur sehr eingeschränkt anzubieten, um die eigenen Belastungsgrenzen nicht zu überschreiten. 910

Regionale Aspekte beeinflussen ebenfalls die Verfügbarkeit qualifizierter Genesungsbegleiter an den Klinikstandorten. Zwar vertritt auch die Patientenvertretung in der Arbeitsgruppe PPP-RL des G-BA die Zielsetzung, jede Station mittel und langfristig mindestens mit einer halben Stelle nachwelspflichtig zu besetzen, jedoch ist diese Forderung derzeit nur bedingt durchsetzbar. Die Nichterfüllung wäre nur sanktionsfähig, wenn tatsächlich ausreichend Genesungsbegleiter z. B. auch in den ländlichen Regionen zur Verfügung stünden. Alle Genesungsbegleiter müssen jedoch unabhängig von der allgemeinen Verfügbarkeit ihren Anspruch auf adäquate Beschäftigungsverhältnisse und angemessene Entlohnung durchsetzen können. 911

Die Wirksamkeit der Tätigkeiten wurde bereits evaluiert und ohne Evidenznachweis wäre die Integration der Genesungsbegleitung in die klinischen Aufgaben nicht realisiert worden. Dennoch sollten sich künftige Evaluationen stärker an Prozessen der Implementierung, der gelebten Rollen, der Bewältigung von Konflikten und der Definition des Berufsbildes orientieren. Auch Einsätze in der Psychosomatik sind derzeit nicht spürbar realisiert. Zu prüfen wäre auch, ob der 912

Ausschluss des Einsatzes in der Kinder- und Jugendpsychiatrie tatsächlich zwingend ist oder einer besonderen Anpassung bedarf. Bei diesen Themen ist zu prüfen, ob sie damit in das Förderspektrum der Projekte des Innovationsfonds passen.

913 Aber auf Seiten der Interessensvertretung der bei EX-IN Deutschland organisierten Genesungsbegleiter konnten keine tariflichen Mindestforderungen, kein verabschiedetes und anerkanntes Berufsbild und kein Musterarbeits- oder gar Tarifvertrag bislang abgerufen werden. Aufgaben, die der Verband gemeinsam mit den regionalen Initiativen noch bewältigen muss.

914 In die richtige Richtung entwickelt sich seit 2019 die Zusammenarbeit zwischen EX-IN Deutschland, dem Dachverband Gemeindepsychiatrie und der Vereinten Dienstleistungsgewerkschaft (ver.di). Gemeinsam will man eine Basis zur tariflichen Eingruppierung der Genesungsbegleiter entwickeln. Ein erster Workshop im November 2020 fand unter Beteiligung des Bundesfachbereichs Gesundheit und Soziale Dienste, Bereichsleitung Tarifpolitik statt. Aber auch hier wird es ein langer Weg sein, bis es innerhalb von ver.di zu einem offiziellen Tarifvertragsentwurf und ersten Verhandlungen mit der Arbeitgeberseite kommt.

915 Bislang wurden seit 2010 über 2.000 Genesungsbegleiter ausgebildet. Eine exakte Zählung oder datenbasierte Schätzung liegt nicht vor. Die Zahl der Kurse geht pandemiebedingt derzeit zurück. Eine Stärke von Genesungsbegleitung ist aber ihre Vielfalt und Beweglichkeit.

916 Schwerpunkt in den Anstrengungen der beiden letzten Jahrzehnte war, das Konzept von EX-IN bekannt zu machen und Qualifizierungen anzubieten. In dem Zuge gelang es, zahlreiche Arbeitsstellen vor allem im Bereich der Eingliederungshilfe (SGB XII) bzw. dem heutigen Bundesteilhabegesetz (SGB IX) zu schaffen. Die Beratung von Arbeitgebern und Experten durch Genesungsbegleiter als berufliche Tätigkeit ist eine Aufgabe, die sich in der Zukunft stellt. Hierfür hat dieses Kapitel einige konkrete Hilfestellungen für die praktische Implementierung gegeben, die Arbeitgeber dazu befähigen sollen, sich diesem wichtigen Thema zu widmen. Genesungsbegleiter müssen darauf achten, weiterhin ihr auf eigener Erfahrung mit seelischen Krisen, Krankheit und Therapie beruhendes Selbstverständnis auch im Laufe vieler Jahre kollegialer Zusammenarbeit zu erhalten und nicht zu einem „Profi" der anderen Berufsgruppen zu werden. Sie müssen ihre Authentizität, ihr Selbstverständnis, ihre Art auf Patienten zuzugehen beibehalten und dürfen die Ziele von Recovery, Empowerment, partizipativer Entscheidungsfindung und Selbstbestimmung in den Routinen des Alltags nicht aus den Augen verlieren. So wie in allen anderen Berufsgruppen werden sich auch Situationen von Burn-out, mit eigenen neuen Krisen oder kollegialen Konflikten einstellen. Hierfür bedarf es berufsgruppenspezifischer Hilfen und Begleitungen, die ebenfalls von Psychiatrieerfahrenen geleistet werden können – aber auch professionelle Hilfen nicht ausschließen. Dafür sollten eigene Arbeitskreise der berufstätigen Genesungsbegleiter, eigene Interessensvertretungen, eigene Standards bis hin zu

einer eigenen Leitlinie „Genesungsbegleitung" bei der Arbeitsgemeinschaft der Wissenschaftlich Medizinischen Fachgesellschaften (AWMF) entwickelt werden.

Damit dies gelingt, bedarf es der gesellschaftlichen Anerkennung der Genesungsbegleitung als Berufsstand. Hierfür ist ein – noch über die Entwicklung im Rahmen der PPP-RL hinausgehender – Prozess der politischen Anerkennung und Implementierung unumgänglich. 917

21 Perspektive der Mitarbeitervertretungen – ver.di

Gisela Neunhöffer

Mitbestimmung für eine bedarfsgerechte Personalausstattung – Chancen und Hürden durch die PPP-RL

Die Verhinderung von Überlastung des Personals (und dadurch auch Mängeln in der Versorgung) durch Unterbesetzung, Arbeitsverdichtung und Entgrenzung der Arbeit ist ein wichtiges Themenfeld für die Betriebsräte, Personalräte und Mitarbeitervertretungen in den psychiatrischen Krankenhäusern (im Weiteren kurz gesetzliche Interessenvertretungen, GIV).

Die vom Gemeinsamen Bundesausschuss (GB-A) verabschiedete „Richtlinie zur Personalausstattung in Psychiatrie und Psychosomatik" (PPP-RL) stellt für die GIV im Hinblick auf diese Aufgabe eine Herausforderung, aber auch eine große Chance dar. Eine Herausforderung, weil die Richtlinie erstens bei Weitem kein perfektes Instrument dafür ist und zweitens die Umsetzung sehr komplex ist und massive Verschiebungen in den Planungsprozessen der Unternehmen erfordert. Nicht überall wird die Mitbestimmung dabei von Anfang an konstruktiv einbezogen, manchmal ist eine Erinnerung, mitunter auch mit Nachdruck, notwendig. Eine Chance deswegen, weil durch die höhere Verbindlichkeit im Vergleich zur Psych-PV endlich Mindeststandards da sind, deren Einhaltung auch im Interesse der Krankenhausleitungen liegen muss. Eine konstruktive Zusammenarbeit von Geschäftsleitung und Interessenvertretung zu diesem Thema kann damit zumindest zur Verringerung eines der am stärksten belastenden Faktoren in der Arbeit beitragen – der ständigen Unterbesetzung. Damit kann die Versorgung verbessert, aber auch eine höhere Arbeitszufriedenheit und geringere Fluktuation erreicht werden. Aus dem Teufelskreis aus Überlastung, hohen Krankenständen, Flucht aus dem Beruf und Personalmangel kann mit Geschick und Hartnäckigkeit eine Aufwärtsspirale aus genug Zeit für die eigenen Aufgaben, höherer Arbeitszufriedenheit und Werbung für die Tätigkeit in der Psychiatrie werden.

Dabei macht es die Richtlinie nicht ganz leicht, diesen positiven Weg zu beschreiten. ver.di hat Licht- und Schattenseiten der Richtlinie immer wieder hervorgehoben.[139] Ihre größten Mankos, die sich auch auf die Arbeit der Interessenvertretungen auswirken, bleiben:

Erstens hat es der G-BA versäumt, neue Grundlagen für eine bedarfsgerechte Personalausstattung zu legen: Die Regelaufgaben der Berufsgruppen in Bezug auf die verschiedenen Patientengruppen wurden bisher nicht neu gefasst, die seit 1991 unveränderten Minutenwerte nur stellenweise (KJP, Psychologen, Pflege für Intensivpatienten) unzureichend erhöht, der Nachtdienst immer noch nicht

---

[139] Siehe z. B. ver.di: Ein Schritt vor, vier Schritte zurück. Online: https://gesundheit-soziales.verdi.de/mein-arbeitsplatz/psychiatrie/++co++fe29a9b6-009f-11ea-bb19-525400423e78 [abgerufen am 17.3.2021].

erfasst. Die gesamte Systematik der Patienteneinstufung und der Behandlung über verschiedene Versorgungsformen hinweg wurde nicht an moderne Behandlungskonzepte angepasst. Entsprechend sind die erheblich gestiegenen Anforderungen und komplexen Strukturen nicht adäquat abgebildet. Zweitens kann die Richtlinie die Berechnung und Finanzierung der notwendigen Stellen nicht vollumfänglich gewährleisten. Sie stellt Mindeststandards auf, die verbindlich einzuhalten sind, aber sie ist keine abschließend budgetwirksame Personalbemessung.

922   Darüber hinaus ist das Einsetzen moderater Sanktionen aufgrund der Corona-Pandemie auf 2022 verschoben worden und auch zu diesem Zeitpunkt müssen die aus der ehemaligen Psychiatrie-Personalverordnung übernommenen Personalwerte nur zu 90 Prozent eingehalten werden. In der Weiterentwicklung 2020 wurde erstmals der Einsatz von Hilfskräften, in der Pflege bis zu 10 Prozent, ausdrücklich legitimiert. ver.di fordert, dass die PPP-RL in den Einrichtungen zu *100%plus* mit Fachkräften umgesetzt wird – also ohne prozentuale Verringerungen und zuzüglich der Personalbedarfe für eine bedarfsgerechte, das Personal entlastende und schützende Patienten-Personal-Relation.

923   Dennoch bleibt eine Wirkung der Richtlinie auf die Personalplanung nicht aus. Laut Psychiatriebarometer 2020 plante bereits Anfang 2020 knapp die Hälfte der teilnehmenden Krankenhäuser, therapeutisches Personal aufzustocken, insbesondere in der Pflege und im ärztlichen Bereich.[140] Auch das Thema Ausfallmanagement wird vielerorts ernster genommen als bisher, um die vorgeschriebenen Mindeststundenzahlen auch wirklich einhalten zu können. Dienstplanung und die notwendige Reserve, um Mindeststandards nicht zu unterschreiten, sind auf der Agenda vieler Krankenhausleitungen nach oben gerückt.

924   Zu betonen bleibt, dass die Mindeststandards weder den Anspruch erheben, Arbeitsschutzstandards abschließend zu berücksichtigen, noch, leitliniengerechte Versorgung zu gewährleisten. Dafür ist ein Personaleinsatz deutlich über den Vorgaben der Richtlinie erforderlich. Es bleibt die Verantwortung von Geschäftsführungen und Krankenkassen vor Ort, die über die Richtlinie hinausgehenden Personalbedarfe entsprechend § 3 Abs. 3 S. 4 Nr. 5 und § 18 BPflV in den Budgetverhandlungen zu berücksichtigen. Der Gesetzgeber bleibt aufgefordert, diese zusätzlichen Personalbedarfe verbindlich budgetwirksam zu machen. Dazu bedarf es Ergänzungen im Finanzierungsrecht, die gemeinsam mit einer Abschaffung des kontraproduktiven, dokumentationsaufwändigen und nicht bedarfsgerechten PEPP-Systems umgesetzt werden sollten.

Aufgaben der gesetzlichen Interessenvertretung bei der Umsetzung der PPP-RL

925   Für die GIV ergeben sich aus der PPP-RL viele Informations- und Regelungsbedarfe. Viele Interessenvertretungen befassen sich auch schon intensiv mit dem

---

140   DKI: Psychiatrie-Barometer. Umfrage 2019/2020. 2020 S. 14. Online: https://www.dki.de/sites/default/files/2020-12/Psych-Barometer_2019_2020_final.pdf [abgerufen am 17.3.2021].

Thema, ablesbar an den schon vor der Corona-Pandemie ausgebuchten Seminaren und zahlreichen Inhouseveranstaltungen von ver.di Bildung und Beratung. Allerdings besteht zum Teil noch Unsicherheit über die konkreten Auswirkungen der Umsetzung der Richtlinie. Die Pandemie hat im Jahr 2020 auf allen Seiten die Aufmerksamkeit beansprucht, sodass konkrete Mitbestimmungsprozesse vielfach noch nicht in Gang gesetzt wurden. Dies muss aber spätestens 2021 in Angriff genommen werden. Im Folgenden werden die auf die Einrichtungen zukommenden Veränderungen dargestellt und herausgearbeitet, dass eine erfolgreiche Umsetzung der PPP-RL am besten im konstruktiven Zusammenspiel von GIV und Geschäftsführung erfolgen kann. Bezüglich der PPP-RL gibt es noch keine einschlägigen Gerichtsurteile oder Einigungsstellensprüche zu den hier vorgestellten Mitbestimmungsfragen. Vieles lässt sich aber aus bestehendem Recht und Rechtsprechung ableiten.

Personalbedarfsplanung, Personaleinsatzplanung und Dienstplanung

Dienstplanung

Die Mitbestimmung bei der Dienstplanung ist in Krankenhäusern eine wichtige Aufgabe der Interessenvertretung. Im Sinne eines guten Arbeitsklimas und gesunder Arbeitsbedingungen, der Aufrechterhaltung einer nachhaltigen Work-Life-Balance, der Vereinbarkeit von Beruf und Familie und damit der Mitarbeiterzufriedenheit und -bindung ist das Einfordern der Einhaltung der regulativen Normen sowie der Berücksichtigung der Mitarbeiterwünsche ein wichtiger Bestandteil der Ordnung im Betrieb. Die PPP-RL wird in den psychiatrischen Krankenhäusern erhebliche Umstellungen bei der Dienstplanung bewirken müssen. Denn die Krankenhausleitung muss sicherstellen, dass genügend Personal der entsprechenden Berufsgruppen tatsächlich vor Ort mit der Patientenversorgung befasst ist. Die konkrete Dienstplanung muss gewährleisten, dass die PPP-RL am Ende des Nachweiszeitraums (pro Monat/Station, pro Quartal/Einrichtung) für alle therapeutischen Berufsgruppen und insgesamt erfüllt ist, ob also die Mindeststundenzahl (VKS-Mind) eingehalten worden ist. Zwar ist die Interessenvertretung von G-BA und Gesetzgeber nicht explizit mit der Kontrolle der PPP-RL beauftragt worden, zu einer konstruktiven Mitbestimmung der Dienstpläne wird sie aber die entsprechenden Informationen zur geplanten und tatsächlichen Erfüllung der Mindeststandards benötigen. Denn sollten bspw. anfangs des Quartals die Mindeststandards deutlich unterschritten werden, drohen am Ende des Quartals kurzfristige Dienstplanänderungen mit dem Ziel, die fehlenden „Vollkraftstunden" noch zu füllen. Die Interessenvertretung sollte deutlich machen: ein rein ökonomisches Kalkül der Richtlinienerfüllung ist keine Grundlage für die Zustimmung zur kurzfristigen Änderung der Dienstpläne zulasten der Beschäftigten. Sie braucht jederzeit Anhaltspunkte, ob ausreichend Personal eingeplant worden ist. Am besten werden anhand der Prognosen der „VKS-Mind" sowie der zusätzlichen Bedarfe für eine leitliniengerechte Versorgung wie auch für den Arbeitsschutz gemeinsam Soll-Besetzungen für die Stationen definiert. Bei der Dienstplankontrolle kann die GIV dann abgleichen, ob diese eingehalten werden.

Regelungslücke Nachtdienst

927 Eine besondere Leerstelle in der PPP-RL ist bisher der Nachtdienst, für den es keine Vorgaben gibt. Allerdings muss die Nachtdienstbesetzung künftig nachgewiesen werden. Aus Sicht des Arbeits- und Gesundheitsschutzes sowie des Arbeitszeitrechts ist es auf fast allen psychiatrischen Stationen angezeigt, mindestens zwei Fachkräfte im Nachtdienst einzusetzen. Darauf sollten sich GIV und Geschäftsführung verständigen; dies ist dann bei der Dienstplanung ebenfalls zu berücksichtigen. Eine gültige Betriebsvereinbarung zu diesem Thema kann auch in Budgetverhandlungen die Forderung nach ausreichender Finanzierung stützen.

Personalbedarfsplanung

928 Natürlich ist eine Dienstplanung, die die Einhaltung der PPP-RL und angemessene Nachtdienstbesetzungen gewährleistet, nur machbar, wenn genügend Personal zur Verfügung steht. Hier zeigt sich, wie oben erwähnt, eine entscheidende Schwäche der PPP-RL – den Gesamtpersonalbedarf bildet sie nicht ab. Denn sie definiert ja nur Mindeststandards am Tag – für eine bedarfsgerechte und gesetzeskonforme Versorgung entstehen erhebliche Zusatzbedarfe. Als ein plastisches Beispiel seien hier nur die massiv angestiegenen 1:1-Betreuungen zur Vermeidung und nötigenfalls Begleitung von Zwangsmaßnahmen benannt. Die zusätzlichen Bedarfe müssen ermittelt und in den Sollbesetzungen abgebildet sein, sonst ist die Überlastung des Personals vorprogrammiert. Dazu müssen dann die durch die PPP-RL bedauerlicherweise nicht quantifizierten Ausfallzeiten sowie Personalbedarfe für Leitungsaufgaben und Querschnittsaufgaben etc. gerechnet werden. Erst dann ergibt sich der Gesamtpersonalbedarf. Wird dieser in der Personalbedarfsplanung nicht berücksichtigt und die Stellenplanung entsprechend vorgenommen, wird die Personaldecke immer zu knapp sein und es besteht die Gefahr, dass die fehlenden Kräfte über Arbeitnehmerüberlassung, Überstunden bzw. Einspringen aus dem Frei abgedeckt werden sollen. Die GIV sollte sich deshalb aktiv mit Vorschlägen zur Personalplanung (im Betriebsverfassungsgesetz nach § 92) in die Personalbedarfsplanung einbringen und die entsprechenden Informationen einfordern, um diese aufgrund vorhandener Daten erstellen zu können. Die Geschäftsführungen sind aufgerufen, die Finanzierung des gesamten Personalbedarfes in den Budgetverhandlungen nachdrücklich einzufordern. Auch an dieser Stelle kann ein Zusammenwirken der Betriebsparteien ggf. positive Auswirkungen haben.

Personaleinsatzplanung

929 Eine *100%plus*-Erfüllung der PPP-RL braucht eine sorgfältige Planung des Einsatzes des vorhandenen Personals, verbunden mit einer am vorhandenen Personal orientierten Belegungssteuerung über das gesamte Jahr und die jeweiligen Nachweiszeiträume. Interessenvertretungen sollten sich mit den Planungen des Per-

sonaleinsatzes vertraut machen und auch hier die entsprechenden Informationen einfordern. Themen wie Urlaubs- und Fortbildungsplanung kommen durch die PPP-RL womöglich in neuem Licht zur Sprache. Wichtig ist hier, nicht im ersten Reflex die Wünsche des Personals (bspw. Urlaub im Sommer) den Belegungszahlen unterzuordnen, sondern andersherum auch zu prüfen, wie durch kluge Belegungssteuerung die beiden Waagschalen ausgeglichen werden können. Hier haben die Interessenvertretungen die klare Rolle, die Interessen des Personals sehr deutlich einzubringen.

Ausfallmanagement

930 Eine enorme Rolle wird in Zukunft ein intelligentes Ausfallmanagement spielen. Bisher führten Ausfälle häufig schlicht zu Verschiebungen zwischen Stationen, insgesamt aber zu einer schlechteren Personal-Patienten-Relation – und damit zu schlechterer Versorgung und steigender Überlastung. In der PPP-RL führen sie – wenn ohnehin knapp geplant ist – schnell zu einem Unterschreiten der Mindeststandards und damit im Zweifel ab 2022 zu empfindlichen, ansteigenden Vergütungskürzungen. Damit rücken sie ins Zentrum der Aufmerksamkeit. Geplante Abwesenheiten (Urlaub, Fortbildung, auch die laufende Betriebsrat-, Personalrat- oder Mitarbeitervertretungsarbeit etc.) sind bei vorausschauender Planung und angemessener Personalausstattung vergleichsweise einfach zu handhaben, indem Stationen mit ausreichend Personal ausgestattet sind, um diese schon in der Planung zu kompensieren. Anders sieht es bei den – per Definition ungeplanten – Krankheitsausfällen, Beschäftigungsverboten und teilweise auch Elternzeiten aus. Dennoch findet das Ausfallmanagement nicht im informationsleeren Raum statt: Die Krankenstände im Vorjahr und in der aktuellen Vorperiode geben gute Anhaltspunkte für eine Einschätzung, wie viel Ausfall eingeplant werden sollte. Dafür sind Modelle wie Springerpools, im Notfall (bei unerwartet hohen Ausfällen) Leiharbeit oder Ruf- und Bereitschaftsdienste zu prüfen. Das Arbeitszeitrecht und die Tarifverträge stellen dazu ausreichende Instrumente zur Verfügung.

931 Vermieden werden sollte – soweit irgend möglich – die berüchtigte kurzfristige Dienstplanänderung (Einspringen aus dem Frei), die erheblich zur psychischen Belastung und Unzufriedenheit beiträgt. Am UK Jena hat ver.di bspw. mit dem Arbeitgeber im Tarifvertrag zur Entlastung eine Aufstockung des Springerpools für die Psychiatrie um sechs Vollkräfte vereinbart. Ob dies ausreicht, wird sich zeigen müssen. In einigen Krankenhäusern werden auf wechselnden Stationen zusätzliche Dienste eingeplant, wenn die über dem Soll eingesetzten Kollegen sich bereit erklären, bei Ausfall auf einer anderen Station ihren Dienst dort zu leisten. Örtliche Flexibilität wird unter diesen Umständen bereitwilliger hingenommen als zeitliche. Keine Variante, zumindest nicht in erheblichem Umfang, ist in Zukunft das schlichte Verschieben von Soll-Personal einer Station auf die andere – denn damit werden in der abgebenden Station personelle Löcher gerissen, die dann wiederum gestopft werden müssen. Betriebs- oder Dienstvereinbarungen zum

Thema Ausfallmanagement sollten daher dringend verhandelt und abgeschlossen oder, wenn vorhanden, den neuen Verhältnissen angepasst werden. Sie müssen sich daran messen lassen, ob sich mit ihrer Hilfe die absehbaren Ausfälle ohne Eingriff in die Zeitsouveränität der Beschäftigten PPP-RL-konform abfedern lassen – mit anderen Worten, ob genügend Kräfte bereitstehen, um den Ausfall zu kompensieren.

Informationsbedarfe

932   Will die GIV sich an der Umsetzung der PPP-RL konstruktiv beteiligen, so sind ihr dafür die entsprechenden Informationen für ihre Arbeit zur Verfügung zu stellen. Weder kann der Arbeitgeber argumentieren, über die Informationen nicht zu verfügen, denn er ist gegenüber Kassen und IQTIG zum Nachweis der Personalmindeststandards verpflichtet, noch ist die Anspruchsgrundlage in Frage zu stellen. Wie oben argumentiert, benötigt die Interessenvertretung die aus der PPP-RL resultierenden Informationen zu Belegung, Besetzung, Umsetzungsgrad sowie zu den damit verknüpften Planungen für eine Vielzahl von Aufgaben. Schon die Nachweise zur Psych-PV waren einem Betriebsrat nach einem wegweisenden Urteil des LAG Niedersachsen aus 2018 zur Verfügung zu stellen, um Vorschläge zur Personalplanung daraus ableiten zu können.[141] Umso mehr und für weitere Aufgaben der Interessenvertretung muss dies für die Nachweise der PPP-RL, die wesentlich verbindlicher für die Arbeitgeber ist, gelten.

Dienstplantools

933   Zahlreiche psychiatrische Krankenhäuser arbeiten daran, die notwendigen Informationen und Berechnungen direkt in die Informationssysteme und Dienstplanungsprogramme zu integrieren und diese intelligent miteinander zu verknüpfen. Soweit dies zur effektiven und vorausschauenden Planung beiträgt und die Übersicht über das benötigte und vorhandene Personal erleichtert, ist dies sehr zu begrüßen. Die Einführung oder Überarbeitung solcher Programme, die zahlreiche personenbezogene Daten verarbeiten, unterliegt dabei selbstverständlich der Mitbestimmung. Für eine gedeihliche Zusammenarbeit von Interessenvertretung und Geschäftsleitung ist es sinnvoll, die GIV von Anfang an in die Umsetzung der PPP-RL auch im Hinblick auf den Softwareeinsatz einzubeziehen, ihr die entsprechenden Unterlagen vorzulegen und Zugangsrechte zu entsprechenden Informationen und Zugriffsrechte in der Dienstplanungssoftware einzuräumen. Damit ersparen sich Geschäftsleitungen langwierige Auseinandersetzungen vor Gericht oder in Einigungsstellen.

Anrechnung von Berufsgruppen

934   Ein sicherlich umstrittenes Thema ist die in der PPP-RL recht großzügig erlaubte Anrechnung von Berufsgruppen aufeinander, von PPP-RL-externen Berufsgrup-

---

141   LAG Niedersachsen, Urt. v. 15.11.2018, Az. 7 TaBV 20/18.

pen und von Hilfskräften. Hier wird ein wichtiges Prinzip der Psych-PV, welches die Ausstattung mit Fachkräften vorsah, unnötig aufgeweicht. Im Sinne einer qualitativ guten Versorgung sollten Geschäftsleitungen und Interessenvertretungen anstreben, den Anteil fachfremder und nicht ausreichend qualifizierter Kräfte möglichst gering zu halten und Hilfskräfte nach Möglichkeit nachzuqualifizieren. Hierzu sind geeignete, attraktive Programme zu entwickeln, um auch aus den aktuell beschäftigten Hilfskräften den zukünftigen Fachkräftebedarf decken zu können. Auch die fast schrankenlose Anrechnung der Psych-PV-Berufsgruppen und „anderer Fachkräfte" ist sehr kritisch zu betrachten. Hier ist die Frage zu stellen, ab welchem Anrechnungsanteil die verbliebenen Beschäftigten der Ursprungsberufsgruppe zu stark auf wenige vorbehaltene Aufgaben eingeschränkt werden und ob die angemessene multiprofessionelle Behandlung und die Umsetzung therapeutischer Konzepte noch gewährleistet werden können. Ein noch gänzlich unbearbeitetes, aber aus Sicht der Beschäftigten hochspannendes Thema ist die Frage, ob eine Anrechnung auf eine höher eingruppierte Berufsgruppe eigentlich auch eine höhere Eingruppierung nach sich zieht. Denn angerechnet werden darf nur, wer die entsprechenden Regelaufgaben ausübt. Falls die Anrechnung zu über 50 Prozent erfolgt und die entsprechenden Arbeitsvorgänge übertragen worden sind, könnte sich daraus auch ein höherer Eingruppierungsanspruch ergeben. Auf die Rechtsprechung zu diesem Thema darf gespannt gewartet werden.

Arbeits- und Gesundheitsschutz: Gefährdungsbeurteilung

Während durch die Mitbestimmung zur Dienstplanung die Einhaltung der Richtlinie in ihrer jeweils gültigen Form sowie zusätzlicher Bedarfe eingefordert werden kann, richten sich Personalanforderungen nach Arbeits- und Gesundheitsschutz nach dem Ergebnis einer Gefährdungsbeurteilung, auch zur psychischen Belastung. Diese muss neben den üblichen Informationsquellen (Checklisten zur Gefährdungsbeurteilung, Unfallanalysen, Krankenstände und Krankheitsursachen, beteiligungsorientierte Instrumente etc.) die Anforderungen aus der Richtlinie einbeziehen, um aussagefähig zu sein, ob in der zur Verfügung stehenden Zeit die abgeforderten Regelaufgaben (aber ggf. auch zusätzliche, von der Richtlinie nicht erfasste) auch geleistet werden können. Ist dies nicht der Fall, drohen regelmäßig psychische und physische Überlastung des Personals. Eine Unterschreitung der PPP-RL, und zwar ihrer *100%plus*-Umsetzung, muss daher auch aus dem Blickwinkel einer Gesundheitsgefährdung des Personals unbedingt vermieden werden. Auch hier ergeben sich ggf. entsprechende Informationsrechte der Interessenvertretung.

Herausforderungen meistern, Chancen wahrnehmen, politische Veränderungen einfordern.

Die PPP-RL bietet trotz ihrer an vielen Stellen unbefriedigenden Form und Reichweite die Chance, die Personalplanung in psychiatrischen Krankenhäusern vom Kopf auf die Füße zu stellen. Diese Chance sollten Interessenvertretungen und Krankenhausleitungen gemeinsam wahrnehmen. Darüber hinaus gilt es, gemeinsam für die notwendigen politischen Veränderungen bei der verbindlichen, bedarfsgerechten Finanzierung des Personals der psychiatrischen und psychosomatischen Krankenhäuser und Kliniken und ein bedarfsgerechtes Finanzierungssystem einzutreten.

22 Perspektive der Pflegenden sowie des Pflegemanagements

Silke Ludowisy-Dehl

Qualitätssicherung psychiatrisch-pflegerischer Arbeit durch die Richtlinie?

Mit der Ablösung des Budgetsystems durch ein pausschlierendes Entgeltsystem in der Psychiatrie und Psychosomatik (PsychEntG vom 21.7.2012) wurde auch das Ende der Psychiatrie-Personalverordnung (Psych-PV vom 18.12.1990) beschlossen. Stattdessen sah der Gesetzgeber eine Mindestvorgabe für therapeutisches Personal vor. Am 4.11.2014 begann der G-BA mit der Bearbeitung des im PsychEntG formulierten Auftrages, der durch das Psychiatrieweiterentwicklungsgesetz (PsychVVG vom 19.12.2016) weiter konkretisiert wurde. Es waren geeignete Maßnahmen zur Qualitätssicherung, aber insbesondere verbindliche Mindestvorgaben für die Ausstattung der stationären Einrichtungen mit dem für die Behandlung erforderlichen therapeutischen Personals zu beschließen (gemäß § 136a Abs. 2 SGB V). Nach über 80 Arbeitssitzungen der eingerichteten Arbeitsgruppe (neben den gesetzlichen Mitgliedern waren bzw. sind der Deutsche Pflegerat, die Bundesärztekammer sowie die Bundestherapeutenkammer beteiligt) wurde die Erstfassung der PPP-RL vom Gemeinsamen Bundesausschuss am 19.9.2019 beschlossen. 937

Die Erstellung der Richtlinie stellte die Akteure vor große Herausforderungen, da die gesetzliche Vorgabe der Abschaffung der Psych-PV zunächst keinen Spielraum für eine Weiterentwicklung derselben ließ. Die neue Richtlinie sollte als Qualitätsrichtlinie nicht eine Personalbemessung zur Budgetfindung ermöglichen, sondern einen Mindeststandard für die Erbringung von Leistungen in der stationären Psychiatrie garantieren. Sie sollte sich einreihen in die bereits vielzähligen Qualitätsrichtlinien für somatische Leistungen. Kann ein Krankenhaus diese nicht erfüllen, dürfen diese Leistungen zwar erbracht werden, der Anspruch auf Vergütung gegenüber den Krankenkassen geht aber verloren. Es darf in diesem Fall nur eine Notfallversorgung erfolgen und eine Verlegung in ein geeignetes Krankenhaus hat zwingend zu erfolgen. Aber hier liegt der Unterschied: Die PPP-RL umfasst nun als erste Qualitätsrichtlinie die gesamten stationären Leistungen eines psychiatrischen und/oder psychosomatischen Fachkrankenhauses bzw. einer Fachabteilung. In der Landschaft der Leistungserbringer der stationären Psychiatrie und Psychosomatik hat ein Regionalisierungsprozess durch die Krankenhausplanung der Länder bereits stattgefunden. Eine Verlegung in ein anderes Fachkrankenhaus bzw. Fachabteilung ist daher nicht möglich, da die Kapazitäten bereits an die Versorgungsverpflichtung angepasst sind. Aufgrund der Regionalisierung steht die gesamte Versorgung, nicht nur die Notfallversorgung, aller Patienten des Einzugsgebietes im Mittelpunkt, die Versorgung von sektorfremden Patienten kann nur in begrenztem Umfang erfolgen. 938

939 Zudem sollte die Richtlinie möglichst evidenzbasierte und dem allgemeinen Stand der medizinischen Erkenntnisse entsprechende Mindestvorgaben ermitteln. Eine weltweite Recherche nach geeigneten Konzepten blieb weitgehend erfolglos, die empirische Studie zur Personalausstattung (PPP-Studie) konnte aufgrund von fachlichen Mängeln nicht verwendet werden und eine direkte Ableitung aus den Leitlinien war auch nicht uneingeschränkt möglich. Als Grundlage wurden daher nur die Ergebnisse der themenbezogenen Fachexpertengespräche für die weitere Arbeit verwendet. Für die psychiatrische Pflege kristallisierte sich dabei heraus, dass Regelungen der Psych-PV dazu geführt haben, dass sich die Anzahl der Mitarbeitenden in den letzten Jahren verringert hat. Exemplarisch wurde der stationsbezogene Basiszeitwert (Sockel), der einen Malus für größere Stationen (> 18 Patienten) bewirkte, und die Vereinbarung zu niedriger Ausfallzeiten genannt.

940 Mangels weiterer Evidenz und Alternativen wurden die Behandlungsbereiche sowie die Minutenwerte der Psych-PV als Basis für die PPP-RL herangezogen. Die Ungerechtigkeit des Stationssockels für den Pflegedienst wurde aufgelöst – die zuvor abgezogenen Minutenwerte sind jetzt wieder den Patienten zugewiesen. Somit wird eine systematische Benachteiligung des Pflegedienstes aufgehoben. Je nach Stationsgröße müssen nun deutlich mehr geleistete pflegerische Stunden nachgewiesen werden. Die Ausfallzeiten finden in der PPP-RL keine Berücksichtigung. Diese Zeiten müssen wie bisher auf der Ortsebene ausgehandelt werden. Eine Regelungskompetenz steht dem G-BA hier nicht zu. In § 3 Abs. 3 S. 4 Nr. 5 BPflV ist zumindest geregelt, dass insbesondere die Mindestvorgaben des G-BA bei der Budgetvereinbarung zu berücksichtigen sind. Dennoch basieren die Minutenwerte, die Beschreibung der Behandlungsbereiche sowie die Regelaufgaben auf einer psychiatrischen Pflege und Behandlung der späten 1980er-Jahre. Nach rund 30 Jahren hat sich das Leistungsgeschehen aber erheblich verändert. Neben einer stark verkürzten Verweildauer und einem deutlichen Fallanstieg haben sich auch pflegerische Diagnostik, Konzepte und Intervention (weiter-) entwickelt. Auch waren Anfang der 1990er-Jahre die Anforderungen an Pflegedokumentation, Leistungserfassung aber auch notwendige Fort- und Weiterentwicklung deutlich geringer als heute.

941 Diese Umstände wurden durch die pauschale Erhöhung der Minutenwerte für die Pflegefachpersonen der Behandlungsbereiche A2, G2, S2 sowie KJP zumindest teilweise berücksichtigt. Aufgrund der fehlenden Evidenzgrundlage wurde zunächst nur normativ eine pauschale abstrakte Steigerung (10 Prozent bzw. 5 Prozent) definiert. Eine Überprüfung und eine Anpassung sind aber bereits vorgesehen (§ 14 Abs. 2). Als Basis dafür kann die Studie zum Personalbedarf der Pflege in unterschiedlichen Settings der Erwachsenenpsychiatrie und Psychosomatik, das „Settingmodell"[142] oder das Modell zur Bemessung einer patienten-

---

142 Löhr/Sauter: Personalbedarf der Pflege in unterschiedlichen Settings der Erwachsenenpsychiatrie und Psychosomatik. Eine Studie der Bundesfachvereinigung Leitender Kran-

orientierten und leitliniengerechten Personalausstattung in der Psychiatrie, das „Plattformmodell"[143] der psychiatrischen Verbände herangezogen werden. Die Modelle verfolgen verschiedene Ansätze. Das „Settingmodell" betrachtet die Bedarfe der Patienten auf typischen stationären Einheiten und die sich daraus ergebene Menge an pflegerischen Fach- und Hilfspersonal. Das „Plattformmodell" leitet aus den unterschiedlichen Bedarfen der Patienten die Menge des gesamten therapeutischen Personals ab. Insbesondere die Regelaufgaben bzw. Leistungen der psychiatrischen Pflege wurden in beiden Modellen erhoben und beschrieben. Da beide Modelle noch nicht ausreichend in der Praxis erprobt worden sind, konnten sie bisher nicht in die Entwicklung der Richtlinie einfließen. Beide Arbeiten liegen aber dem G-BA vor, so dass Anregungen aufgenommen werden können.

Auch wenn die Erhebung der Regelaufgaben im Servicedokument ausgesetzt ist, müssen bei der Anrechnung von Fachkräften anderer Berufsgruppen und Hilfskräften die übertragenen Tätigkeiten erläutert werden und den Regelaufgaben gemäß Anlage 4 der Richtlinie zuordenbar sein. Delegierbare oder substituierbare Leistungen finden sich in vielen Bereichen der Regelaufgaben wieder. Es sind einige Leistungen aufgeführt, die nicht unbedingt ein pflegerisches Fachwissen erfordern. Im Bereich der Hotelleistungen (Speisenversorgung, Zimmer etc.) sind möglicherweise auch andere Fachkräfte besser geeignet. Allerdings muss immer der Bezug der Tätigkeit zu den Auswirkungen der Erkrankungen, also zu den Pflegeproblemen erhalten bleiben. So muss etwa die „Sicherstellung der Nahrungsaufnahme" eine pflegefachliche Aufgabe bleiben, wenn z. B. Schluckstörungen oder Vergiftungsideen im Vordergrund stehen und somit der Nahrungsaufnahme eine wichtige Rolle zukommt. Wenn keine Probleme im Zusammenhang mit der Nahrungsaufnahme einhergehen, kann das Servieren der Speisen sicherlich auch von anderen Personen übernommen werden. Auch im Bereich der „mittelbar patientenbezogenen Tätigkeiten" finden sich Leistungen, die den Leitungsaufgaben und Ausbildungsaufgaben zugeordnet sind. Auch alle Aufgaben rund um die Sachmittelbestellung sind Tätigkeiten, die von anderen Professionen übernommen werden können.

942

Die Mindestvorgaben für die Nachtdienste sind von der Richtlinie zunächst noch ausgenommen, aber analog der Psych-PV umfasst der Nachtdienst auch hier zehn Stunden täglich. Für die Festlegung von Mindestvorgaben ist es erforderlich einen Überblick über die IST-Situation zu haben. Daher müssen die Krankenhäuser auch die geleisteten VKS je Nachtschicht ermitteln und nachweisen. Um das gesteigerte Leistungsaufkommen in den früheren Nachtstunden (z. B. im Spät-

943

---

kenpflegepersonen der Psychiatrie e. V. 2020. Online http://www.bflk.de/index.php/home/berufspolitik-bundesverband/87-der-ergebnisbericht-zum-personalbedarf-der-pflege-liegt-vor [abgerufen am 21.3.2021].

143 Hauth u. a.: Personalausstattung in stationären psychiatrischen Einrichtungen: Ein patientenorientiertes und leitliniengerechtes Konzept zur Personalbemessung. In: Der Nervenarzt 3/2019, S. 285–292.

dienst nach 20:00 Uhr) abbilden zu können, ist die Anzahl der Nächte zu melden, in denen weniger als 16 bzw. 14 VKS geleistet wurden. Hypothetisch kann davon ausgegangen werden, dass der Personaleinsatz auf Stationen mit hohem Pflegebedarf (z. B. auf Stationen für dementielle Erkrankungen) höher sein wird als auf anderen Stationen. Diese Erkenntnisse können dann in die Mindestvorgaben einfließen. Die Herleitung eines Mindestbedarfs aus Regelaufgaben erscheint nicht zielführend, da viele Tätigkeiten nur in einer geringen Frequenz anfallen, aber insbesondere die Gewährleistung der Patientensicherheit und die Aufrechterhaltung eines Krankenhausbetriebes als nicht direkt tätigkeitsbezogene Aufgaben in hohem Maße zu erfüllen sind. Hier bietet sich z. B. eine „Nurse-to-Patient-Ratio" (NtPR) an, um die Personalmindestmenge abzubilden, wie sie auch in somatischen Krankenhäusern in pflegesensitiven Bereichen zu erfüllen ist (PpUG).

944 Die Weiterentwicklung der Regelaufgaben wird sich an den Leistungen der heutigen psychiatrischen Pflege orientieren und überholte Aufgabenprofile müssen aufgegeben werden. Auch wenn die Aufgaben nicht immer eindeutig den Pflegefachpersonen zugeordnet werden können, sollte der Versuch unternommen werden, alle nicht pflegefachlichen Aufgaben auch eindeutig anderen Berufsgruppen zuzuordnen. Möglicherweise muss die PPP-RL um weitere Berufsgruppen erweitert werden, um den Bedarfen der Patienten gerecht zu werden. Alle Aufgaben, die sich in den jetzigen Regelaufgaben wiederfinden, haben ihre Berechtigung. Nur sollten sich die Tätigkeiten auch aus den jeweiligen Qualifikationsanforderungen ergeben. Der allgegenwärtige Fachpersonalmangel soll hier nicht weiter vertieft werden, aber klar ist: Die Entscheidung für eine Profession wird neben den monetären Erwartungen auch durch die Inhalte des jeweiligen Berufes geprägt.

945 Ziel der Richtlinie ist die Mindestmenge an therapeutischem Personal zu sichern, also im weitesten Sinne die medizinische Behandlung der Patienten sicherzustellen. Alle darüber hinausgehenden Bedarfe – sowohl die der Patienten als auch der Krankenhäuser – bleiben in der Richtlinie weitestgehend unberücksichtigt.

946 Für die Umsetzung der Minuten in real geleistete Stunden ist sicher ein Umdenken erforderlich. Bisher wurde eine bestimmte Menge an Personal in Vollkräften verhandelt und deren Existenz musste nachgewiesen werden. Jetzt müssen die tatsächlich geleisteten Stunden (VKS) der einzelnen Berufsgruppen im Einklang mit den erbrachten Behandlungstagen nachgewiesen werden. Wenn auch grundsätzlich die Behandlungstage des Vorjahresquartals für die Berechnung der VKS herangezogen werden, ist aufgrund der (häufig eintretenden) Ausnahmeregelung eine sorgfältige Dienstplangestaltung sowie ein engmaschiges Controlling unverzichtbar. Ohne digitale Unterstützung wird dies kaum möglich sein. Eine elektronische Zeiterfassung ist sicherlich hilfreich, aber auch nur auf Basis eines elektronischen Dienstplans zielführend. Die pflegerischen Leitungspersonen sollten stets den Überblick über die Anforderungen und den Erfüllungsgrad der PPP-RL haben. Durch den Quartals- und Einrichtungsbezug muss bei drohender Nicht-

erfüllung sehr zeitnah (d. h. im laufenden Quartal) gegengesteuert werden, um sanktionsfrei zu bleiben. Neben einer sorgfältigen Dienstplanung ist auch die Verteilung der geplanten Abwesenheiten (Urlaub, Fort- und Weiterbildung, Elternzeit etc.) sowie die ungeplanten Abwesenheiten (Arbeitsunfähigkeit etc.) sorgfältig beobachten. Die Amplitude der Schwankungen der eingesetzten Personalmenge sollte möglichst flach bleiben, deren Existenz ist aber unvermeidlich. Tarifliche und gesetzliche Vorgaben (z. B. Erholungsurlaub, Feiertage, Ausgleichstage) sind nicht beeinflussbar, müssen aber bei den Planungen insbesondere für Quartale mit Häufungen unbedingt berücksichtigt werden. Dies geht sicherlich mit einer intensiven Diskussion mit den Mitarbeitenden einher. Bisherige Regelungen (z. B. Urlaubsregelung, Berücksichtigung von Dienstplanwünschen) bedürfen vielleicht einer Überarbeitung, sodass möglichst eine gleichmäßige Menge Personal zur Verfügung steht. Letztendlich wird dies auch von Fachverbänden immer wieder gefordert – zum einen um Patienten eine gleichbleibende Pflegequalität bieten zu können, zum anderen um Personal vor Überforderung zu schützen. Sinnvollerweise ist auch die Delegation bzw. Substitution einzelner Tätigkeiten zu überdenken und anzupassen. Der Einsatz anderer Berufsgruppen bzw. Hilfskräfte ist möglich und bei einigen Tätigkeiten sogar sinnvoll, er sollte nur nicht zu Lasten der professionellen Pflege gehen. Inwieweit Einrichtungen die Möglichkeiten der Anrechnung von Fachkräften anderer Berufsgruppen sowie Hilfskräften nutzen, werden die Nachweise zeigen. Hier ist ein ehrlicher und sorgfältiger Ausweis für die Weiterentwicklung der Richtlinie sicherlich hilfreich.

Eine Sicherung der Qualität psychiatrischer Pflege lässt sich über die Personalmindestvorgaben allein nicht garantieren. Die Richtlinie kann lediglich eine definierte Quantität sicherstellen, d. h. sie stellt die Basis für eine Personalmenge dar, von der auszugehen ist, dass sie eine sichere Versorgung der Patienten ermöglicht. Um allerdings leitliniengerechte fachpflegerische Behandlung anzubieten, wird mehr Personal benötigt. Um das zu rechtfertigen, muss das Personal auch in zielgerichtete Pflegekonzepte umgesetzt werden. Die Ziele der Richtlinie, die in den Tragenden Gründe näher beschrieben sind, können jedenfalls nur dann erreicht werden, wenn es den Krankenhäusern und Abteilungen gelingt, die notwendigen Finanzmittel in den Budgetvereinbarungen zu verhandeln und in Fachpersonal umzusetzen.

23 Perspektive der Krankenhauspraxis
23.1 Politische Rahmenbedingungen und Entstehung der Richtlinie

Dr. Hanns-Diethard Voigt

Psychiatrie-Enquete 1975 bis zur Psych-PV 1990

Mit der Psychiatrie-Enquete 1975 stellte die Sachverständigenkommission die Forderung auf:

„Dem psychisch Kranken muß prinzipiell mit den gleichen Rechten und auf dem gleichen Wege wie dem körperlich Kranken optimale Hilfe unter Anwendung aller Möglichkeiten ärztlichen, psychologischen und sozialen Wissens gewährleistet werden."[144]

Damit wurde der Weg von der Verwahrpsychiatrie hin zu einer zeitgemäßen Behandlung psychischer Krankheiten geebnet. Zu gleicher Zeit begannen auch die Überlegungen, den Personalbedarf für diese Behandlung zu ermitteln. Es wurde erstmalig versucht den Ressourcenverbrauch durch zeitliche Messung von Tätigkeiten an und für den Patienten in Minuten zu ermitteln. Danach sollte eine Zuordnung der notwendigen Ressourcen zu unterschiedlichen Patientengruppen ermöglicht werden.

Die daraus zu ermittelnden Personalbemessungszahlen sollten zwischen den Selbstverwaltungspartnern gemeinschaftlich festgelegt werden. Nach vielen langwierigen Verhandlungen musste aufgrund von unterschiedlichen Positionen das Scheitern erklärt werden. Somit erließ das BMG am 18.12.1990 im Rahmen einer Ersatzvornahme die „Verordnung über Maßstäbe und Grundsätze für den Personalbedarf in der stationären Psychiatrie – Psych-PV".

Entwicklung nach Erlass der Verordnung

Die Psych-PV regelte nun erstmals eine fachlich basierte Zuordnung des Personalbedarfs zu unterschiedlichen Patientengruppen, Behandlungsformen und -settings. Damit war zum einen eine personelle Aufstockung in den Kliniken verbunden. Gesetzlich wurde zusätzlich untermauert, dass die Personalmehrkosten, die bei der personellen Aufstockung anfallen und zur Erfüllung der Psych-PV notwendig waren, über die Veränderungsrate hinaus im Budget geltend gemacht werden konnten (ein sogenannter „Ausdeckelungstatbestand"). Die Psych-PV hat zum anderen auch strukturelle Impulse gegeben. Die Angabe der Stationsgrößen hat das Baugeschehen in dieser Zeit maßgeblich beeinflusst. Es

---

144 Deutscher Bundestag: Bericht über die Lage der Psychiatrie in der Bundesrepublik Deutschland – Zur psychiatrischen und psychotherapeutisch/psychosomatischen Versorgung der Bevölkerung. BT-Drs. 7/4200, S. 205.

entstanden nach und nach kleinere Stationen mit der Möglichkeit, differenziertere Therapieangebote zu etablieren. Die Zuordnung zu den Patientengruppen A (Allgemeinpsychiatrie), S (Suchterkrankungen) und G (Gerontopsychiatrie) sowie die zusätzliche Unterteilung in verschiedene Schweregrade in den Gruppen eröffnete die Möglichkeit, zielgerichtete und spezifische Behandlungsangebote zu entwickeln. Summarisch hat die Psych-PV zu einer deutlichen Verbesserung der Personalausstattung und der Behandlungsqualität geführt.

952 In der zweiten Hälfte der 90er-Jahre wurde eine langsame „Aushöhlung" der Psych-PV durch unzureichende Refinanzierung des Personals deutlich mit der Folge, dass entweder weniger Personal vorhanden war oder sogenannte „Pseudobudgets" vereinbart wurden, die zwar ausreichend Personal auswiesen, welches aber nicht tarifgerecht bezahlt werden konnte. Auch waren in den Budgetverhandlungen die Ausfallzeiten immer streitbehaftet und im Ergebnis aus Krankenhaussicht selten ausreichend refinanziert. Selbst ein gut gemeinter Reparaturversuch, wie die Regelung in § 6 BPflV mit der Möglichkeit, nicht besetzte Psych-PV-Stellen nachzuverhandeln, hat zwar kurzfristig etwas Luft verschafft, aber keine systematische Verbesserung für die Kliniken und die Versorgung gebracht.

953 Mit dem KHRG (17.3.2009) wurde im Krankenhausfinanzierungsgesetz (KHG) der § 17d eingefügt. Dieser regelt, dass ein „durchgängiges, leistungsorientiertes und pauschalierendes Vergütungssytem auf der Grundlage von tagesbezogenen Entgelten" entwickelt werden soll. „Das Vergütungssystem hat den unterschiedlichen Aufwand der Behandlung bestimmter, medizinisch unterscheidbarer Patientengruppen abzubilden". Es wurde gesetzlich ebenfalls festgelegt, dass die Selbstverwaltung das Entgeltsystem mit pauschalierten Entgelten bis Ende 2012 entwickeln soll. Zeitgleich wird das BMG ermächtigt, zum 1.1.2013 selbst Regelungen zu diesem Sachverhalt zu erlassen, falls sich die Selbstverwaltungspartner bis dahin nicht einigen können.

954 Sicherlich hatten die Beteiligten bei diesen Überlegungen eine DRG-ähnliche Systematik im Hinterkopf, ohne zu berücksichtigen, wie viele Jahre die DRG-Einführung angedauert hat. Auch blieb ohne Berücksichtigung, dass mit dem australischen DRG-System eine gute Kopiervorlage existierte, aber in Australien die Psychiatrie dabei klugerweise außen vor gelassen wurde. Der Versuch, dennoch ein leistungsorientiertes System in Deutschland zu etablieren, war sicher nicht gänzlich falsch, aber dennoch insbesondere in der Kürze der Übergangszeit sehr ambitioniert. Wenig beachtet wurde in dieser Zeit die Psych-PV, mit der auch damals schon ein international einzigartiges System der Personalbemessung in der Psychiatrie bestand, das die Finanzierung nach fachlich-basierten Kriterien unterschied. Probleme mit der zu etablierenden Systematik waren vorprogrammiert, da zum einen die Zeitschiene zu kurz bemessen war und zum anderen die Tauglichkeit des DRG-Systems als Vorbild für die Psychiatrie im Vorfeld nicht untersucht wurde.

Zwischendurch regelte das PsychEntgG (21.7.2012) die Aufhebung der Psych-PV – und das, obwohl der Versuch, die Leistungen in der Psychiatrie und Psychosomatik, wie im KHRG gefordert, zu kategorisieren, fehlgeschlagen ist. Kostentrennende Merkmale für den unterschiedlichen Aufwand medizinisch unterscheidbarer Patientengruppen, wie im gesetzlichen Auftrag gefordert, wurden – außer der simplen Erkenntnis, dass nur die Verweildauer als „Kostentrenner" in Frage kommt – nicht wirklich gefunden. Damit wurde der gesetzliche Auftrag, pauschalierte Entgelte, welche auf den oben genannten Merkmalen beruhen, zu entwickeln, aus fachlicher Sicht nicht erfüllt. Die Selbstverwaltungspartner konnten sich über einen vom InEK kalkulierten Entgeltkatalog nicht verständigen. 955

Trotzdem erließ das BMG in 2012 über eine Ersatzvornahme diesen Entgeltkatalog für das PEPP-System, mit Gültigkeit ab dem 1.1.2013. Damit wurde ein Abrechnungssystem mit zweifelhaften Anreizen und einem erheblichen bürokratischen Mehraufwand installiert. Alle Versuche der Vereinfachung (DKG) oder gar Abschaffung (Psych-Verbände) des Systems in der Selbstverwaltung sind gescheitert. Der Wille der Politik, dort einzugreifen, war gleich null. Die Krankenhäuser wurden mit einem immensen bürokratischen Mehraufwand belastet. Die Budgets sollten gleichzeitig auf ein einheitliches Preissystem überführt werden, das einzig über die PEPP-Leistungsmenge gesteuert wird. Über das individuelle Leistungsgeschehen in den Kliniken und den besonderen Bedarf der Patienten vor Ort waren damit keine Aussagen mehr möglich. 956

Die Einführung des PEPP-Systems erfolgte zunächst budgetneutral und war für die ersten zwei Jahre freiwillig. Um möglichst viele Häuser zum Umstieg zu bewegen, gab es in dieser Zeit die Möglichkeit, die doppelte Veränderungsrate in den Budgetverhandlungen zu vereinbaren. Bei den jährlichen Anpassungen des Systems (parallel zum DRG-System) wurden anfangs nur marginale Veränderungen vorgenommen. Die grundsätzlichen Mängel, wie z. B. fehlende fachlich-basierte Kostentrenner und eine undifferenzierte Abbildung des Leistungsgeschehens, wurden nicht behoben. Es setzte sich immer mehr die Erkenntnis durch, dass die individuellen Leistungen in der Psychiatrie und Psychosomatik sich nicht über Pauschalen ähnlich dem DRG-System abbilden lassen. Eine Erkenntnis, die die Fachverbände und -gesellschaften schon zu Beginn der Entwicklung prophezeit hatten. 957

Diese Erkenntnis fand dann teilweise ihren Niederschlag im PsychVVG (19.12.2016). Das Gesetz hat entscheidend dazu beigetragen, das PEPP-System als einzige Budgetdeterminante zu verhindern und damit die Akzeptanz des Gesamtsystems zu verbessern. Insbesondere wurde dort geregelt, dass in der Psychiatrie und Psychosomatik das krankenhausindividuelle Budgetsystem fortgeführt wurde und das PEPP-System lediglich die Abrechnungssystematik dafür zur Verfügung stellt. Die ursprüngliche Zielsetzung, ein Preissystem zu entwickeln, wurde fallengelassen. Für die verpflichtende Umstellung auf das PEPP-System wurde nach wiederholten Fristverlängerungen der 1.1.2018 festgelegt. Für 958 die Budgetfindung bleibt weiter die Psych-PV die wesentliche Grundlage bzw. neu zu entwickelnde Vorgabe für den Personaleinsatz.

959 Den Selbstverwaltungspartnern wurde aufgetragen, bis zum 30.6.2019 einen Bericht über die Auswirkungen des PEPP-Systems auf die Versorgungssituation vorzulegen. Dieser Bericht wurde auch fristgerecht erstellt. Er beschreibt die Wirkungsweise des Systems umfangreich. Im Fazit liegen GKV-SV und DKG aber weit auseinander. Der GKV-SV fordert weitere Differenzierungen der OPS-Struktur und rechtfertigt die drastisch gestiegenen Prüfungen durch den MDK als notwendig für die Herstellung einer Leistungsgerechtigkeit. Dass die OPS-Systematik, anders als im DRG-System, nicht zur Leistungsdifferenzierung geeignet ist, wird dabei völlig verkannt. Die DKG beschreibt plausibel, dass die OPS-Systematik trotz jährlicher Weiterentwicklung nicht dazu geführt hat, vergütungsrelevante „Kostentrenner" zu finden. Sie richtet ihr Hauptaugenmerk auf den Auftrag im PsychVVG, den Aufwand im System an die Erfordernisse eines Budgetsystems anzupassen, und regt in diesem Punkt eine Nachsteuerung durch den Gesetzgeber an.

960 Mit Schreiben vom April 2019 waren auch die Fachverbände der Psychiatrie und Psychosomatik aufgefordert, über die Auswirkungen der Einführung des PEPP-Systems Stellung zu nehmen. Bis auf einen haben alle Fachverbände festgestellt, dass das jetzige System keinerlei positive Auswirkungen auf die Versorgung von psychisch erkrankten Menschen gebracht hat. Dafür wurden negative Auswirkungen deutlich genannt und plausibel begründet. Einige seien hier exemplarisch genannt.

- VKD: Mit dem PEPP-System ist es dem InEK nicht gelungen, die Pflege und ihre Belastungen adäquat abzubilden. Die Struktur der OPS ist dazu grundsätzlich ungeeignet. Das allein reicht aus, um das Abrechnungssystem grundsätzlich in Frage zu stellen, da auch ein Benchmark zwischen Einrichtungen zu der Erkenntnis geführt hat, dass relevante Unterschiede in den PEPP-Kennzahlen allein auf Strukturmerkmale zurückzuführen sind, die auch nach alter Rechenart relevant gewesen wären.
- DPR: Der Pflegerat beklagt den immens gestiegenen Dokumentationsaufwand, der Personal mit patientenfernen Tätigkeiten belastet und im Ergebnis zu weniger therapeutischen Leistungen führt, sowie die Nichteignung der OPS zur Beschreibung der Tätigkeit der Pflege in quantitativer und qualitativer Hinsicht.
- DGPPN: Fehlende Orientierung am jeweils individuellen Bedarf des Patienten, die derzeitigen Systemkategorien sind nicht geeignet, das Versorgungsgeschehen abzubilden und den erforderlichen personellen Ressourcenbedarf zu beschreiben.

961 Mit der Regelung im § 136a Abs. 2 SGB V, geändert mit Geltung ab 1.1.2017, wurde gesetzlich festgelegt, dass einheitliche Vorgaben zur Sicherung der Versorgungsqualität in Psychiatrie und Psychosomatik entwickelt werden sollen, die insbesondere auch verbindliche Personalmindestvorgaben für die Krankenhausbehandlung umfassen sollen. Das zweimalige Verwenden des Verbs „sollen"

könnte darauf hinweisen, dass entsprechende gesetzliche Aufträge bereits in der Vergangenheit bestanden – die bisherigen Bemühungen nach eingehender Prüfung hingegen genau das nicht erreichen konnten und zum Teil sogar einen gegenteiligen Effekt erzielt haben: Hier ist zum einen die Einfügung des § 17d KHEntgG zu nennen, womit ein System entwickelt werden „sollte", welches „den unterschiedlichen Aufwand der Behandlung bestimmter, medizinisch unterscheidbarer Patientengruppen abzubilden" vermag. Zum anderen wurde gesetzlich geregelt, dass die Selbstverwaltung das Entgeltsystem mit pauschalierten Entgelten bis Ende 2012 entwickeln „sollte". Im Jahr 2016 wurde durch das PsychVVG dann der Erkenntnis stattgegeben, dass das nicht gelungen ist und die krankenhausindividuelle Budgetsystematik der BPflV, ergänzt um neue Bausteine der Budgetfindung, fortgesetzt wird.

Bisher in der allgemeinen Wahrnehmung vernachlässigt wird der gesetzliche Auftrag, auch Indikatoren zur Beurteilung der Qualität insbesondere für die sektorenübergreifende Qualitätssicherung zu entwickeln. Im Fokus der fachlichen Diskussion und der Verhandlungen zwischen den Selbstverwaltungspartnern stehen die beauftragten Personalmindestvorgaben. Diese sollen gemäß gesetzlichem Auftrag möglichst evidenzbasiert sein und zu einer leitliniengerechten Behandlung beitragen. Die Fachgesellschaften haben die Möglichkeit der Stellungnahme erhalten, die der G-BA in den Entscheidungsprozess einzubeziehen hatte. 962

Auch hier ist erneut festzustellen, dass diese komplexe gesetzliche Vorgabe mit einem Zeitplan versehen wurde, der offensichtlich zu knapp bemessen war. Nach einer 30-jährigen Praxis mit der Psych-PV sollten nun Mindestvorgaben unter den oben genannten Zielen ermittelt werden. Der Systemumstieg von einer Personalbemessungssystematik mit unmittelbarer, gesetzlich festgelegter Auswirkung auf die Budgetfindung hin zu einem System von qualitätsorientierten Mindestvorgaben stellte eine immense Herausforderung dar. Außer den Erfahrungen mit der Psych-PV lagen in dem Entwicklungsprozess keinerlei evidenzbasierte Erkenntnisse zugrunde. 963

Der G-BA beauftragte daher eine Studie zur Personalsituation in den Krankenhäusern, in der eine wissenschaftlich fundierte Analyse der Untersuchungsergebnisse vorgenommen werden sollte. Diese Studie wurde von den Krankenhäusern sehr kritisch gesehen, da diese das Ziel vermuteten, dass im Ergebnis eine Personalabsenkung bzw. die Festschreibung des unzureichenden Ist-Zustands gewollt ist. Die DKG und auch der Studienleiter Prof. Wittchen selbst haben dennoch aktiv für eine Teilnahme geworben. Letztlich haben sich ausreichend Krankenhäuser bereit erklärt, an der Studie teilzunehmen. Die umfangreichen Studienergebnisse wurden aufgrund von einzelnen methodischen Mängeln vom G-BA nicht zugelassen. Die gesamten Daten wurden daraufhin nicht veröffentlicht oder für den Entwicklungsprozess weiterverwendet. Das Unverständnis dafür ist groß – insbesondere bei den teilnehmenden Kliniken, die mit ihrer Teilnahme einen Beitrag leisten wollten, um zu den geforderten evidenzbasierten Erkennt- 964 nissen zu gelangen. Die dafür verschwendeten Ressourcen sollen hier nur kurz erwähnt sein und nicht näher bewertet werden.

965 Zusätzlich fanden noch Expertenbefragungen im G-BA statt. Deren Ergebnisse sollten neben der Studie Eingang in die Entwicklung der Richtlinie finden. Die Befragungen ergaben immer wieder die Einschätzung, dass in den Kliniken mehr Personal benötigt wird. Leider ließen sich diese Aussagen nicht quantifizieren. So hat der G-BA zum Schluss eine Richtlinie entwickelt, die die Kategorien der Psych-PV leicht verändert, und die alten Minutenwerte dieses Instruments der Personalbemessung mit marginalen Änderungen als Mindestvorgaben in die Richtlinie einfließen lassen. Neben der Erkenntnis, dass es keine anderen belastbaren Zahlen gab, bleibt damit ein grundsätzlicher Makel. Eine Richtlinie, die in der Zukunft die Qualität der psychiatrischen Versorgung verbessern soll, orientiert sich ausschließlich rückwärtsgewandt an 30 Jahre alten Zahlen. Auf der anderen Seite legt die Richtlinie Dokumentationspflichten in bisher nicht gekanntem Ausmaß fest. Begründung dafür ist die Behauptung, dass diese Daten für die Weiterentwicklung der Richtlinie erforderlich seien. Es stellt sich dadurch schnell der Eindruck ein, dass die fehlende Evidenz mit einer Datenflut ausgeglichen werden soll. Umso gravierender zeigen sich aber die finanziellen Risiken für Einrichtungen, die aus den kleinteiligen Nachweisverpflichtungen in Verbindung mit drakonischen Sanktionsmaßnahmen resultieren. So zeigen sich aktuell im Vergleich zum Ursprungssystem keine qualitativen Verbesserungen – im Gegenteil muss, wenn die Richtlinie erst einmal „scharfgeschaltet" ist, mit Rückschritten in der Versorgung gerechnet werden.

966 Es bleibt letztendlich nur noch die Hoffnung, dass die erheblichen Restriktionen und Fehlallokationen in der Richtlinie im Rahmen der Weiterentwicklung eliminiert werden können. Auch bleibt zu prüfen, ob nicht eine gänzlich andere Herangehensweise, wie zum Beispiel im sogenannten „Plattformmodell" der Psych-Verbände unter Federführung der DGPPN, eine wirkliche Alternative darstellen könnte, die im Sinne einer Personalbemessung eine fachlich-basierte Grundlage zu moderner, leitliniengerechter Behandlung und Versorgung psychisch erkrankter Menschen durch Krankenhäuser ermöglicht.

23.2 Bewertung der Richtlinie und Weiterentwicklungsmöglichkeiten

Holger Höhmann (Verband der Krankenhausdirektoren Deutschlands e. V. – VKD), Dr. Mate Ivančić (Bundesverband Deutscher Privatkliniken e. V. – BDPK), Silke Ludowisy-Dehl (Bundesfachvereinigung Leitender Krankenpflegepersonen der Psychiatrie e. V. – BFLK), Bernadette Rümmelin (Katholischer Krankenhausverband Deutschlands e. V. – kkvd)

Patientenzentrierte Versorgung durch psychiatrische und psychosomatische Krankenhäuser – Quo vadis?

967 Per G-BA-Beschluss vom 19.9.2019 wurden Vorgaben über die zukünftige personelle Mindestausstattung in psychiatrischen und psychosomatischen Krankenhäusern und Fachabteilungen festgelegt, die einen ganz wesentlichen Einfluss auf die Behandlung und nicht zuletzt auch auf die wirtschaftliche Existenz der Einrichtungen haben. Mit dem Weiterentwicklungsbeschluss vom 15.10.2020 wurde systemseitig bestätigt, dass Verstöße gegen die Mindestvorgaben der PPP-RL nicht nur finanzielle Nachteile nach sich ziehen, sondern durch ihre vervielfachende Wirkung existenzgefährdende Auswirkungen entfalten werden. Um bewerten zu können, ob diese Vorgaben dennoch geeignet sind, die Versorgungsqualität zu sichern oder im besten Fall zu erhöhen, müssen zunächst die **Qualitätsziele** benannt werden, die der Richtlinie als Maßstab gelten sollten.

968 Der vielzitierte § 136a Abs. 2 SGB V beauftragt den G-BA insbesondere damit, verbindliche Mindestvorgaben für die Ausstattung der stationären Einrichtungen mit dem für die Behandlung erforderlichen therapeutischen Personal zu bestimmen. Das sieht der Gesetzgeber als ein (vorrangiges) Instrument in seinem Bestreben, geeignete Maßnahmen der Qualitätssicherung in der psychiatrischen und psychosomatischen Versorgung festzulegen. Zwei Aspekte sind an der Stelle hervorzuheben: Erstens sind Mindestvorgaben für die Personalausstattung der stationären Einrichtungen lediglich als ein Mittel der Qualitätssicherung vorgegeben, das sich zweitens dem Ziel der Sicherung von (sektorenunabhängiger) Versorgungsqualität unterordnen muss. Die Bewertung der Richtlinie hinsichtlich ihrer Eignung im Sinne der Qualitätsziele darf dementsprechend nicht isoliert auf die (teil-)stationäre Behandlung im Krankenhaus vorgenommen werden, sondern muss immer auch im Kontext der **(patientenzentrierten) Gesamtversorgung** erfolgen. Gleichzeitig ist in der Gesamtdiskussion davon abzusehen, Personalmindestvorgaben in der stationären Behandlung als einziges mögliches Mittel zu diskutieren, sieht doch die Gesetzesgrundlage auch weitere Indikatoren vor, die sich ausdrücklich aus der Einrichtungszentrierung lösen sollen („einrichtungs- und sektorenübergreifende Qualitätssicherung").

969 Die Richtlinie selbst gibt in ihren *Tragenden Gründen*[145] beispielhafte Hinweise darauf, welche konkreten Ziele im Sinne der Versorgungsqualität durch den Personaleinsatz nach PPP-RL erreicht werden sollen:

- möglichst leistungssektorenübergreifende Behandlerkonstanz
- indikationsbezogene Behandlungskonzepte/multiprofessionelles Team/Milieutherapie
- Gemeindenähe
- Verzicht auf geschützte Stationen/Vermeidung geschlossener Türen/Verhinderung von Zwang
- Teilnahme an der regionalen Versorgungsverpflichtung
- Befähigung zu einem möglichst selbstständigen Leben außerhalb von Institutionen sowie zu Teilhabe

970 Aus Perspektive der psychiatrischen und psychosomatischen Krankenhäuser und Abteilungen sind diese Ziele uneingeschränkt zustimmungsfähig, sie haben in der Praxis auch schon lange vor Veröffentlichung der Richtlinie die Weiterentwicklung von Angeboten und Strukturen bestimmt. Umso wichtiger ist es, dass die Richtlinie – angesichts ihrer universellen Auswirkung auf die Behandlungs- und Versorgungspraxis sowie auf deren Finanzierung – zur Weiterverfolgung dieser (und weiterer) Ziele im Sinne der Versorgungsqualität befähigt und diese Ansätze nicht durch einen Rückbezug auf die Einrichtungszentrierung konterkariert.

Station als einziger Ort der Leistungserbringung?

971 Folgt man diesen Zielen, so sollte die Station nicht im Mittelpunkt der Qualitätssicherungsmaßnahmen stehen, sondern der individuelle Versorgungs- und Behandlungsbedarf von Patienten. Ganz anders zeigt sich die tatsächliche Ausgestaltung der Richtlinie, deren Regelungen die Station als Ort der Behandlung festschreibt. So offenbart § 2 Abs. 8, dass, obwohl die Mindestvorgaben einrichtungsbezogen nachzuweisen sind, nur die „auf einer Station jeweils tatsächlich tätigen Fachkräfte" nachweisfähig sind. Auch die Systematik der Nachweisführung stellt klar, dass Therapieleistung nur im festen Stationsbezug anrechenbar ist – die Einrichtung ergibt sich aus der Summe ihrer Stationen.

972 Mit dem vordergründigen Ziel eines Erkenntnisgewinns für die Weiterentwicklung der Richtlinie sowie um nachweisbedingte Fehlallokationen innerhalb der Einrichtungen identifizieren zu können, müssen Einrichtungen zum einrichtungsbezogenen Nachweis auch noch einen kongruenten stations- und monatsbezogenen Nachweis liefern. Faktisch lässt sich damit die Personalbesetzung bis auf die kleinste Einheit der Behandlung nachverfolgen. Zwar ist auf Stationsebene ein Abweichen von den Vorgaben theoretisch möglich, dennoch schwingt hier die

---

[145] Tragende Gründe zum Beschluss des Gemeinsamen Bundesausschusses über eine Personalausstattung Psychiatrie und Psychosomatik-Richtlinie: Erstfassung vom 19.9.2019, S. 5. Online: www.g-ba.de/downloads/40-268-6078/2019-09-19_PPP-RL_Erstfassung_TrG.pdf [abgerufen am 21.3.2021].

Erwartung mit, jede Station entsprechend der Vorgaben mit therapeutischem Personal auszustatten. Dies wird durch die beschlossene Weiterentwicklung vom 15.10.2020 noch einmal unterstrichen, indem künftig Stationstyp und Schwerpunkt der Behandlung einer Station zusätzlich zu übermitteln sind. Die berufsgruppenbezogenen Mindestvorgaben der PPP-RL sind weder evidenzbasiert noch liegen ihnen zeitgemäße Behandlungskonzepte zugrunde. Was auch in der Psych-PV nur als Bemessungshilfe im Sinne der Budgetfindung dienen sollte, eignet sich 30 Jahre später nicht als Grundlage, die Verteilung des therapeutischen Personals innerhalb der Einrichtung und zwischen den Berufsgruppen ohne wissenschaftlich begleitete Überarbeitung und Anpassung an zeitgemäße Behandlungskonzepte und moderne Berufsbilder vorzugeben. Im Gegenteil setzt spezialisierte Behandlung mit multiprofessionellen Teams eine flexible hausindividuelle Verteilung des Personals voraus – ganz im Sinne der geforderten „indikationsbezogenen Behandlungskonzepte".

973 Auch wenn der Stationsbezug in der Praxis den Nachweis selbst nicht gefährden wird, zeigt sich daran doch ein grundsätzlicher Fehler in der Konzeption der Richtlinie. Qualität wird einzig daran gemessen, wieviel Personal einer Berufsgruppe einer Stationseinheit zugeordnet wird. Der steigende Fachkräftemangel macht es jedoch notwendig, die (knappe) Ressource Personal in den nächsten Jahren versorgungsstrategisch aufzuteilen zwischen den (stationären) Bereichen mit Nachweisverpflichtung und den Versorgungsbereichen eines Krankenhauses, die nicht von der Richtlinie umfasst werden. Angesichts der ökonomischen Auswirkungen ist zu befürchten, dass nicht-nachweispflichtigen Bereichen benötigtes Personal entzogen werden könnte. Das würde fatalerweise genau die Versorgungsbereiche betreffen, die heute über moderne Behandlungs- und Versorgungsansätze (z. B. Modellvorhaben, aufsuchende Nachsorge, PIA) die Sektorengrenzen sowie die einrichtungszentrierte Psychiatrie und Psychosomatik überwinden wollen. Statt einer dringend notwendigen Loslösung der Behandlung vom antiquierten Stationsbegriff wird eben dieser hier zementiert. Die befürchtete personelle Unterversorgung einzelner Bereiche wird erst durch die Richtlinie zur selbsterfüllenden Prophezeiung.

974 Aus Sicht der Krankenhäuser kann der gesetzliche Auftrag nur dadurch erfüllt werden, dass die Versorgung psychisch erkrankter Menschen als Gesamtsystem in den Fokus qualitätssichernder Maßnahmen rückt. Die Verantwortlichen im G-BA müssen sich darüber bewusstwerden, dass psychiatrische und psychosomatische Krankenhäuser nicht nur stationäre Behandlung leisten, sondern bereits heute sektorenübergreifend Patienten behandeln und in den regionalen Versorgungsnetzwerken eine zentrale steuernde Funktion einnehmen. Dabei ergreifen Krankenhäuser längst umfassende Maßnahmen, um stationäre Behandlungsepisoden zu vermeiden oder zu verkürzen und sektorübergreifende, möglichst wohnort- und gemeindenahe Behandlungskonzepte zu etablieren. In diesem Bestreben sind Krankenhäuser durch (personelle) Qualitätsvorgaben zu fördern, anstatt gegensätzliche Anreize zu setzen. Ein wichtiger Schritt in diese Richtung wäre die

Auflösung des universellen Stationsbezugs innerhalb der Richtlinie zugunsten eines entsprechenden Gesamthausansatzes. Nur auf dieser Ebene vermag ein Nachweis des Personaleinsatzes auch den Qualitätszielen dienen.

Standortbezug: Systemische Benachteiligung dezentraler Einrichtungen

975 Auf besonderes Unverständnis stößt die Nachweisebene, die innerhalb der Richtlinie unter dem Begriff der *Einrichtung* subsumiert wird. Als eigene Einrichtung wird nicht nur jedes Fachgebiet innerhalb eines Krankenhauses, sondern auch **jeder einzelne Standort** definiert. So kontraintuitiv die Definition des Einrichtungsbegriffs an der Stelle erscheint, so bedeutsam ist sie für die Planungs- und Steuerungsprozesse zur Erfüllung der Mindestvorgaben. Betreibt ein Krankenhaus neben dem Hauptstandort auch noch kleinere regionale Einheiten, um die Behandlung näher am Wohn- und Lebensumfeld von Patienten zu erbringen, führt dies zu organisatorischen Problemen. Die dezentralen Einheiten, die teilweise den Umfang einer Behandlungseinheit nicht überschreiten (z. B. eine Tagesklinik), werden so per Definition einzeln (sanktionsbehaftet) nachweispflichtig – ohne die Möglichkeit des Ausgleiches mit anderen Einheiten. Auch an dieser Stelle muss darauf hingewiesen werden, dass die starren berufsgruppenbezogenen Nachweisvorgaben eine Spezialisierung und Individualisierung der Behandlung für diese Einheiten unmöglich machen. Dazu ergeben sich für diese kleinen Einheiten Nachweisverpflichtungen, die umgerechnet nur Bruchteile von Stellenäquivalenten ergeben. Diese Stellenbruchteile lassen sich in der Realität nicht besetzen, sodass Personal weit über der eigentlichen Nachweishöhe beschäftigt werden muss, um die Vorgaben für die Berufsgruppe jederzeit erfüllen zu können. Gleichzeitig gefährden unerwartete, längerfristige Ausfälle einzelner Mitarbeiter sofort den berufsgruppenbezogenen Nachweis. Dezentrale Einheiten sind somit weit über dem eigentlichen personellen Bedarf zu besetzen – mit Personalmitteln, die dann wiederum in anderen Bereichen fehlen.

976 Die sozialpsychiatrisch dringend erwünschte Orientierung am Lebensumfeld der Patienten wird durch die Richtlinie im Keim erstickt, da wohnort- und gemeindenahe, dezentrale Einheiten zu einer hohen betriebswirtschaftlichen Belastung und einem großen Sanktionsrisiko werden. Damit diese Fehlanreize im Sinne der Qualitätsziele („Gemeindenähe") nicht zu einer Entfernung vom Lebensumfeld führen, ist der Einrichtungsbegriff unbedingt vom Standort der Behandlung zu lösen. Einrichtungen sind als Pflichtversorger einer gesamten Region wahrzunehmen – die Betrachtung von Einzelstandorten als isolierte Orte der Leistungserbringung verkennt die Bedeutung flexibler und ortsunabhängiger Behandlungsansätze.

Zukunftsweisender Umgang mit Personal als knappe Ressource

977 Flexibilität ist nicht nur im Einsatzort und in der Verteilung zwischen den PPP-RL Berufsgruppen notwendig, sondern auch für den **Einsatz weiterer Berufsgrup-**

pen, die einen festen Bestandteil zeitgemäßer Behandlungskonzepte darstellen. Aus Perspektive der Krankenhäuser wird die starke Akzentuierung der Fachlichkeit innerhalb der Berufsgruppen grundsätzlich begrüßt. Allerdings sind dabei die aktuellen und zukünftigen Herausforderungen nicht zu vergessen: Die Psych-Fachgebiete sehen sich bereits jetzt mit einem absoluten Fachkräftemangel konfrontiert – Stellen sind in vielen Regionen schon heute dauerhaft nicht besetzbar. Durch demografische Effekte und durch die wachsende Konkurrenz wird sich diese Entwicklung noch dramatisch verstärken. Im Bereich der Pflege spüren Häuser bereits jetzt, dass sie beim Preis- und Prämienkampf, der durch die Vollfinanzierung der Pflege im DRG-Bereich entstanden ist, nicht mehr mithalten können.

Zeitgleich schwindet für das vorhandene therapeutische Personal die zur tatsächlichen Behandlung verfügbare Zeit. Der ausufernde Dokumentations- und Misstrauensaufwand, in den sich auch die PPP-RL nahtlos einreiht, füllt schon jetzt einen großen Teil der Arbeitszeit. Dazu kommen organisatorische oder formaljuristische Aufgaben, die aus dem Unterbringungs- und Pflichtversorgungsauftrag entstehen. Krankenhäuser müssen deshalb Mittel und Wege finden, die klassischen therapeutischen Berufsgruppen im Alltag zu entlasten, damit diese sich auf ihre Kernaufgaben konzentrieren können, für die ihre Fachlichkeit dringend benötigt wird. In den Regelaufgaben (Anlage 4) werden für alle PPP-RL-Berufsgruppen auch ausdrücklich Tätigkeiten definiert, für die es keiner Ausbildung in der benannten Berufsgruppe bedarf. Neben den Dokumentations- und Organisationstätigkeiten finden sich auch unterstützende und assistierende Tätigkeiten sowie solche, deren Schwerpunkt nicht in der therapeutischen Behandlung der Patienten liegt. Für diese Tätigkeiten muss es die Möglichkeit geben, auch Fach- und Hilfskräfte anderer Berufsgruppen einzusetzen. Die hierfür ab 2023 vorgegebenen Begrenzungen werden insbesondere im Bereich der Pflege nicht ausreichen, um den tatsächlichen Unterstützungsbedarf abzubilden. Die Anrechnung für die Berufsgruppe der Ärzte auszuschließen, verkennt zudem die vermeidbare Zusatzbelastung dieser Berufsgruppe mit patientenfernen Tätigkeiten, die es dringend durch andere Fachkräfte (z. B. Physician Assistant) zu reduzieren gilt.

Nur eine Entlastung der Kernberufsgruppen um Aufgaben, für die es nicht ihrer besonderen Fachlichkeit bedarf, kann die effektive Verfügbarkeit von Fachpersonal in der Patientenbehandlung erhöhen. Langfristig kann auch nur eine sinnvolle Arbeitsteilung die Berufsfelder für Nachwuchskräfte attraktiv machen. Alles andere vermag höchstens kurzfristig die nominelle Verfügbarkeit im Sinne des Nachweises zu erhöhen. Diese wird angesichts des Fachkräftemangels für Einrichtungen regelmäßig nur über Leihpersonal erreichbar sein wird. Dem Qualitätsziel der „Behandlerkonstanz" im direkten Patientenkontakt ist damit nicht geholfen.

Steuerungs- und Dokumentationsaufwand reduziert die Verfügbarkeit von Personal

980 Erschwerend kommt für die Einrichtungen hinzu, dass faktisch keine Planbarkeit des notwendigen Personaleinsatzes besteht. Die 2,5-Prozent-Regel (§ 6 Abs. 4) sieht bereits bei kleinsten Veränderungen innerhalb eines Behandlungsbereichs (A1, A2 etc.) vor, dass die Mindestpersonalvorgaben, statt auf Basis desselben Quartals im Vorjahr, anhand der Belegung des aktuellen Quartals ermittelt werden. In der Praxis kann das Behandlungsgeschehen nie so homogen sein, dass nicht zumindest in einem Behandlungsbereich eine entsprechende prozentuale Veränderung eintritt. Die zu erfüllenden Mindestpersonalvorgaben für die einzelnen Einrichtungen (bzw. Standorte) sind so in der Regel erst nach Ablauf des nachzuweisenden Quartals bekannt. Umso schwieriger gestaltet es sich, im laufenden Quartal den Personaleinsatz so zu steuern, dass tagesaktuell auf kleinste Veränderungen in der Belegung, in der Einstufung oder im Personalbestand reagiert werden kann, ohne dabei das Wirtschaftlichkeitsgebot nach § 12 SGB V zu missachten. Muss diese Steuerung auch noch zwischen Einzelstandorten vorgenommen werden, sind Abteilungen praktisch mehr damit beschäftigt, Personal (oder Patienten) hin und her zu schieben, als sich auf durchgängige Behandlung und personelle Konstanz zu konzentrieren.

981 Neben dem Steuerungsbedarf müssen der Personaleinsatz sowie die damit behandelten Patienten auch bis ins kleinste Detail dokumentiert werden. Der steigende Dokumentationsaufwand trifft dabei paradoxerweise genau die therapeutischen Berufsgruppen, deren patientenbezogene Verfügbarkeit durch die Richtlinie sichergestellt werden sollte. Statt zu vier Stichtagen im Jahr wie bisher müssen alle Patienten nun an mindestens 26 Stichtagen eingestuft werden. Gleichzeitig müssen Krankenhäuser ihren Personaleinsatz je Station in der patienten- und behandlungsbezogenen Anwesenheit nachweisen. Ganz zu schweigen von dem zusätzlichen Verwaltungsaufwand, der durch die Nachweiserbringung über 14 unterschiedliche Datenabfragen je Einrichtung und Quartal (Teil A) und 11 Nachweistabellen je Station und Monat (Teil B) entsteht. Der damit verbundene Aufwand, der sich nur über zusätzliche Verwaltungsstellen bewältigen lässt, steht in keinem Verhältnis zum Nutzen der übermittelten Daten.

982 Die Überprüfbarkeit aller Nachweise mittels MD-Qualitätskontrollrichtlinie (MD-QK-RL) wird zudem völlig neue Dokumentationsnotwendigkeiten schaffen. Auch wenn die Prüfverfahren zur PPP-RL noch nicht abschließend vereinbart sind, ist eines schon jetzt klar: Die Beweislast bei der Überprüfung liegt bei den Krankenhäusern. Gelingt es für die eigenen Nachweise nicht, ausreichende Dokumentationsbelege zu liefern, kommt das einer Nichterfüllung gleich. Insgesamt steht die vorgesehene Masse der Dokumentations- und Nachweispflichten den gesetzgeberischen Zielen der Reduktion von Misstrauensaufwand (vgl. PsychVVG) diametral entgegen. Den kleinteiligen Nachweis erfüllen und gleichzeitig prüfsicher doku-

Vervielfachende Sanktionssystematik: Adäquates Instrument der Qualitätssicherung?

Gelingt dieser Nachweis nicht, nicht vollständig oder nicht fristgerecht, drohen Sanktionen, die im Vergleich zum nicht in Nachweis gebrachten Personal vervielfachend wirken. Die Sanktionsfaktoren von 1,2 (2022) und 1,7 (2023) im Jahr sind jedoch an dieser Stelle nur Rechengrößen. Der größere Hebel entsteht dadurch, dass die Sanktionen nicht an den Mitteln für PPP-RL-Personal bemessen werden, sondern als prozentualer Abschlag auf die Gesamterlöse des betreffenden Quartals wirken. Das ergibt, je nach betreffender Berufsgruppe, einen verdreifachenden oder vervierfachenden Effekt im Vergleich zu den (rein theoretischen) Einsparungen. Je nach Umfang der Nichterfüllung kann der Erlösverlust schon mit den ersten Quartalen in den wirtschaftlichen Ruin führen. Es ist an der Stelle besonders kritisch zu hinterfragen, wodurch sich (über eine Rückzahlungspflicht hinausgehende) Sanktionen überhaupt rechtfertigen lassen, scheitert doch der Nachweis nicht am fehlenden Willen der Einrichtung, sondern an der Nichtverfügbarkeit von Personal oder an den verschiedenen Fallstricken, die sich aus der Kleinteiligkeit der Nachweispflichten ergeben. Zudem sei an dieser Stelle auch auf die zweifelhafte Regelungskompetenz des G-BA hingewiesen, der zwar befugt ist, auch monetäre Durchsetzungsmaßnahmen zu beschließen, über diese Übergangsregelung zu den Sanktionen jedoch tief in die Finanzierungshoheit der Vertragsparteien auf Ortsebene und indirekt auch in die Krankenhausplanung der Länder eingreift.

Umgang mit der Psychosomatik

Während die Psych-PV zum Zeitpunkt der Einführung der PPP-RL noch die höchste fachliche Anerkennung zur Festlegung von Personalvorgaben für psychiatrische und kinder- und jugendpsychiatrische Krankenhausbehandlungen genossen hat, lag für die Regelung psychosomatischer Krankenhausbehandlungen keine entsprechende Grundlage vor. Dennoch wurde das Fachgebiet unmittelbar in die Richtlinie einbezogen und es wurden Minutenwerte für die neuen Behandlungsbereiche festgelegt. Teilweise wurde dabei auf Anhaltwerte aus der Fachliteratur zurückgegriffen[146], andere Werte wurden bisher undifferenziert aus der Erwachsenenpsychiatrie übernommen. Dabei wurden jedoch wesentliche Unterschiede zwischen Psychiatrie und Psychosomatik nicht beachtet: Psychosomatische Patienten haben in aller Regel einen weniger hohen pflegerischen Bedarf, da sie ihren Alltag im Wesentlichen selbst regeln können, aber dafür einen deutlich höheren psychotherapeutischen und spezialtherapeutischen Bedarf. Die Mindestvorgaben

---

146 Z. B. Heuft u. a.: Normativ-empirische Bestimmung des Personalbedarfs in der Psychosomatischen Medizin und Psychotherapie. In: Zeitschrift für Psychosomatische Medizin und Psychotherapie 4/2015, S. 384–398.

der Richtlinie berücksichtigen diese Besonderheiten wenig. Dadurch sehen sich psychosomatische Einrichtungen vor unlösbaren Herausforderungen und Problemen: Rüsten sie sich für die Einhaltung der Mindestvorgaben bei gleichbleibendem Behandlungsangebot, müssen sie ihre Behandlungskonzepte grundlegend verändern, Psychologenstellen abbauen und Pflegekräfte einstellen. Alternativ müsste das Behandlungsangebot massiv eingeschränkt werden, was die Versorgungssituation verschlechtern würde und längerfristig wirtschaftlich nicht tragbar wäre. Die Probleme, mit denen sich psychosomatische Einrichtungen konfrontiert sehen, sind sehr vielfältig und gleichzeitig unmittelbar auf eine Ursache zurückzuführen: Das Fachgebiet hätte nicht überstürzt in die PPP-RL aufgenommen werden dürfen, deren Systematik im aktuellen Entwicklungsstand noch der psychiatriebasierten Psych-PV folgt. Die Festlegung von verbindlich einzuhaltenden Mindestvorgaben ist auch für die Psychosomatik sinnvoll. Jedoch müssen sich die Vorgaben an den zeitgemäßen Behandlungskonzepten und Versorgungsrealitäten orientieren und dürfen fachlich etablierte Angebote nicht gefährden. Dies ist bei der anstehenden Überprüfung zum 30.9.2021 dringend zu berücksichtigen.

Verhältnismäßigkeit von Transparenz, Kontrolle und Sanktion?

985 Bei Betrachtung der Wirkweise sowie der gravierenden ökonomischen Auswirkungen, die den eingangs benannten Qualitätszielen teilweise so deutlich entgegenwirken, muss hinterfragt werden, welche Ziele tatsächlich mit der Richtlinie verfolgt werden. Auf Seite der Kostenträger lässt sich die Antwort schnell erahnen, wird doch offen der Vorwurf erhoben, Krankenhäuser würden die bereitgestellten Mittel nicht für Personal einsetzen. Erst mit der universellen Transparenz – so ist zu vermuten – erhoffen sich Krankenkassen die Mittelverwendung umfassend sicherstellen zu können. Auch wenn nicht offen formuliert, lässt sich doch die Erwartung ableiten, dass sich über die PPP-RL gesamtsystemisch Kosten einsparen lassen oder die Kosten zumindest nicht weiter steigen. Der Vorwurf der Krankenkassenseite kann, angesichts bereits existierender umfangreicher Mittelverwendungsnachweise für Personalmittel, zumindest im Umfang deutlich hinterfragt werden. Ungeachtet dessen zeigt sich an der Erwartung, eine zweckentsprechende Mittelverwendung befähige die Einrichtungen zur Erfüllung der Vorgaben, ein fataler Trugschluss. Die bisher unbekannten Nachweisebenen (Quartal, Standort, patientenbezogene Anwesenheit) bedingen völlig neue Einsatz- und Bemessungsgrößen.

986 Im Personaleinsatz entstehen unvermeidliche Schwankungen durch die klassischen Abwesenheiten (Krankheit, Urlaub, Fortbildung), die sich in der Praxis nur sehr bedingt steuern lassen, auch wenn die Richtlinie diese Verantwortung vollständig auf die Führungskräfte der Krankenhäuser abwälzen möchte (§ 2 Abs. 10). Gleichzeitig entstehen neue „Abwesenheiten", die in der Personalbemessung noch nie bedacht, geschweige denn finanziell berücksichtigt wurden. Neben nichtpatientenbezogenen Aufgaben (Beauftragtenwesen, Personalrat, Mitwirkung in sektorübergreifenden Netzwerk-Gremien, Hilfeplankonferenzen etc.) spielen neu-

erdings vor allem Feiertage und Brauchtumstage eine Rolle, die Anwesenheit ohne jegliche Einflussmöglichkeit durch die Krankenhäuser mindern und sich gleichzeitig ziemlich ungleich über die Quartale verteilen. Abseits der natürlichen Schwankungen in der Anwesenheit des Personals, variiert auch die Belegung zwischen den Quartalen deutlich. Selbst wenn sich die Effekte über das Jahr ausgleichen, müssen Häuser ganzjährig Personal für das belegungsstärkste Quartal vorhalten. Personal ist (aus gutem Grund) keine Ressource, die nach Belieben erhöht oder reduziert oder zwischen Einsatzbereichen verschoben werden kann. Deshalb muss die Personalbedarfsplanung immer anhand der höchsten zu erwartenden Belegung und der höchsten Ausfallquote eines Quartales erfolgen. Dabei kommt erschwerend hinzu, dass nur die vereinbarte Belegung refinanziert wird, der Personaleinsatz aber entsprechend der tatsächlichen Belegung erfolgen muss. Die Krankenhäuser laufen bei höherer Belegung zwangsläufig in eine Kostenfalle: Den verringerten Mehrerlösausgleichen des PEPP-Systems stehen unvermeidbare zusätzliche Personalkosten gegenüber. Eine Aufforderung an die Kassenseite, ihre Versicherten doch bitte gleichmäßig und entsprechend des vereinbarten quartalsmäßigen Umfangs zur Behandlung zu schicken, würde wohl ungehört bleiben.

Notwendige Weiterentwicklungen zur Erreichung der Qualitätsziele

Die neuen Mindestvorgaben müssen *zu jeder Zeit und an jedem Ort für die maximal zu erwartende Auslastung* eingehalten werden. Ausgehend von der höchsten tatsächlichen Ausfallzeit und der Maximalbelegung eines Quartals muss daher ein Gesamtpersonalbestand refinanziert werden, mit dem alle Einrichtungen in die Lage versetzt werden, ausfallsicher die Mindestvorgaben erfüllen zu können. In der Praxis kann das nur mit einer Personalausstattung gelingen, die weit über den in Stellen umgerechneten Minutenwerten liegt. Hieraus muss sich ein **rechtssicherer Refinanzierungsanspruch für die Budgetverhandlung** auf Ortsebene ergeben. Die vagen Hinweise der Richtlinie („gegebenenfalls über Anlage 1 hinausgehenden Minutenwerte […]" (§ 2 Abs. 10)) schaffen mangels Regelungskompetenz des G-BA keinerlei Verbindlichkeit. Auch die über das MDK-Reformgesetz in die Bundespflegesatzverordnung aufgenommenen Hinweise bezeugen allenfalls den guten Willen des Gesetzgebers. Ein gesicherter Refinanzierungsanspruch des Stellenkontingentes müsste mindestens 10 bis 15 Prozent oberhalb der Nachweispflicht angesetzt werden, um unvermeidbare Schwankungen im Personalkontingent und der Belegung nach der besonderen Richtliniensystematik ausgleichen zu können.

Tatsächliche Qualitätsverbesserungen im Sinne einer Erhöhung des patientenbezogen verfügbaren Personals lassen sich nur durch eine *gesicherte* Finanzierung erreichen. Im derzeitigen Hybrid zwischen der harten Mindestvorgabe einer Qualitätsrichtlinie auf der einen Seite und (einzig verfügbarem) Instrument der Budgetfindung auf der anderen Seite droht statt einer Verbesserung der Patientenversorgung kurzfristig nur die Abweisung von dringend behandlungsbedürftigen Patienten. Langfristig ist der Wegfall von Behandlungsstandorten zu befürchten.

989 Neben den dringend notwendigen Veränderungen hinsichtlich der Mindestpersonalvorgaben des G-BA muss deswegen – herausgelöst aus den Interessenskonflikten der Selbstverwaltung – **der tatsächliche Personalbedarf im Sinne moderner und leitliniengerechter Behandlung definiert** und auf eine objektive, budgettechnisch umsetzbare Grundlage gestellt werden (Personalbemessungsgrundlage). Hierfür ist auf die Entwicklungsschritte der Psych-PV hinzuweisen, deren Vorgaben durch eine unabhängige Expertenkommission entwickelt wurden und somit ein Höchstmaß an fachlicher Zustimmung genießen. Der Entwicklungsprozess einer Personalbemessungsgrundlage muss – unabhängig von der Weiterentwicklung der PPP-RL als Mindestvorgabe – dringend initiiert werden. Die leicht (und undifferenziert) gestiegenen Minutenwerte (ca. 3 bis 5 Prozent) decken den Mehrbedarf nicht ab. Hierfür ist aus fachlicher Sicht auf die folgenden Aspekte, die im Vergleich zur Psych-PV unbedingt als personeller Mehrbedarf Berücksichtigung finden müssen, hinzuweisen:

- Erhebliche Leistungsverdichtung in der Praxis, die sich aus steigenden Patientenzahlen, kürzeren Verweildauern und einer Zunahme intensivbehandlungsbedürftiger Krankheitsbilder zusammensetzt
- Deutlich gestiegener Dokumentationsaufwand resultierend aus dem leistungsorientierten Abrechnungssystem, den steigenden Verfahrensaufwänden im Rahmen der Unterbringung und den Dokumentations- und Nachweispflichten der PPP-RL
- Höhere Qualitätsstandards, die sich aus den S3-Leitlinien ergeben
- Personalintensive Behandlungselemente (Psychotherapie, partizipative/unterstützte Entscheidungspflichten, psychosoziale Therapien etc.)
- Vermeidung von Zwang, Behandlung und Unterbringung in offenen Settings
- Flexible, settingübergreifende Behandlungsansätze

990 Ob die Richtlinie tatsächlich Qualitätsverbesserungen erzielen kann, hängt neben den notwendigen systematischen Veränderungen also davon ab, ob die Kostenträger bereit sein werden, die deutlichen Personalsteigerungen zu refinanzieren, die zur Erfüllung der Vorgaben und darüberhinausgehend zur Umsetzung moderner und leitliniengerechter Behandlungsansätze notwendig sein werden. Um deutliche Qualitätsrückschritte und Versorgungsdefizite zu verhindern, müssen deswegen die folgenden Veränderungen – wenn nötig durch gesetzgeberische Einflussnahme – vorgenommen werden:

1. **Aufhebung des Stations- und Standortbezugs:** Die Zementierung der Station als Ort des Leistungsgeschehens und die Benachteiligung von dezentralen Standorten verhindert die Entwicklung moderner Behandlungs- und Versorgungsstrukturen.
2. **Flexibilität des Personaleinsatzes:** Die Anrechnungsmöglichkeiten von Nicht-PPP-RL-Personal sind auf alle Berufsgruppen zu ermöglichen und im Umfang zu erweitern, um die Verfügbarkeit der Kernberufsgruppen für fach-

spezifische Behandlung und Pflege sowie ihre Attraktivität für Nachwuchskräfte zu erhöhen.
3. **Reduktion des Dokumentationsaufwands:** Die (Zusatz-)Belastung der therapeutischen Berufsgruppen und das Aufblähen von Verwaltungsstrukturen durch kleinteiligste Nachweispflichten ohne rechtfertigenden Mehrwert ist unbedingt zu verhindern.
4. **Maßvolles Sanktionssystem:** Sanktionen sollen als wirksame Durchsetzungsmaßnahmen Anreize setzen, um Qualitätsvorgaben schnellstmöglich (wieder) zu erfüllen. Sie dürfen kein Instrument sein, das die wirtschaftliche Überlebensfähigkeit eines Krankenhauses grundsätzlich in Frage stellt.
5. **Rechtssicherer Refinanzierungsanspruch:** Das System muss sich daran messen lassen, ob es wirklich bereit ist, die wesentlich höhere Personalausstattung zu finanzieren, die zur jederzeitigen Erfüllung der Mindestvorgaben notwendig ist.

991 Nur über diese Veränderungen im Weiterentwicklungsprozess der PPP-RL können gravierende Fehlentwicklungen vermieden und die eingangs formulierten Qualitätsziele tatsächlich gefördert werden. Gleichzeitig ist ein fachlich-basierter Prozess einzuleiten, der die bisherigen Personalbemessungssysteme dahingehend weiterentwickelt, dass Einrichtungen in moderner und leitlinienorientierter Behandlung und in sektorenübergreifender Versorgung befähigt und befördert werden. Gelingt das nicht, sind die Fortschritte der letzten Jahrzehnte hin zu einer patienten- statt einrichtungszentrierten psychiatrischen und psychosomatischen Versorgung ernsthaft in Gefahr.

23.3 Alternative Konzepte

Prof. Dr. Arno Deister, Prof. Dr. Thomas Pollmächer

Das Plattformmodell als ein innovativer Ansatz für eine zukunftsfähige Personalbemessung

992 Menschen, die an einer psychischen Erkrankung leiden, haben ein Recht auf umfassende, angemessene und den ethischen Standards entsprechende Unterstützung, Hilfe und Behandlung. Der Frage, wie die therapeutisch wirksame Beziehung zwischen allen Beteiligten gestaltet wird, kommt dabei eine zentrale Bedeutung zu. Dazu bedarf es einer ausreichenden Zahl von fachlich kompetenten, qualifizierten und engagierten Mitarbeitern aus vielen Berufsgruppen.

993 Für Menschen mit einer psychischen Erkrankung ist deshalb ein zukunftsfähiges System der Personalbemessung für die Psychiatrie, Psychotherapie und die Psychosomatische Medizin von entscheidender Bedeutung. Die Fachgebiete der Psychiatrie, der Psychosomatik und der Kinder- und Jugendpsychiatrie haben sich seit Inkrafttreten der Psych-PV vor über 30 Jahren umfassend und tiefgrei-

fend fachlich, strukturell und organisatorisch weiterentwickelt.[147] In besonderer Weise betrifft dies auf der einen Seite die veränderten Bedarfe der Patientinnen und Patienten an die psychiatrische Versorgung, zum anderen aber insbesondere auch die Haltungen und Einstellungen der professionell in diesem Bereich arbeitenden Personen.[148]

994 Die aktuelle Richtlinie des Gemeinsamen Bundesausschusses hat die Struktur der Psych-PV im Wesentlichen unverändert fortgeschrieben. Sie ist damit ebenso wenig wie die Psych-PV in der Lage, den aktuellen wissenschaftlich-empirischen Stand der Fachgebiete und den sich dadurch ergebenden Personalbedarf abzubilden. Zudem beschränkt sich die PPP-RL weiterhin auf den stationären Behandlungsbereich, was die Unzulänglichkeiten noch verschärft.[149] Das derzeitige hochgradig fragmentierte Versorgungssystem in Deutschland ist nicht ausreichend geeignet, konsequent die Bedürfnisse und Bedarfe der Menschen mit einer psychischen Erkrankung und deren Angehörigen unabhängig vom Behandlungssetting in den Mittelpunkt zu stellen. Erforderlich ist deshalb ein System der Personalbemessung, das am individuellen und konkreten Bedarf der jeweiligen Patientinnen und Patienten ausgerichtet ist und diesen zum Maßstab für die Personalbemessung macht.

995 Ein zukunftsfähiges System der Personalbemessung in psychiatrisch-psychosomatischen Behandlungseinrichtungen muss komplexe Anforderungen erfüllen, die sich aus der Entwicklung dieser Fächer in den letzten Jahren ergeben. Es muss in der Lage sein, die vorhandenen Besonderheiten dieser medizinischen Fachgebiete sicherzustellen. Ebenso muss die erforderliche fachliche Weiterentwicklung unterstützt werden. Dies gilt insbesondere auch für die veränderten Anforderungen und Erwartungen, die durch die betroffenen Menschen, aber auch durch die Gesellschaft vorgegeben werden. Ein zukunftsfähiges System der Personalbemessung und der Finanzierung psychiatrischer Leistungen muss ebenfalls geeignet sein, zukünftige Entwicklungen adäquat abzubilden. Dazu gehört in erster Linie auch die Ermöglichung eines setting-übergreifenden präventiven, therapeutischen und rehabilitativen Ansatzes.

996 Es ist unverzichtbar, dass ein zukunftsfähiges System der Personalbemessung die in den Leitlinien für die psychiatrischen und psychosomatischen Fachgebiete benannten Qualitätsanforderungen in die Realität der Versorgung übersetzt. Auch wenn es bisher keinen umfassenden Konsens über die Frage gibt, welche konkreten Kriterien erforderlich sind, um Qualität in der psychiatrischen Ver-

---

147 Kunze u. a. (Hrsg.): Psychiatrie-Personalverordnung. 6., akt. u. erw. Aufl. 2010.
148 Deister: Personalbemessung und die Frage der Gerechtigkeit. In: Psychiatr. Prax. 8/2019, S. 423–425.
149 Tragende Gründe zum Beschluss des Gemeinsamen Bundesausschusses über eine Personalausstattung Psychiatrie und Psychosomatik-Richtlinie: Erstfassung vom 19.9.2019. Online: www.g-ba.de/downloads/40-268-6078/2019-09-19_PPP-RL_Erstfassung_TrG.pdf [abgerufen am 21.1.2021].

sorgung sicherzustellen, so gibt es qualitative Aspekte, die in den wesentlichen Leitlinien durchgängig gefordert werden.[150]

Dabei handelt es sich insbesondere um **997**

- ausreichend Zeit für therapeutische Beziehung,
- Umsetzung eines multiprofessionellen Behandlungsansatzes,
- Sicherstellung der Teilhabe der Patienten an der Gesellschaft als wesentliches therapeutisches Ziel,
- möglichst weitgehende Vermeidung von Zwangsmaßnahmen,
- ausreichende personelle Ausstattung für eine störungsadäquate psychotherapeutische Versorgung,
- personelle Berücksichtigung der partizipativen Entscheidungsfindung,
- Möglichkeit der setting-übergreifenden Qualitätssicherung.

Die wissenschaftlichen Fachgesellschaften der Psychiatrie, Kinder- und Jugendpsychiatrie und Psychosomatik sowie zahlreiche Verbände aus allen in diesen Bereichen tätigen Berufsgruppen haben 2017 unter der Koordination der DGPPN eine gemeinsame Plattform gebildet mit dem Ziel, ein System der Personalbemessung zu konzipieren und zu evaluieren, das eng am setting-übergreifenden Bedarf der Patienten orientiert ist. **998**

Diese Plattform hat in den letzten drei Jahren ein Strukturmodell entwickelt, welches sich zu einer bedarfsgerechten Festlegung des Personalbedarfs in Kliniken für Psychiatrie und Psychotherapie, Psychosomatik und Psychotherapie sowie für Kinder- und Jugendpsychiatrie eignet.[151] Dieses Modell beschreibt ein System, welches es erlaubt, für jede einzelne Behandlungseinrichtung den behandlungsbezogenen Personalaufwand zu berechnen. Zugrunde gelegt wird dabei der konkrete, auf den jeweiligen Patienten bezogene Behandlungs- bzw. Personalbedarf, der geeignet ist, die erforderliche Qualität der Versorgung sicherzustellen. Der Maßstab für die Qualität der Leistungserbringung sind dabei die einschlägigen Leitlinien, die Notwendigkeit einer situationsadäquaten psychiatrischen und psychotherapeutischen Versorgung, der erforderliche Schutz des Patienten und die Sicherstellung des psychosozialen Funktionsniveaus. **999**

---

150 DGPPN (Hrsg.): S3-Leitlinie Schizophrenie. 2019; DGPPN (Hrsg.): S3-Leitlinie Psychosoziale Therapien bei schweren psychischen Erkrankungen. S3-Praxisleitlinien in Psychiatrie und Psychotherapie. 2. Aufl. 2018; Gühne u. a.: Psychosoziale Therapien in der Psychiatrie: Update der DGPPN-S3-Leitlinie „Psychosoziale Therapien bei schweren psychischen Erkrankungen". In: Nervenarzt 11/2020, S. 993–1002.

151 Hauth u. a.: Personalausstattung in stationären psychiatrischen Einrichtungen: Ein patientenorientiertes und leitliniengerechtes Konzept zur Personalbemessung. In: Nervenarzt 3/2019, S. 285–292; Deister u. a.: Personalbemessung in der Psychiatrie und Psychotherapie: Ergebnisse einer Machbarkeitsstudie zum Plattform-Modell. In: Nervenarzt 2020. DOI: https://doi.org/10.1007/s00115-020-00995-w.

1000 Das Plattformmodell basiert auf vier wesentlichen Prinzipien[152]:

- **Patientenorientierung:**
  Die Orientierung an den Bedürfnissen und dem Bedarf der erkrankten Menschen ist die wesentliche Dimension der Personalbemessung. Insbesondere in der psychiatrisch-psychotherapeutischen Versorgung ist es unverzichtbar, auch die höchst subjektiven Bedürfnisse von betroffenen Menschen zu einem bedeutsamen Maßstab des Ressourceneinsatzes zu machen.
- **Bedarfsgerechtigkeit:**
  Die Ermittlung des Versorgungsbedarfs für Menschen mit psychischen Erkrankungen ist mit einer Vielzahl von konzeptuellen und methodischen Problemen behaftet. Die Bedarfsklärung muss dem Prinzip der Partizipation folgen, die Bedarfsdeckung muss sich an der Lebensweltperspektive der Betroffenen und deren Angehörigen orientieren.
- **Leistungsgerechtigkeit:**
  Ein zukunftsfähiges Personalbemessungssystem muss gerecht in Bezug auf die notwendigerweise zu erbringenden und auch in Bezug auf die konkret erbrachten Leistungen sein. Ohne ein für alle Beteiligten transparentes und nachprüfbares System der Leistungserbringung, das im Extremfall auch Sanktionen bei Nicht-Erfüllung vorsieht, kann eine zukunftsfähige und gerechte Struktur der Personalbemessung nicht erfolgen.
- **Leitlinienorientierung:**
  Im psychiatrischen Fachgebiet gibt es aktuelle wissenschaftliche Leitlinien des höchsten methodischen Niveaus (Nationale Versorgungsleitlinien und S3-Leitlinien) zu den wesentlichen Diagnosen und Behandlungsmaßnahmen. Darüber hinaus gibt es Leitlinien zu wesentlichen grundsätzlichen Fragestellungen, wie zum Beispiel zu psychosozialen Maßnahmen bei schweren psychischen Erkrankungen oder zur Vermeidung von Zwangsmaßnahmen.
- **Normative Setzung:**
  Die intensive Suche nach belastbaren empirischen Befunden, die als Basis für eine zukunftsfähige Personalbemessung geeignet wären, hat zu keinem Erfolg geführt. Es muss deshalb eine fachlich begründete normative Setzung erfolgen, die die Bedarfe und die Bedürfnisse der betroffenen Menschen, die durch die Gesellschaft zur Verfügung gestellten Ressourcen, die erbrachten Leistungen und die durch Leitlinien vorgegebenen Standards in gleicher Weise berücksichtigt.

1001 Das von der Plattform entwickelte Modell unterscheidet Personalbedarfe, die a) direkt für die Behandlung des einzelnen Patienten nötig sind, von solchen, die b) indirekt durch den Behandlungsbedarf bestimmt werden und dem Setting zuzuordnen sind (z. B. voll- und teilstationär, Regel- und Komplexbehandlung in der Psychosomatischen Medizin), und schließlich solchen, die sich c) auf institutio-

---

[152] Deister: Personalbemessung und die Frage der Gerechtigkeit. In: Psychiatr. Prax. 8/2019, S. 423–425.

neller Ebene ergeben, wie z. B. die gemeindepsychiatrische Vernetzung und die Notfallversorgung durch die Einrichtung. Der direkte Behandlungs- und Betreuungsbedarf wird je nach Fachgebiet in drei Dimensionen gegliedert, nämlich der psychiatrisch-psychotherapeutischen Dimension, der somatischen und der psychosozialen Dimension.

Die von der Plattform auf diesem Verständnis aufbauend entwickelten Tätigkeitsprofile der jeweiligen Berufsgruppen berücksichtigen die Anforderungen einer leitlinien- und patientenorientierten, soweit möglich evidenzbasierten, und an den Patientenrechten orientierten Behandlung und wurden anhand der aktuellen Versorgungssituation entwickelt.

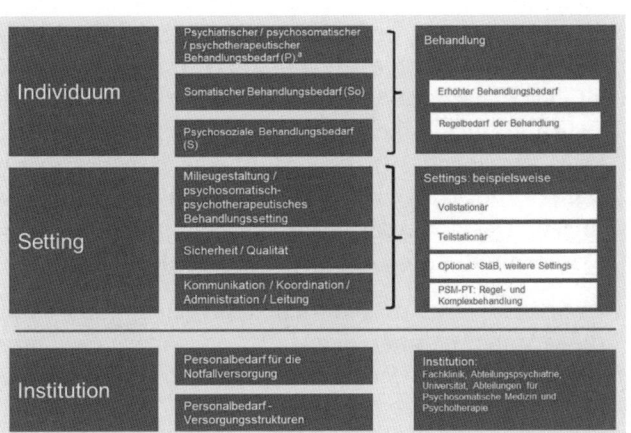

Abb. 78: Das Strukturprinzip des Plattformmodells

Quelle: Hauth u. a.: Personalausstattung in stationären psychiatrischen Einrichtungen: Ein patientenorientiertes und leitliniengerechtes Konzept zur Personalbemessung. In: Nervenarzt 3/2019, S. 285–292.

Abhängig vom Bedarf der Patienten (Ebene Individuum) wird der Behandlungsaufwand in zwei Stufen differenziert. Der Regelbedarf der Behandlung umfasst alle diagnostischen, therapeutischen, pflegerischen und darüber hinaus erforderlichen Tätigkeiten, die für die Behandlung der Patienten in der Regel erforderlich sind. Ein erhöhter Behandlungsbedarf ist verknüpft mit einer hohen Frequenz von Kontakten und Gesprächen, kurzfristigen Interventionen aller Berufsgruppen, Anleitung und Begleitung, erhöhtem Pflegeaufwand, erhöhtem Aufwand für Abstimmung, Koordination, Kommunikation sowie Einzelbetreuungsanforderungen. Der vom individuellen Patienten ausgelöste Behandlungsbedarf setzt sich zusammen aus direkt mit dem Patienten ausgeführten Tätigkeiten, wie z. B. Einzel- und Gruppentherapien, somatische und neurobiologische Interventionen, sowie patientenfernen Tätigkeiten, wie auf den Patienten bezogene Kommunikation, Koordination, Administration, Dokumentation. Die direkt am bzw. mit dem Patienten ausgeführten Tätigkeiten orientieren sich an den evidenzbasierten S3-Leitlinien, dem Stand der Wissenschaft und dem Expertenkonsens in Qualität und Quantität. Als Setting wird der spezifische Rahmen definiert, in dem den Patienten die Diagnostik und Therapie angeboten wird. Jedes Setting benötigt Bedingungen, die für die Patienten ein sicheres, gesundheitsförderndes therapeutisches Milieu bzw. ein psychosomatisch-psychotherapeutisches Behandlungssetting gewährleisten.

1004 In der Kombination zwischen den drei Dimensionen einerseits und den zwei Intensitätsstufen ergeben sich insgesamt acht Cluster, in die die Patienten (vergleichbar den Kategorien der Psych-PV[153]) aufgrund von vorgegebenen Fall-Vignetten eingeordnet werden können. Diese bezüglich des Behandlungsbedarf unterschiedlichen Cluster werden zur Ausgangs-Struktur für die Beschreibung der jeweils notwendigen Tätigkeiten und den dafür erforderlichen Zeitbedarf. Die für eine Institution notwendigen Personalressourcen berechnen sich aus der Anzahl der Patienten, die in den jeweiligen Clustern zu finden sind, und dem jeweiligen Zeitaufwand. Die Ermittlung des Zeitaufwands für die Tätigkeiten erfolgt im Modell der Plattform, u. a. ausgehend von den Minutenwerten der Psych-PV und der Personalanhaltszahlen, normativ auf der Grundlage der Tätigkeitsprofile durch Expertenbefragungen. Dabei werden konkrete Erfahrungen von Mitarbeitenden aus den psychiatrischen und psychosomatischen Kliniken aufgenommen.[154]

1005 In einem zweiten Schritt wurde im Rahmen einer Machbarkeitsstudie untersucht, inwieweit sich die Grundannahmen des Plattformmodells bewähren, und ob sich methodische Hinweise erkennen lassen bzw. ob Limitationen vorliegen, die bei der Validierung und Fundierung des Modells genutzt werden können. Es gibt vielversprechende Hinweise darauf, dass die Bedarfscluster als Raster zur Herleitung des Behandlungsaufwandes geeignet sind, unabhängig von Diagnose und Setting-Bezug, den Patientenbedarf widerzuspiegeln. Eine Hypothese des Plattformmodells war u. a., dass auch im teilstationären Bereich Patienten mit höherer Symptomlast anzutreffen seien. Diese Hypothese wird durch die Bedarfsclusterverteilung im teilstationären Bereich bestätigt. Die Bedarfscluster können in verschiedenen Behandlungssituationen genutzt werden und sind somit eine Blaupause auch für andere Versorgungsbereiche der psychiatrischen und psychosozialen Versorgung. Die geschätzten Zeitwerte berücksichtigen – abhängig vom Bedarf – unterschiedliche Schwerpunkte des Behandlungsaufwandes. Insbesondere neue und erweiterte leitlinienorientierte Anforderungen an die Tätigkeiten finden mit einem Anteil zwischen ca. 38 und 42 Prozent in einer angemessenen Relation Berücksichtigung. Aus den in den Expertenschätzungen ermittelten

---

153 Allerdings sind die Cluster noch deutlich stärker am individuellen Patientenbedarf orientiert als die Kategorien der Psych-PV, weil in der Psych-PV verankerte strukturelle Eigenschaften der Institution, nämlich die Trennung von Allgemein-, Sucht- und Gerontopsychiatrie, nicht mehr berücksichtigt werden.
154 Deister u. a.: Personalbemessung in der Psychiatrie und Psychotherapie: Ergebnisse einer Machbarkeitsstudie zum Plattform-Modell. In: Nervenarzt 2020. DOI: https://doi.org/10.1007/s00115-020-00995-w.

Zeitaufwänden lässt sich der strukturelle Personalmehrbedarf differenziert nach Berufsgruppen, in der Weiterentwicklung des Modells nach Qualifikationsclustern ableiten. Diese Differenzierung in der Verteilung des Personalmehrbedarfs zwischen den Berufsgruppen könnte als Algorithmus für ein dynamisches Modell der Fortschreibung von Personalmehrbedarf genutzt werden. Das hätte den Vorteil, dass der Mehrbedarf nicht im problematischen Vergleich zu alten Personalbemessungssystemen (z. B. Psych-PV) vorgenommen wird, sondern Ergebnis eines Aushandlungsprozesses ist, in dem lediglich die Verteilung zwischen den Berufsgruppen aus empirischen Daten abgeleitet wird.[155]

Das vorgelegte Konzept hat sich in der gesundheitspolitischen Diskussion als sinnvoller Vorschlag für eine umfassende Personalbemessung erwiesen. Es hat sich gezeigt, dass es das entwickelte Modell erlaubt, unabhängig von Diagnosen und Settings die erforderliche Personalausstattung abzuleiten und zu begründen. Im nächsten Schritt sollten die methodischen Grundlagen sowie strukturellen Elemente des Modells genutzt werden, um in einer weiteren Fundierung die Grundlage für die Fortschreibung der PPP-RL bzw. für ein neues Personalbemessungssystem in der psychiatrischen Versorgung zu schaffen. Solche Vorhaben sollten partizipativ angelegt sein und wesentliche Stakeholder der psychiatrischen Versorgung integrieren. Dafür läuft aktuell eine Studie, die durch den Innovationsfonds des Gemeinsamen Bundesausschusses finanziert wird.

1006

---

155 Braun u. a.: Rationierung in der stationären psychiatrischen Versorgung. In: Nervenarzt 9/2017, S. 1020–1025; Senkal u. a.: Strukturmerkmale und regionale Besonderheiten psychiatrischer Krankenhäuser in Deutschland. In: Nervenarzt 3/2019, S. 293–298.

24 Spitzenverband der Gesetzlichen Krankenkassen

Dr. Ute Watermann, Olaf Neubert

Der Auftrag des Gesetzgebers war eindeutig: Der Gemeinsame Bundesausschuss (G-BA) sollte zur Sicherung der Qualität verbindliche Mindestvorgaben für die Ausstattung der stationären Einrichtungen der Psychiatrie und Psychosomatik mit dem für die Behandlung erforderlichen therapeutischen Personal bestimmen.

An der Notwendigkeit dieses Auftrages gab es keinen Zweifel: Seit Jahren mehren sich die Klagen darüber, dass bei den am wenigsten beschwerdefähigen Patienten – bei Kindern, alten oder unter Betreuung stehenden Patienten – weniger Personal auf den Stationen ist als vorgeschrieben und als mit den Krankenkassen vereinbart wurde. Dieser Missstand drückt sich in konkreten Zahlen aus: 2019 erfüllten 42 Prozent der psychiatrischen und psychosomatischen Häuser die bis dahin geltende Psychiatrie-Personalversordnung nicht. In der Kinder- und Jugendpsychiatrie waren es gar 49 Prozent (Daten der Psych-PV-Nachweise von 2019).

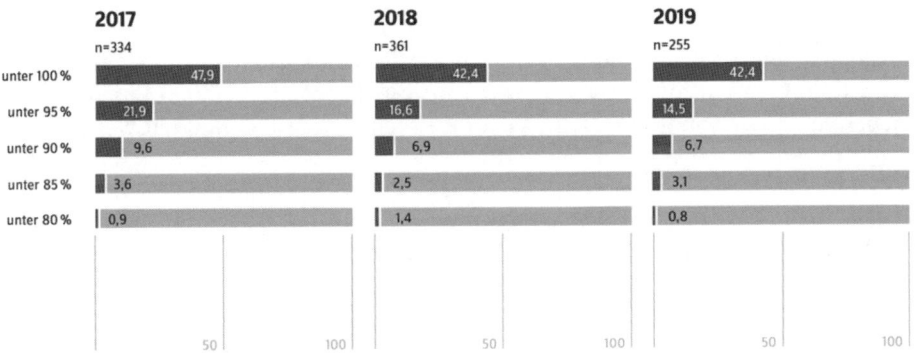

Abb. 79: Psych-PV Personalnachweise 2017 bis 2019
Quelle: Eigene Darstellung des GKV-Spitzenverbands.

Also war es folgerichtig, dass der G-BA im Auftrag des Gesetzgebers eine neue Qualitätssicherungs-Richtlinie zu erarbeiten hatte. Die G-BA-Richtlinie Personalausstattung in Psychiatrie und Psychosomatik (PPP-RL) soll eine rote Linie einziehen, unter die die Krankenhäuser mit ihrem Personal nicht fallen dürfen, und gleichzeitig den Fortschritten in der Behandlung Rechnung tragen und einen Beitrag zur leitliniengerechten Behandlung leisten.

1010 Aus Sicht der Krankenkassen ist dieser Plan mit Inkrafttreten der neuen PPP-Richtlinie zum 1.1.2020 aufgegangen. Die Personalmindestvorgaben sind erstmals verbindlich. Unterschreitung wird sanktioniert. Gleichzeitig sind die Vorgaben um fünf Prozent aufgestockt worden. Beides sichert die Qualität und dient dem Schutz von Patienten und Mitarbeitern.

Die positiven Folgen

1011 Die positiven Folgen der verbindlichen Regelung zeigen sich jetzt schon. So berichtet das Deutsche Krankenhausinstitut in ihrem Psychiatrie-Barometer 2019/2020, dass die von ihnen befragten Krankenhäuser Personalaufstockungen vor allem im pflegerischen und ärztlichen Bereich vorsehen.

„Etwa jeweils ein Drittel der Krankenhäuser hat eine Aufstockung von Pflegekräften bereits konkret geplant oder umgesetzt bzw. zumindest angedacht […]. Im ärztlichen Bereich denkt je ein Viertel der Häuser über den Ausbau des Personals nach bzw. hat diesen schon umgesetzt […] (und) knapp die Hälfte der Häuser plant bereits mehr oder weniger konkret, Personal im therapeutischen Bereich aufzustocken oder hat dies ggf. schon realisiert."[156]

1012 Gleichzeitig nehmen die Gesetzlichen Krankenkassen 250 Mio. EUR jährlich in die Hand, um das Personal bis 2024 um fünf Prozent aufzustocken. Und zwar dort, wo die Defizite am größten sind: Bei der Psychotherapie und der pflegerischen Betreuung von Intensivpatienten. Das Personal wird in diesen Behandlungsbereichen um bis zu 60 Prozent erhöht. Das entspricht 3.700 neuen Stellen. Dies ist ein Gewinn für die Mitarbeiter und für die knapp 900.000 Patienten, die jährlich in der stationären Psychiatrie und Psychosomatik behandelt werden.

1013 **Weitere Verbesserungen:**
- Der neue komplex-psychotherapeutische Behandlungsbereich in Psychiatrie und Psychosomatik - mit 25 Prozent mehr Personal,
- der Einsatz von Genesungsbegleitern,
- die Empfehlung, die Stationsgröße auf 18 Behandlungsplätze in der Erwachsenenpsychiatrie und zwölf Behandlungsplätze in der KJP zu begrenzen,
- ein Nachweissystem, dass sich auch auf die Stationsebene bezieht. So erhält der G-BA Transparenz über den tatsächlichen Einsatz des Personals und kann untersuchen, ob besonders sensible Versorgungsbereiche wie z. B. die Gerontopsychiatrie oder Intensivversorgungsbereiche dauerhaft personell unterversorgt werden. Mithilfe der Nachweisdaten kann die PPP-RL weiterentwickelt werden,
- die Veröffentlichung der Nachweisergebnisse ab dem 1.1.2023,

---

[156] DKI: Psychiatrie-Barometer. Umfrage 2019/2020. 2020, S. 14. Online: https://www.dki.de/sites/default/files/2020-12/Psych-Barometer_2019_2020_final.pdf [abgerufen am 14.1.2021].

- ein Sanktions-Kompromiss, der sich am Vergütungsausschluss orientiert, aber verhältnismäßig ist,
- Nichterfüllung und Nichtmitwirkung werden erstmals empfindliche Folgen haben und dies wird zu einer weiteren Verbesserung der Personalsituation in den Kliniken führen,
- eine Ausnahmeregelung, die verhindert, dass die Einrichtungen Pflichtaufnahmen ablehnen müssen.

Die Kritik

Gleichwohl gibt es Kritik an der Richtlinie vonseiten der Krankenhäuser: Die Richtlinie behindere erstens die Flexibilität der Krankenhäuser und zweitens den Fortschritt. Erstes ist nicht nachvollziehbar, da die Mindestvorgaben pro Einrichtung und pro Quartal gelten und damit die Flexibilität beim Einsatz des Personals erhalten bleibt. Etwa wenn in einzelnen Behandlungseinheiten besonders intensiv zu betreuende Patienten behandelt werden müssen und in anderen Einheiten eine temporäre Personalreduzierung vertretbar erscheint. Zweites ist überspitzt formuliert, weist aber auf ein richtiges Anliegen hin: Die Richtlinie behindert zwar keine neuen fortschrittlichen Versorgungsformen oder stationsübergreifende Angebote – sie sind im Nachweis ganz normal zu erfassen –, die Richtlinie fördert sie aber auch nicht explizit. Entsprechende Anreize – z. B. für die Förderung der tagesklinischen Behandlung – müssen daher neu bei den zweijährlichen Anpassungen in die Richtlinie aufgenommen werden.

Die Vertreter der gesetzlichen Krankenkassen monieren dagegen, dass es mit der PPP-RL nicht gelungen ist, die bereits existierenden Schweregradeinteilungen zu harmonisieren. Die Einteilungen der Patienten nach PEPP, OPS-Katalog und PPP-RL existieren weiter nebeneinander. Datensparsamkeit und Bürokratieabbau geht anders. Auch die differenziertere Abbildung von leichten, mittleren und schweren Behandlungsintensitäten wurde angemahnt.

Patienten- und Kassenvertreter hätten zudem lieber einen Ansatz verfolgt, der die gesamte ambulante und stationäre Behandlung der Patienten regelt. Sektorenübergreifend. Bei einer alleinigen Regelung des Personaleinsatzes auf den Stationen besteht die Gefahr, dass Betten zementiert werden – während die Patienten die ambulante Behandlung bevorzugen, diese Bereiche aber nicht gut genug ausgestattet sind, um schwer kranken Patienten den Krankenhausaufenthalt zu ersparen.

Die Fachgesellschaften dagegen forderten Anhaltzahlen für die Einrichtungen und nicht Mindestanforderungen; dazu einen Dialog anstelle von Sanktionen bei Nichterfüllung der Mindestanforderungen.

Hätte die Richtlinie also ganz anders „gestrickt" werden müssen? Ist der große Wurf des G-BA ausgeblieben? Um diese Frage zu beantworten, lohnt es sich, den

Auftrag, die weiteren Rahmenbedingungen und das konkrete Vorgehen des G-BA genauer unter die Lupe zu nehmen.

Der Auftrag

1019 In § 136a Abs. 2 SGB V wurde der G-BA damit beauftragt, mit Wirkung zum 1.1.2020 verbindliche Mindestvorgaben für die Personalausstattung in der stationären Psychiatrie, Kinder- und Jugendpsychiatrie und der Psychosomatik festzulegen, die die Anhaltszahlen der Psychiatrie-Personalverordnung ersetzen. Die neuen Mindestanforderungen sollten möglichst evidenzbasiert sein und zu einer leitliniengerechten Behandlung beitragen sowie mit den notwendigen Ausnahmetatbeständen und Übergangsregelungen versehen werden. Als Folge bei Nichterfüllung der Mindestanforderungen wurde in § 137 Abs. 1 SGB V der Vergütungsausschluss gefordert, der nach Ausführungen des Bundesgesundheitsministeriums aber verhältnismäßig sein müsse.

1020 In der Gesetzesbegründung zum § 136a Abs. 2 SGB V wird ausgeführt, dass die therapeutische Behandlung einen besonders personalintensiven Bereich darstelle und die Versorgungsqualität hier in besonderem Maße von der Anzahl und der Qualifikation des Personals abhänge. Insofern werde mit der Einführung von verbindlichen Mindestvorgaben der Umfang des Personals beschrieben, der nicht unterschritten werden darf. Damit lautete der Auftrag für den G-BA von Anfang an, verbindliche Mindestanforderungen für die Strukturqualität festzulegen – nicht unverbindliche Anhaltszahlen, wie oft von den Fachgesellschaften gefordert.

1021 Auch das Vorgehen des G-BA zur Festlegung dieser Mindestanforderungen war prinzipiell festgelegt: Nach § 5 Abs. 2 der Verfahrensordnung des G-BA ist der G-BA gehalten, in seinen Beratungsverfahren den allgemein anerkannten Stand der medizinischen Erkenntnisse auf der Grundlage der evidenzbasierten Medizin zu ermitteln – so wie es auch der gesetzliche Auftrag vorsah.

Das konkrete Vorgehen

1022 Entsprechend gab der G-BA eine Evidenzrecherche zum Zusammenhang zwischen Personalausstattung und Versorgungsqualität in Auftrag. Doch weder die systematische Literaturrecherche noch die generelle Recherche zu nationalen und internationalen Standards zeigten befriedigende Ergebnisse: „Zusammenhänge von Personalausstattung und Versorgungsqualität in der stationären Psychiatrie, Psychosomatik und Kinder- und Jugendpsychiatrie können auf der Basis der Ergebnisse der identifizierten Primärstudien und der daraus resultierenden Evidenzlage nicht abschließend beantwortet werden", so Regina Klakow-Franck, unparteiisches Mitglied des G-BA auf dem Nationalen DRG-Forum am 24.3.2017. Der Unterausschuss Qualitätssicherung kam entsprechend zu der Auffassung, dass die Erarbeitung von Standards in der Personalausstattung zunächst nur normativ erfolgen kann und der Bewertung auf Basis einer empirischen Grundlage bedarf.

Vor diesem Hintergrund gab der G-BA erstens eine empirische Studie zur Personalausstattung in den Einrichtungen der Psychiatrie und Psychosomatik (PPP-Studie) in Deutschland in Auftrag und beauftragte zweitens die zuständige G-BA Arbeitsgruppe AG PPP mit der Durchführung von Fachexpertengesprächen zu den Personalaufwänden einer leitliniengerechten Behandlung.

Bei der PPP-Studie handelt es sich um eine repräsentative empirische Studie zur Erhebung und Analyse des Ist-Zustandes der Ausstattung mit therapeutischem Personal in psychiatrischen und psychosomatischen Einrichtungen, die von der GWT-TUD Dresden 2018 durchgeführt wurde. Es wurde in zahlreichen Einrichtungen vor Ort erhoben, wie viel und welches Personal auf welchen Stationen arbeitet, was das Personal auf den Stationen tut (Tätigkeitsanalyse) und was es dort an therapeutischen Leistungen realisiert. Das Studiendesign war in großen Teilen innovativ – die erwarteten Ergebnisse für die Versorgungspolitik von großer Wichtigkeit. Leider konnte der G-BA die Studie aber nicht verwerten aufgrund eines nicht abnahmefähigen Abschlussberichts und ungeklärter Fragen im Zusammenhang mit der Durchführung und Auswertung der Studie.

So blieben als beste verfügbare Evidenz die acht Fachexpertengespräche zu den Behandlungsaufwänden der in Psychiatrie und Psychosomatik geltenden S3-Leitlinien und die diesbezüglichen Leitlinienextraktionen des G-BA, in denen nach Empfehlungen zu Umfang, Intensität sowie notwendigem Personal für die Umsetzung der empfohlenen Maßnahmen gesucht wurde. Die Ergebnisse hier waren jedoch in weiten Teilen unspezifisch und heterogen, so dass eine unmittelbare evidenzbasierte Ableitung von konkreten Personalzahlen nicht möglich war. Gleichwohl ergaben sich Hinweise auf die Bereiche, in denen es Änderungsbedarf gibt, u. a. den Umfang der Psychotherapie und die pflegerische Behandlung von Patienten mit Intensivbehandlung.

Die Conclusio

In welche Richtung der G-BA also auch recherchiert hat: Eine rein evidenzbasierte Ableitung der Personalausstattungszahlen war nicht möglich. Der G-BA ist deshalb in seinen Beratungen und nach Prüfung aller anderen möglichen Modelle (u. a. Plattform-Modell, Setting-Modell, PEPP-basiertes Modell), die alle noch nicht den Praxistest bestanden hatten, zu dem Ergebnis gekommen, „dass die Psychiatrie-Personalverordnung (Psych-PV), die die personelle Ausstattung der psychiatrischen Krankenhäuser in Deutschland seit 1991 regelt, derzeit der einzige existierende Standard ist, der empirisch hergeleitet konkrete Personalzahlen für alle Berufsgruppen vorgibt und sich in der Praxis auch dem Grunde nach bewährt hat. Deshalb orientiert sich diese Richtlinie an den Vorgaben der Psych-PV und sieht sich damit im Einklang mit dem Gesetzgeber, der in der Gesetzesbegründung zum § 136a Absatz 2 SGB V ausführt, dass der G-BA die bisherigen Vorgaben der Psych-PV zur Orientierung heranzuziehen hat"[157].

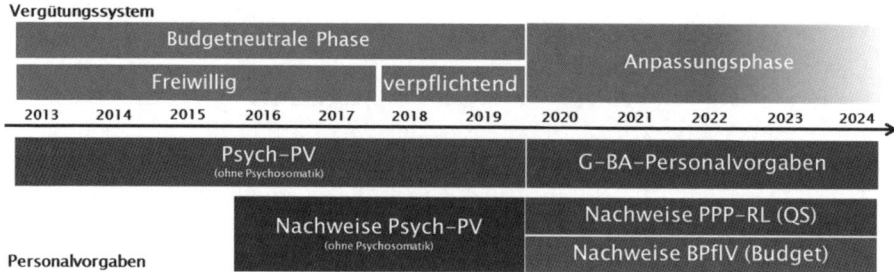

Abb. 80: Personalvorgaben von der Psych-PV zur PPP-RL
Quelle: Eigene Darstellung des GKV-Spitzenverbands.

1027 So wurden aus den Anhaltszahlen der Psych-PV verbindliche Mindestvorgaben der PPP-RL – mit den dafür zwingend erforderlichen Modifikationen. Für den Patientenschutz ein guter Schritt, wurden doch aus unverbindlichen Durchschnittswerten für das Personal nun Mindestanforderungen, die nicht unterschritten werden dürfen. Die Behandlung der Patienten ist nach Maßgabe der Regelungen dieser Richtlinie grundsätzlich nur zulässig, wenn die verbindlichen Mindestvorgaben erfüllt sind. Gleichzeitig werden diese Mindestanforderungen bis 2024 noch schrittweise um 5 Prozent erhöht. Das heißt perspektivisch kommt mehr Personal auf den Stationen an.

Und wie geht es weiter?

1028 Vor diesem Hintergrund sind Pressemitteilungen mit Überschriften wie „G-BA katapultiert die Psychiatrie um 40 Jahre zurück" der Deutschen Krankenhausgesellschaft (DKG), „G-BA-Reform ist patientenmissachtend" der Bundespsychotherapeutenkammer oder „Mehr Qualität kann nur mit mehr Personal und Zeit für die Patienten erreicht werden. Die G-BA Reform verfehlt dieses Ziel vollständig" der DGPPN nach Verabschiedung der Richtlinie unverständlich und sind als irreführend zu bezeichnen.

---

157 Tragende Gründe zum Beschluss des Gemeinsamen Bundesausschusses über eine Personalausstattung Psychiatrie und Psychosomatik-Richtlinie: Erstfassung vom 19.9.2019, S. 3. Online: www.g-ba.de/downloads/40-268-6078/2019-09-19_PPP-RL_Erstfassung_TrG.pdf [abgerufen am 14.1.2021].

1029 Dass die Einrichtungen allerdings eine große Herausforderung zu bewältigen haben, um das bisher fehlende Personal nun endlich an Bord zu holen, ist unbestritten. Es mangelt an Pflegefachkräften, zum Teil auch an Fachärzten für Psychiatrie und Psychotherapie sowie für Psychosomatische Medizin und Psychotherapie. Ersetzungen mit psychologischen Psychotherapeuten und Spezialtherapeuten sind aber gestattet – und kommen möglicherweise der Therapieintensität sogar zugute. Auch die Herausforderungen für sehr kleine Standorte und für die hier erstmals geregelte Psychosomatik sind bekannt. Hier werden die Daten der Nachweise den Umfang des Problems aufzeigen. Nachjustierungen bei den Weiterentwicklungen im G-BA sind möglich.

ab 2022
- Überprüfung der PPP-RL alle zwei Jahre
- bis 31.10.2023 weitere Regelungen zum Wegfall des Vergütungsanspruchs (NEU)

2021
- Mindestvorgaben Psychosomatik, Minutenwerte, Pflichtversorgung, Nachtdienste und Psychotherapeuten
- Spezifikation zur regulären Datenübermittlung (ab 2023)
- Personalausstattung in sensiblen Bereichen (NEU)

2020
- Servicedokument zum vorläufigen Übermittlungsverfahren (30.06.)
- Festlegung zur Höhe des Wegfalls des Vergütungsanspruchs (30.06.)

Abb. 81: Weiterentwicklungsschritte
Quelle: Eigene Darstellung des GKV-Spitzenverbands.

1030 Insgesamt aber ist zu konstatieren, dass der G-BA im Rahmen seiner gesetzlichen Möglichkeiten und bei durchaus divergierenden Interessen seiner Träger und der Beteiligten seine Hausaufgaben gemacht hat. Eine Regelungslücke zwischen dem Ende der Psychiatrie-Personalverordnung und der neuen Richtlinie Personalausstattung in Psychiatrie und Psychosomatik wurde vermieden – auch weil sich der G-BA zunächst auf das Pflichtprogramm konzentrierte. Die Kür, die weitere Gestaltung der Richtlinie in Hinblick auf die Unterstützung moderner Versorgungsformen, kann jetzt erfolgen.

25 Perspektive der kommunalen Verbände

Celia Wenk-Wolff, Katharina Schmidt

Dieser Beitrag betrachtet die Richtlinie des G-BA zur Personalausstattung Psychiatrie und Psychosomatik und deren Weiterentwicklung aus kommunaler Sicht mit Blick auf die Versorgung psychisch kranker Menschen und den Versorgungsauftrag am Beispiel der bayerischen Bezirke. 1031

Versorgungsauftrag der Bezirke in Bayern

Im Jahr 1837 wurde in Bayern den Kreisen (den heutigen Bezirken) die Zuständigkeit für die damals noch sogenannten „Irrenanstalten" übertragen und damit auch in die Hand der kommunalen Selbstverwaltung gegeben. In Art. 48 Abs. 3 Nr. 1 BezO ist die Pflichtaufgabe seit 1953 bis heute rechtlich verankert: Die Bezirke in Bayern sind als dritte kommunale Ebene in den Grenzen ihrer Leistungsfähigkeit verpflichtet, die erforderlichen stationären und teilstationären Einrichtungen für Psychiatrie und Neurologie zu betreiben und zu unterhalten. 1032

Grundsätze der psychiatrischen Versorgung

Im Laufe der Geschichte der Psychiatrie veränderte sich die Versorgung grundlegend. Sie entwickelte sich weg von großen zentralen Einrichtungen mit Langzeitbereichen („Verwahrpsychiatrie") hin zu modernen Kliniken mit differenzierten diagnose- und bedarfsgerechten Behandlungsangeboten. 1033

Handlungsleitend für die Bezirke waren und sind hierbei ihre Grundsätze und Thesen, die im Laufe der Zeit regelmäßig überprüft, bekräftigt, erneuert und weiter ausdifferenziert wurden (1971, 1988, 1993, 2001, 2009). Die diesbezüglichen Ausführungen beschränken sich in diesem Beitrag auf den akutstationären psychiatrischen Versorgungsbereich sowie die Personalausstattung. 1034

a) Grundsätze und Thesen akutpsychiatrischer Versorgung

In Folge der Psychiatrie-Enquete 1975 lag der Fokus der Reformen zunächst auf der **Auflösung der Langzeitbereiche** der großen Einrichtungen, die Bezirkskrankenhäuser wurden zu echten Akutkrankenhäusern. Nach der **Dezentralisierung** mit Verkleinerung der psychiatrischen Großkrankenhäuser und Einrichtung psychiatrischer Abteilungen an vielen Allgemeinkrankenhäusern erfolgte eine weitere **Regionalisierung** mit dem Aufbau von Tageskliniken und der ambulanten Krankenhausversorgung durch Psychiatrische Institutsambulanzen, um eine entsprechend gestufte Versorgung zu ermöglichen. 1035

Grundgedanke der Bezirke: akutstationäre Psychiatrie mit Diagnostik und Einleitung erster Therapieschritte, weitere Behandlung und Betreuung soll am individuellen Bedarf orientiert gemeindenah erfolgen. 1036

1037 Die Stärke der heutigen bezirklichen Kliniken für Psychiatrie, Psychotherapie und Psychosomatik in Bayern liegt darin, dass sie die historische Entwicklung über mehrere Jahrhunderte hinweg getragen und aktiv weiterentwickelt haben. Dies kommt auch in den Psychiatrie-Plänen des Freistaat Bayerns (1980, 1990) bis hin zu den „Grundsätze zur Versorgung von Menschen mit psychischen Erkrankungen in Bayern" der Bayerischen Staatsregierung von 2007 zum Ausdruck. Ende 2020 initiierte das Bayerische Staatsministerium für Gesundheit und Pflege deren Novellierung.

b) Grundsätze und Thesen zur Personalausstattung bzw. -bemessung

1038 Ein Blick in die Geschichte der Psychiatrie zeigt weiter, dass die Weiterentwicklung der Versorgung mit der Ausdifferenzierung von Behandlungskonzepten auch mit einer Verbesserung der Personalausstattung und der Tätigkeit „neuer" Berufsgruppen (Psychologen, Sozialarbeiter, -pädagogen, Beschäftigungs- und Arbeitstherapeuten, Spezialtherapeuten) einherging.

1039 Im Jahr 1993 verknüpfte der damalige Verbandspräsident, Dr. Georg Simnacher, mit der Psychiatrie-Personalverordnung (Psych-PV) des Bundesgesetzgebers die Hoffnung, dass sich die Personalsituation im Akutbereich der Bezirkskrankenhäuser durch die Psych-PV bis zu ihrer schrittweisen Umsetzung Ende 1995 entscheidend verbessern werde. Im Jahr 2001 stellte der Verband für den Bereich der Erwachsenenpsychiatrie u. a. fest, dass eine moderne (teil)stationäre Behandlung psychisch Kranker eine angemessene Personalausstattung erfordert und die Psych-PV sich bewährt habe. Sie sei auch als Voraussetzung für eine moderne voll- und teilstationäre kinder- und jugendpsychiatrische Behandlung unverzichtbar.

1040 Die Psychiatriegrundsätze des Freistaats Bayern aus dem Jahr 2007 postulieren:

„Die Weiterentwicklung der Psych-PV sollte zu einem Entgeltsystem führen, das [...] ökonomische Anreize schafft zur vorrangigen Realisierung ambulanter und teilstationärer Behandlungsformen. Aktuell sollten Möglichkeiten geprüft werden, wie die nach der Psych-PV notwendigen Personalstellen zur Sicherung der Behandlungsqualität auch finanziert werden."[158]

Wandel der akutstationären psychiatrischen Versorgung

1041 Anhand des Vergleichs der Anzahl der Standorte und der Betten sowie teilstationären Plätze und der von den Bezirken vorgehaltenen Fachrichtungen, differenziert nach Psychiatrie, Psychosomatik und Kinder- und Jugendpsychiatrie, zeigen sich die Veränderungen in der akutstationären Versorgung durch die

---

158 Bayerisches Staatsministerium für Arbeit und Sozialordnung, Familie und Frauen (Hrsg.): Grundsätze zur Versorgung von Menschen mit psychischen Erkrankungen in Bayern. 2017, S. 139 f. Online: http://www.baygsp.de/download/Grundsaetze%20zur%20Versorgung%20von%20Menschen%20mit%20psychischen%20Erkrankungen%20in%20Bayern.pdf [abgerufen am 17.3.2021].

Bezirke in Bayern besonders deutlich. Im Jahr 1969 wurden durch die Bezirke an 12 Standorten 14.754 Betten und Plätze, im Jahr 2020 werden durch die Bezirke bzw. ihre Kommunalunternehmen an 72 Standorten 8.811 voll- und teilstationäre Betten und Plätze in den drei Fachrichtungen betrieben.

Tab. 27: Psychiatrie/Standorte und Bettenzahl in Nervenkrankenhäusern in Bayern nach Bezirk (1969)

Bezirk	Standorte	Erwachsenenpsychiatrie Bettenzahl	Kinder- und Jugendpsychiatrie Bettenzahl
Oberbayern	2	4.253	110 (1 Standort)
Niederbayern	1	1.380	–
Oberpfalz	1	1.306	140 (1 Standort)
Oberfranken	2	1.487	–
Mittelfranken	2	1.340	–
Unterfranken	2	1.813	–
Schwaben	2	2.175	–
Gesamt	12	14.754	250

Quelle: Eigene Darstellung; Arbeitsgemeinschaft der Bayerischen Bezirkstagspräsidenten (Hrsg.): Psychiatrische Krankenhaus-Planung und psychiatrische Versorgung der Bevölkerung in Bayern. 1971.

Tab. 28: Psychiatrie/Kinder- und Jugendpsychiatrie/Psychosomatik Standorte und Anzahl voll- und teilstationärer Plätze gem. bay. Krankenhausplan (Stand: 1.1.2020)

Bezirk	Standorte	Erwachsenenpsychiatrie		Psychosomatik		Kinder- und Jugendpsychiatrie	
		stationär	teilstationär	stationär	teilstationär	stationär	teilstationär
Oberbayern	28	2.013	401	285	90	235	92
Niederbayern	7	660	50	80	0	44	47
Oberpfalz	6	635	103	65	17	40	58
Oberfranken	9	450	87	133	8	58	54
Mittelfranken	6	710	124	187	11	43	15
Unterfranken	8	542	105	107	6	29	0
Schwaben	8	869	100	221	37	0	0
Gesamt	72	5.879	970	1.078	169	449	266
		6.849		1.247		715	

Quelle: Eigene Darstellung.

Akutstationäre psychiatrische Versorgung der Bezirkskliniken heute

In den 40 Einrichtungen der Bezirke an über 70 Standorten bestehen heute viele wohnortnahe und patientenorientierte Angebote. In Bayern betreiben die Bezirke im Jahr 2020 insgesamt 8.096 Betten und tagesklinische Plätze im Bereich der Psychiatrie, Psychotherapie und Psychosomatik. Damit sind gut 80 Prozent der Betten in der Fachrichtung Psychiatrie und Psychotherapie in Bayern in kommunaler Trägerschaft, davon 90 Prozent in der Trägerschaft der Bezirke.

1043 Die Veränderungen infolge der Psychiatrie-Reform in Deutschland über die in den „Grundsätzen zur Versorgung von Menschen mit psychischen Erkrankungen in Bayern" von 2007 formulierten Veränderungen bis zur Versorgungsrealität in den heutigen Kliniken für Psychiatrie, Psychotherapie und Psychosomatik sind viel tiefgreifender, als man es sich häufig klar macht. Die Kliniken bieten störungsspezifische, gestufte Behandlungskonzepte an, in denen in einem möglichst offenen Stationssetting neben den medizinischen auch die psychosozialen Anforderungen an die Patientenstruktur im Rahmen der sich wandelnden Patientenprofile individuell angepasst werden.

1044 Dieser Prozess ist bei Weitem noch nicht abgeschlossen. So stellte Bayern im Jahr 2019 beispielsweise als erstes Bundesland im Bereich der sogenannten Transitionspsychiatrie für Heranwachsende auf Länderebene verbindliche Planungsvorgaben auf. Diese Grundsätze gestalten den Übergang von der kinder- und jugendpsychiatrischen in die erwachsenenpsychiatrische Versorgung. Bei Transitionsstationen handelt es sich also um spezielle Angebote für Heranwachsende, die aufgrund von Entwicklungsverzögerungen einen höheren Betreuungs- und Therapiebedarf haben.

Von der Psych-PV zur PPP-RL

1045 Die inhaltliche Bedeutung der verwendeten Maßstäbe zur Personalausstattung bzw. -bemessung haben sich im Zuge der Psychiatrieentgeltreform mit dem „Gesetz zur Weiterentwicklung der Versorgung und der Vergütung für psychiatrische und psychosomatische Leistungen (PsychVVG)" nun verändert: Die Psych-PV als Instrument der Personalbemessung und der Finanzierung wurde zum 1.1.2020 durch eine Qualitätsrichtlinie zur Personalbemessung, der PPP-RL des G-BA, abgelöst. Ihre Weiterentwicklung trat zum 1.1.2021 in Kraft.

1046 Mit der Psych-PV wurden, bezogen auf die Einrichtung, Personalstellen (Vollkräfte) nach den Berufsgruppen der Psych-PV ermittelt, wobei z. B. auch Ausfallzeiten und Leitungskräfte Ärzte/Pflege berücksichtigt sind.

1047 Mit der PPP-RL werden Mindestvorgaben für tatsächlich auf der Station anwesendes Personal in Vollkraftstunden (VKS) berechnet. „Einrichtung" wird definiert durch den Standort gemäß Standortverzeichnis sowie einer Differenzierung nach Erwachsenenpsychiatrie, Kinder- und Jugendpsychiatrie und Psychosomatik. Befinden sich also an einem Standort alle drei Bereiche, sind drei unterschiedliche Mindestvorgaben zu ermitteln und einzuhalten.

PPP-Richtlinie und diesbezügliche Implikationen für die akutstationäre psychiatrische Versorgung

Im Unterschied zur Psych-PV begleiten die bayerischen Bezirke die Entwicklung der Erstfassung der PPP-RL und ihre Weiterentwicklung mit großer Skepsis. 1048

a) Mangelnde empirische Datenbasis und hoher Dokumentationsaufwand

Geplant war, die Qualitätsanforderungen unter Einbeziehung der Ist-Personalausstattung zu formulieren. Die hierzu vom G-BA in Auftrag gegebene Studie konnte aus verschiedenen Gründen nicht verwendet werden. Die Inhalte der PPP-RL wurden stattdessen maßgeblich auf Basis der Psych-PV aus den 1990er-Jahren entwickelt. Erste Anpassungen z. B. an den Behandlungsbereichen oder der den Berufsgruppen zugeordneten Minutenwerte wurden im Rahmen eines Aushandlungsprozesses innerhalb des G-BA im Rahmen der Erstfassung der PPP-RL vorgenommen. Weitere Anpassungen wie die der Regelaufgaben der unterschiedlichen Berufsgruppen stehen für das Jahr 2022 an. 1049

Angesichts des kleinteiligen monats- und stationsbezogenen Dokumentations- und Nachweisverfahrens sowie der Strukturabfragen drängt sich der Eindruck auf, dass die Studie zur Ist-Personalausstattung in Psychiatrie und Psychosomatik nun durch die Einrichtungen im Realbetrieb nachgeholt werden soll – sanktionsbewährt ab 2022. Die Berechnungsweise der Mindestvorgaben wurde im Vergleich zur Psych-PV bereits inhaltlich und rechnerisch auf neue Füße gestellt. In den Nachweisen wird somit die Personalausstattung der „fortgeschriebenen" 30 Jahre alten Psych-PV abgefragt. Ob diese die modernen Behandlungs- und Versorgungskonzepte abbildet, ist fraglich. 1050

b) Behandlungs- bzw. Leistungsausschluss

Die PPP-RL sieht in § 2 Abs. 2 vor, dass die Behandlung grundsätzlich nur zulässig ist, wenn die Mindestvorgaben erfüllt sind. Daraus ergeben sich neue zivil- und sogar strafrechtliche Fragen: Stellt eine Behandlung im Rahmen der Versorgungspflicht in einer Region mit Fachkräftemangel künftig eine Körperverletzung dar? Müssen Patienten dann aufgrund der Richtlinie abgewiesen werden oder wäre das wiederum eine unterlassene Hilfeleistung? Was ist, wenn ein Bezirk seinen Versorgungsauftrag nicht erfüllen kann, wer stellt dann die Patientenversorgung im notwendigen Umfang sicher, wenn ein Bezirk aufgrund von Leistungsausschlüssen gezwungen wäre, Stationen oder ganze Standorte zu schließen? 1051

c) Folgewirkungen (unverhältnismäßiger) Durchsetzungsmaßnahmen

Im Rahmen der Weiterentwicklung der PPP-RL werden nun die Durchsetzungsmaßnahmen bei Nichteinhaltung der Mindestvorgaben in § 13 näher bestimmt. Diese werden 2022 erstmalig greifen. Über den Wegfall der Vergütung will der 1052

G-BA im Jahr 2023 entscheiden. Günther et al.[159] versuchen, diesbezüglich auf eine für die kommunale Selbstverwaltung wie die Bezirke zentrale Frage eine Antwort zu finden: Welche (unbeabsichtigten) Folgen können die PPP-RL und deren Durchsetzungsmaßnahmen auf die Versorgung in der Fläche haben?

1053 Anhand einer Stichprobe wurden die Erfüllungsgrade der Mindestvorgaben für das 1. Quartal 2020 ermittelt. Trotz bislang guter Psych-PV-Erfüllungsgrade würden die Mindestvorgaben in den Berufsgruppen der PPP-RL nur mehrheitlich erfüllt. Insbesondere kleinere Standorte wie alleinstehende Tageskliniken hätten größere Schwierigkeiten, eine ausfallsichere Personalbesetzung zu gewährleisten, als größere Häuser. Dagegen wird die Vorhaltung von mehr Personal als für die Erfüllung der PPP-RL notwendig einen kritischen Punkt bei den örtlichen Budgetverhandlungen darstellen. Die regionalen Spielräume, mit denen auf regionale Versorgungsstrukturen reagiert werden kann, werden verengt, kreatives Potenzial zur Erprobung neuer Behandlungskonzepte im Keim erstickt. Und, nicht jeder Personalbedarf kann angesichts der leergefegten Bewerbermärkte zeitnah gedeckt werden.

1054 Durchsetzungsmaßnahmen, die in ihrer Dimension die Wirtschaftlichkeit eines Standortes existenziell bedrohen, setzen Anreize, sich zurückzuziehen bzw. dort nicht mehr das komplette Versorgungsrepertoire vorzuhalten und die Vollversorgung wieder an größeren Standorten zu konzentrieren. Dies wiederum bedeutet größere Entfernungen für die Patienten und ihre Angehörigen. Andernfalls setzen sich die Bezirke dem Risiko aus, dass die durch Sanktionsmaßnahmen der Richtlinie entstehenden Defizite an diesen Standorten von den Trägern übernommen werden müssen. Im Falle Bayerns würden die Defizite durch die Trägerschaft der Bezirke kommunalisiert.

Fazit

1055 Die PPP-RL hat das Potenzial, die akutstationäre psychiatrische Versorgungslandschaft zu verändern. Bedauerlicherweise sind die Folgewirkungen der Richtlinie und insbesondere ihrer Durchsetzungsmaßnahmen bislang kaum untersucht oder ausreichend überprüft worden. Keinesfalls dürfen die Errungenschaften der letzten 30 Jahre, insbesondere die bedarfsgerechte, regional vernetzte, gestufte und wohnortnahe Versorgung durch die Dezentralisierungs- und Regionalisierungsbemühungen der Bezirke konterkariert und die Psychiatrieplanung eines Landes über die PPP-RL des G-BA ausgehebelt werden.

---

159 Günther u. a.: Regelwerk mit Konfliktpotenzial. In: f&w 10/2020, S. 904–907.

26 Perspektive des Bundesgesundheitsministeriums

Judith Scherr

Die Richtlinie des Gemeinsamen Bundesausschusses zur Personalausstattung in Psychiatrie und Psychosomatik (PPP-RL) ist das Resultat eines langjährigen Prozesses. Ein wichtiger Schritt war das am 1.1.2017 in Kraft getretene Gesetz zur Weiterentwicklung der Versorgung und der Vergütung für psychiatrische und psychosomatische Leistungen (PsychVVG). Ziele des Gesetzes waren die Weiterentwicklung der Versorgung und der Vergütung für psychiatrische und psychosomatische Leistungen, die Förderung der sektorenübergreifenden Behandlung in der psychiatrischen Versorgung sowie die Verbesserung der Transparenz und Leistungsorientierung bei der Vergütung. Die Festlegung *verbindlicher* Mindestvorgaben zur Personalausstattung soll zu einer leitliniengerechten Behandlung beitragen. Durch die Änderung in der Gesetzessystematik wird gewährleistet, dass die Einführung des Budgetsystems auf Grundlage des bundesweiten und empirisch kalkulierten Entgeltkatalogs für stationäre und teilstationäre Leistungen noch stringenter mit Maßnahmen zur Qualitätssicherung, die insbesondere die notwendige personelle Ausstattung gewährleisten, begleitet wird.

1056

Der Gesetzgeber hat den Gemeinsamen Bundesausschuss (G-BA) in § 136a Abs. 2 SGB V beauftragt, mit Wirkung zum 1.1.2020 geeignete Maßnahmen zur Sicherung der Qualität in der psychiatrischen und psychosomatischen Versorgung festzulegen und dazu insbesondere verbindliche Mindestvorgaben für die Ausstattung der stationären Einrichtungen mit dem für die Behandlung erforderlichen therapeutischen Personal zu bestimmen. Diese Mindestvorgaben ersetzen die bisherigen Vorgaben der Psych-PV, die zum 1.1.2020 außer Kraft getreten ist.

1057

Hierzu hat der G-BA am 19.9.2019 fristgerecht die Erstfassung einer Personalausstattung Psychiatrie und Psychosomatik-Richtlinie (PPP-RL) beschlossen. Diese ist nach Nichtbeanstandung durch das Bundesministerium für Gesundheit und Bekanntmachung im Bundesanzeiger zum 1.1.2020 in Kraft getreten. Das Bundesministerium für Gesundheit (BMG) hat die Nichtbeanstandung mit einer Auflage und Hinweisen verbunden.

1058

Eine erste Änderung der PPP-RL erfolgte bereits im März 2020 aufgrund der Corona-Pandemie. Der G-BA hat im Zusammenhang mit der Pandemie mit SARS-CoV-2 zeitlich befristete Sonderregelungen getroffen, um Krankenhäuser zu entlasten. Zur Unterstützung der Krankenhäuser und Ärzte bei der Bewältigung der Corona-Pandemie wurde den aus dieser Situation resultierenden Schwierigkeiten bei der Erfüllung der Qualitätsanforderungen Rechnung getragen. In diesem Zusammenhang wurden umfangreiche weitere Ausnahmen von Anforderungen an die Qualitätssicherung beschlossen und unter anderem auch die Dokumentations- und Nachweispflichten der PPP-RL bis zum 31.12.2020 ausgesetzt.

1059

1060 Mit Beschluss vom 15.10.2020 hat der G-BA eine erste Überarbeitung der PPP-RL beschlossen. Auch dieser Beschluss wurde seitens des BMG nicht beanstandet und die überarbeitete PPP-RL konnte wie vorgesehen am 1.1.2021 in Kraft treten. Jedoch wurde die Nichtbeanstandung erneut mit einer Auflage verbunden: Das BMG hat dem G-BA aufgegeben, im Rahmen der Überprüfung der Mindestvorgaben für die Psychosomatik nach § 14 Abs. 2 PPP-RL die praktische Umsetzbarkeit sowie die Anpassungsbedarfe bei der Höhe oder der Ausdifferenzierung von Behandlungsbereichen zu prüfen und zu berücksichtigen.

1061 Das Bundesministerium für Gesundheit begründet das Erfordernis einer erneuten Auflage wie folgt: Die Auflage zur Erstfassung der PPP-RL (Beschluss des G-BA vom 19.9.2019) sah vor, dass der G-BA durch Beschluss bis zum 31.10.2020 mit Wirkung zum 1.1.2021 die Mindestvorgaben für die Psychosomatik und deren etwaig erforderliche Anpassung der Behandlungsbereiche zu überprüfen *oder* die Verlängerung der übergangsweisen Aussetzung der Sanktionsregelung für psychosomatische Behandlungsbereiche zu beschließen hat. Mit dem Beschluss vom 15.10.2020 hat der G-BA dieser Auflage dahingehend Rechnung getragen, dass für die Einrichtungen der Psychosomatik gemäß § 16 Abs. 4 PPP-RL die Ermittlung der Mindestvorgaben und des Umsetzungsgrades sowie die Vorgaben bei Nichteinhaltung der Mindestvorgaben bis zum 31.12.2021 ausgesetzt sind. Psychosomatische Einrichtungen müssen erst ab dem 1.1.2022 die Mindestvorgaben für die Personalausstattung ermitteln. Im Jahr 2021 erfolgen zudem keine Sanktionen.

1062 Durch die zeitliche Verlagerung hat eine *Überprüfung der Mindestvorgaben für die Psychosomatik* und deren etwaig erforderliche Anpassung der Behandlungsbereiche jedoch nicht stattgefunden. Dies hält das BMG nach wie vor für erforderlich, da die psychosomatische Versorgung nicht den Regelungen der Psych-PV unterlag, sodass es im Vergleich zur psychiatrischen Versorgung bei Festlegung der entsprechenden Mindestvorgaben an bereits erprobten Anhaltszahlen fehlt. § 14 Abs. 2 PPP-RL sieht nunmehr vor, dass die Mindestvorgaben für die Psychosomatik bis zum 30.9.2021 mit Wirkung zum 1.1.2022 zu überprüfen und ggf. anzupassen oder neu zu definieren sind. Daher hat das BMG dem G-BA die Auflage erteilt, im Rahmen dieser Überprüfung die praktische Umsetzbarkeit sowie die Anpassungsbedarfe bei der Höhe oder der Ausdifferenzierung von Behandlungsbereichen zu prüfen und zu berücksichtigen.

1063 Die Weiterentwicklung der psychiatrischen und psychosomatischen Versorgung ist eine äußerst wichtige Aufgabe der Gesundheitspolitik. Die zukünftigen Herausforderungen liegen aus Sicht des Bundesministeriums für Gesundheit vor allem in einer besseren Verzahnung und Koordinierung der Versorgung der Patienten. Sie gilt es sektoren- und berufsgruppenübergreifend auszubauen.

Teil VII Ausblick

Ausblick

Stefan Günther, Ramon Krüger

1064 Wie in den vorangegangenen Kapiteln von verschiedenen Autoren eindrücklich beschrieben wurde, rückt die PPP-RL – wie auch schon die Psych-PV – die Bedürfnisse psychisch erkrankter Menschen in der Krankenausbehandlung stark in den Fokus und erzeugt dabei eine nie dagewesene Verbindlichkeit für den patientenbezogenen Personaleinsatz. Darin sieht sie einen zentralen Baustein, um die Versorgungsqualität in stationären Einrichtungen sicherzustellen oder gar zu steigern. Eine undifferenzierte Erhöhung des Personaleinsatzes führt allerdings – im Sinne der individuellen Bedarfe und Ansprüche psychisch erkrankter Menschen – nicht automatisch zu Qualitätszugewinnen in der Versorgung. Erst die indikationsspezifische, phasenadaptierte und ortsungebundene Verfügbarkeit von Personal ermöglicht bedarfsgerechte Behandlung und Versorgung. Die gewonnene Verbindlichkeit für den Personaleinsatz und die notwendige Refinanzierung darf deswegen nicht zulasten von fachlich notwendiger Flexibilität umgesetzt werden. Vielmehr sollten politische Prozesse in Gang gesetzt werden, um Qualität nicht mehr länger nur an einrichtungszentrierten Strukturen zu messen, sondern vor allem die Ergebnisqualität im Sinne einer Erfüllung des individuellen Versorgungsbedarfs zu fokussieren.

1065 In der praktischen Anwendung, derer sich dieses Buch schwerpunktmäßig widmet, werden nichtsdestotrotz Chancen zur Qualitätsverbesserung deutlich, aber auch Fehlanreize und vermeidbare Risiken und Belastungen. Die Praxissicht zeigt, dass der G-BA mit den Regelungen zwar die richtigen Ziele verfolgt, jedoch die Umsetzung an einigen Stellen noch an der Versorgungsrealität vorbeigeht. Moderne stations- und settingübergreifende Behandlungsansätze werden in ihrer Bedeutung vernachlässigt, stattdessen wird der Fokus auf stationäre Strukturen zementiert. Gleichzeitig werden Krankenhäuser mehr denn je sektorenübergreifend in der Versorgung gebraucht. Die hohen personellen Vorgaben für die stationären Bereiche bezwecken auch eine Verlagerung der Versorgung in den ambulanten Bereich. Für eine echte Versorgungsreform greifen die Ansätze allerdings zu kurz. Da der ambulante Bereich sowie die Wohn- und Betreuungsangebote für psychisch Schwerstkranke bei Weitem noch nicht in der Lage sind – mangels Personal, finanzieller Ressourcen und eines sozialgesetzlichen Auftrags –, die Versorgung dieser Patienten zu übernehmen, läuft die psychiatrische Versorgung insgesamt Gefahr, durch harte Regulierungsmaßnahmen im stationären Bereich derart eingeschränkt zu werden, dass Versorgungslücken entstehen. Der Druck auf die stationären Einrichtungen ist verfehlt, wenn gleichzeitig die ambulante Versorgungslandschaft noch nicht angemessen ausgebaut und dazu befähigt wurde, die chronisch und schwerst psychisch erkrankten Menschen mit der notwendigen Intensität und den Personalressourcen adäquat versorgen zu können. Hinzu kommen die unzähligen Dokumentations- und Nachweispflichten, deren qualitätssichernder Zweck sich für die Praxis ebenfalls nicht erschließt, die aber den Misstrauensaufwand auf ein ganz neues Niveau heben.

Ausblick

1066 Durch das Außerkraftsetzen der Psych-PV zum 31.12.2019 wurde zudem ein bewährtes Personalbemessungsinstrument abgeschafft, ohne bereits einen adäquaten Ersatz zur Hand zu haben – was die örtlichen Verhandlungspartner in den Budgetverhandlungen stark verunsichert, vor erhebliche Herausforderungen stellt und hohes Konfliktpotenzial bietet. Der G-BA etabliert mit der PPP-RL bekanntlich nur Personalmindestvorgaben – es fehlt an objektivierbaren Grundlagen, um den darüber hinausgehenden Personalbedarf für eine jederzeitige Erfüllung sowie für eine bedarfsgerechte und leitlinienorientierte Behandlung zu bestimmen. Dass dieser tatsächliche Bedarf deutlich über den Mindestvorgaben liegt, hat der Gesetzgeber eindeutig klargestellt – wie hoch genau, sollten aber nicht die Schiedsgerichte entscheiden müssen. Vielmehr sollte der Bedarf das Ergebnis eines nun dringend anzustoßenden politisch-fachlichen Diskurses werden.

1067 Auch die PPP-RL selbst ist in ihrer jetzigen Form nicht in Stein gemeißelt. Die Richtlinie verfolgt nach § 1 Abs. 3 das Ziel, „in einer ersten Stufe die Ausgestaltung von Personalvorgaben zu etablieren, welche während der Entwicklung eines zukunftsorientierten Modells Geltung" finden sollen. Eine genaue zeitliche Vorgabe dafür findet sich in der Richtlinie nicht. Jedoch werden Anpassungen zum 1.1.2022 und 1.1.2025 angestrebt. Trotz des hohen Anpassungsaufwands in der Praxis ist doch positiv herauszustellen, dass die Richtlinie kein statisches Instrument ist, sondern ihre stetige Weiterentwicklung fest verankert wurde. So steht dem G-BA bereits für 2021 ein umfangreiches Aufgabenpaket bevor. Eine erste Überprüfung der Richtlinie hat bereits auf Basis der Nachweise des Jahres 2020 stattzufinden. Wie sinnvoll dafür die Datenbasis aufgrund der bekannten Leistungseinschränkungen und -verwerfungen durch die Corona-Pandemie sein wird, muss sich dabei erst noch zeigen. Erste Anpassungen an der Richtlinie sind nichtsdestotrotz mit Beschlussfassung zum 30.9.2021 und Wirkung zum 1.1.2022 vorzunehmen. Dabei stehen folgende Bereiche im Fokus:

- die Mindestvorgaben für die Psychosomatik,
- die Minutenwerte in den Behandlungsbereichen,
- der Anteil der Minutenwerte für die regionale Pflichtversorgung gesondert für Erwachsene und die Kinder und Jugendlichen,
- die Mindestpersonalausstattung für die Nachtdienste,
- die Regelaufgaben der Berufsgruppe der Psychologen vor dem Hintergrund der Berufsbilder der Psychologischen Psychotherapeuten sowie der Kinder- und Jugendlichenpsychotherapeuten,
- die Personalausstattung in besonders sensitiven Versorgungsbereichen wie z. B. der Gerontopsychiatrie oder geschützten Intensivversorgungsbereichen im Vergleich zu anderen Versorgungsbereichen.

1068 Zudem ist zu prüfen, ob die monatliche Dokumentationspflicht durch eine andere Systematik ersetzt werden kann. Für das Ausmaß an Dokumentations- und Nachweisaufwand entscheidend wird letztlich auch die für das Jahr 2021 zu erwartende Anpassung der MD-Qualitätskontrollrichtlinie im G-BA sein, die das Prüfverfahren zur PPP-RL im Detail regeln soll.

1069 Das Arbeitspaket enthält viele Regelungsinhalte, zu denen kontroverse Diskussionen im G-BA zu erwarten sind. Um bei einigen der gelisteten Punkte zu praxisorientierten Lösungen zu kommen, wäre eine evidenzbasierte Auseinandersetzung unter breitem Einbezug fachlicher Expertise wünschenswert (z. B. Umgang mit der Psychosomatik, Prüfung der Minutenwerte und Regelaufgaben). Ob geeignete Lösungen dieser zentralen Fragen innerhalb dieses kurzen Zeitfensters gefunden werden können, bleibt abzuwarten. Aus Praxissicht wäre mehr Zeit für einen politisch flankierten Beratungsprozess unter Einbezug von Experten wünschenswert anstelle von Kompromisslösungen, die meistens weder den Krankenhäusern noch den Krankenkassen helfen – geschweige denn dem gemeinsamen Versorgungsauftrag für psychisch erkrankte Menschen zugutekommen.

Anhang

Richtlinie des Gemeinsamen Bundesausschusses über die Ausstattung der stationären Einrichtungen der Psychiatrie und Psychosomatik mit dem für die Behandlung erforderlichen therapeutischen Personal gemäß § 136a Absatz 2 Satz 1 des Fünften Buches Sozialgesetzbuch (SGB V) (Personalausstattung Psychiatrie und Psychosomatik-Richtlinie/PPP-RL)

vom 19.9.2019 (BAnz AT 31.12.2019 B6),

zuletzt geändert durch Bek. vom 15.10.2020 (BAnz AT 22.12.2020 B3)

– Auszug –

§ 1
Zweck, Ziele und Anwendungsbereich

(1) Diese Richtlinie legt gemäß § 136a Absatz 2 SGB V geeignete Maßnahmen zur Sicherung der Qualität in der psychiatrischen, kinder- und jugendpsychiatrischen und psychosomatischen Versorgung fest. Dazu werden insbesondere verbindliche Mindestvorgaben für die Ausstattung der stationären Einrichtungen mit dem für die Behandlung erforderlichen Personal für die psychiatrische und psychosomatische Versorgung bestimmt. Die Mindestvorgaben sollen einen Beitrag zu einer leitliniengerechten Behandlung leisten. Die mit dieser Richtlinie festgelegten verbindlichen Mindestvorgaben sind keine Anhaltszahlen zur Personalbemessung.

(2) Diese Richtlinie gilt für Krankenhäuser im Sinne von § 108 SGB V mit psychiatrischen oder psychosomatischen Einrichtungen für Erwachsene sowie für Kinder und Jugendliche, soweit darin Patientinnen oder Patienten behandelt werden, die einer vollstationären, teilstationären oder stationsäquivalenten Krankenhausbehandlung im Sinne von § 39 Absatz 1 SGB V bedürfen und nach Art und Schwere der Krankheit den Behandlungsbereichen gemäß § 3 in Verbindung mit Anlage 2 zugeordnet werden können.

(3) Der Gemeinsame Bundesausschuss (G-BA) verpflichtet sich zur kontinuierlichen Weiterentwicklung dieser Richtlinie gemäß § 14 Absatz 5. Mit dieser Richtlinie wird das Ziel verfolgt, in einer ersten Stufe die Ausgestaltung von Personal-

vorgaben zu etablieren, welche während der Entwicklung eines zukunftsorientierten Modells Geltung findet. Eine erste Anpassung dieser Richtlinie gemäß § 14 erfolgt mit Beschluss zum 30. September 2021. Eine weitere Anpassung hinsichtlich der künftigen Ausgestaltung der Personalvorgaben, die ab dem 1. Januar 2025 gelten sollen, wird angestrebt.

§ 2
Grundsätze

(1) Über die Vorgaben in § 107 Absatz 1 SGB V hinaus haben die Krankenhäuser im Sinne von § 1 Absatz 2 jederzeit das für die Sicherstellung einer leitliniengerechten Behandlung der Patientinnen und Patienten erforderliche Personal vorzuhalten.

(2) Die Behandlung der den Behandlungsbereichen gemäß § 3 in Verbindung mit Anlage 2 zugeordneten Patientinnen und Patienten ist nach Maßgabe der nachfolgenden Regelungen dieser Richtlinie grundsätzlich nur zulässig, wenn die in § 6 geregelten verbindlichen Mindestvorgaben erfüllt werden.

(3) Die verbindlichen Mindestvorgaben gelten für den Regeldienst am Tag (Tagdienst). Dieser umfasst alle diagnostischen, therapeutischen und pflegerischen Tätigkeiten, die einen Bezug zur Behandlung der Patientinnen und Patienten haben. Die Regelaufgaben sind in Anlage 4 beschrieben. Nicht zum Regeldienst im Sinne dieser Richtlinie zählen Bereitschaftsdienst, ärztliche Rufbereitschaft und ärztlicher Konsiliardienst sowie Tätigkeiten in Nachtkliniken.

(4) Die Patientinnen und Patienten der psychiatrischen und psychosomatischen Einrichtungen für Erwachsene sowie für Kinder und Jugendliche, die einer voll-, teilstationären sowie stationsäquivalenten Krankenhausbehandlung bedürfen, werden nach Art und Schwere der Krankheit sowie nach den Behandlungszielen und -mitteln den Behandlungsbereichen gemäß § 3 in Verbindung mit Anlage 2 zugeordnet.

(5) Die Mindestvorgaben für den Tagdienst werden gemäß § 6 festgelegt. Für jeden Behandlungsbereich gemäß § 3 in Verbindung mit Anlage 2 und jede Berufsgruppe gemäß § 5 werden Minutenwerte je Patientin und je Patient und Woche gemäß Anlage 1 vorgegeben. Die Mindestvorgaben sind quartalsdurchschnittlich auf Einrichtungsebene, differenziert nach Erwachsenenpsychiatrie, Psychosomatik sowie Kinder- und Jugendpsychiatrie, einzuhalten.

(6) Das therapeutische Personal wird differenziert in die Berufsgruppen nach § 5.

(7) Die Krankenhäuser haben einen Nachweis über die Einhaltung der Mindestvorgaben differenziert nach Berufsgruppe zu führen. Die Nachweise gemäß § 11 sind quartals- und einrichtungsbezogen sowie monats- und stationsbezogen zu führen.

(8) Die Krankenhäuser stellen die Einhaltung der Mindestvorgaben einrichtungsbezogen anhand der auf einer Station jeweils tatsächlich tätigen Fachkräfte der Berufsgruppen fest.

(9) Über die Erfüllung der Mindestanforderungen nach dieser Richtlinie lässt sich der G-BA jährlich für alle Krankenhausstandorte differenziert nach Erwachsenenpsychiatrie, Psychosomatik sowie Kinder- und Jugendpsychiatrie vom Institut für Qualitätssicherung und Transparenz im Gesundheitswesen (IQTIG) berichten.

(10) In den Minutenwerten der Anlage 1 sind nicht berücksichtigt:
- die Ausfallzeiten (Wochenfeiertage, Urlaub, Arbeitsunfähigkeit, Schutzfristen, Kur- und Heilverfahren, Wehrübungen, externe Fort- und Weiterbildungsmaßnahmen, Tätigkeiten im Personalrat, im Betriebsrat, in der Mitarbeitervertretung, in der Vertretung ausländischer, schwerbehinderter oder suchterkrankter Beschäftigter, als Sicherheitsbeauftragte oder Sicherheitsbeauftragter, als Beauftragte oder Beauftragter für Arbeitssicherheit, als Hygienebeauftragte oder Hygienebeauftragter, als Gleichstellungsbeauftragte oder Gleichstellungsbeauftragter und weitere relevante Ausfallzeiten)
- die Besonderheiten der strukturellen und organisatorischen Situation der Einrichtung
- Leitungskräfte, Bereitschaftsdienste außerhalb des Regeldienstes, ärztliche Rufbereitschaft, ärztlicher Konsiliardienst, Tätigkeiten in Nachtkliniken, Nachtdienste Pflege, Genesungsbegleitung, sowie
- die gegebenenfalls über Anlage 1 hinausgehenden Minutenwerte, die zur Sicherstellung einer leitliniengerechten Versorgung erforderlich sind.

Diese Punkte sind bei der Budgetvereinbarung auf der Ortsebene zu berücksichtigen. Im Rahmen seiner Personalplanung hat das Krankenhaus sicherzustellen, dass über die vorgegebenen Minutenwerte hinaus auch entsprechendes Personal zur Abdeckung dieser Zeiten vorgehalten wird.

§ 3
Behandlungsbereiche

(1) Die Patientinnen und Patienten der psychiatrischen und psychosomatischen Einrichtungen für Erwachsene, die einer voll-, teilstationären sowie stationsäquivalenten Krankenhausbehandlung bedürfen, werden nach Art und Schwere der Krankheit sowie nach den Behandlungszielen und -mitteln den folgenden Behandlungsbereichen unter Berücksichtigung der Eingruppierungsempfehlungen gemäß Anlage 2 zugeordnet:

A Allgemeine Psychiatrie

A1 Regelbehandlung

A2 Intensivbehandlung

A4 Langdauernde Behandlung Schwer- und Mehrfachkranker

Anhang

A5 Psychotherapie

A6 Tagesklinische Behandlung

A7 Psychosomatisch-psychotherapeutische und psychotherapeutische Komplexbehandlung

A9 Stationsäquivalente Behandlung

S Abhängigkeitskranke

S1 Regelbehandlung

S2 Intensivbehandlung

S4 Langdauernde Behandlung Schwer- und Mehrfachkranker

S5 Psychotherapie

S6 Tagesklinische Behandlung

S9 Stationsäquivalente Behandlung

G Gerontopsychiatrie

G1 Regelbehandlung

G2 Intensivbehandlung

G4 Langdauernde Behandlung Schwer- und Mehrfachkranker

G5 Psychotherapie

G6 Tagesklinische Behandlung

G9 Stationsäquivalente Behandlung

P Psychosomatik

P1 Psychotherapie

P2 Psychosomatisch-psychotherapeutische Komplexbehandlung

P3 Psychotherapie teilstationär

P4 Psychosomatisch-psychotherapeutische Komplexbehandlung teilstationär.

(2) Die Patientinnen und Patienten der psychiatrischen Einrichtungen für Kinder und Jugendliche, die einer Krankenhausbehandlung bedürfen, werden nach Art und Schwere der Krankheit sowie nach den Behandlungszielen und -mitteln den folgenden Behandlungsbereichen unter Berücksichtigung der Eingruppierungsempfehlungen gemäß Anlage 2 zugeordnet:

KJ Kinder- und Jugendpsychiatrie

KJ1 Kinderpsychiatrische Regel- und Intensivbehandlung

KJ2 Jugendpsychiatrische Regelbehandlung

KJ3 Jugendpsychiatrische Intensivbehandlung

KJ5 Langdauernde Behandlung Schwer- und Mehrfachkranker

KJ6 Eltern-Kind-Behandlung

KJ7 Tagesklinische Behandlung

KJ9 Stationsäquivalente Behandlung

§ 4
Definition der Tätigkeiten sowie der Tag- und Nachtdienste

(1) Die Definition der im Krankenhaus geleisteten diagnostischen, therapeutischen und pflegerischen Tätigkeiten nach § 2 Absatz 3 der in § 5 definierten Berufsgruppen erfolgt gemäß Anlage 4.

(2) Die Minutenwerte in Anlage 1 gelten nur für den Tagdienst.

(3) Die Minutenwerte gelten bei Pflegefachpersonen gemäß § 5 für Tagdienste von täglich 14 Stunden zuzüglich einer halben Stunde Übergabezeit mit dem Personal des Nachtdienstes sowie bei einer gleichbleibenden Personalbesetzung im Pflegedienst an Wochenenden und Feiertagen. Bei Tageskliniken gelten die Minutenwerte in der Erwachsenenpsychiatrie und Psychosomatik für einen Tagdienst von acht Stunden, in der Kinder- und Jugendpsychiatrie von zehn Stunden. Die Minutenwerte gelten bei Tageskliniken für fünf Wochentage.

(4) Bei Pflegefachpersonen gemäß § 5 umfasst der Nachtdienst zehn Stunden inklusive 30 Minuten Übergabezeit mit dem Tagdienst. Anfangs- und Endzeiten können variieren.

§ 5
Berufsgruppen

(1) Für die Erwachsenenpsychiatrie und Psychosomatik werden zur Ermittlung der Mindestvorgaben für die Personalausstattung die folgenden Berufsgruppen definiert:
a) Ärztinnen und Ärzte
b) Pflegefachpersonen (Dazu gehören Pflegefachfrauen und Pflegefachmänner, Gesundheits- und Krankenpflegerinnen und Gesundheits- und Krankenpfleger, Gesundheits- und Kinderkrankenpflegerinnen und Gesundheits- und Kinderkrankenpfleger, Altenpflegerinnen und Altenpfleger. Dazu zählen auch Pflegefachpersonen mit einer Weiterbildung im Bereich Pflege in der Psychiatrie, Psychosomatik und Psychotherapie oder mit Hochschulabschluss Bachelor Psychiatrische Pflege.)

c) Psychologinnen und Psychologen (Dazu zählen Diplom-Psychologinnen und Diplom-Psychologen oder Master in Psychologie, Psychologische Psychotherapeutinnen und Psychologische Psychotherapeuten.)
d) Spezialtherapeutinnen und Spezialtherapeuten (z. B. Ergotherapeutinnen und Ergotherapeuten und Künstlerische Therapeutinnen und Künstlerische Therapeuten)
e) Bewegungstherapeutinnen und Bewegungstherapeuten, Physiotherapeutinnen und Physiotherapeuten
f) Sozialarbeiterinnen und Sozialarbeiter, Sozialpädagoginnen und Sozialpädagogen

(2) Für die Kinder- und Jugendpsychiatrie werden zur Ermittlung der Mindestvorgaben für die Personalausstattung die folgenden Berufsgruppen definiert:
a) Ärztinnen und Ärzte
b) Pflegefachpersonen gemäß Absatz 1 und Erziehungsdienst (pädagogisch-pflegerische Fachpersonen, z. B. Kinder-, Gesundheits- und Krankenpflegerinnen und Kinder-, Gesundheits- und Krankenpfleger, Erzieherinnen und Erzieher, Heilerziehungspflegerinnen und Heilerziehungspfleger, Jugend- und Heimerzieherinnen und Jugend- und Heimerzieher)
c) Psychologinnen und Psychologen (Dazu zählen Diplom-Psychologinnen und Diplom-Psychologen oder Master in Psychologie, Psychologische Psychotherapeutinnen und Psychologische Psychotherapeuten, Kinder- und Jugendlichenpsychotherapeutinnen und Kinder- und Jugendlichenpsychotherapeuten.)
d) Spezialtherapeutinnen und Spezialtherapeuten (z. B. Ergotherapeutinnen und Ergotherapeuten und Künstlerische Therapeutinnen und Künstlerische Therapeuten)
e) Bewegungstherapeutinnen und Bewegungstherapeuten, Physiotherapeutinnen und Physiotherapeuten
f) Sozialarbeiterinnen und Sozialarbeiter, Sozialpädagoginnen und Sozialpädagogen, Heilpädagoginnen und Heilpädagogen
g) Sprachheiltherapeutinnen und Sprachheiltherapeuten, Logopädinnen und Logopäden

(3) Den jeweiligen Berufsgruppen nach den Absätzen 1 und 2 werden gemäß Anlage 1 konkrete Minutenwerte zugeordnet.

§ 6
Ermittlung der Mindestvorgaben für die Personalausstattung

(1) Die Mindestvorgaben für die Personalausstattung werden ermittelt, indem für jede Berufsgruppe gemäß § 5 die Minutenwerte der Behandlungsbereiche gemäß Anlage 1 mit der Anzahl der Behandlungswochen je Behandlungsbereich multipliziert werden. Die Berechnung der Behandlungswochen erfolgt nach den Vorgaben in Absatz 2. Das Ergebnis der 7 Mindestvorgaben für die Personalausstat-

tung ist kaufmännisch ohne Nachkommastelle, die Zwischenwerte sind kaufmännisch auf zwei Nachkommastellen zu runden.

(2) Für die Berechnung der Behandlungswochen werden die Behandlungstage je Quartal durch 7 geteilt. Bei teilstationärer Behandlung werden die Behandlungstage abweichend von Satz 1 durch 5 geteilt.

(3) Die Behandlungstage je Behandlungsbereich ergeben sich für das jeweilige Krankenhaus aus der Anzahl der im jeweiligen Quartal des Vorjahres behandelten Patientinnen und Patienten und deren 14-tägiger Einstufung in die Behandlungsbereiche gemäß § 3 unter Berücksichtigung der Eingruppierungsempfehlungen gemäß Anlage 2.

(4) Liegt in einem Quartal des laufenden Jahres die tatsächliche Anzahl der Behandlungstage in den Behandlungsbereichen um mehr als 2,5 Prozent über oder mehr als 2,5 Prozent unter der nach Absatz 3 ermittelten Anzahl der Behandlungstage, erfolgt die Berechnung der Behandlungswochen abweichend von Absatz 3 auf der Basis der tatsächlichen Anzahl der Behandlungstage des laufenden Quartals.

(5) Zur Ermittlung der Vollkraftstunden (VKS-Mind) werden die nach den Vorgaben der Absätze 1 bis 4 ermittelten Werte durch 60 geteilt und damit in Stunden umgerechnet.

(6) Die Minutenwerte sind um 10 Prozent zu verringern, wenn eine Einrichtung keine Versorgungsverpflichtung hat.

§ 7
Ermittlung der tatsächlichen Personalausstattung und Umsetzungsgrad

(1) Die Ermittlung der tatsächlichen Personalausstattung erfolgt einrichtungsbezogen differenziert nach Erwachsenenpsychiatrie, Psychosomatik sowie Kinder- und Jugendpsychiatrie und gegliedert nach den Berufsgruppen gemäß § 5. Die Vorgaben zu den Anrechnungen gemäß § 8 sind zu berücksichtigen.

(2) Für die Ermittlung des Umsetzungsgrades wird zunächst für jede Berufsgruppe pro Einrichtung der Umsetzungsgrad berechnet. Der Umsetzungsgrad pro Berufsgruppe je Quartal ergibt sich aus dem Quotienten der tatsächlichen VKS (VKS-Ist) zu den Mindestvorgaben (VKS-Mind).

(3) Der Umsetzungsgrad der Mindestpersonalausstattung einer Einrichtung ergibt sich aus dem Mittelwert des Umsetzungsgrades aller Berufsgruppen gemäß Absatz 2 gewichtet mit der Mindestpersonalausstattung in VKS der Berufsgruppen (VKS-Mind). Dazu wird die Summe der Umsetzungsgrade aller Berufsgruppen jeweils multipliziert mit dem Quotienten aus der jeweiligen Mindestpersonalausstattung der Berufsgruppe und der Summe der Mindestpersonalausstattung aller Berufsgruppen.

(4) Die Mindestvorgaben sind erfüllt, wenn der durchschnittliche Umsetzungsgrad für die Einrichtung über oder gleich 100 Prozent ist und keine der Berufsgruppen in der Einrichtung einen Umsetzungsgrad unter 100 Prozent hat. Auf die Übergangsregelung in § 16 wird verwiesen.

(5) Für die tatsächliche Besetzung des Nachtdienstes ermittelt das Krankenhaus die durchschnittliche Pflegepersonalausstattung und die durchschnittliche Patientenbelegung im Nachtdienst für jede Station in jedem Kalendermonat eines Jahres.

(6) Für die durchschnittliche Pflegepersonalausstattung werden alle Pflegefachpersonen gemäß § 5 berücksichtigt, die im Nachtdienst einer Station tätig waren. Die durchschnittliche Personalausstattung ermittelt sich aus der Summe der geleisteten Arbeitsstunden eines Kalendermonats geteilt durch die Anzahl der Stunden des Nachtdienstes (Kalendertage mal 10 Stunden) des jeweiligen Kalendermonats. Dabei sind Pflegefachpersonen gemäß § 5, die an einem Arbeitstag im Tagdienst und im Nachtdienst gemäß § 4 Absatz 3 tätig waren, anteilig zuzuordnen.

(7) Für die Ermittlung der durchschnittlichen Patientenbelegung des Nachtdienstes ist die Summe der um 24.00 Uhr auf einer Station untergebrachten Patientinnen und Patienten für 8 die laufende Nachtschicht maßgeblich. Der monatliche Durchschnitt entspricht dem Quotienten aus der Summe der Mitternachtsbestände einer Station in einem Kalendermonat und der Anzahl der Tage des jeweiligen Kalendermonats.

(8) Das Krankenhaus hat zusätzlich die Anzahl der Nächte zu ermitteln, in denen weniger als 16 VKS durch Pflegefachpersonen gemäß § 5 je Nachtschicht und in denen weniger als 14 VKS durch Pflegefachpersonen gemäß § 5 je Nachtschicht geleistet wurden.

§ 8
Anrechnungen von Berufsgruppen

(1) Die tatsächliche Personalausstattung gemäß § 7 umfasst die von Fachkräften der Berufsgruppen nach § 5 im Geltungsbereich dieser Richtlinie erbrachten Tätigkeiten für die Regelaufgaben gemäß Anlage 4. Sind Fachkräfte anteilig auch in anderen Bereichen tätig, die nicht zum Geltungsbereich dieser Richtlinie gehören, sind diese Tätigkeiten sachgerecht abzugrenzen und dürfen nicht bei der tatsächlichen Personalausstattung berücksichtigt werden.

(2) Bei der tatsächlichen Personalausstattung gemäß § 7 sind Personen, die in der Krankenpflege oder Kinderkrankenpflege ausgebildet werden, entsprechend dem in § 27 Absatz 2 des Pflegeberufegesetzes vorgegebenen Verhältnis anzurechnen. Psychotherapeutinnen und Psychotherapeuten in Ausbildung sind zu berücksichtigen, wenn diese vom Krankenhaus eine Vergütung entsprechend ihres Grundberufes erhalten.

(3) Bei der tatsächlichen Personalausstattung gemäß § 7 können Fachkräfte der Berufsgruppen nach § 5 auf andere Berufsgruppen nach § 5 angerechnet werden, soweit diese gemäß Anlage 4 Regelaufgaben der Berufsgruppe, bei der die Anrechnung erfolgen soll, erbringen. Eine Anrechnung nach Satz 1 ist bei psychiatrischen und psychosomatischen Einrichtungen für Erwachsene nur zwischen folgenden Berufsgruppen gemäß § 5 Absatz 1 möglich: jeweils zwischen den Buchstaben a und c sowie jeweils zwischen den Buchstaben b, d, e und f. Eine Anrechnung nach Satz 1 ist bei psychiatrischen Einrichtungen für Kinder und Jugendliche nur zwischen folgenden Berufsgruppen gemäß § 5 Absatz 2 möglich: jeweils zwischen den Buchstaben a und c sowie jeweils zwischen den Buchstaben b, d, e, f und g. Die Umfänge der angerechneten Fachkräfte sind im Nachweis gesondert auszuweisen und zu erläutern.

(4) Bei der tatsächlichen Personalausstattung gemäß § 7 können Fachkräfte der Berufsgruppen gemäß § 5 ohne direktes Beschäftigungsverhältnis mit dem Krankenhaus angerechnet werden, soweit diese gemäß Anlage 4 Regelaufgaben der Berufsgruppe, bei der die Anrechnung erfolgen soll, erbringen. Die Umfänge der angerechneten Fachkräfte sind im Nachweis gesondert auszuweisen und zu erläutern.

(5) Bei der tatsächlichen Personalausstattung gemäß § 7 können Fachkräfte und Hilfskräfte aus nicht in § 5 genannten Berufsgruppen im begrenzten Umfang angerechnet werden, soweit diese gemäß Anlage 4 Regelaufgaben der Berufsgruppe, bei der die Anrechnung erfolgen soll, erbringen, solange eine Qualifikation zur Erfüllung der Regelaufgaben vorliegt. Die Qualifikation muss eine mindestens vergleichbare pflegerische oder therapeutische Behandlung der Patientinnen und Patienten sicherstellen. Die Qualifikationserfordernisse können auch durch eine mindestens fünfjährige praktische Tätigkeit in der stationären psychiatrischen oder psychosomatischen Krankenhausbehandlung nachgewiesen werden. Eine Anrechnung anderer in § 5 nicht genannter Berufsgruppen auf die Berufsgruppe gemäß § 5 Absatz 1a und 2a ist ausgeschlossen. Die Umfänge der angerechneten Fachkräfte und Hilfskräfte sind im Nachweis gesondert auszuweisen und zu erläutern. Bei der Anrechnung von Fachkräften und Hilfskräften aus anderen Berufsgruppen sind folgende Höchstgrenzen zu beachten:
- Berufsgruppe nach § 5 Absatz 1 Buchstabe b und Absatz 2 Buchstabe b: 10 % der VKS-Mind
- Berufsgruppe nach § 5 Absatz 1 Buchstabe c und Absatz 2 Buchstabe c: 10 % der VKS-Mind
- Berufsgruppe nach § 5 Absatz 1 Buchstabe d und Absatz 2 Buchstabe d: 10 % der VKS-Mind
- Berufsgruppe nach § 5 Absatz 1 Buchstabe e und Absatz 2 Buchstabe e: 5 % der VKS-Mind

– Berufsgruppe nach § 5 Absatz 1 Buchstabe f und Absatz 2 Buchstabe f:
5 % der VKS-Mind
– Berufsgruppe nach § 5 Absatz 2 Buchstabe g:
5 % der VKS-Mind.

Diese gelten in der Erwachsenenpsychiatrie und Kinder- und Jugendpsychiatrie. Der Umfang der Anrechnungsmöglichkeiten in psychosomatischen Einrichtungen gemäß diesem Absatz wird bis zum 30. September 2022 festgelegt.

§ 9
Weitere Qualitätsempfehlungen

(1) Es wird empfohlen, eine Stationsgröße in der Erwachsenenpsychiatrie von 18 Behandlungsplätzen, in der Kinder- und Jugendpsychiatrie von zwölf Behandlungsplätzen nicht zu überschreiten.

(2) In der Erwachsenenpsychiatrie und Psychosomatik sollen zusätzlich zu den in § 5 genannten Berufsgruppen Genesungsbegleiterinnen oder Genesungsbegleiter auf den Stationen eingesetzt werden.

§ 10
Ausnahmetatbestände

(1) Die Krankenhäuser können von den verbindlichen Mindestvorgaben für die Personalausstattung abweichen
1. bei kurzfristigen krankheitsbedingten Personalausfällen, die in ihrem Ausmaß über das übliche Maß (mehr als 15 Prozent des vorzuhaltenden Personals) hinausgehen oder
2. bei einer kurzfristig stark erhöhten Anzahl von Behandlungstagen bei Patientinnen und Patienten mit gesetzlicher Unterbringung oder landesrechtlicher Verpflichtung im Sinne einer regionalen Pflichtversorgung zur Aufnahme, die in ihrem Ausmaß über das übliche Maß (mehr als 110 Prozent des Umfangs des Vorjahres) hinausgehen oder
3. bei gravierenden strukturellen oder organisatorischen Veränderungen in der Einrichtung, wie z. B. Stationsumstrukturierungen oder -schließungen.

(2) Das Krankenhaus ist verpflichtet, das Vorliegen der Voraussetzungen eines Ausnahmetatbestandes nach Absatz 1 gemäß § 11 nachzuweisen. Die Ausnahmetatbestände nach Absatz 1 beziehen sich auf die einzelnen differenzierten Einrichtungen gemäß § 2 Absatz 5 Satz 3. Der Ausnahmetatbestand nach Absatz 1 Nummer 1 bezieht sich auf das gesamte therapeutische Personal der jeweiligen differenzierten Einrichtung gemäß § 5 in Verbindung mit § 8. Liegen ein oder mehrere Ausnahmetatbestände nicht im gesamten Quartal, sondern nur für ein oder zwei Kalendermonate oder in einem Drittel oder zwei Dritteln des jeweiligen Quartals vor, ist das Krankenhaus verpflichtet, die quartalsbezogenen Mindestvorgaben anteilig in den anderen Zeiträumen des Quartals einzuhalten. Das

Krankenhaus hat die Einhaltung in den Zeiträumen des Quartals, in denen keine Ausnahmetatbestände vorliegen, durch einen zusätzlichen quartalsbezogenen Nachweis nach Anlage 3 nachzuweisen. Das Krankenhaus hat die ihm zur Verfügung stehenden Handlungsmöglichkeiten zu nutzen, um die verbindlichen Mindestvorgaben schnellstmöglich wieder zu erfüllen.

(3) Die Nachweispflichten gemäß § 11 finden bis zum 31. Dezember 2020 keine Anwendung.

§ 11
Nachweisverfahren

(1) Die Krankenhäuser weisen die Einhaltung der Mindestvorgaben nach. Hierzu sind die gemäß § 6 quartals- und einrichtungsbezogen ermittelten Mindestvorgaben für die Personalausstattung und die tatsächliche Personalausstattung sowie die strukturellen Informationen des Krankenhauses monatsbezogen und stationsbezogen sowie Gründe für etwaig auftretende Abweichungen und gegebenenfalls Ausnahmetatbestände für das jeweilige Quartal anhand der standardisierten Nachweise in Anlage 3 darzustellen.

(2) Die Nachweise nach Absatz 1 inklusive der Erklärung über die Richtigkeit der Angaben sind standortbezogen in elektronischer Form auf Basis einer vom G-BA beschlossenen Spezifikation nach Absatz 7 jährlich bis zum 15. Februar des dem jeweiligen Erfassungsjahr folgenden Jahres zu übermitteln an:
a) die Landesverbände der Krankenkassen und die Ersatzkassen (Teil A des Nachweises in Anlage 3),
b) das IQTIG (Teil A und B des Nachweises nach Anlage 3).

(3) Davon unberührt sind die Krankenhäuser verpflichtet, eine Nichterfüllung der einrichtungs- und quartalsbezogenen Mindestvorgaben nach § 6 unter Angabe des Standortes unverzüglich, jedoch spätestens 14 Tage nach Ende des betreffenden Quartals, den Landesverbänden der Krankenkassen, den Ersatzkassen und der zuständigen Landesaufsichtsbehörde anzuzeigen. In der Anzeige nach Satz 1 sind die konkreten nicht erfüllten Mindestanforderungen aufzuführen und die Voraussetzungen gegebenenfalls vorliegender Ausnahmetatbestände nach § 10 nachzuweisen. Hierbei ist Teil A des quartalsbezogenen Nachweises nach Anlage 3 mit zu übermitteln.

(4) Der GKV-Spitzenverband veröffentlicht jeweils zum 1. Januar eines Kalenderjahres ein verbindliches Verzeichnis der Landesverbände der Krankenkassen und der Ersatzkassen auf seiner Internetseite. Das Verzeichnis enthält die Namen und Adressen der Landesverbände der Krankenkassen und der Ersatzkassen, die zuständigen Abteilungen bzw. Referate sowie die entsprechenden E-Mail-Adressen.

(5) Die Einhaltung der Mindestvorgaben kann im Rahmen einer Qualitätskontrolle gemäß der Richtlinie nach § 137 Absatz 3 SGB V (MD-QK-RL) durch den Medizinischen Dienst (MD) kontrolliert werden.

(6) Der G-BA beauftragt das IQTIG, die Spezifikation zur EDV-technischen Aufbereitung der Dokumentation und der Datenübermittlung gemäß den Absätzen 2 und 3, zu den Prozessen zum Datenfehlermanagement sowie zu den EDV-technischen Vorgaben zur Datenprüfung und für ein Datenprüfprogramm für die Daten der Nachweise, insbesondere zur Überprüfung von Vollständigkeit und Plausibilität, zu entwickeln.

(7) Der G-BA beschließt die Erstfassung der Spezifikation nach Absatz 6 und alle Änderungen für die Erhebung der Daten. Die vom G-BA beschlossene Spezifikation wird in der jeweils aktuellen Fassung durch das IQTIG im Internet veröffentlicht.

(8) Das IQTIG prüft die übermittelten Daten auf Vollständigkeit und Plausibilität und informiert das Krankenhaus bei Korrekturbedarf. Eine Übersendung der korrigierten Daten durch das Krankenhaus an das IQTIG ist bis zum 1. März des dem jeweiligen Erfassungsjahr folgenden Jahres möglich.

(9) Um einen Überblick über den Stand der Erfüllung der Mindestanforderungen nach dieser Richtlinie jährlich für alle Krankenhausstandorte getrennt nach Erwachsenenpsychiatrie, Psychosomatik sowie Kinder- und Jugendpsychiatrie zu erhalten, werden die Daten der Nachweise gemäß Anlage 3 im Auftrag des G-BA vom IQTIG ausgewertet. Auf Grundlage dieser Daten überprüft der G-BA im Rahmen der ihm obliegenden ständigen Beobachtungspflicht die Anforderungen der Richtlinie und deren gegebenenfalls erforderliche Anpassung.

(10) Das IQTIG übermittelt dem G-BA die Ergebnisse jährlich bis zum 15. Mai des dem jeweiligen Erfassungsjahr folgenden Jahres in Form eines Jahresberichts. Der Jahresbericht hat die Mindestvorgaben für die Personalausstattung und die tatsächliche Personalausstattung sowie den Umsetzungsgrad differenziert nach Erwachsenenpsychiatrie, Psychosomatik sowie Kinder- und Jugendpsychiatrie und Berufsgruppen sowie die für die Nichteinhaltung der Mindestvorgaben genannten Gründe zu umfassen. Der Bericht wird vom G-BA veröffentlicht.

(11) Darüber hinaus bereitet das IQTIG die Daten nach Anlage 3 zum Zwecke der Veröffentlichung im strukturierten Qualitätsbericht nach § 136b Absatz 1 und 6 SGB V standortbezogen getrennt nach Erwachsenenpsychiatrie, Kinder- und Jugendpsychiatrie sowie Psychosomatik auf, so dass diese im Rahmen des Lieferverfahrens gemäß den Regelungen zum Qualitätsbericht der Krankenhäuser (Qb-R) direkt vom IQTIG an die Annahmestelle übermittelt werden können. Details zum Datenformat und zu den Liefermodalitäten regeln die Qb-R.

(12) Übermittelt ein Krankenhaus die Nachweisdaten nach Anlage 3 oder die Erklärung der Richtigkeit der Angaben nicht fristgerecht bis zum 15. Februar des

dem jeweiligen Erfassungsjahr folgenden Jahres, erfolgt unverzüglich eine schriftliche Erinnerung durch das IQTIG. Krankenhäuser, die bis zum Ende der Korrekturfrist am 1. März des dem jeweiligen Erfassungsjahr folgenden Jahres die Daten der Nachweisabfrage nach Anlage 3 und die Erklärung der Richtigkeit der Angaben nicht oder nicht vollständig übermittelt haben, werden im Bericht nach Absatz 10 und im strukturierten Qualitätsbericht dargestellt und die Anforderungen der Richtlinie als „Beleg zur Erfüllung nicht (vollständig) geführt" kenntlich gemacht. Zudem erfolgt nach Ende der Korrekturfrist eine Mitteilung des IQTIG über die Nichterfüllung der Dokumentationspflichten an den G-BA, der diese unverzüglich an die Landesverbände der Krankenkassen und die Ersatzkassen weiterleitet.

(13) Bis zum 1. Januar 2024 gelten für den Nachweis der Einhaltung der Mindestvorgaben im Sinne von Absatz 1 folgende abweichende Regelungen:
1. Die Erfüllung der Mindestanforderungen im Sinne von Absatz 1 wird quartalsweise im Rahmen des Nachweisverfahrens vom G-BA abgefragt. Dazu übermitteln die Krankenhäuser nach Absatz 2 jeweils standortbezogen die Daten nach Absatz 1 jeweils sechs Wochen nach Ende des zu erfassenden Quartals, spätestens aber bis zum 15. Mai für das erste Quartal, bis zum 15. August für das zweite Quartal, bis zum 15. November für das dritte Quartal, bis zum 15. Februar für das vierte Quartal in elektronischer Form an das IQTIG (Teil A und B des Nachweises nach Anlage 3) und die Landesverbände der Krankenkassen und die Ersatzkassen (Teil A des Nachweises nach Anlage 3).
2. Abweichend von Nummer 1 findet die erste elektronische Übermittlung der Einhaltung der Mindestanforderungen im Sinne von Absatz 1 bis zum 30. April 2021 für alle vier Quartale des Jahres 2020 statt. Ab dem 15. Mai 2021 bis zum 1. Januar 2024 erfolgt dann die quartalsweise Übermittlung.
3. Eine Übersendung von korrigierten Daten nach Absatz 8 ist bis zu zwei Kalendermonate nach Ende des zu erfassenden Quartals möglich (bis zum 1. Juni für das erste Quartal, bis zum 1. September für das zweite Quartal, bis zum 1. Dezember für das dritte Quartal, bis zum 1. März für das vierte Quartal). Abweichend von Satz 1 ist für das Erfassungsjahr 2020 eine Übersendung von korrigierten Daten für alle vier Quartale bis zum 1. Juli 2021 möglich.
4. Das IQTIG übermittelt dem G-BA die Ergebnisse nach Absatz 10 für das Erfassungsjahr 2020 als Jahresbericht spätestens zum 31. Juli 2021, für die Erfassungsjahre 2021, 2022 und 2023 quartalsweise jeweils spätestens vier Kalendermonate nach Ende des betreffenden Quartals in Form eines Quartalsberichtes, der vom G-BA ab dem Erfassungsjahr 2023 zu veröffentlichen ist.
5. Übermittelt ein Krankenhaus die Daten nach Absatz 12 nicht fristgerecht bis zum 15. Mai für das erste Quartal, bis zum 15. August für das zweite Quartal, bis zum 15. November für das dritte Quartal und bis zum 15. Februar für das vierte Quartal, erfolgt unverzüglich eine schriftliche Erinnerung durch das

IQTIG. Für Krankenhäuser, die bis zum Ende der Korrekturfrist zwei Kalendermonate nach Ende des zu erfassenden Quartals, d. h. bis zum 1. Juni für das erste Quartal, bis zum 1. September für das zweite Quartal, bis zum 1. Dezember für das dritte Quartal und bis zum 1. März für das vierte Quartal die Daten nach Absatz 12 nicht oder nicht vollständig übermittelt haben, gilt Absatz 12 Satz 2 und 3. Abweichend von Satz 1 und 2 gilt für das Erfassungsjahr 2020 gemäß Absatz 13 Nummer 2 eine Datenlieferfrist bis zum 30. April 2021. Die Korrekturfrist endet am 1. Juli 2021.

§ 12
Veröffentlichungspflichten für Krankenhäuser

Die Erfüllung der Mindestvorgaben (die tatsächliche Personalausstattung und der Umsetzungsgrad) ist für die einzelnen Berufsgruppen im strukturierten Qualitätsbericht der Krankenhäuser darzustellen. Die Darstellung regelt der G-BA auf der Grundlage des § 136b Absatz 1 Satz 1 Nummer 3 SGB V in den Qb-R.

§ 13
Folgen bei Nichteinhaltung der Mindestvorgaben

(1) Beteiligte Stellen für die Feststellung der Nichteinhaltung von Qualitätsanforderungen und die Durchsetzung der Maßnahmen bei Nichteinhaltung von Qualitätsanforderungen sind:
1. das Krankenhaus,
2. die Krankenkassen, die als Vertragspartei nach § 18 Absatz 2 des Krankenhausfinanzierungsgesetzes (KHG) an der Budgetvereinbarung gemäß § 11 der Bundespflegesatzverordnung (BPflV) des Krankenhauses beteiligt sind, und
3. die Krankenkassen, bei denen das Krankenhaus einen Vergütungsanspruch gemäß dem pauschalierenden Entgeltsystem nach § 17d KHG in Verbindung mit der Vereinbarung über die pauschalierenden Entgelte für die Psychiatrie und Psychosomatik hat.

(2) Die Einhaltung der Mindestvorgaben nach dieser Richtlinie wird vom Krankenhaus gemäß § 11 nachgewiesen.

(3) Die Mindestvorgaben sind gemäß § 2 Absatz 5 quartalsbezogen in den Einrichtungen differenziert nach den Fachgebieten Erwachsenenpsychiatrie, Psychosomatik sowie Kinder- und Jugendpsychiatrie einzuhalten. Ein Ausgleich über einzelne Wochen des Quartals ist möglich, soweit die Mindestvorgaben in der Einrichtung im gesamten Quartal im Durchschnitt erfüllt werden. Bei Nichterfüllung gemäß § 7 Absatz 4 liegt die Nichterfüllung für die Berufsgruppe innerhalb der Einrichtung vor, bei der der Umsetzungsgrad unter 100 Prozent liegt. Für Leistungen ohne Einhaltung der Mindestanforderungen an die Personalausstattung entfällt der Vergütungsanspruch des Krankenhauses gemäß § 136 Absatz 1 Nummer 2 in Verbindung mit § 137 Absatz 1 SGB V.

(4) Der Wegfall des Vergütungsanspruchs nach Absatz 3 Satz 4 bezieht sich auf alle Leistungen, die in den Fachgebieten an allen Kalendertagen des Quartals bei Patientinnen und Patienten erbracht wurden, für die die Mindestanforderungen an die Personalausstattung gemäß § 6 in den Berufsgruppen nach § 5 nicht eingehalten wurden. Die Höhe des Wegfalls des Vergütungsanspruchs bestimmt sich unter Berücksichtigung des Ausmaßes der Nichteinhaltung und den betroffenen Berufsgruppen nach den Vorgaben in Absatz 5. Bei der Umsetzung sind die Vorgaben in Absatz 7 zu berücksichtigen.

(5) In der Zeit vom 1. Januar 2022 bis zum 31. Dezember 2023 wird im Falle einer Nichteinhaltung eines Fachgebiets die Höhe des Wegfalls des Vergütungsanspruchs in Abhängigkeit vom Umfang der fehlenden Vollkraftstunden berechnet. Dazu wird der Anteil der fehlenden Vollkraftstunden an der Gesamtzahl der Vollkraftstunden für alle Berufsgruppen 13 ermittelt. Der Anteil der fehlenden Vollkraftstunden nach Satz 2 errechnet sich unter Berücksichtigung der Übergangsregelungen gemäß § 16 Absatz 1 aus der Summe der Differenz zwischen 90 Prozent der Mindestpersonalausstattung VKS-Mind und der tatsächlichen Personalausstattung VKS-Ist für alle Berufsgruppen mit einem Umsetzungsgrad unter 90 Prozent dividiert durch 90 Prozent der Summe der Mindestpersonalausstattungen VKS-Mind aller Berufsgruppen. Im Jahr 2021 erfolgt kein Vergütungswegfall. Im Jahr 2022 ergibt sich der Prozentsatz des Wegfalls des Vergütungsanspruchs aus dem 1,2-fachen Wert des prozentualen Anteils der fehlenden Personalausstattung nach den Sätzen Satz 2 und 3. Im Jahr 2023 ergibt sich der Prozentsatz des Wegfalls des Vergütungsanspruchs aus dem 1,7-fachen Wert des prozentualen Anteils der fehlenden Personalausstattung nach den Sätzen 2 und 3.

(6) Spätestens bis zum 31. Oktober 2023 trifft der G-BA Entscheidungen über weitergehende Sanktionsregelungen im Hinblick auf die Umsetzung für einen weiteren Wegfall des Vergütungsanspruchs.

(7) Der Wegfall des Vergütungsanspruchs nach Absatz 3 Satz 4 bezieht sich auf die Entgelte für allgemeine Krankenhausleistungen nach § 7 Absatz 1 Satz 1 Nummer 1, 2, 4 und 5 BPflV, für die das therapeutische Personal der Berufsgruppen gemäß § 5 bei der Leistungserbringung beteiligt ist. Die näheren Regelungen zur praktischen Umsetzung des Vergütungswegfalls treffen die Vertragsparteien nach § 18 Absatz 2 KHG.

(8) Erfüllt ein Krankenhaus seine Mitwirkungspflichten nach § 11 Absatz 2 und 3 in Verbindung mit § 11 Absatz 13 nicht, nicht vollständig oder nicht fristgerecht, erfolgt unverzüglich eine schriftliche Erinnerung durch den vorgesehenen Empfänger des Nachweises an das Krankenhaus sowie eine Information der beteiligten Stellen nach Absatz 1 Satz 1 Nummer 2. Wird von einem Krankenhaus in einem Kalenderjahr die Frist in mindestens einer Mitwirkungspflicht nach Satz 1 um mehr als 90 Tage überschritten, wird quartalsbezogen ein gestaffelter Abschlag je vereinbartem Berechnungstag festgelegt. Hierzu sind die für das Kalenderjahr

gemäß Anlage 1 Abschnitt L1 der AEB-Psych-Vereinbarung 2020 vereinbarten Berechnungstage durch vier zu dividieren. Die beteiligten Stellen nach Absatz 1 Satz 1 Nummer 1 und 2 sind für die Umsetzung zuständig und legen die konkrete rechnerische Höhe des Abschlags für das jeweilige Kalenderjahr in der auf die Nichterfüllung der Mitwirkungspflicht folgenden Budgetvereinbarung nach § 11 BPflV nach Maßgabe der Vorgaben in den Sätzen 5 und 6 fest. Werden die Mitwirkungspflichten in einem Quartal verletzt, so beträgt der quartalsbezogene Abschlag nach den Sätzen 2 und 3 zwei Euro je vereinbartem Berechnungstag, für das zweite Quartal beträgt der Abschlag fünf Euro, für das dritte Quartal zehn Euro und für das vierte Quartal 20 Euro. Die Staffelungsregelung gilt auch, wenn die Nichterfüllung von Mitwirkungspflichten nicht in aufeinanderfolgenden Quartalen erfolgt.

§ 14
Anpassung der Richtlinie

(1) Die Daten des Nachweisverfahrens nach § 11 sollen im Auftrag des G-BA vom IQTIG oder sonst geeigneten Dritten ausgewertet werden. Auf Grundlage dieser Daten ermittelt der G-BA den Umsetzungsstand sowie gegebenenfalls vorliegende Umsetzungshindernisse und überprüft im Rahmen der ihm obliegenden Beobachtungspflicht die Personalvorgaben und deren gegebenenfalls erforderliche Anpassung. Dabei sind auch die Ergebnisse der zu dieser Thematik vom G-BA durchgeführten Fachgespräche, die Erkenntnisse aus der Umsetzung der Richtlinie ab 1. Januar 2020, des Evaluationsberichtes nach § 15 Absatz 2 und weitere dem G-BA vorliegende Ergebnisse zum Ist-Zustand der Personalausstattung in Psychiatrie und Psychosomatik zu berücksichtigen.

(2) Eine entsprechende Überprüfung hat zum ersten Mal auf Grundlage des Erfassungsjahres 2020 zu erfolgen und eine entsprechende Anpassung der Richtlinie ist mit Wirkung zum 1. Januar 2022 (Beschluss bis zum 30. September 2021) vorzunehmen. Dabei sind insbesondere folgende Bereiche zu überprüfen und gegebenenfalls anzupassen oder neu zu definieren:
- die Mindestvorgaben für die Psychosomatik,
- die Minutenwerte in den Behandlungsbereichen,
- der Anteil der Minutenwerte für die regionale Pflichtversorgung gesondert für Erwachsene und die Kinder und Jugendlichen,
- die Mindestpersonalausstattung für die Nachtdienste,
- die Regelaufgaben der Berufsgruppe der Psychologinnen und Psychologen vor dem Hintergrund der Berufsbilder der Psychologischen Psychotherapeutinnen und Psychologischen Psychotherapeuten sowie der Kinder- und Jugendlichenpsychotherapeutinnen und Kinder- und Jugendlichenpsychotherapeuten
- die Personalausstattung in besonders sensiblen Versorgungsbereichen wie z. B. der Gerontopsychiatrie oder geschützten Intensivversorgungsbereichen im Vergleich zu anderen Versorgungsbereichen.

Zudem soll auch geprüft werden, ob die in § 2 vorgesehene monatliche Dokumentation durch eine andere Systematik ersetzt werden kann, die den mit der Richtlinie verfolgten Qualitätssicherungszwecken in angemessener Form Rechnung trägt und ob in der Praxis alternative, stationsersetzende Modelle etabliert sind, deren Berücksichtigung beim Nachweisverfahren zur Verringerung des Dokumentationsaufwands führen.

(3) Die vom IQTIG oder sonst geeigneten Dritten vorzunehmenden Auswertungen der im Rahmen des Nachweisverfahrens nach § 11 erhobenen Daten sollen auch die Grundlage für die schrittweise Weiterentwicklung der Richtlinie bilden.

(4) Der G-BA wird das IQTIG oder sonst geeignete Dritte mit der Entwicklung von Qualitätsindikatoren beauftragen, die für die Beurteilung einer leitliniengerechten Behandlung der Patientinnen und Patienten in der psychiatrischen und psychosomatischen Versorgung geeignet sind. Sobald diese Qualitätsindikatoren zur Verfügung stehen, erfolgt die normative Implementierung und falls notwendig eine Anpassung des Nachweisverfahrens. Auch die im Wege der Implementierung und Auswertung dieser Qualitätsindikatoren gewonnenen Erkenntnisse sollen die schrittweise Weiterentwicklung der Richtlinie ermöglichen.

(5) Der G-BA hat nach der ersten Anpassung der Richtlinie alle zwei Jahre zu überprüfen, ob eine weitere Anpassung der Richtlinie erforderlich ist.

§ 15
Evaluation der Richtlinie

(1) Der G-BA lässt die Auswirkungen dieser Richtlinie auf die Versorgungsqualität in Deutschland evaluieren. In der Evaluation ist zu untersuchen, ob die in § 1 formulierten Ziele erreicht wurden und ob die Mindestvorgaben der Richtlinie geeignet sind, den angestrebten Zweck zu erfüllen. Dabei sind auch unerwünschte Auswirkungen und Umsetzungshindernisse darzustellen.

(2) Der G-BA wird die Evaluation so beauftragen, dass der schriftliche Evaluationsbericht bis zum 31. Dezember 2024 vorliegt.

(3) Bei den Evaluationen sind die Daten des Nachweisverfahrens zu berücksichtigen.

§ 16
Übergangsregelungen

(1) Die Mindestvorgaben nach § 6 müssen ab dem 1. Januar 2024 erfüllt werden. Für die Übergangszeit gilt folgendes gestuftes Verfahren:
1. Die Mindestvorgaben nach § 6 müssen ab dem 1. Januar 2020 zu 85 Prozent erfüllt sein.
2. Die Mindestvorgaben nach § 6 müssen ab dem 1. Januar 2022 zu 90 Prozent erfüllt sein.

(2) Die Vorgaben bei Nichteinhaltung der Mindestvorgaben gemäß § 13 finden erst ab dem 1. Januar 2022 Anwendung.

(3) Abweichend von § 6 Absatz 3 wird für die Ermittlung der Mindestpersonalausstattung für das Jahr 2020 und das Jahr 2021 die vorgenommene Einstufung der Patientinnen und Patienten in die Behandlungsbereiche an den vier Stichtagen im Jahr 2019 zugrunde gelegt. Abweichend von § 3 kann auch eine Einstufung in die bisherigen Behandlungsbereiche A3, S3, G3, KJ4 „Rehabilitative Behandlung" erfolgt sein, die nicht bei der Ermittlung der Mindestpersonalausstattung zu berücksichtigen sind.

(4) Für Einrichtungen der Psychosomatik werden bis zum 31. Dezember 2021 die Ermittlung der Mindestvorgaben nach § 6, die Ermittlung des Umsetzungsgrades nach § 7 und die Vorgaben bei Nichteinhaltung der Mindestvorgaben gemäß § 13 inklusive der Meldung bei Nichteinhaltung ausgesetzt. Davon unbenommen haben die Einrichtungen eine Einstufung der Patientinnen und Patienten nach § 6 Absatz 3 vorzunehmen und die tatsächliche Personalausstattung nach § 7 nachzuweisen.

(5) Abweichend von § 11 Absatz 2 sind die Nachweise für das Jahr 2020 und das Jahr 2021 in elektronischer Form auf Basis der Checkliste gemäß Anlage 3, die vom G-BA spätestens zum 1. Juli 2020 als Servicedokument für die Übermittlung der Daten zur Verfügung gestellt wird, an das IQTIG (Teil A und B) und Teil A der Nachweise an die Landesverbände der Krankenkassen und die Ersatzkassen sowie bei Übermittlung des Teils A der Nachweise gemäß § 11 Absatz 3 bei Nichterfüllung der Mindestvorgaben zusätzlich an die Landesaufsichtsbehörde zu übermitteln.

(6) Die Erfassung der Regelaufgaben im Nachweis gemäß Anlage 3 Teil B3 wird für das Jahr 2020 und das Jahr 2021 ausgesetzt. Das Servicedokument nach Absatz 5 enthält dementsprechend für das Jahr 2020 und das Jahr 2021 keine Abfrage zur Anlage 3 Teil B3.

(7) Die Höchstgrenzen für die Anrechnungen nach § 8 Absatz 5 finden erst ab dem 1. Januar 2023 Anwendung.

Literaturverzeichnis

»Als Arzt muß ich das Maul aufmachen«. In: DER SPIEGEL 17/1987, S. 40–52.

Arah, O. A./Westert, G. P./Hurst, J./Klazinga, N. S.: A conceptual framework for the OECD - Health Care Quality Indicators Project. In: International Journal for Quality in Health Care Supplement *1/2006*, S. 5–13.

APK (Aktion Psychisch Kranke e. V.) (Hrsg.): Evaluation der Psychiatrie-Personalverordnung: Abschlussbericht der Psych-PV-Umfrage 2005. Bonn 2007.

APK (Aktion Psychisch Kranke e. V.) (Hrsg.): Verantwortung übernehmen. Verlässliche Hilfen bei psychischen Erkrankungen. Bonn 2017.

APK (Aktion Psychisch Kranke e. V.): Stellungnahme zum Beschlussentwurf des Gemeinsamen Bundesausschusses über die Richtlinie „Personalausstattung Psychiatrie und Psychosomatik" vom 8.5.2019. In: Tragende Gründe zum Beschluss des Gemeinsamen Bundesausschusses über eine Personalausstattung Psychiatrie und Psychosomatik-Richtlinie: Erstfassung vom 19.9.2019, S. 334–342. Online: www.g-ba.de/downloads/40-268-6078/2019-09-19_PPP-RL_Erstfassung_TrG.pdf [abgerufen am 23.12.2020].

APK (Aktion Psychisch Kranke e. V.): Stellungnahme der Aktion Psychisch Kranke (APK) zum Referentenentwurf des Bundesministeriums für Gesundheit – Entwurf eines Gesetzes zur Weiterentwicklung der Gesundheitsversorgung (Gesundheitsversorgungsweiterentwicklungsgesetz – GVWG) vom 12.11.2020. Online: https://www.apk-ev.de/fileadmin/downloads/Stellungnahmen/201112_STN_APK_Gesundheitsversorgungsgesetz.pdf [abgerufen am 21.3.2021].

APK (Aktion Psychisch Kranke e. V.)/Deutsche Krankenhausgesellschaft/Spitzenverbände der Krankenkassen (Hrsg.): Bundesweite Erhebung zur Evaluation der Psychiatrie-Personalverordnung. Baden-Baden 1998.

Arbeitsgemeinschaft der Bayerischen Bezirkstagspräsidenten (Hrsg.): Psychiatrische Krankenhaus-Planung und psychiatrische Versorgung der Bevölkerung in Bayern. 1971.

Arbeitskreis Psychiatrische Institutsambulanz (AK PIA) der Bundesdirektorenkonferenz (BDK): Bericht aus dem Arbeitskreis Psychiatrische Institutsambulanzen (AK PIA) v. 29.6.2019. Online: www.bdk-deutschland.de/arbeitskreise/ak-pia/ak-pia-aktuelles [abgerufen am 23.12.2020].

BAG KJPP (Bundesarbeitsgemeinschaft der Leitenden Klinikärzte KJPP): Erhebung zum bundesweiten anonymisierten Tagesklinikvergleich 2016. Verbandsinterne Statistik.

Bayerisches Staatsministerium für Arbeit und Sozialordnung, Familie und Frauen (Hrsg.): Grundsätze zur Versorgung von Menschen mit psychischen Erkrankungen in Bayern. 2017. Online: http://www.baygsp.de/download/Grundsaetze%20zur%20Versorgung%20von%20Menschen%20mit%20psychischen%20Erkrankungen%20in%20Bayern.pdf [abgerufen am 17.3.2021].

Berg-Peer, J.: Einbeziehung von Angehörigen in die Therapie – ein frommer Wunsch? In: Aktion Psychisch Kranke/Weiß, P./Heinz, A. (Hrsg.): Qualität therapeutischer Beziehung. Tagungsdokumentation. Berlin, 24./25. September 2014. Bonn 2015, S. 253–258.

Berger. M./Wolff, J./Normann, C./Godemann, F./Schramm, E./Klimke, A./Heinz, A./Herpertz, S. C.: Leitliniengerechte psychiatrisch-psychotherapeutische Krankenhausbehandlung. In: Der Nervenarzt 5/2015, S. 542–548.

BMG (Bundesministerium für Gesundheit): Heil, Giffey und Spahn starten „Offensive Psychische Gesundheit". Pressemitteilung v. 5.10.2020. Online: https://www.bundesgesundheitsministerium.de/presse/pressemitteilungen/2020/4-quartal/offensive-psychische-gesundheit.html [abgerufen am 21.3.2021].

BMJFFG (Bundesminister für Jugend, Familie, Frauen und Gesundheit) (Hrsg.): Empfehlungen der Expertenkommission der Bundesregierung zur Reform der Versorgung im psychiatrischen und psychotherapeutisch-psychosomatischen Bereich. Bonn 1988.

Böcker, F.: Versorgung psychisch Kranker in somatischen Abteilungen. In: Krankenhauspsychiatrie Sonderheft 4/1993, S. 9–12.

Bolkan, S./Lamparter M.: „Angehörige als Peerbegleiterinnen – unsere Erfahrungen. Über ein Schulungsangebot für Angehörige. In: Nervenheilkunde 4/2015, S. 263–267. Online: www.ex-in-owl.de/download_2015/nhk_2015-34-4_24179 (1).pdf [abgerufen am 23.12.2020].

Bomke, P.: (Agil) Führen in der Krise. In: VDK (Verband der Krankenhausdirektoren Deutschland e. V.) (Hrsg.): Praxisberichte 2020. Kliniken in Krisenzeiten. Berlin 2020, S. 72–77.

BPE (Bundesverband der Psychiatrieerfahrenen): BPE-Stellungnahme Beschluss Entwurf Richtlinie PPP. In: Tragende Gründe zum Beschluss des Gemeinsamen Bundesausschusses über eine Personalausstattung Psychiatrie und Psychosomatik-Richtlinie: Erstfassung vom 19.9.2019, S. 209–210. Online: www.g-ba.de/downloads/40-268-6078/2019-09-19_PPP-RL_Erstfassung_TrG.pdf [abgerufen am 23.12.2020].

Braun, B./Brückner-Bozetti, P./Lingenfelder, M./Uhlmann, C./Steinert, T.: Rationierung in der stationären psychiatrischen Versorgung. In: Nervenarzt 9/2017, S. 1020–1025.

Debatin, J. F./Ekkernkamp, A./Schulte, B./Tecklenburg, A. (Hrsg.): Krankenhausmanagement. Berlin 2017.

Degano Kieser, L./Petersen, J.: Projektbericht. Evaluation und Projektbericht über das Projekt: Sicherstellung einer gelingenden Implementierung des Genesungsbegleiteransatzes bei den psychiatrischen Organisationen, die (neu) mit Genesungsbegleiter*innen arbeiten. 2018. Online: https://ex-in.info/wp/wp-content/uploads/2020/06/Evaluation-Impl-bericht-2017-4-9-2018.pdf [abgerufen am 23.12.2020].

Deister, A.: Personalbemessung und die Frage der Gerechtigkeit. In: Psychiatr. Prax. 8/2019, S. 423–425.

Deister, A./Brückner-Bozetti, P./Heuft, G./Kölch, M./Klein, M./Löhr, M./Richert, A./Hauth, I.: Personalbemessung in der Psychiatrie und Psychotherapie: Ergebnisse einer Machbarkeitsstudie zum Plattform-Modell. In: Nervenarzt 2020. DOI: https://doi.org/10.1007/s00115-020-00995-w.

Deuschle, M./Scheydt, S./Hirjak, D./Borgwedel, D./Erk, K./Hennig, O./Heser, M./Pfister, M./Leweke, M. F./Meyer-Lindenberg, A.: Track-Behandlung in der Psychiatrie: das ZI-Track-Modell zur Überwindung von Sektorengrenzen. In: Nervenarzt 1/2020, S. 50–56.

Deutscher Bundestag: Bericht über die Lage der Psychiatrie in der Bundesrepublik Deutschland – Zur psychiatrischen und psychotherapeutisch/psychosomatischen Versorgung der Bevölkerung. BT-Drs. 7/4200.

Deutscher Ethikrat: Patientenwohl als ethischer Maßstab für das Krankenhaus. Stellungnahme. 2016. Online: https://www.ethikrat.org/fileadmin/Publikationen/Stellungnahmen/deutsch/stellungnahme-patientenwohl-als-ethischer-massstab-fuer-das-krankenhaus.pdf [abgerufen am 23.3.2021].

DGPM (Deutsche Gesellschaft für Psychosomatische Medizin und Ärztliche Psychotherapie e. V.): Stellungnahme der Deutschen Gesellschaft für Psychosomatische Medizin und Ärztliche Psychotherapie (DGPM) zum Beschlussentwurf über eine Erstfassung der Personalausstattung Psychiatrie und Psychosomatik-Richtlinie (Stand 08.05.2019). 2019. Online: https://www.dgpm.de/fileadmin/Daten/Stellungnahmen_ab_2019/Stellungnahme_der_DGPM_PPP-RL_14062019.pdf [abgerufen am 14.1.2021].

DGPPN (Deutsche Gesellschaft für Psychiatrie und Psychotherapie, Psychosomatik und Nervenheilkunde) (Hrsg.): S3-Leitlinie Psychosoziale Therapien bei schweren psychischen Erkrankungen. S3-Praxisleitlinien in Psychiatrie und Psychotherapie. 2. Aufl. Heidelberg 2018.

Literaturverzeichnis

DGPPN (Deutsche Gesellschaft für Psychiatrie und Psychotherapie, Psychosomatik und Nervenheilkunde) (Hrsg.): S3-Leitlinie Schizophrenie. Berlin 2019.

DIMDI: Klarstellung DIMDI zu Kodierfragen (Eintrag: OPS-9009). Online: https://www.dimdi.de/dynamic/de/klassifikationen/ops/kodierfragen/ [abgerufen am 20.3.2021].

DKG (Deutsche Krankenhausgesellschaft): Lehren aus der Pandemie für gute Krankenhauspolitik. 2020. Online: https://www.dkgev.de/fileadmin/default/Mediapool/1_DKG/1.7_Presse/2020-06-30_Lehren_Pandemie_Positionspapier.pdf [abgerufen am 18.7.2020].

DKI (Deutsches Krankenhausinstitut e. V.): Psychiatrie-Barometer. Umfrage 2019/2020. 2020. Online: https://www.dki.de/sites/default/files/2020-12/Psych-Barometer_2019_2020_final.pdf [abgerufen am 17.3.2021].

Drösler, S. E./Neukrich, B./Undorf, L.: Dokumentationsaufwand in der Psychiatrie. In: KU Gesundheitsmanagement 3/2018, S. 63–67.

Düllings, J.: Editorial. In: VDK (Verband der Krankenhausdirektoren Deutschland e. V.) (Hrsg.): Praxisberichte 2020. Kliniken in Krisenzeiten. Berlin 2020, S. 3–4.

Düllings, J./Weiser, H.-F./Westerfellhaus, A. (Hrsg.): Fokus Führung. Was Leitende Klinikmitarbeiter wissen sollten. Berlin 2016.

Eikmeier, G./Degano Kieser, L./Paap, M./Utschakowski, J./Lacroix, A.: Umstrukturierung einer psychiatrischen Abteilung nach Recovery-Grundsätzen: eine Pilot-Studie mit „mixed-methods-design". In: Zeitschrift für Evidenz, Fortbildung und Qualität im Gesundheitswesen 120/2017, S. 16–20.

Ernst, R.: Quo vadis? 17 Jahre Strukturprüfungen und -gespräche mit den psychiatrischen Einrichtungen in Hessen. 7. Qualitätskonferenz des G-BA v. 1.10.2015. Online: https://www.apk-ev.de/fileadmin/downloads/2015-10-01_Strukturpru__fung-psychiatr-Einrichtungen-Hessen__R_Ernst.pdf [abgerufen am 22.3.2021].

Fangerau, H./Topp, K./Schepker, R. (Hrsg.): Kinder- und Jugendpsychiatrie im Nationalsozialismus und in der Nachkriegszeit. Berlin 2017.

Freudenberg, R. K.: Das Anstaltssyndrom und seine Überwindung. In: Nervenarzt 33/1962, S. 165–172.

Friedli, J.: Nationale Qualitätsmessungen in der Psychiatrie. Ergebnisse und Erfahrungen aus der Schweiz. Vortrag BAG Bundesarbeitsgemeinschaft für Psychiatrie v. 5.11.2015 (nicht veröffentlicht).

Friedrich-Ebert-Stiftung, Abteilung Wirtschafts- und Sozialpolitik (Hrsg.): Es ist Zeit für einen neuen Aufbruch! Handlungsbedarfe zur Reform der psychosozialen Versorgung 44 Jahre nach der Psychiatrie-Enquete. (WISO Diskurs 7/2019). Bonn 2019.

G-BA (Gemeinsamer Bundesausschuss): Geförderte Projekte des Innovationsausschusses zu den Förderbekanntmachungen Versorgungsforschung vom 12. Dezember 2019. 2019. Online: https://innovationsfonds.g-ba.de/downloads/media/231/Liste-gefoerderter-Projekte_VSF_FBK-2019-12-12.pdf [abgerufen am 14.1.2021].

Gesundheitsberichterstattung des Bundes: Fachabteilungen, Betten (Anzahl und je 100.000 Einwohner), Fälle, Berechnungs-/Belegungstage (jeweils Anzahl), Nutzungsgrad und Verweildauer in Krankenhäusern und Vorsorge- oder Rehabilitationseinrichtungen. Gliederungsmerkmale: Jahre, Deutschland, Art der Fachabteilung. 2017. Online: https://www.gbe-bund.de/gbe/pkg_isgbe5.prc_menu_olap?p_uid=gast&p_aid=14376526&p_sprache=D&p_help=0&p_indnr=547&p_indsp=&p_ityp=H&p_fid= [abgerufen am 24.3.2021

Gühne, U./Weinmann, S./Becker, T./Riedel-Heller, S. G.: Psychosoziale Therapien in der Psychiatrie: Update der DGPPN-S3-Leitlinie „Psychosoziale Therapien bei schweren psychischen Erkrankungen". In: Nervenarzt 11/2020, S. 993–1002.

Günther, S./Ziereis, M./Baghai, T. C./Rupprecht, R.: Regelwerk mit Konfliktpotenzial. In: f&w 10/2020, S. 904–907.

Hammer, R.: Unternehmensplanung, Lehrbuch der Planung und strategischen Unternehmensführung. München/Wien 1998.

Hauth, I./Brückner-Bozetti, P./Heuft, G./Kölch, M./Löhr, M./Richert, A./Deister, A.: Personalausstattung in stationären psychiatrischen Einrichtungen: Ein patientenorientiertes und leitliniengerechtes Konzept zur Personalbemessung. In: Der Nervenarzt 3/2019, S. 285–292.

HCHE (Hamburg Center for Health Economics)/BQS (Institut für Qualität & Patientensicherheit): Begleitforschung zu den Auswirkungen der Einführung des pauschalierenden Entgeltsystems für psychiatrische und psychosomatische Einrichtungen. Auftrag nach § 17d Abs. 8 KHG. Endbericht für die Datenjahre 2011 2018. 2020. Online: https://www.dkgev.de/fileadmin/default/2_Forschungszyklus_Endbericht_gem.___17d_Abs._8_KHG.pdf [abgerufen am 17.3.2021].

Heuft, G./Hochlehnert, A./Barufka, S./Nikendei, C./Kruse, J./Zipfel, S./Hofmann, T./Hildenbrand, G./Cuntz, U./Herzog, W./Heller, M.: Normativ-empirische Bestimmung des Personalbedarfs in der Psychosomatischen Medizin und Psychotherapie. In: Zeitschrift für Psychosomatische Medizin und Psychotherapie 4/2015, S. 384–398.

Heumann, K./Ruppelt, F./Mahlke, C./Sielaff, G./Bock, T.: Auswirkungen von Peer-Begleitung für Angehörige auf Belastung und Lebensqualität. Eine Pilotstudie. In: Zeitschrift für Psychiatrie, Psychologie und Psychotherapie 64/2016, S. 45–53. Online: https://doi.org/10.1024/1661-4747/a000259 [abgerufen am 23.12.2020].

InEK (Institut für das Entgeltsystem im Krankenhaus GmbH): Abschlussbericht Weiterentwicklung des pauschalierenden Entgeltsystems für Psychiatrie und Psychosomatik (PEPP) für das Jahr 2016. 2015. Online https://www.g-drg.de/content/download/6689/50667/version/1/file/Abschlussbericht_PEPP-System_2016.pdf [abgerufen am 17.3.2021].

InEK (Institut für das Entgeltssystem im Krankenhaus GmbH): Abschlussbericht Weiterentwicklung des pauschalierenden Entgeltsystems für Psychiatrie und Psychosomatik (PEPP) für das Jahr 2021. 2020. Online: https://www.g-drg.de/content/download/10155/73478/version/2/file/Abschlussbericht_PEPP-System_2021.pdf [abgerufen am 20.3.2021].

kbo (Kliniken des Bezirks Oberbayern) (Hrsg.): Planungsgrundsätze zur kbo-Weiterentwicklung der Psychiatrie, Psychotherapie, Psychosomatik und Suchtmedizin im Bezirk Oberbayern 2017 – Erwachsene (ohne Maßregelvollzug). München 2017. Online: https://kbo.de/fileadmin/user_upload/Veroeffentlichungen/Broschueren/Planungsgrundsaetze-kbo.pdf [abgerufen am 14.1.2021].

Kölch, M. G./Klein, M./Knebusch, V./Deister, A./Heuft, G./Sauter, D./Brückner-Bozetti, P.: Individual and Needs-Based: The Platform-Model for Personnel Allocation in Child and Adolescent Psychiatry and Psychotherapy – A Feasibility Study. In: Zeitschrift für Kinder- und Jugendpsychiatrie und Psychotherapie. Vorabveröffentlichung v. 17.12.2020. Online: *https://doi.org/10.1024/1422-4917/a000780 [abgerufen am 17.3.2021].*

Kunze, H.: Psychiatriereform zu Lasten der chronischen Patienten? In: Nervenarzt 2/1977, S. 83–88.

Kunze, H.: Komplementäre Dienst und Heime. Eine Untersuchung der nicht-klinischen-stationären Einrichtungen im Einzugsbereich eines psychiatrischen Krankenhauses. In: Nervenarzt 10/1977, S. 541–547

Kunze, H.: Psychiatrische Übergangseinrichtungen und Heime. Pychisch Kranke und Behinderte im Abseits der Psychiatriereform. Stuttgart 1981.

Kunze, H.: Rehabilitation and Institutionalism in Community Care in West Germany. In: British Jounal of Psychiatry 3/1985, S. 261–265.

Kunze, H.: Psychisch krank in Deutschland. Stuttgart 2015.

Kunze, H./Kaltenbach, L.: Psychiatrie-Personalverordnung: Textausgabe mit Materialien und Erläuterungen für die Praxis. Berlin/Köln 1992.

Kunze, H./Kaltenbach, L./Kupfer, K. (Hrsg.): Psychiatrie-Personalverordnung. 6., akt. u. erw. Aufl. Stuttgart 2010.

Kunze, H./Kunze-Turmann, M.: Ansatz zur Evaluation der soziotherapeutischen Orientierung von Nervenkrankenhäusern. In: Psychiat Prax 2/1975, S. 101–109.

Kunze, H./Schepker, R.: Qualität der psychiatrischen (Krankenhaus-)Versorgung – Perspektiven? In: Psychiat Prax 6/2020, S. 332–336.

Kunze, H./Schepker, R./Grupp, D./Heinz, A./von Peter, S.: PsychVVG und die Perspektiven. In: APK (Aktion Psychisch Kranke e. V.) (Hrsg.): Verantwortung übernehmen. Verlässliche Hilfen bei psychischen Erkrankungen. Bonn 2017, S. 67–85.

Lacroix, A./Eikmeier, G.: Genesungsbegleiter als neue Berufsgruppe in der Psychiatrie – Bedeutung und Chancen für die stationäre Psychiatrie und darüber hinaus. In: Gesundheitswesen 78/2016, S. 246.

Längle, G. (Hrsg.): Psychisch Kranke zu Hause versorgen: Handbuch zur Stationsäquivalenten Behandlung. Stuttgart 2018.

Landschaftsverband Westfalen Lippe: recover me. 4. Bundeskonferenz der forensisch-psychiatrischen Pflege 17./18. Juni 2019. Online: www.lwl.org/pressemitteilungen/daten/anlagen/014000/14605.pdf [abgerufen am 23.12.2020].

Löhr, M./Sauter, D.: Personalbedarf der Pflege in unterschiedlichen Settings der Erwachsenenpsychiatrie und Psychosomatik. Eine Studie der Bundesfachvereinigung Leitender Krankenpflegepersonen der Psychiatrie e. V. 2020. Online http://www.bflk.de/index.php/home/berufspolitik-bundesverband/87-der-ergebnisbericht-zum-personalbedarf-der-pflege-liegt-vor [abgerufen am 21.3.2021].

LVR-Dezernat Klinikverbund und Verbund Heilpädagogischer Hilfen Landschaftsverband Rheinland (Hrsg.): Psychen. Psychiatrie-Report LVR-Klinikverbund. Empowerment und Partizipation 2020. Köln 2020. Online: https://klinikverbund.lvr.de/media/klinikverbund/ueber_uns/Psychiatriereport_2020_barrierefrei.pdf [abgerufen am 24.3.2021].

Mack, S./Jacobi, F./Gerschler, A./Strehle, J./Höfler, M./Busch, M. A./Maske, U. E./Hapke, U./Seiffert, I./Gaebel, W./Zielasek, J./Maier, W./Wittchen, H.-U.: Self-reported utilization of mental health services in the adult German population – evidence for unmet needs? Results of the DEGS1-MentalHealthModule (DEGS1-MH). In: Int. J. Methods Psychiatr. Res. 2014. DOI: 10.1002/mpr.1438.

Mahlke, C./Krämer, U./Kilian, R./Becker T.: Bedeutung und Wirksamkeit von Peer-Arbeit in der psychiatrischen Versorgung. Übersicht des internationalen Forschungsstandes. In: Nervenheilkunde 34/2015, S. 235–239.

Mahlke, C./Priebe, S./Heumann, K./Daubmann, A./Wegscheider, K./Bock, T.: Effectiveness of one to one peer support for patients with severe mental illness – a randomised controlled trial. In: European Psychiatry 42/2017, S.103–110.

Malik, F.: Herausforderung Führung im Krankenhau. In: Düllings, J./Weiser, H.-F./Westerfellhaus, A. (Hrsg.): Fokus Führung. Was Leitende Klinikmitarbeiter wissen sollten. Berlin 2016, S. 23–30.

Mezzina, R./Sashidharan, S. P./Rosen, A./Killaspy, H./Saraceno, B.: Mental health at the age of coronavirus: time for change. In: Social psychiatry and psychiatric epidemiology 8/2020, S. 965–968.

Niedersächsisches Ministerium für Soziales, Gesundheit und Gleichstellung: Landespsychiatrieplan Niedersachsen – Zusammenfassung –. 2016. Online: www.ms.niedersachsen.de/download/107617/Landespsychiatrieplan_Niedersachsen_Zusammenfassung_.pdf [abgerufen am 23.12.2020].

Pohen, J./Esser, W.: Fehlzeiten senken. Heidelberg 1995.

Polanyi, K.: The Economy as Instituted Process. In: Polanyi, K./Arensberg, C./Pearson, H. (Hrsg.): Trade and market in Early Empires. Glencoe 1957, S. 243–270.

Reuter, E.: Stunde der Heuchler. Wie Manager und Politiker uns zum Narren halten. Eine Polemik. Berlin 2010.

Schepker, R: Finanzierung von Krankenhausbehandlung in den 50-Jahren unter dem Fortwirken des „Halbierungserlasses". In: Fangerau, H./Topp, K./Schepker, R. (Hrsg.): Kinder- und Jugendpsychiatrie im Nationalsozialismus und in der Nachkriegszeit. Berlin 2017, S. 483–508.

Schlottmann, N. (Hrsg.): Pauschalierendes Entgeltsystem für die Psychiatrie und Psychosomatik – Materialien und Erläuterungen. Version 2011. Berlin 2011.

Senkal, A./Brückner-Bozetti, P./Lingenfelder, M./Blume, A./Klode, C./Steinert, T.: Strukturmerkmale und regionale Besonderheiten psychiatrischer Krankenhäuser in Deutschland. In: Nervenarzt 3/2019, S. 293–298.

Statistisches Bundesamt: Grunddaten der Krankenhäuser 2018. Fachserie 12, Reihe 6.1.1. 2020. Online: https://www.destatis.de/DE/Themen/Gesellschaft-Umwelt/Gesundheit/Krankenhaeuser/Publikationen/Downloads-Krankenhaeuser/grunddaten-krankenhaeuser-2120611187004.pdf?__blob=publicationFile [abgerufen am 17.3.2021].

Statistisches Bundesamt: Kostennachweis der Krankenhäuser 2018. Fachserie 12, Reihe 6.3. 2020. Online: https://www.destatis.de/DE/Themen/Gesellschaft-Umwelt/Gesundheit/Krankenhaeuser/Publikationen/Downloads-Krankenhaeuser/kostennachweis-krankenhaeuser-2120630187004.pdf [abgerufen am 3.1.2021].

SVR (Sachverständigenrat zur Begutachtung der Entwicklung im Gesundheitswesen): Bedarfsgerechte Steuerung der Gesundheitsversorgung. Gutachten 2018. 2018. Online: https://www.svr-gesundheit.de/fileadmin/user_upload/Gutachten/2018/SVR-Gutachten_2018_WEBSEITE.pdf [abgerufen am 30.1.2021].

Trüg, E./Aenis, P./Künzler, I.: Schussenrieder Tabellen 2020. Online: https://www.psychiatrie-bw.de/zfp-gruppe/downloadbereich/ [abgerufen am 17.3.2021].

VDK (Verband der Krankenhausdirektoren Deutschland e. V.) (Hrsg.): Praxisberichte 2020. Kliniken in Krisenzeiten. Berlin 2020.

ver.di: Ein Schritt vor, vier Schritte zurück. Online: https://gesundheit-soziales.verdi.de/mein-arbeitsplatz/psychiatrie/++co++fe29a9b6-009f-11ea-bb19-525400423e78 [abgerufen am 17.3.2021].

von Auer, A. K./Kleindienst, N./Ludewig, S./Soyka, O./Bohus, M./Ludäscher, P.: Zehn Jahre Erfahrung mit der Dialektisch-Behavioralen Therapie für Adoleszente (DBT-A) unter stationären Bedingungen – die Station Wellenreiter. In: Zeitschrift für Kinder- und Jugendpsychiatrie und Psychotherapie 43/2015, S. 301–315.

Wehkamp, K./Markmann, G.: Ethikmanagement im Krankenhaus. In: Debatin, J. F./Ekkernkamp, A./Schulte, B./Tecklenburg, A. (Hrsg.): Krankenhausmanagement. Berlin 2017, S. 100–104.

Wolf, G.: Mitarbeiterbindung. Freiburg 2013.

Zauritz, T.: Klinische Kennzahlen im APZ. Vortrag v. 17.11.2020 (nicht veröffentlicht).

ZfP Südwürttemberg: Schussenrieder Tabellen. Online: https://www.zfp-web.de/unternehmen/organisation-und-struktur/schussenrieder-tabellen/ [abgerufen am 22.3.2021].

Ziereis, M./Günther, S./Baghai, T. C./Rupprecht, R.: Regionale Pflichtversorgung in der stationären Psychiatrie und Psychotherapie. Ein alternativer Ansatz zur Operationalisierung des Begriffs. In: Nervenheilkunde 3/2020, S. 167–176.

Stichwortverzeichnis

Abhängigkeitskranke/Sucht   53 f., 65 ff., 131, 157
AEB-Psych   157 f., 161, 174 f., 177
AEB-Psych-Vereinbarung   157 f., 161, 174 f., 177
Allgemeine Psychiatrie   53 f., 65 ff.
Angehörige   42, 46 ff., 369 f., 372 f.
Anpassung der Richtlinie   9
Anrechnungen   7, 119 ff., 126 ff.
Anrechnungstatbestände   7, 119 ff., 126 ff.
Anrechungen/Anrechnungstatbestände   7
Anspruch   155 f., 168 ff.
Anspruchsgrundlage   155 f., 168 ff.
Audits   88, 107
Ausdeckelungstatbestand   165, 169, 172 f., 204 f., 393
Ausfallzeiten   87, 97 ff., 105, 107, 186 ff.
Ausnahmeregelung („2,5%")   52, 83 f.
Ausnahmetatbestände   8, 111 ff.

Behandlungsbereiche   5, 52 ff.
Behandlungstage   52
Behandlungsverbot   4
Bereitschaftsdienst   175, 188, 192 ff., 247, 257
Berufsgruppen   6
Besonderheiten
Budget   155 ff., 161, 165 ff., 172 ff., 196
Budgetvereinbarung   155 ff., 161, 165 ff., 172 ff., 196
Bundespflegesatzverordnung   155 ff., 163, 165, 168 f., 173 f., 205, 209, 211

Controlling   83, 88 ff., 105 ff., 263 f.
Dezentrale Standorte   86, 91, 261, 402, 408
Dezentralisierung   86, 91, 261, 402, 408
Dokumentation   270 f., 274, 396, 398, 403 f., 408
Dokumentationsaufwand   270 f., 274, 396, 398, 403 f., 408

Einstufungen   5, 51 ff., 61 f.
Einstufungsempfehlungen   53
Evaluation   9
EX-IN   8, 40 f., 43 f., 47 f., 369, 372, 374, 376

Fachbereiche/Fachgebiete   53 ff., 78 ff.
Finanzierung   155 ff., 165, 172 f., 179, 204 f., 209 ff., 269, 275, 394, 400, 407, 410
Folgen bei Nichteinhaltung   137 ff.
Führung   271 f., 276 f.

Genesungsbegleiter   8, 39 ff., 48 f., 203 f., 369, 372, 374 ff.
Gerontopsychiatrie   53 f., 62, 65 ff.

Hilfs- und Assistenzkräfte   128 ff., 230, 234, 388 ff., 403

Kennzahlen   263 f.
Kinder- und Jugendpsychiatrie   53, 59 ff., 63 f., 68 ff.
Komplexbehandlungen   56 ff., 62 f.
Kontrollen   142 ff.

Kosten 155 ff., 162 f., 172 f., 175, 183, 199, 203, 205 f., 208 f.
Krankenhausvergleich 155, 162, 188, 207 ff.
Krankheitsausfälle 111 ff., 116

Leistung 88 ff., 263 f.
Leistungscontrolling 88 ff., 107, 263 f.
Leistungsmenge 83, 87 ff., 263 f.
Leistungsplanung 83, 88 ff., 177 ff., 263 f.
Leitlinien 200 ff., 409 ff.
Leitlinienbedarf 200 ff.
Leitliniengerechte Behandlung 4
Leitungskräfte 195 f., 247

Management 271 f., 276 f.
MDK 142 ff.
MDK-Prüfungen 142 ff.
Mindestpersonalvorgaben (VKS-Mind) 7, 184 f., 218 f., 224, 242 ff., 248 f.
Minutenwerte 61 ff., 166, 175 f., 179 ff., 186, 192, 195 ff., 203, 208, 212, 388
Modellvorhaben (§ 64b SGB V) 297 ff.
Monitoring 263 f.

Nachtdienst 191 f., 217, 220, 223, 225, 228, 247, 389
Notfallkriterien 113

Operationen- und Prozedurenschlüssel (OPS) 51
Organisatorische Besonderheiten 196 ff.
Organisatorische Veränderungen 115 f.

Peer-Support 8, 40, 42 f., 46 ff., 372 f.
PEPP 155, 162, 395 f.
Personalanhaltszahlen 3, 169, 171, 186, 414

Personalbedarf 83 f., 86, 98, 106, 166 f., 169 ff., 178 f., 182 ff., 190, 194 f., 197, 199 ff., 207 f., 212, 261
Personalbemessung 3, 165 ff., 171, 180, 190, 197 f., 202, 406, 408 f.
Personalcontrolling 83, 88, 95 ff., 107, 263 f.
Personaleinsatzplanung 83, 87, 259 ff.
Personalkosten 156 ff., 203, 208
Personalnachweis 157 ff., 161 ff., 215 ff., 232 ff.
Personalplanung 83, 99, 259 ff.
Pflege 28 ff., 123 ff., 387 ff.
Planung 83 ff., 95 ff., 259 ff.
Planungsansätze 83, 94 f., 259 ff.
Planungsbedarf 83 ff., 259 ff.
Plattformmodell 388, 409 ff.
Prüfungen 142 ff.
Prüfverfahren 142 ff.
Psych-Nachweis 157 ff., 165, 174 f., 180, 183, 186, 192, 196, 203, 205 f., 225 ff., 232 ff.
Psych-Nachweis-Vereinbarung 157 ff., 165, 174 f., 180, 183, 186, 192, 196, 203, 205 f., 225 ff., 232 ff.
Psych-PV 351 f., 355 ff., 393 ff., 397 f.
Psychosomatik 53, 57 ff., 63, 75 f., 78 ff., 123 ff., 405
Psychotherapeuten in Ausbildung (PiA) 72, 120
Psychotherapie 9, 221
PsychVVG 155, 158, 160, 395 f.

Qualifikationserfordernisse 73
Qualität 3, 387, 390 f., 397 ff., 406 ff.
Qualitätsbericht 9
Qualitätsempfehlungen 8
Qualitätskontrollrichtlinie (MDK-QK-RL) 142 ff.

Qualitätsziele 3, 387, 390 f., 399 ff., 406 ff.
Quartale 83 ff., 101, 103, 105
Quartalssystematik 83 ff., 101, 103, 105

Recovery 40, 43, 48 f.

Sanktionen 9, 137 ff., 405, 408
Schussenrieder Tabellen 70, 171, 183, 202
Stationsäquivalente Behandlung (StäB) 53, 58, 61, 68, 71 f., 367 ff.
Stellenplan 83, 85, 259, 261
Steuerung 87 ff., 105, 107, 259 ff.
Steuerungsnotwendigkeit 87 ff., 105, 107, 259 ff.
Stichtage 51 ff., 87 f., 105, 107, 176 f.
Stichtagserhebung 51 f., 87 f., 105, 107, 176 f.
Strukturelle Besonderheiten 196 ff.
Strukturelle Veränderungen 115 f.
System 269 ff., 276 ff., 297 ff., 365 ff., 399, 401 f.

Systemische Rahmenbedingungen 269 ff., 276 ff., 297 ff., 365 ff., 399, 401 f.

Tagesklinik 55, 57, 61, 63, 172, 180 f., 184 f., 198, 200
Tatsächliche Personalvorgaben (VKS-Ist) 7, 246 ff.
Trialog 49

Übergangsregelungen 9, 206
Übergangszeit 9, 206
Umsetzungsgrad 252

Veränderungen
Verantwortlichkeiten/Verfahren (intern) 51 ff.
Veröffentlichungspflicht 9
Versorgung 365 f., 368 ff., 408 f.
Versorgungsansätze 368 f., 408 f.
Versorgungsbedarf 366, 409
Versorgungsverpflichtung 113 ff., 183 f.

Weiterentwicklung 9, 431 f., 435 ff.

Herausgeber- und Autorenverzeichnis

Die Herausgeber

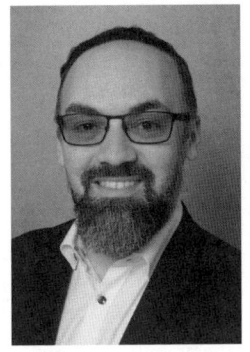

© Foto: Fotowerkstatt Gahr, Straubing

Stefan Günther

Stefan Günther (M.A.) ist als studierter Gesundheitsökonom Referent des Direktors im Geschäftsbereich Wirtschaft und Finanzen und Leiter Controlling bei den Medizinischen Einrichtungen des Bezirks Oberpfalz (Regensburg), sowie als Wissenschaftlicher Mitarbeiter am Lehrstuhl für Psychiatrie und Psychotherapie der Universität Regensburg tätig.

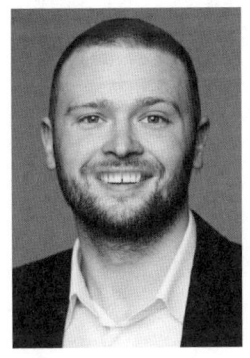

© Foto: Atelier Ralf Bauer, Köln

Ramon Krüger

Ramon Krüger (LL.M) ist Gesundheitsökonom mit Master im Wirtschaftsrecht und leitet das Medizincontrolling sowie die Leistungsabrechnung des LVR-Klinikums Düsseldorf.

Die Autoren

Reinhard Belling

Konzerngeschäftsführer Vitos GmbH

René Berton

Stv. Geschäftsführer des Pfalzklinikums in Klingenmünster

Paul Bomke

Geschäftsführer des Pfalzklinikums in Klingenmünster und Mitglied im Vorstand der Fachgruppe psychiatrische Einrichtungen des Verbands der Krankenhausdirektoren Deutschlands (VKD), Vizepräsident des Subcommittee „Mental Health" im europäischen Verband der Krankenhausdirektoren (EAHM), Mitglied im Vorstand von Mental Health Europe (MHE)

Dr. Margitta Borrmann-Hassenbach

Vorstand Kliniken des Bezirks Oberbayern – Kommunalunternehmen (kbo) und Vorsitzende der Bundesarbeitsgemeinschaft der Träger psychiatrischer Krankenhäuser (BAG Psychiatrie)

Prof. Dr. Peter Brieger

Ärztlicher Direktor des kbo-Isar-Amper-Klinikums und stellvertretender Vorsitzender des Vorstands der Aktion Psychisch Kranke (APK)

Prof. Dr. Arno Deister

Chefarzt des Zentrums für Psychosoziale Medizin am Klinikum Itzehoe sowie Präsident der DGPPN 2017/2018 und Mitglied im Vorstand

Kerstin Erbrich

Stabstelle Personalmarketing für den Bereich Pflege- und Erziehungsdienst bei den Medizinischen Einrichtungen des Bezirks Oberpfalz

Prof. Dr. Peter Falkai

Ärztlicher Direktor und Lehrstuhlinhaber der Klinik für Psychiatrie und Psychotherapie der Ludwig-Maximilians-Universität München sowie im Vorstand der LiPPs

Herausgeber- und Autorenverzeichnis

Prof. Dr. Andreas J. Fallgatter

Ärztlicher Direktor und Lehrstuhlinhaber der Klinik für Psychiatrie und Psychotherapie der Universität Tübingen sowie Mitglied im Vorstand der DGPPN und im Vorstand der LiPPs

Holger Höhmann

Vorsitzender der Fachgruppe psychiatrische Einrichtungen des Verbands der Krankenhausdirektoren Deutschlands (VKD), Präsident des Subcommittee „Mental Health" im europäischen Verband der Krankenhausdirektoren (EAHM)

Werner Holtmann

EX-IN Trainer und Vorstandsmitglied EX-IN Deutschland von 2014 bis 2019, Mitglied im erweiterten Vorstand des Bundesnetzwerks Selbsthilfe seelische Gesundheit (NetzG), Dipl. Sozialarbeiter und Berufsbetreuer

Dr. Mate Ivančić

CEO und Geschäftsführender Direktor der Schön Klinik SE sowie im Vorstand des Bundesverbands Deutscher Privatkliniken (BDPK) und des Verbands der Privatkrankenanstalten in Bayern (VPKA)

Dirk Kisker

Leiter Medizincontrolling sowie Verantwortlicher für Personaleinsatzplanungs- und Arbeitszeiterfassungsprogramme in der LVR-Klinik Langenfeld, MBA, Dipl.-Kaufmann (FH) und examinierter Krankenpfleger

Dr. Marianne Klein

Ärztliche Direktorin und Mitglied der Geschäftsleitung zfp-Klinikum Schloß Winnenden

PD Dr. Peter Kreuzer, MHBA

Stv. Medizinischer Direktor bei den Medizinischen Einrichtungen des Bezirks Oberpfalz sowie Leitender Oberarzt der Klinik für Psychiatrie und Psychotherapie der Universität Regensburg am Bezirksklinikum Regensburg

Prof. Dr. Heinrich Kunze

Zeitzeuge und wesentlicher Mitgestalter der Psychiatriereform, (Mit-)Herausgeber des Standardwerks zur Psychiatrie-Personalverordnung (Psych-PV), Facharzt für Psychiatrie und Psychotherapie, Nervenarzt und Soziologe, langjähriges Mitglied der Aktion Psychisch Kranke (APK)

Die Autoren

Prof. Dr. Michael Landgrebe

Chefarzt der kbo-Lech-Mangfall-Klinik Agatharied

Prof. Dr. Berthold Langguth

Chefarzt an der Klinik für Psychiatrie und Psychotherapie der Universität Regensburg am Bezirksklinikum Regensburg sowie Vorsitzender der Deutschen Gesellschaft für Hirnstimulation in der Psychiatrie (DGHP)

Silke Ludowisy-Dehl

1. Vorsitzende der Bundesfachvereinigung Leitender Krankenpflegepersonen der Psychiatrie (BFLK)

Stefanie Mendritzki

Referentin im Geschäftsbereich Krankenhausfinanzierung und -recht der Baden-Württembergischen Krankenhausgesellschaft (BWKG)

Susanne Menzel

Psychologische Psychotherapeutin und Referentin Ärztliche Direktion im kbo-Isar-Amper-Klinikum

Olaf Neubert

Abteilung Krankenhäuser beim Spitzenverband der Gesetzlichen Krankenkassen (GKV-SV) in Berlin.

Gisela Neunhöffer

Vereinte Dienstleistungsgewerkschaft ver.di

Prof. Dr. Alexandra Philipsen

Ärztliche Direktorin und Lehrstuhlinhaberin der Klinik und Poliklinik für Psychiatrie und Psychotherapie der Rheinischen Friedrich-Wilhelms-Universität Bonn und im Vorstand der LiPPs

Prof. Dr. Thomas Pollmächer

Direktor des Zentrums für psychische Gesundheit und Chefarzt der Klinik für Psychiatrie und Psychotherapie I am Klinikum Ingolstadt

Daniel Roschanski

Leiter der Schön Klinik in Bad Arolsen

Bernadette Rümmelin, MPH

Geschäftsführerin (Sprecherin) des Katholischen Krankenhausverbands Deutschlands e. V. (kkvd)

Prof. Dr. Rainer Rupprecht

Ärztlicher Direktor und Lehrstuhlinhaber der Klinik für Psychiatrie und Psychotherapie der Universität Regensburg am Bezirksklinikum Regensburg sowie Mitglied im Vorstand der DGPPN und im Vorstand der LiPPs

Judith Scherr

Stellvertretende Referatsleiterin im Referat Grundsatzfragen der Krankenhausversorgung, Krankenhausfinanzierung, Personal im Krankenhaus des Bundesministeriums für Gesundheit (BMG)

Silvia Schiekofer

Leiterin Patienten- und Pflegemanagement der Klinik für Psychiatrie und Psychotherapie sowie der Kinder- und Jugendpsychiatrie und -psychotherapie der Universität Regensburg am Bezirksklinikum Regensburg

Katharina Schmidt

Referentin Psychiatrie und Gesundheit des Bayerischen Bezirketags

Prof. Dr. Monika Sommer

Leitende Psychologin der Klinik für Psychiatrie und Psychotherapie der Universität Regensburg am Bezirksklinikum Regensburg sowie Mitglied im Vorstand der Bayerischen Landeskammer der Psychologischen Psychotherapeuten und der Kinder- und Jugendlichenpsychotherapeuten

Hermann Stemmler

Vorstandsmitglied des Bundesnetzwerks Selbsthilfe seelische Gesundheit (NetzG), berufenes Mitglied im Dialogprojekt des BMG zur Weiterentwicklung der Hilfen für psychisch erkrankte Menschen, Dipl.-Sozialpädagoge (FH)

Die Autoren

Stefan Thewes

Vorstandsvorsitzender und kaufmännischer Direktor der LVR-Klinik Langenfeld

Dr. Hanns-Diethard Voigt

Geschäftsführer Ev. Krankenhaus Bethanien GmbH, Beisitzer im Präsidium der Deutschen Krankenhausgesellschaft (DKG) sowie Vorsitzender der DKG-Kommission Krankenhauspsychiatrie

Konrad Wagner, MBA

Leiter Patienten- und Pflegemanagement der Klinik für Psychiatrie und Psychotherapie der Universität Regensburg am Bezirksklinikum Regensburg sowie der Klinik für forensische Psychiatrie und Psychotherapie der Medizinischen Einrichtungen des Bezirks Oberpfalz

Dr. Ute Watermann

Abteilung Medizin beim Spitzenverband der Gesetzlichen Krankenkassen (GKV-SV) in Berlin

Celia Wenk-Wolff

Referatsleiterin Psychiatrie und Gesundheit und stellvertretendes geschäftsführendes Präsidialmitglied des Bayerischen Bezirketags

Christian Zechert

Mitglied der Patientenvertretung für die Angehörigen im Gemeinsamen Bundesausschuss (G-BA), Beisitzer im Vorstand des Dachverbandes Gemeindepsychiatrie e. V. für die Angehörigen psychisch erkrankter Menschen. Dipl.-Soziologe, Dipl.-Sozialarbeiter

Dr. Michael Ziereis

Chefarzt Versorgungsplanung und Versorgungsforschung bei den Medizinischen Einrichtungen des Bezirks Oberpfalz und am Lehrstuhl für Psychiatrie und Psychotherapie der Universität Regensburg

Ebenfalls von Stefan Günther & Ramon Krüger

Excel-Tool zur PPP-RL Nachweisführung
Für die Datenjahre 2020 und 2021

zusätzliche Features in der Pro-Version!

Das Excel-Tool zur PPP-RL dient der Berechnung der Mindestpersonalvorgaben (VKS-Mind), ermöglicht die Erfassung der tatsächlichen Arbeitszeiten (VKS-Ist) und bereitet die notwendigen Daten für die quartalsweise Übernahme in die offiziellen Servicedokumente des IQTIG vor.

- **Berechnung der Mindestpersonalvorgaben**
  unter Beachtung der Vorgaben der Richtlinie (z. B. Abweichungsanalyse nach § 6)

- **Verarbeitungsmöglichkeit von Datensätzen zum tatsächlichen Personaleinsatz**

- **Erfassungsmöglichkeit von Anrechnungen auf den tatsächlichen Personaleinsatz der Stationen** (inkl. Hinterlegung der betroffenen Regelaufgaben)

- **Umfangreiche voreingestellte Datenauswertungen** zur einfachen Übernahme der Daten in die Servicedokumente des IQTIG um den Nachweispflichten der PPP-RL nachkommen zu können.

- **Ausfüllhinweise für die Anwender**

Videovorschau der Anwendung

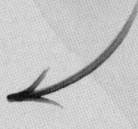
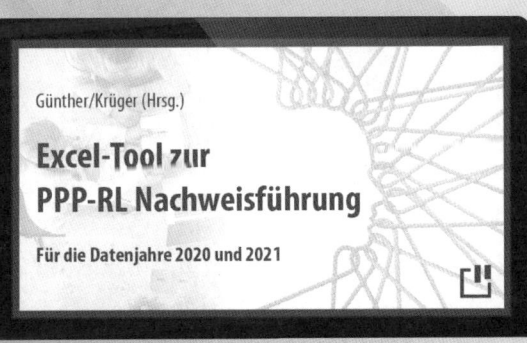

Basis-Version | 595,- €
Bestellnr. 386216036

Pro-Version | 1.785,- €
Bestellnr. 386216039

Weitere Informationen und Bestellung unter:
www.medhochzwei-verlag.de

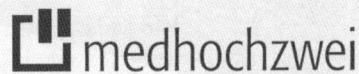

Ebenfalls von Stefan Günther & Ramon Krüger

Jederzeit on demand verfügbar

Online-Seminar: PPP-RL – Praxisorientierter Überblick und Nachweisführung

Mit praktischen Tipps zur Umsetzung der Richtlinie in Ihrem Krankenhaus!

Inhalt
- Überblick über die inhaltlichen Regelungen der Richtlinie
- Umgang mit der regelmäßigen Patienteneinstufung
- Einschätzungen und Tipps aus ärztlicher und pflegerischer Sicht
- Personal-/Belegungsplanung und -controlling
- Beschreibung der Nachweisführung mithilfe des Excel-Tools zur PPP-RL Nachweisführung
- Fristen und Nachweisdokumente
- Berechnung des Mindestpersonalaufwands
- Umgang mit Anrechnungen
- Ausnahmetatbestände

zweiteiliges Online-Seminar 248,

Aufbau
- Teil 1 (ca. 90 Minuten)
  Zusammenfassender Überblick über die Regelungen der Richtlinie, Tipps zum Umgang in der Praxis, Anwendungsbeispiele zur notwendigen klinischen Steuerung
- Teil 2 (ca. 90 Minuten)
  Beschreibung von Möglichkeiten zur Belegungs- und Personaleinsatzplanung und zur Nachweisführung mithilfe des Excel-Tools zur PPP-RL Nachweisführung

 umfangreicher Überblick über alle Inhalte der Richtlinie

 Anleitung zur komplexen Nachweisdokumentierung mithilfe des Excel-Tools zur PPP-RL Nachweisführung

 erfahrene Dozenten

Jetzt buchen unter:
www.medhochzwei-online-akademie.de

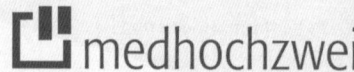